分子检测与精准医疗临床应用

主　编　夏　云
副主编　唐翌姝　曹　炬　程　伟　张　阳

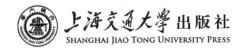
上海交通大学出版社
SHANGHAI JIAO TONG UNIVERSITY PRESS

内容提要

本书是供从事临床检验工作的技术人员特别是从事分子诊断技术的工作人员、在校研究生、本科生等人员进行理论学习以及临床实践的基础性著作，包括总论、基础技术及临床应用和项目应用举例三个部分，总共十五章。第一部分总论主要阐述精准医疗的含义与发展，旨在了解分子诊断技术的过去、现状和未来。第二部分基础技术及临床应用对基因芯片技术、测序技术、质谱技术、流式细胞术、数字 PCR 技术、液体活检技术、实时荧光 PCR 技术、光谱技术等技术平台的原理、操作流程、质量保证和疾病的诊断和治疗中的应用进行了重点阐述，有利于分子诊断实验室工作人员翔实了解和指导学科正确建立合理的精准医疗诊断技术平台，促进精准医疗诊断工作的标准化和规范化。第三部分项目应用举例以精准医疗技术的应用为依托，涵盖乙型肝炎、丙型肝炎、结核病、心血管疾病、肿瘤、白血病等常见病，着重介绍了精准医疗诊断在不同疾病个体化医疗中的意义，对不同疾病检测方法、结果解释、临床意义、用药建议等方面进行了较为详细的阐述，期望能够指导临床医生和分子诊断实验室工作人员正确开展个体化医疗相关的分子诊断项目。本书既有全面的基础理论知识，又有较丰富的临床案例，对于系统学习分子生物学相关技术具有较高的参考价值。

图书在版编目（CIP）数据

分子检测与精准医疗临床应用 / 夏云主编 . -- 上海：
上海交通大学出版社，2023.5
ISBN 978-7-313-25072-8

Ⅰ.①分… Ⅱ.①夏… Ⅲ.①临床医学 Ⅳ.① R4

中国版本图书馆 CIP 数据核字 (2021) 第 122907 号

分子检测与精准医疗临床应用
FENZI JIANCE YU JINGZHUN YILIAO LINCHUANG YINGYONG

主　　编：夏云

出版发行：上海交通大学出版社　　　　地　　址：上海市番禺路 951 号
邮政编码：200030　　　　　　　　　　电　　话：021-64071208
印　　刷：广东虎彩云印刷有限公司　　经　　销：全国新华书店
开　　本：710mm×1000mm　1/16　　　印　　张：29.75
字　　数：616 千字
版　　次：2023 年 5 月第 1 版　　　　　印　　次：2023 年 5 月第 1 次印刷
书　　号：ISBN 978-7-313-25072-8
定　　价：258.00 元

编委会

主 编
夏 云

副主编
唐翌姝 曹 炬 程 伟 张 阳

编 委（按姓氏汉语拼音排序）：

前　言

精准医学（precise medicine），也称精准医疗。自2011年美国医学界首次提出该概念以来，随着分子生物学技术、生物信息技术、大数据分析技术的快速发展，在遗传与代谢相关性疾病、肿瘤、感染性疾病等领域的应用日益广泛，已成为临床诊断、治疗方案选择与疗效监测的不可或缺的重要工具。目前，已出版了相当数量的精准医学专业参考书，但多数或出版时间较长，或缺少结合临床病例的分析，不利于广大临床检验一线工作人员深入了解相关的技术与应用。

《分子检测与精准医疗临床应用》一书是受国家重点研发计划"精准医学研究"重点专项（2017YFC0909900）"基于远程／移动医疗网络的精准医疗综合服务示范体系建设与推广"资助而出版的关于精准医疗和分子诊断技术的发展、技术原理、临床应用及结果分析等方面知识的一本专著。本书共15章，内容包含流式细胞术、基因芯片技术、测序仪技术、液相联用质谱仪技术、荧光定量PCR技术、数字PCR技术、液体活检技术及光谱技术等，还列举了大量的典型的临床案例，对于深入理解相关的技术原理、操作及结果的临床意义具有很好的解读作用。

本书编写人员由长期从事临床分子诊断技术的资深检验专家和检验技术骨干担任。撰写内容参考了大量最新的国内外文献和相关的行业标准、指南等有关文件。本书具有内容丰富、结合临床实际、深入浅出、适用性强等特点，对于从事临床检验工作的技术人员特别是从事分子诊断技术的工作人员、在校研究生、本科生等都具有很好的参考价值。

编　者

2022 年 1 月 31 日

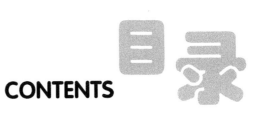
CONTENTS

第一部分 总 论

第一章 精准医疗及相关检验新技术 3
    第一节 精准医疗的含义与发展 3
    第二节 分子诊断技术的过去、现状和未来 4
    第三节 临床分子诊断技术在精准医疗中的应用 7

第二部分 基础技术及临床应用

第二章 流式细胞术 17
    第一节 概述 17
    第二节 临床应用及病例分析 28

第三章 基因芯片技术 70
    第一节 概述 70
    第二节 临床应用及病例分析 87

第四章 测序仪技术 105
    第一节 概述 105
    第二节 临床应用及病例分析 111

第五章 临床质谱技术 123
    第一节 概述 123
    第二节 临床应用及病例分析 130

第六章 实时荧光 PCR 技术 168
    第一节 概述 168
    第二节 临床应用及病例分析 178

第七章　数字 PCR 技术 …………………………………………………… 204
　　第一节　概述 ………………………………………………………… 204
　　第二节　临床应用 …………………………………………………… 214

第八章　液体活检技术 …………………………………………………… 234
　　第一节　概述 ………………………………………………………… 234
　　第二节　临床应用及病例分析 ……………………………………… 247

第九章　光谱技术 ………………………………………………………… 264
　　第一节　拉曼光谱技术 ……………………………………………… 264
　　第二节　太赫兹技术 ………………………………………………… 282

第三部分　项目应用举例

第十章　乙型肝炎病毒感染诊疗的个体化检测 ………………………… 303
　　第一节　乙型肝炎病毒概述 ………………………………………… 303
　　第二节　乙型肝病毒核酸定量检测 ………………………………… 310
　　第三节　乙型肝炎基因突变与耐药 ………………………………… 318

第十一章　丙型肝炎病毒感染诊疗的个体化检测 ……………………… 327
　　第一节　丙型肝炎病毒概述 ………………………………………… 327
　　第二节　丙型肝炎病毒诊疗的个体化实验室检查 ………………… 331
　　第三节　丙型肝炎病毒个体化诊疗检测的标本采集、运输、保存 … 343
　　第四节　丙型肝炎病毒个体化诊疗检测的室内质控和室间质量评价 … 344
　　第五节　丙型肝炎病毒诊疗的个体化检测策略 …………………… 348

第十二章　结核分枝杆菌感染诊疗的个体化检测 ……………………… 355
　　第一节　结核分枝杆菌的耐药检测 ………………………………… 355
　　第二节　结核分枝杆菌的菌种鉴定 ………………………………… 367

第十三章　心血管疾病药物个体化诊疗的分子诊断 …………………… 375
　　第一节　概述 ………………………………………………………… 375
　　第二节　抗凝药物 …………………………………………………… 376
　　第三节　调节血脂药物个体化治疗的分子诊断 …………………… 385
　　第四节　高血压个体化治疗的分子诊断 …………………………… 389
　　第五节　抗心绞痛药物的个体化治疗 ……………………………… 396

　　第六节　抗高同型半胱氨酸血症的个体化治疗 ………………………………… 399

第十四章　肿瘤个体化诊疗的临床分子诊断 ……………………………………… 407

　　第一节　概述 ……………………………………………………………………… 407

　　第二节　液体活检与肿瘤早期的精准诊断 ……………………………………… 409

　　第三节　结直肠癌个体化检测与靶向治疗 ……………………………………… 416

　　第四节　非小细胞肺癌个体化检测与靶向治疗 ………………………………… 421

　　第五节　乳腺癌个体化检测与靶向治疗 ………………………………………… 428

第十五章　白血病个体化诊疗的分子诊断 ………………………………………… 440

　　第一节　急性髓系白血病的个体化检测 ………………………………………… 440

　　第二节　急性淋巴细胞白血病的个体化检测 …………………………………… 446

　　第三节　慢性髓系白血病的个体化检测 ………………………………………… 452

　　第四节　慢性淋巴细胞白血病的个体化检测 …………………………………… 457

第一部分　总　　论

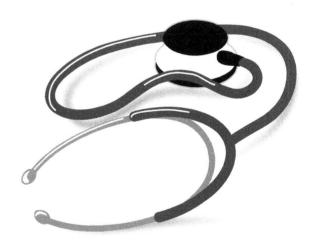

第一章　精准医疗及相关检验新技术

第一节　精准医疗的含义与发展

随着基因组测序技术的快速进步以及在临床中的广泛应用，以及与生物信息学与大数据科学的交叉融合，出现了以个体化医疗为基础的全新的医学模式——精准医学（precise medicine）。精准医学也称为精准医疗，相关概念更早的提法是"个体化治疗"（personalized medicine），强调对不同患者采用不同的针对性治疗方式，后来为了突出对同亚型患者治疗方式的一致性，避免"个体化"在字面意义上可能产生的误解，主流学界将这一模式命名为"精准医学"。其本质是通过基因扩增、基因组、蛋白质组等组学技术和医学其他前沿技术，对大样本人群与特定疾病类型进行生物标志物的分析与鉴定、验证与应用，从而精确寻找到疾病的原因和治疗的靶点，并对一种疾病不同状态和过程进行精确分类，最终实现对疾病和特定患者进行个性化精准治疗的目的，提高疾病诊治与预防的效益。

中国早在 21 世纪初就开始关注精准医学。2006 年首先提出了"精准外科"的概念，得到了国内、国际医学界认可后被引用到肿瘤放疗、妇科等医学领域。2011 年，美国医学界首次提出了"精准医学"的概念。2015 年，奥巴马又在美国国情咨文中提出"精准医学计划"，希望精准医学可以引领一个医学新时代。美国财政预算计划在 2016 年拨付给美国国立卫生研究院（the National Institutes of Health, NIH）、美国食品药品监督管理局（Food and Drug Administration, FDA）、美国国家医疗信息技术协调办公室（Office of the National Coordinator for Heath Information Technology, ONC）等机构共 2.15 亿美元用于资助这方面的科学研究与创新发展。同年，我国启动精准医疗计划，计划到 2030 年之前投入 600 亿元人民币用于推动精准医疗的发展。此外，英国的"10 万人基因组计划"、韩国的"万人基因组计划"、澳大利亚的"儿童零癌症计划"等精准医疗计划也已经获得重大推进，可见多国已将精准医疗上升到国家发展战略的层面。

2018 年，美国 FDA 发布多项指南，指出应推进基因疗法的发展。此后，美国国立综合癌症网络（National Comprehensive Cancer Network, NCCN）发布了《非小细胞肺癌指南 2019 年第 1 版》，将肿瘤突变负荷（tumor mutation burden, TMB）作为识别"纳武利尤单抗＋（伊匹木单抗）"双药联合免疫治疗和"纳武利尤单抗"单药免疫治疗肺癌患者的标准之一。2018 年 8 月，国家药品监督管理局（National Medical Products Administration, NMPA）批准了 Illumina 公司的新一代测序系统，标志着基因组学在中国临床市场得以进一步开展，为基因疗法在中国的标准化规范应用打下基础；2018 年年底，首个国产程序性死亡 -1（programmed death-1，PD-1) 单抗"特瑞普利单抗注射液"获得 NMPA 批准，加速了肿瘤精准医疗的落地。同年，英国宣布将启动 500 万人基因组计划，是迄今为止全球最大规模的人群基因组计划，并表明从 2019 年起，全基因组测序将被作为重症患儿、罹患难治或罕见病的成年患者的辅助诊疗方法之一。

精准医疗与基因检测密不可分，准确实施靶向治疗的关键是精准定位疾病的靶点，然后进行精准分子诊断。可以说，精准医疗依靠精准诊断和精准治疗，而精准诊断依靠准确的基因检测；所以，精准医疗的实现离不开分子诊断技术的发展。

第二节　分子诊断技术的过去、现状和未来

脱氧核糖核酸（deoxyribonucleic acid, DNA）双螺旋结构和中心法则的提出，标志着现代分子生物学时代的到来。此后，随着分子杂交（molecular hybridization）、聚合酶链反应（polymerase chain reaction, PCR）、基因测序（sequencing）等分子诊断技术（molecular diagnostic technology）的兴起，基因组学、转录组学、蛋白质组学及代谢组学等组学快速崛起，越来越多致病基因和分子生物标志物被发现，对疾病的诊断和治疗方案的制订也逐渐由整体和细胞水平向分子水平迈进，加速了实验室基础研究向临床实践的转化，极大地推动了精准医学的发展。

分子诊断技术是分子诊断学研究的重要工具，用于研究外源性和内源性生物大分子和大分子体系的存在、结构或表达调控的改变，从而为疾病的预防、诊治和转归提供分子水平信息。分子诊断技术的主要特点是以疾病基因及其表型作为检测对象，涵盖中心法则的每个环节，从脱氧核糖核酸 / 核糖核酸（ribonucleic acid, RNA）类的生物小分子到蛋白质、多肽等生物大分子；检测结果不仅具有描述性，且具有准确预测性。

1949 年，Linus Pauling 及其同事在对镰状细胞贫血患者的血红蛋白电泳结果进行分析时推断条带的异常是由分子结构改变所致，首次提出"分子疾病"（molecular disease）的概念，为分子诊断的发展奠定了基础。1953 年，DNA 双螺旋结构模型被提出，基于核酸变性和复性原理而建立的核酸分子杂交技术成为第一代分子诊断技术。

20 世纪 60 ~ 80 年代是分子杂交技术发展最为迅猛的时期，Joseph Gall 和 Mary Lou Pardue 发现可通过核酸分子杂交技术对基因进行定位，并于 1969 年建立原位杂

交技术（in situ hybridization,ISH）。1970 年，Hamilton O. Smith 等在流感嗜血杆菌中分离并纯化了限制性核酸内切酶，并证明该限制性内切酶可在核苷酸对称序列中间切割 DNA 分子。随后，Herbert Wayne Boyer 与 Stanley Norman Cohen 于 1973 年将外源基因拼接在质粒中，并在大肠埃希菌中表达，揭开了基因工程的序幕，标志着重组 DNA 时代的来临。反转录酶和限制性内切酶等的发现，基因工程和 DNA 印记法等的发明，流式细胞仪的产生、发展和完善，质谱技术在生物医学领域的应用，使分子诊断技术进入到发展黄金期。1976 年，Yuet Wai Kan（简悦威）与 Andree Dozy 在对珠蛋白生成障碍性贫血（地中海贫血）的研究中发现，新生儿患者血液中往往缺乏球蛋白，因此他们推测可能是基因的结构缺陷最终导致翻译过程无法完成；他们通过 DNA/DNA 分子杂交确定了 α 基因的缺失，发现了镰状细胞贫血的限制性内切酶长度多态性（restriction fragment length polymorphism, RFLP），并将其应用于产前诊断。这是人类首次应用 DNA 技术进行疾病诊断，简悦威也因此被称为"基因诊断之父"。

1975 年，Sanger 和 Coulson 发明了双脱氧链终止法，标志着第一代 DNA 测序技术的诞生；1977 年，历史上第一个基因组序列噬菌体 X174 由 Sanger 团队测序完成，人类由此获得了窥探生命体遗传差异本质的能力，步入基因组学时代。Sanger 测序读长可达 1 000bp，准确性高达 99.999%，成了 DNA 测序的黄金法则，即使到了今天，它仍被广泛用来进行常规测序的结果验证，但因其具有测序成本高、通量低等缺点，严重影响了第一代测序技术的真正大规模应用。由于当时尚无法对样本中的靶基因进行人为扩增，只能通过已知基因序列的探针对靶序列进行捕获检测；使用核酸印迹技术进行核酸序列的杂交检测具有极高的特异性，但其操作极为烦琐，且检测时间长。1983 年，Orkin 等通过人工合成的等位基因特异性寡核苷酸探针（allele-specific oligonucleotide, ASO）检测 β - 地中海贫血的基因突变，使得基因检测更为方便，基于 ASO 的样本斑点杂交技术也使对核酸序列点突变的检测成为可能。1985—1988 年，Myers 和 Cotton 等先后通过核糖核酸酶（ribonuclease, RNase）和化学裂解检测了DNA：RNA 和 DNA：DNA 异源双链错配，并通过电泳来区分基因组中错配的 DNA异源双链体。这些方法可以有效地确定突变的位置，但由于其复杂性，仍无法在常规临床实验室中实施。

1985 年，Kary Mullis 发明了一种体外核酸扩增技术 —— PCR，成为第二代分子诊断的核心技术。PCR 可以从众多 DNA 链中特异性地扩增某一片段，有极高的灵敏度，可以从几个基因拷贝，甚至一个基因拷贝扩增出大量目的基因片段，突破了以往研究中目的 DNA 片段难以大量获取的瓶颈。耐热性 DNA 聚合酶的发现使 PCR 技术得到进一步优化。此后，在 PCR 的基础上衍生出许多分子诊断新方法：RFLP 分析是检测与特异性酶切位点相关突变的简便方法；等位基因特异性 PCR（allele specific PCR, AS-PCR）可针对等位基因设计引物，根据 PCR 产物来鉴定基因型；PCR 单链构象多态性技术（PCR single strand conformation polymorphism, PCR-SSCP）可揭示 PCR

产物序列内的多态性等。另外，实时 PCR（real-time PCR, Q-PCR）和数字 PCR（digital PCR, dPCR）是全新的核酸定量技术，目前广泛应用于血标本、细胞或病原微生物中对 DNA 和 RNA 的定量分析，可检测患者细胞中信使 RNA（messenger RNA, mRNA）的表达量、患者标本中特异的病原体 DNA 或 RNA 的滴度，实现了诊断从定性到定量的突破。其中，dPCR 是基于单分子 PCR 方法来进行计数的核酸定量，被认为是一种绝对定量的方法。

2001 年 2 月，由美、英、法、德、日和中国共同参与测序，绘制了第一张人类基因组序列图谱，并公布了初步分析结果，标志着分子生物学研究进入了后基因组时代（post-genomic era），可靠、快速、自动化、高通量且拥有高性价比的第三代分子诊断技术应运而生。20 世纪 80 年代至 90 年代初，Stephen P.A. Fodor 致力于开发一种生成微型高密度生物化合物阵列的方法，用于大规模基因组研究数据的读取和分析，经历多次改进后，于 1991 年制造了世界上第一个 DNA 基因芯片（gene chip），并在 *Science* 上首次介绍了高密度微阵列技术与组合化学。基因芯片技术通过微加工将数以万计，乃至百万计的特定序列的 DNA 探针有序固定于支持物上，结合激光共聚焦显微扫描技术使得对杂交信号进行实时、灵敏、准确的检测和分析变得切实可行。经过不断的技术开发和改进，20 世纪 90 年代末，以边合成边测序为核心的大规模平行测序技术——下一代测序技术（next generation sequencing, NGS）诞生了，在大大降低测序成本的同时，大幅提高了测序速度，并保持了高准确性。

经过近 20 年的探索和发展，基因芯片技术已经积累了大量数据，因其快速、准确、高通量的特点被广泛也应用于疾病的大规模筛查、遗传病的高效快速诊断、细菌的耐药性检测、患者的个性化用药等方面，如乳腺癌分型基因芯片，血友病、地中海贫血等遗传病相关基因芯片，结核分枝杆菌耐药性检测芯片，药物代谢酶基因多态性检测芯片等一系列芯片。而 NGS 向单细胞测序、转录组测序、增加读长和降低成本等方向逐步发展，已成为精准医疗领域不可或缺的技术手段，并在无创产前筛查、个体化用药方面成功也应用于临床；未来将会开发出更为便捷的小型测序设备，而个体化 DNA 测序也将成为分子诊断的主流技术。此外，液相色谱 - 质谱法（liquid chromatography–mass spectrometry, LC–MS）以其高灵敏度、高分辨率和高准确性等特点受到科研人员的青睐，喷雾法、激光辅助解析等"软电离"技术的发展，使蛋白质、酶、糖类等生物大分子得以由液相转变为气相离子，大大扩宽了质谱法（mass spectrometry）在基因诊断领域的应用，如病原微生物的鉴定，基因突变、甲基化、拷贝数变异的检测，以及高通量测序的验证等。

随着分子诊断技术的发展，肿瘤无创诊断技术——液体活检技术（liquid biopsies）近年来逐渐兴起，被先后评选为 2015 年度十大突破技术之一和 2017 年度全球十大新兴技术之首。与传统的组织活检相比，液体活检技术是以血液、尿液、唾液等非固态组织为标本进行检测的体外诊断技术，主要包括游离循环肿瘤细胞

（circulating tumor cell, CTC）、循环肿瘤 DNA（circulating tumor DNA, ctDNA）/ 无细胞 DNA（cell-free DNA, cfDNA）、外泌体（exosome）及循环 RNA（circulating RNA）的检测等。液体活检技术的临床应用主要集中于肿瘤早期筛查以及无创产前诊断，具备实时动态检测、克服肿瘤异质性、提供信息全面、降低患者风险等独特优势。从液体活检的角度，分子诊断技术还面临着血浆成分的解析、与免疫肿瘤学的联合、多参数的整合监测、机器学习算法的应用四大挑战，相信通过多学科联合、跨平台合作，液体活检的临床适用性及高效性会得到进一步证明，为实现精准医疗做出更大的贡献。

第三节　临床分子诊断技术在精准医疗中的应用

每个人都有自己独特的基因组数据，针对个人的基因组进行"个体化医疗"是未来医疗事业发展的主要方向。"个体化医疗"又称"精准医学"，是一种基于患者"定制"的医疗模式。在这种模式下，医疗的决策、实施等都是针对每一个患者个体特征而制订的，疾病的诊断和治疗是在合理选择患者自己的遗传、分子或细胞学信息的基础上进行的。它的实质包括精准诊断和精准治疗两个方面。美国临床肿瘤学会（American Society of Clinical Oncology, ASCO）主席 Bruce E. Johnson 曾在 ASCO 大会上说："一个不好的检测和一个坏的药物，对患者来说是一样有害的；没有精准诊断就没有精准治疗"。

临床分子诊断技术的发展使医生根据患者不同的遗传背景为患者制订个性化的治疗方案成为可能。目前，临床上常用于精准医疗的临床分子诊断技术包括：流式细胞术（flow cytometry, FCM）、基因芯片技术、测序技术、LC-MS、荧光定量 PCR 技术（fluorescence quantitive PRC, FQ-PCR）、dPCR 以及液体活检技术。下面分别简要介绍这些技术在精准医疗中的应用。

（一）Fa-PCR

FQ-PCR 基于荧光能量传递技术（fluorescence resonance energy transfer, FRET），通过受体发色基团之间的偶极相互作用，能量从供体发色基团转移到受体发色基团，受体荧光染料发射出的荧光信号强度与 DNA 产量成正比，利用荧光信号累积实时监测整个 PCR 过程，最后通过标准曲线对未知模板进行定量分析。该技术不仅实现了 PCR 从定性检测到定量检测的飞跃，而且所有反应均在同一试管中进行，检测过程无须开盖，有效地解决了 PCR 污染的问题，具有自动化程度高、能实现多重反应、定量结果实时且准确的特点。

FQ-PCR 作为一种实时核酸定量检测技术，较为成熟地应用于病原体检测，为临床上疾病的早期诊断、疗效的评估、预后的监测等提供可靠的、准确的实验室分析数据。其对病原体的检测克服了免疫学检测的"窗口期"问题，可判断疾病是否为隐形或亚临床状态。此外，免疫学检测不能区分现症感染和既往感染，也可以通过 FQ-PCR 来确定。FQ–PCR 实时检测的优点使得及时、准确地测出标本中的病原体 DNA/RNA 拷贝数成为可能，而拷贝数的高低反映了病毒的复制水平及传染性，可作为药物治疗的依据。例如，对乙肝病毒的检测，如果仅仅根据乙肝表面抗原（HBsAg）的阳性或阴性很难判断患者体内病毒是否处于复制期，以及病毒复制量的多少。此外，低拷贝量（$< 10^5$ 拷贝 / 毫升）的乙肝患者，干扰素治疗效果尚可，而对于高拷贝量感染的患者，干扰素疗效较差。因此，通过检测乙肝病毒基因（hepatitis B virus DNA, HBV-DNA）水平来决定是否选用干扰素可大大提高患者的治疗成功率。

根据 FQ-PCR 原理，只要知道 DNA 序列中的突变基因及序列多态性的定位，就可以设计出探针和引物以扩增 DNA 限制性位点来检测遗传变异。该技术已被广泛用于苯丙酮尿症、脆性 X 综合征等染色体病和免疫遗传病的诊断以及癌症残留病变和早期病变的检测。此外，在肿瘤化疗过程中，对肿瘤耐药基因表达水平的检测是一个重要问题，定量 FQ-PCR 对耐药基因表达水平的检测是选择化疗药物的依据。

（二）dPCR

dPCR 技术是一种通过单分子模板 PCR 扩增，对核酸拷贝数进行精确定量的分析方法，可实现不依赖于标准曲线和参照样本的绝对定量，包括 PCR 扩增及荧光信号分析两部分。其原理是将含有 DNA 模板的反应体系稀释成单分子，分配到大量独立的反应单元中，使每个反应单元中只有单个模板分子，然后进行 PCR 扩增反应，扩增结束后采集每个反应单元的荧光信号，有荧光信号记为 1，无荧光信号记为 0，最后通过阳性微滴的比例或泊松分布公式计算样本原始浓度或拷贝数，获得定量结果。

dPCR 是先扩增后定量，因此不依赖扩增曲线的样本阈值循环数（Ct），也无须采用内参基因和标准曲线，准确度高及重现性好，可以实现绝对定量分析，同时可以在不同的反应室中同时扩增，实现了高通量检测。与 NGS 相比，dPCR 具有灵敏度高、检测速度快、操作简便、结果易读及成本低廉等优势，使其更适合临床检测，成为精准医疗实现平民化、大众化的最佳选择，也常常被用作 NGS 结果的验证。dPCR 主要应用于肿瘤液体活检、靶向治疗伴随诊断、无创产前检测、病原微生物检测、遗传疾病诊断、移植排斥监控、肠道菌群分析、药物基因组检测及基因表达分析等研究方向。

此外，进行个体化治疗时，需要对基因组样本进行分析。基于液滴的 dPCR 等新技术的开发提高了检测稀有序列的灵敏度、特异性和精确度，能大大增加结果的可信度，进而建立合理治疗方案。以肿瘤靶向治疗相关基因检测为例，dPCR 通过微液滴处理能在每个微液滴中有效减少正常体细胞 DNA 的干扰，使得稀有核酸序列从大量 DNA 背景中分离出来，从而提高了检测的灵敏度及重复性，实现对肿瘤标志物的有效检测，应用于肿瘤精准医学的伴随诊断。例如，肺癌 EGFR 基因突变、ALK 基因融合检测，结直肠癌 K-RAS、B-RAF 基因突变检测，乳腺癌 HER2 基因扩增检测，神经胶质瘤 IDH 基因突变检测等。

（三）基因芯片技术

随着人类基因组计划的完成，许多与遗传性疾病相关的基因被相继定位。基因芯片技术具有高通量、大规模、平行性地分析基因表达或蛋白质状况的能力；利用基因芯片，一次杂交可以完成对待测样品多种突变可能性的筛查，实现对多种遗传病的高效快速诊断；如血友病（hemophilia）、进行性假肥大性肌营养不良（duchenne muscular dystrophy, DMD）、珠蛋白生成障碍性贫血、异常血红蛋白病及苯丙酮尿症（phenylketonuria, PKU）等。尤其是在产前筛查领域，因为大多数先天性遗传缺陷是由染色体基因异常引起的功能异常所致，是传统检查方式所无法检测的；在婚前、孕前、妊娠早期用芯片做基因诊断，可以避免许多遗传性疾病的发生。

肿瘤是机体在各种致瘤因素作用下，局部组织的细胞在基因水平失去对其生长的正常调控，导致克隆性异常增生而形成的新生物，其发生是基因突变不断积累的结果。利用基因芯片对肿瘤样本进行扫描，可以发现基因数量及其表达水平的差异，从而达到预测放、化疗疗效的目的，进而制订出针对该患者的个体化用药方案，避免无效治疗，最大限度地减轻患者的痛苦，降低患者的医疗开销。

临床上，同种疾病的具体病因因人而异，用药也因人而异；不同药物对不同的患者疗效不同，而同样药物的不同剂量对不同的患者疗效也不同，这主要是由患者的基因差异造成的。根据患者的药物代谢酶基因多态性研发的检测芯片已经在高血压病、糖尿病及心血管疾病等病症个体化用药中实现产业化。

此外，基因芯片在药物筛选方面也具有巨大优势，根据细菌的耐药性基因研发的药敏芯片，不仅可以实现单个耐药菌的多个耐药基因的同时检测，还可以实现对多个耐药菌的多个耐药基因的同时检测。根据药敏芯片的结果可以将耐药菌分为不同的亚型，针对不同的亚型在临床上使用相应的抗生素，可以进一步规范用药，实现个体化医疗，提高靶向治疗效果。

（四）测序技术

难治性疾病的病理机制异常复杂，涉及大量生物分子及相关生理过程的失调；这种复杂的病理机制以及生物的个体间差异导致了疾病的多样表型。因此，尽可能深入完整地"刻画"疾病的分子特征，对于实现个体水平的疾病诊断、分期分型及治疗监测非常重要。近年来，测序技术的发展日新月异，技术瓶颈不断被突破，新型仪器不断涌现，已经在遗传性疾病诊断、肿瘤基因检测等临床领域得到了广泛应用，并取得了良好成效。

随着测序技术的发展，各大权威指南也推荐将分子病理应用于疾病诊断，如《NCCN 指南》《中国原发性肺癌诊疗规范》等；与一代测序技术相比，NGS 堪称测序技术发展历程的一个里程碑，可以同时给数以万计的 DNA 分子进行测序，使得对一个物种的转录组和基因组进行细致全貌的分析成为可能。因此，也被称为高通量测序技术（high-throughput sequencing, HTS）或深度测序（deep sequencing）。NGS 可以一次性检测出肿瘤样本多个可能的药物靶点及多种 DNA 变异类型。除已知、常见的突变类型外，还能检测出未知的、罕见的基因突变类型，并能明确突变丰度、获得四甲基联苯胺 TMB（-3，3'，5，5'-Tetramerthylbenzidine），预测 PD-1/PD-L1 的治疗效果；在个性化医疗、遗传疾病和临床诊断等方面开创了革命性的领域。

通过测序技术获取 DNA 序列可以为人类的遗传性疾病以及癌症等各种疾病的致病机制提供分子层面的依据，为实现疾病基因层面的分型、指导靶向用药等个性化医疗提供必要前提条件，最终达到精准检测和精准治疗的目的。

以肿瘤的精准医疗为例，单一的生物标志物在分析肿瘤基因的应用上缺乏多维全面的分析。通过基因组测序、外显子组测序等测序技术可在前期预防肿瘤时筛查变异基因，在治疗肿瘤时挖掘出与肿瘤相关的候选基因，从而发现新的治疗靶点，便于靶向用药及开发新药。在监测肿瘤预后时检测肿瘤相关基因表达量的差异，评估治疗效果，便于调整治疗方案。

（五）液相色谱 – 质谱法（LC–MS）

高效液相色谱法（high performance liquid chromatography, HPLC）是以液体作为流动相的色谱技术，一般于室温操作，可直接分析挥发性化合物、极性化合物和大分子化合物（如蛋白质、多肽、多糖、多聚物等）。质谱是一种强有力的结构解析工具，能为结构定性提供多种信息，是理想的色谱检测器；其原理是根据不同质荷比（m/z）的带电粒子在电磁场中运动行为的差异来进行识别和检测。

临床应用过程中，样品基质中盐、磷脂、蛋白质等高丰度干扰物会引起离子抑制效应，从而影响质谱测定结果，一般采用多平台联用、样品预处理及稳定同位素稀释等手段来降低其负面影响。其中 LC-MS 可以通过选择合适的色谱分离机制和流动相条件实现对目标样品的分离纯化，再进行质谱鉴定。该技术既包含了液相色谱高效的分离速度和组分分离度，同时具备质谱分析的超强特异性和超高灵敏度，越来越多的实验室开始将质谱作为首选的检测工具。

LC-MS 既可用于现有标志物的精准检测，又可从分子层面对蛋白质组、代谢组进行动态且精准的监测，实现真正的疾病早期预警和精准诊断。临床检验工作中，LC-MS 的应用范围大多与免疫测定技术重叠，包括治疗药物浓度监测（therapeutic drug monitoring, TDM)、激素测定、全谱氨基酸的检测等，但 LC-MS 相对于免疫测定技术具有更高的灵敏度及更好的特异性，可以同时进行多组分分析，实现高通量检测。

以 LC-MS 在 TDM 中的应用为例，药物的活性和代谢情况关系到药物对患者的治疗效果。药物活性与药物在体内所能达到的浓度有关。因此，实时监测患者用药后体内的药物浓度能间接反映药物的治疗效果以及安全性，而药物体内代谢的方式主要包括氧化、还原及水解等简单转化过程，不会在太大程度上影响药物本身的结构。因此，通过质谱检测代谢产物与药物本身在裂解过程中形成相同的碎片离子或丢失的中性分子，则可分析出代谢产物可能的结构。此外，LC-MS 可以对多种药物进行同时定量监测，能够有效地评估联合用药的整体效果以及各组分的单独疗效，及时监测患者药物治疗的效果，合理调整治疗方案，从而达到个体化用药、精准治疗的目的。

(六) 流式细胞术 (FCM)

FCM 是一项以流式细胞仪为检测手段的对单个细胞或生物颗粒进行分选和定量分析的检测方法，具有高效、高通量、高精度、高准确度和多参数等优点，是目前先进的细胞定量分析技术之一。流式细胞仪的发展综合了激光技术、计算机技术、显微荧光光度测定技术、流体喷射技术、分子生物学和免疫学等多门学科知识，是集光电子物理、光电测量、计算机、细胞荧光化学及单抗技术于一体的高科技细胞分析仪。

随着时间推移，FCM 在医学上的应用范围不断扩大，涵盖了从基础研究到临床诊断的各个方面，涉及免疫学、血液学及肿瘤学等。FCM 通过荧光抗原抗体检测技术对细胞表面进行分析，评估单个免疫细胞和分子的特性，在全血中进行常规免疫分型以及自身抗体的检测，从而达到在标准临床实验室对原发性免疫缺陷病有关的免疫异常进行快速准确的诊断和预后检测。

FCM 的出现使肿瘤治疗有了质的飞跃，对肿瘤细胞 DNA 含量做定量分析以解析细胞周期，对细胞异倍体进行测定以预测肿瘤预后；此外，FCM 可以对细胞增殖标志物、细胞表面标志、癌基因蛋白产物、耐药蛋白、细胞凋亡等进行分析，获得组织形态学方法难以得到的信息，从而在化疗药物的选择、放疗的强度以及放化疗时间的长度等多个方面起指导作用。

FCM 在微小残留病灶 (minimal residual disease, MRD) 的检测方面也具有独特优势。虽然 Q-PCR 是目前灵敏度最高的 MRD 检测方法，但对于多数无分子生物学异常的白血病患者来说，由于 PCR 产物与白血病细胞数目没有确定的比例，无法对残存的白血病细胞做出精确的评估。此外，白血病的异常分子标记也具有一定的不稳定性，这也为 PCR 检测 MRD 带来了困难。而 FCM 通过对 MRD 的白血病相关免疫表型检测，可比 Q-PCR 更直观地对残留白血病细胞进行准确定量，且敏感度达到了 10^{-4} 甚至 10^{-5}，成为检测 MRD 最有前景的一种方法。

（七）液体活检技术

在精准医学的大背景下，液体活检技术作为一种快速、简便、非侵入性的检测方法，可多次取样，监测肿瘤或转移病灶释放到血液及其他体液中的 CTC、ctDNA 碎片、循环 RNA 及外泌体等，从而动态反映肿瘤基因表达谱的变化，为患者的个体化医疗提供有力的依据。以肺癌为例，CTC 侧重细胞病理，适用于疑似肺癌时的辅助诊断、早期肺癌复发的监测以及晚期肺癌的化疗；ctDNA 侧重基因层面，获取突变信息，适用于晚期肺癌的靶向治疗、抗癌药物的耐药分析。

与组织活检相比，液体活检可以了解肿瘤不同时期的状态，可重复性抽取样本建立基因表达谱，指导靶向用药，快速判断疗效，监测耐药的发生，从而做到随肿瘤的发展而调整治疗方案，是癌症早期筛查、治疗效果评估及治疗后临床随访的重要监测指标。

早期筛查是作为疾病预防的重要手段，是未来医学和分子诊断技术的发展方向。以无创产前 DNA 检测（non-invasive prenatal testing, NIPT）为例，NIPT 是一种介于普通筛查和产前诊断之间的一个技术补充，具有高准确性、安全、简便、快速的特点。仅需采取孕妇静脉血，利用新一代 DNA 测序技术对母体外周血浆中的游离 DNA 片段（包含胎儿游离 DNA）进行测序，并将测序结果进行生物信息分析，可以从中得到胎儿的遗传信息，从而检测胎儿是否患三大染色体疾病 [21 三体综合征 (唐氏综合征)、18 三体综合征 (爱德华综合征)、13 三体综合征 (帕托综合征)]。NIPT 具有较高的阳性预测值，可作为一种筛查手段，但不是一种诊断方法。对于 NIPT 为阳性的孕妇，则需要进行绒毛膜穿刺或羊水穿刺，在显微镜下检测胎儿细胞染色体核型，根据最终检测结果指导临床诊断。

随着人工智能、纳米新材料以及拉曼光谱等新技术的出现和快速发展，分子诊断技术与这些新技术实现有机融合发展，越来越显示出其强大的发展后劲，在临床的应用更加广泛和成熟，为疾病的准确诊断、个体化精准治疗提供了不可或缺的关键利器。

精准医疗的核心是为了获取一些患者信息来评估他们的健康状况，继而进行后续干预和监控，与传统医疗的不同之处在于技术的发展使其能够获得巨大的信息。

其中测序技术朝着速度更快、通量更高及成本更低的方向发展，第三代、第四代测序技术逐渐崭露头角。第三代测序技术基于单分子读取技术，实现了对转录组、甲基化、单个核酸变异、重复序列和 poly 结构的直接鉴定，势必将在多个研究领域替代一代和二代测序平台。为了使测序成为中小型实验室的常规分析手段，必须解决第三代测序技术面临的一些问题，如测序反应过程中的化学和生物领域的挑战、数据记录程序在工程学及光学方面的优化、测序数据在数学及统计学方面的处理等。

目前，对单细胞 DNA 和 RNA 进行测序也具备了技术上和经济上的可行性。通过在单个细胞水平上对患者的基础遗传学、表观遗传学及转录组学进行全面描述，进而扩展整体基因组数据，最终可以实现高效、准确检测，促进早期检测和无创监测。但单细胞测序会丧失部分肿瘤特征，包括空间信息，肿瘤内异质性和重要的细胞间相互作用，使其无法准确代表原始肿瘤的基础基因组/转录组信息。

各类分子诊断技术突飞猛进的发展使得医务工作者可以整合基因组学、转录组学、表观组学、蛋白组学、代谢组、微生物组学等多组学信息，克服单个检测手段的不足，更加全面地了解患者的健康水平，了解其是否与标准健康水平偏离，以及需要通过什么的手段纠正这种偏离。通过对人群健康信息的不断挖掘，以基因组为代表的多组学大数据将会不断产生，但其本身不能产生价值，在多组学信息的基础上做一系列队列研究，将大数据与疾病表型等其他信息进行关联分析、挖掘并转换为完整的知识体系，才能进一步被应用于医疗及健康决策中。

因此，促进大数据向知识体系的转化，构建基因大数据与应用一体化的平台是精准医学向临床转化关键性的一步，将会被应用于对疾病的早期筛查、分子分型、个体化治疗、疗效预测及监控等多个临床决策中。多组学精准大数据的研究也面临着各方面的挑战，如数据共享与安全隐私问题，多维度数据整体分析问题，信息标准化及解读的规范化问题等；因此需要国家政策的支持、各领域高端人才的合作、标准化行业规范的制订，共同推动精准医疗向自动化、智能化、标准化、简单化的方向发展。

参考文献

[1] PAULING L,ITAO H A.Sickle cell anemia molecular disease[J].Science，1949（110）：543-548.

[2] 莫非. 分子诊断的过去，现在和未来 [J]. 中国医疗器械杂志，2006（3）：230.

[3] SHENDURE J,JI H.Next-generation DNA sequencing[J].Nat Biotechnol，2008,26（10）：1135-1145.

[4] HEIZER E,HAQUE I S,ROBERTS C E S,et al.Current and future perspectives of liquid biopsies in genomics-driven oncology[J].Nature Reviews Genetics，2019（20）：71-88.

[5] LOPEZ P.Utilization of flow cytometry in personalized medicine[J]. J Biomol Tech，2011，22（Suppl）:S47-S48.

[6] 龙亚康，李丹，吴小延，等. 下一代测序在肿瘤个体化治疗中的应用 [J]. 中国肿瘤临床与康复，2019, 26（4）:385-391.

[7] 方春雪，孙和平. 高效液相色谱串联质谱仪的特点和临床应用 [J]. 中国医疗器械信息，2018, 24(22):1-2+24.

[8] CUI J J, WANG L Y, TAN Z R, et al.Mass spectrometry-based personalized drug therapy[J].Mass Spectrometry Reviews，2020(39)：523-552.

[9] 李鑫. 在医学检验中应用实时荧光定量 PCR 的研究进展 [J]. 中西医结合心血

管病电子杂志 , 2017, 5(35):27.

[10] 杨茜 . 数字 PCR 技术及其应用 [J]. 中西医结合心血管病电子杂志 , 2018, 6 (17) :17-18.

[11]RUBIS G D,KEISHNAN S R, BEBAWY M. Liquid biopsies in cancer diagnosis, monitoring, and prognosis[J]. Trends Pharmacol Sci, 2019, 40(3):172-186.

[12]CHEN X, GOLE J, GORE A, et al. Non-invasive early detection of cancer four years before conventional diagnosis using a blood test [J]. Nat Commun, 2020,11(1):3475.

[13]WIEDMEIER J E, NOEL P, LIN W, et al. Single-cell sequencing in precision medicine[J].Cancer Treat Res,2019（178）:237-252.

第二部分　基础技术及临床应用

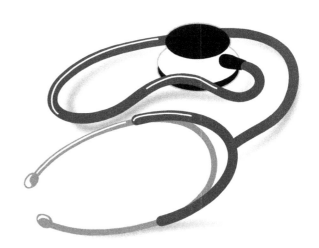

第二章　流式细胞术

第一节　概述

一、流式细胞术的概念

流式细胞术（flow cytometry,FCM）即流式细胞分析，是采用流式细胞仪（flow cytometer）对单细胞或微球进行定量分析或分选的技术。它能够在短时间内高速分析直线流动状态的 $10^4 \sim 10^5$ 个细胞的多项物理学及生物学特性，具有准确性好、速度快、精度高等特点。流式细胞术可以检测各种细胞，包括细胞的相对及绝对计数，细胞膜、细胞质中的各种抗原分子的定性或定量分析，DNA 倍体分析或细胞的生物学特性及功能分析等。目前，广泛应用于免疫学、血液学、遗传学、肿瘤学、细胞生物学、细胞遗传学及生物化学等临床医学与基础研究领域。临床流式细胞学检验是将流式细胞术应用于对临床疾病的诊断、分型、治疗、预后及预防等的一门学科。

二、流式细胞仪的工作原理

流式细胞仪是进行流式细胞分析的仪器，它集单克隆抗体技术、细胞荧光化学技术、流体理论、激光技术、电子技术、计算机技术于一体，是一种非常先进的检测仪器，为临床检验医学的发展提供了强有力的工具。

流式细胞仪只检测单细胞或微球的信号，一般我们在进行荧光染色前需将标本制备成单细胞悬液。上样后，流式细胞仪产生一定的气体压力将上样管中的待测样本压入流动池，同时不含单细胞或微球的缓冲液（即鞘液）也在仪器产生的高压作用下从鞘液管喷出，鞘液管入口方向与样本流形成一定的角度，包围着待测细胞高速流动，形成一个圆形的鞘液流，待测细胞则在鞘液的包裹下单行排列，逐个地通过流式细胞仪的激光聚焦区（流动池），从而被检测到，并发出散射光及荧光等多种光学信号。光学信号被光电信号转换器及电子信号处理系统采集及分析后，最后以图形的形式将数据结果显示在电脑屏幕上。

三、流式细胞仪的主要结构

流式细胞仪一般是由光学系统、液流系统、信号处理及放大系统及计算机系统组成的。

（一）光学系统

1. 激光器

流式细胞仪目前通常采用的激发光源是激光。激光即原子中的电子吸收能量后从低能级跃迁到高能级，再从高能级回落到低能级时，所释放的能量以光子的形式放出。光子的光学特性高度一致，沿直线传播，发散度小，容易聚焦，能量密度高。光的颜色由光的波长决定，激光器输出的光波长分布范围非常窄，因此颜色极纯；激光是相干光，即所有的光波是同步的。细胞处在快速运动的状态，每个细胞经过光照区仅为微秒左右，每个细胞所携带的荧光物质被激发产生的荧光信号的强弱与被照射的时间及激发光的强度有关，只有接受足够的光照，才能产生相应可被检出的信号。因此与普通光源相比，激光具有单色性、定向性及高能量的特性，是对细胞或微粒进行微弱荧光分析的理想光源。

激光光源按照激光器的不同分为气态激光器、固体激光器等。气态激光器由于工作物质的光学均匀性远比固体好，易于获得衍射极限的高斯光束，因此光束方向性好；而且气体工作物质的谱线比固体小，激光的单色性好；但多数工作气体的气压较低，单位体积中的粒子数大约只有固体激光器中激活粒子数的千分之几，所以瞬时功率不高。固体激光器结构紧凑，牢固耐用，输出能量大，峰值功率高。因此，热效应非常明显，持续运行一段时间就能产出很大的热量，所以必须对其设置冷却系统，才能保证固体激光器的正常连续使用，同时固体激光器能量转换率低，单色性差。

流式细胞仪可以配置多根激光器，常用的有 405 nm 的紫激光、488 nm 的蓝激光和 638 nm 的红激光。针对不同的荧光染料需要匹配不同颜色的激光，如常用的异硫氰酸荧光素（FITC）、PE、ECD、PerCP、PC5.5、PC7 等染料能被 488 nm 的蓝激光激发，APC、A700、APC-CY7、A750 等染料能被 638 nm 的红激光激发，而 V450、Bv421、Pb、KO 等染料能被 405 nm 的紫激光激发。因此，多色激光的使用，扩大了荧光染料的范围和种类，实现了 8 色及以上的多色分析，满足了复杂细胞分析的需要，更拓宽了流式细胞术的应用。

2. 光信号收集系统

细胞受激光激发后产生散射光和荧光信号，流式细胞仪的检测正是基于对这些光信号的检测来实现的，而光信号收集系统由若干滤光片组成负责将不同波长的光信号传递给相应的检测器。滤光片主要有 3 种：①短通（short pass, SP）滤片，只允许某一波长以下的光通过，而特定波长以上的光不能通过，如 SP500 滤光片，只允许波长 500 nm 以下的光通过，而波长 500 nm 以上的光被反射；②长通（long pass, LP）滤片，与短通滤片相反，只允许某一波长以上的光通过，而特定波长以下的光不能通过；③带通（band pass, BP）滤片，允许一段波长范围的光通过，高于或低于特定波长的光被反射，如 BP500/50 滤光片，允许波长在 475～525 nm 范围的光通过。一般光信号收集系统先使用长通或短通滤光片将不同波长的光信号引导到相应检测器上，再在检测器前使用带通滤光片，保证只检测到相应波段的光信号，避免其他波段光信号干扰。

(二) 液流系统

当细胞悬液穿过检测光束，约有30%的细胞在流动中会明显地偏离轴心，向流速较慢的区域聚集，这会造成管路堵塞，检测速度降低，信号不稳定，影响检测结果。流式细胞仪的液流系统采用鞘流技术原理解决了上述问题。

鞘流技术可以实现两种液体的同轴流动，鞘液在高压下自鞘液管喷出，标本流在压力系统的作用下，以恒定的速度从样本喷嘴喷出，根据层流原理，鞘液将处于湍流状态，围绕标本喷嘴高速流动，使得标本流与鞘液流形成稳定的同轴流动状态。常使用的鞘液是与待测细胞等张的溶液。

因流动池检测操作方便、结果稳定，灵敏度高，现代的分析型流式细胞仪都采用流动池（flow cell）检测。流动池是流式细胞仪的核心部件，由石英玻璃制成，中央部位有激光照射孔。荧光标记后的样本细胞或微粒由样本喷嘴喷射出来，被具有一定压力的流动鞘液包绕，成为一股单细胞流穿过流动池，当流经中央的激光照射孔时，被垂直方向的激光束照射，发出散射光和特定波长的荧光。

(三) 光信号处理及放大系统

光信号处理及放大系统是将各种光信号成比例地转换为电信号，分析输出的电子信号，以脉冲高度、宽度和积分面积显示，并进行数字化处理后传入计算机。流式细胞仪常用光电转换器件是光电二极管及光电倍增管（photomultiplier tube, PMT）。光线较弱时光电倍增管稳定性好，光线很强时光电二极管稳定，所以一般流式细胞仪在检测前向散射光时使用光电二极管，在检测荧光与侧向散射光时使用光电倍增管。收集细胞检测区光信号检测器的多少，决定了流式细胞仪检测的细胞信号的多少。如十色流式细胞仪包括2个散射光检测器和10个荧光检测器，共计12个参数。

光电倍增管接收外来的光子信号并释放出光电子，利用磁场将光子撞击到倍增电极上释放出电子，再撞击到下一个倍增电极产生更多的电子，经过一连串的撞击，可以放大并产生相当多的电子，最后再用阳极收集最终产生的所有电子，并产生输出电流信号。光电倍增管上加有一定的电压，以控制产生足够量的电子信号，改变光电倍增管的电压，可以控制由光信号产生适量的电子信号，而产生的电子信号与光电倍增管接收的光信号呈比例关系，这样就能够在低值端观察到较弱的信号，在高值端观察到较强的信号。

信号的放大可以使用线性或对数两种方式，一般前向和侧向散射光信号变异较小，常采用线性放大；荧光信号变异大，多采用对数放大。

(四) 计算机系统

计算机系统也是流式细胞仪的组成部分,其所运行的软件用于控制流式细胞仪的运行、数据采集及分析。流式细胞仪的数据通常采用标准化的数据存储格式 FCS 格式或 LMD 格式,这样可以实现数据的共享,现已有第三方软件公司如美国 Beckman Coulter 公司的 Kaluza 软件可以对 FCS、LMD 等各种格式的数据进行分析。

四、流式细胞仪检测信号

(一) 散射光信号的检测

细胞在液流中通过检测区时,经激光照射,细胞向球面所有方向发射光线,散射光信号与细胞的大小、形状、胞膜和细胞内部的折射率有关。细胞对光的散射是细胞在未遭受任何破坏情况下固有的特性,所以可以用散射光信号对未染色的活细胞进行分析。流式细胞术常用的散射光信号有前向散射光信号和侧向散射光信号。

1. 前向散射光信号

前向散射光信号又称为 0° 角散射光,是激光检测区正向收集的小角度散射光,其波长与激光波长一致,它的强度与细胞大小有关,对同一个细胞群体,前向散射光强,其细胞大一些,前向散射光弱,其细胞要小些。需要注意的是,当采用前向散射光信号描述细胞大小体积时,可能会得到错误的结论,如盘形红细胞在液流中的空间方向不同,可导致对同型细胞检测得到的前向散射光信号完全不同。

光线阻断区用来防止激发光直接照射光电转换器而影响对散射光的检测,激光束照射在细胞上所产生的散射光经聚光镜聚焦后照射在光电二极管上,使光信号转换为电信号。

2. 侧向散射光信号

侧向散射光信号又称 90° 角散射光,是细胞通过测量区时 90° 方向的散射光,其波长与激光波长一致。它对细胞膜、胞质、核膜的变化更为敏感,其强度与细胞内部的精细结构和颗粒性质有关,如果一个细胞内部颗粒和细胞器较多,其测向散光信号就越大。由于侧向角散射光的强度比前向角散射光低得多,因此光电转换器多选用增益较大的光电倍增管。

通过测量区的每个细胞不管它是否已被荧光抗体染色都能散射光线,散射光信号最有效的用途是从非均一的细胞群体中鉴别出某些亚群。如流式细胞仪可采用光散射信号把人白细胞分出 3 个亚群,即淋巴细胞、单核细胞及粒细胞 (见图 2.1.1)。

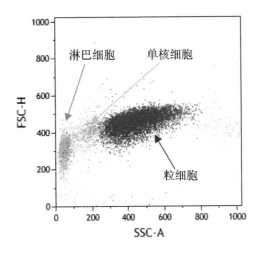

图 2.1.1 外周血中白细胞光散射图

(二) 荧光信号的检测

荧光信号是荧光色素分子的色团受激发后发射的荧光。经染色后的细胞在激光束的照射下，荧光染料吸收能量能级跃迁，在短暂的延迟后返回基态并发出荧光。荧光染料的激发光谱及发射光谱多种多样，选择染料或单抗标记的荧光素要考虑仪器配置的激光光源的波长，即染料的激发光谱，仪器激光的激发波长应尽可能接近荧光染料的激发光谱峰值；还要考虑荧光染料的发光颜色，即染料的发射光谱，需选择适合波段的检测器检测相应的荧光信号。

荧光染料标记的单克隆抗体与细胞表面或胞质的抗原特异地结合，在激光的激发下发出一定波长的荧光。因此，荧光信号的强度反映了细胞膜表面或内部抗原的相对数量，对荧光信号进行收集分析，从而实现对细胞亚群的分析。

细胞经过激光检测区时，产生的荧光信号被光电倍增管接收，形成脉冲信号。一个脉冲信号有高度、面积及宽度。荧光信号的面积是采用对荧光光通量进行积分测量。一般对 DNA 倍体测量时采用面积，因为荧光脉冲的面积比高度更能准确地反映 DNA 的含量；脉冲信号的宽度常用来区分连体细胞，2 个或多个细胞粘连在一起所得到的信号宽度要比单个细胞大，通过设门将连体细胞排除才能得到真正的单个细胞的荧光信号参数。

目前，单克隆荧光抗体常用的荧光探针有以下几种：

（1）FITC 最常用的荧光素，具有很高的量子产量和能量转换效率，每个抗体可结合 3~5 个 FITC 分子。用 488 nm 激光激发后发射的荧光波长峰值在 520 nm 左右，使用带通滤光片 530 nm ± 15 nm 可检测到最优荧光信号。

（2）PE 一种自然荧光色素，每个 PE 分子具有 34 个藻红素色团，每个抗体可以只连 1 个 PE 分子。用 488 nm 激光激发后发射的荧光波长峰值在 576 nm 左右，在使用双或三激光器进行多色分析时，为方便对其他标记荧光进行补偿，推荐使用 575 nm ± 13 nm 的带通滤光片。

（3）APC 一种自然荧光色素，每个 APC 分子具有 6 个藻青素色团，最大吸收峰为 650 nm，发射荧光的峰值为 660 nm，使用 660 nm ± 10 nm 的带通滤光片可以检测到最优的荧光信号。

（4）PerCP 最大吸收峰为 490 nm 附近，用 488 nm 激光激发后发射的荧光波长峰值在 677 nm，PerCP 与 FITC 及 PE 进行多色荧光染色时的荧光光谱重叠很小，补偿容易调节，但其量子产量不太高，最好在抗原表达丰富的细胞上进行染色。

（5）Alexa Fluor 488 该荧光素发射光谱与 FITC 几乎一致，可以用检测 FITC 的荧光通道检测。荧光不易猝灭，适宜 pH 值范围大。

（6）Alexa Fluor 647 该荧光素可以用检测 APC 的荧光通道检测。荧光不易猝灭，适宜 pH 值范围大。

一般荧光信号由强到弱的排序分别是：PE> APC> FITC> PerCP。在选择荧光抗体标记细胞时需考虑：

①荧光素标记效率：每个抗体可标记 2 ~ 9 个 FITC 或 PerCP 分子，只标记 1 个 PE 或 APC，FITC 是小分子化合物，PE、APC 及 PerCP 相对分子质量较大，受被标记抗体的化学性质限制，IgM 型抗体常只用小分子荧光素标记，如 FITC。②细胞的抗原密度：为了更好地区分阴性和阳性细胞群，高表达的抗原可以用任何荧光素标记的抗体检测，低表达的抗原需要强荧光素标记的抗体检测，如 PE 和 APC。

流式细胞仪在进行多色分析时，细胞同时携带多种荧光素，受激光照射后发射出多种不同波长的荧光，由于目前使用的各种荧光素虽然荧光发射峰值不同，但发射谱较宽，有一定范围的重叠，所以每个检测器检测的实际都是多种荧光之和。因此，需要进行荧光补偿的调节，即分别使用各个荧光素单阳管的阳性样本进行上机检测，调整与其他各荧光通道的补偿。现在分析软件都可以进行脱机调节补偿，但要注意补偿与特定的荧光素组合及仪器条件设置有关。当补偿确定后，若光电倍增管的电压改变，荧光补偿值就会有改变，需要重新调补偿。

因此，我们进行多色分析时首先应选择合适的荧光素标记的抗体，同时为准确调整各荧光通道间的补偿，应尽量选择荧光光谱重叠小的荧光染料组合进行染色。

五、流式结果数据分析

流式细胞术的目的是分析我们感兴趣的细胞。现在主要使用图形对数据进行显示和分析，数据显示通常有一维直方图、二维散点图、等高线图、密度图及三维图等。"设门"是对流式细胞结果进行数据分析的重要技术。它是在细胞分布图中圈定一个范围，对该范围中细胞进行单参数或多参数的分析。"门"的形状多种多样，有线性门、圆形门、矩形门、十字门和任意形状门等。

(一) 单参数数据分析

细胞每一个参数都可以用直方图来显示，横坐标代表前向角散射光、侧向角散射光或荧光信号的相对强度，以道数为单位，道数是数模转换器的位数，它和光强度的关系可以是线性或对数；纵坐标代表该通道中具有相同光信号特征的细胞频度，一般为相对细胞数 (见图 2.1.2)。分析软件可根据门控里的数据进行定性和定量分析，分析用统计量有细胞数目 (number)、占检测细胞总数的百分比 (%Total)、门内细胞的百分比 (%Gate)、平均荧光强度的中位数 (X-Med)、平均荧光强度的算术平均数 (X-A Mean)、平均荧光强度的变异系数 (X-CV)、半峰平均荧光强度的变异系数 (HP X-CV)、平均荧光强度的最小值 (X-Min)、平均荧光强度的最大值 (X-Max) 等。

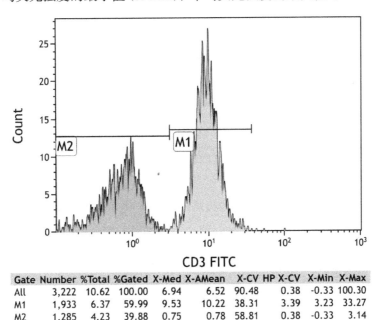

Gate	Number	%Total	%Gated	X-Med	X-AMean	X-CV	HP X-CV	X-Min	X-Max
All	3,222	10.62	100.00	6.94	6.52	90.48	0.38	-0.33	100.30
M1	1,933	6.37	59.99	9.53	10.22	38.31	3.39	3.23	33.27
M2	1,285	4.23	39.88	0.75	0.78	58.81	0.38	-0.33	3.14

图 2.1.2 单参数直方图

(二) 多参数数据分析

随着流式细胞仪的发展，三激光十色流式细胞仪可以实现对每个细胞进行多达 12 个参数进行分析。多参数分析能有效提高分析结果的准确性，实现从多角度对细胞进行异质性的研究。常用的多参数数据分析图形有二维散点图及密度图。

1. 二维散点图

二维散点图是对双参数进行分析时最常用的数据显示方式，横坐标代表一个参数的光信号强度，纵坐标代表另一个参数的光信号强度。如图 2.1.2 示，横轴代表侧向角散射光的强度，纵轴代表前向角散射光的强度，具有相同 FCS 及测向散光信号特性的中性粒细胞，单核细胞和淋巴细胞形成了 3 个细胞群，图上的每个点都有 FCS

及测向散光信号两个参数的数值。图2.1.3显示的是图2.1.2淋巴细胞门内细胞的CD3及CD4抗原分布情况，常采用十字铰链门来区分阴性和阳性细胞，左下象限为双参数均阴性细胞，右上象限为双参数均阳性细胞，左上象限为纵轴参数单阳性细胞，右下象限为横轴参数单阳性细胞。分析软件同样可以给出Number、%Total、%Gate、X–Med、X–AMean、X–CV等统计量。

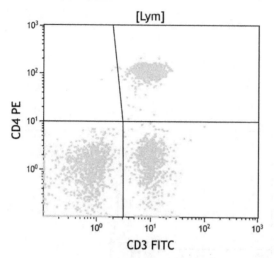

图2.1.3　FITC和PE通道双参数二维散点图

2. 二维密度图

二维密度图也是对双参数进行分析的一种数据显示方式。横坐标代表一个参数的光信号强度，纵坐标代表另一个参数的光信号强度。根据细胞分布的密度大小，细胞密度大的地方点的密度大，细胞密度小的地方点的密度小，点密度的大小由不同的颜色代表（见图2.1.4）。

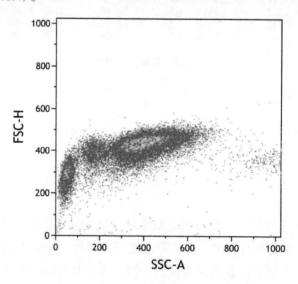

图2.1.4　FSC和SSC双参数二维密度图

六、流式细胞仪的主要分析参数

(一) 荧光灵敏度

荧光灵敏度是流式细胞仪能检测到的最少荧光分子数，又称检测极限。荧光灵敏度的高低是衡量仪器检测微弱荧光信号的重要指标，一般以能检测到单个细胞上最少标有的 FITC 或 PE 荧光分子的数目来表示，现在流式细胞仪均可达到 <600 个荧光分子。荧光灵敏度也指在混合细胞悬液中能够分辨出未进行荧光染色的细胞和有弱荧光细胞的能力，也称为荧光分辨率。检测荧光灵敏度的标准微球可自专业厂商购买，如 BD 公司的 BD Quantibrite™试剂，用标有已知等价可溶性荧光素分子 (molecules of equivalent soluble fluorochrome , MESF) 的微球，用磷酸盐缓冲液适当稀释后，在流式细胞仪对数放大模式下进行检测，调节 PE 的 PMT 电压值，使荧光峰处于适当的直方图荧光通道位置，获取 10000 个微球数据，在 FSC/SSC 散点图中画出单个微球的区域，以 PE 荧光直方图显示带有不同 MESF 微球的荧光峰（A-D），统计分析每个峰的平均荧光强度（PE-MFI），并计算回归方程 $y=ax+b$，y 轴为 Log（PE 通道的 MFI），x 轴为 Log（每个微球上 PE 分子数），目前大多数流式细胞仪已达 1000 MESF 或更少（见图 2.1.5）。

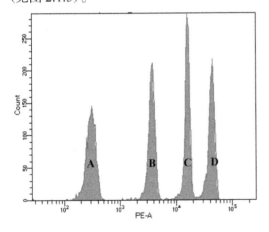

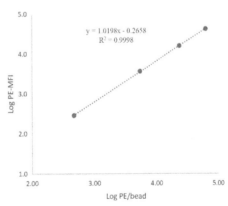

图 2.1.5 荧光灵敏度的检测

(二) 前向散射光灵敏度

前向散射光信号与仪器检测的微粒或细胞大小相关，因此，前向散射光灵敏度即能够检测到的最小颗粒大小。目前，商品化的流式细胞仪可以测量到 200～500 nm 的颗粒。

(三) 仪器分辨率

分辨率是衡量流式细胞仪测量精度的指标，常用变异系数即 CV 值表示。流式细胞仪分析一群含量完全相同的样本，理想情况下，$CV=0$，但整个流式细胞仪的检测系统中会有包括样本含量本身的误差、样本在激光照射下的微量变化，仪器本身的误差等，实际得到的峰形曲线会变宽。CV 值越小，曲线越窄，仪器的精密度越好，测量误差就相应减小。CV 值可以用半高峰宽来计算，半高峰宽指在峰高一半的地方测量的峰宽。

(四) 细胞分析速度

细胞分析速度以每秒可检测的细胞数来表示。当细胞流经流动池激光照射区的速度超过流式细胞仪响应速度时，细胞产生的散射光及荧光信号就会丢失。仪器处理数据越快，细胞的分析速度相应越快。一般分析型流式细胞仪的细胞分析速度可达到 3 000 ~ 6 000 个 / 秒。

七、流式细胞仪的校准

流式细胞仪的荧光与散射光的灵敏度、精密度、分辨率是影响流式细胞术的重要因素。流式细胞仪光学系统、液流系统和电子系统未调试到最佳状态或元件损坏均可导致仪器分析结果的偏差甚至错误。因此，在每次使用前应对流式细胞仪进行校准，使仪器达到标准化。

其中光路校正是流式细胞仪最关键的校准，目的是使样本流处于激光束的中心，样本流与激光束发生相互作用的信号能够被灵敏地检测，信号脉冲有最大的幅度和最小的宽度，即在散射光或荧光单参数直方图中，峰的高度最高，宽度最窄，且有良好的重复性。光路校正一般使用散射光和荧光均一的微球，大多数微球的均一性比细胞的要好，光信号强度的 CV 值较小，一般 <2%。

光路校正一般是在流式细胞仪开机并通过自检后进行，具体操作为直接将微球用磷酸盐缓冲液或双蒸水稀释并上机检测。例如，贝克曼 Navios 三激光十色流式细胞仪适配的 Flowcheck 微球，含有 3 种荧光微球：即① 10 μm 荧光微球，被 488 nm 激发，其发射光范围为 515 ~ 800 nm；② 6 μm 荧光微球，被 635 nm 激发，其荧光发射范围为 640 ~ 800 nm；③ 3 μm 荧光微球，被 405 nm 激发，其荧光发射范围为 400 ~ 500 nm，分别进行 FL1-FL5、FL6-FL8 和 FL9-FL10 等检测通道的光路校正。图 2.1.6 是 10 个检测通道的直方图，记录各通道 CV 值，如果检测通道峰宽度增大，$HP\text{-}CV$ 大于规定值，可能是喷嘴尖有气泡，使样本流偏离激光束中央，也可能是光路漂移。此时，需要调整或清洗仪器，最终使各检测通道峰越窄越好，$HP\text{-}CV$ 在规定值以内。

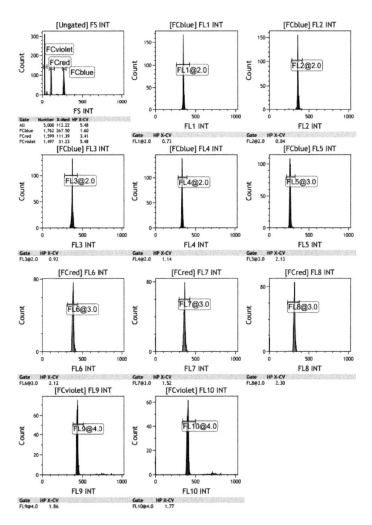

图 2.1.6 十色流式细胞仪的 10 个荧光检测通道直方图

八、流式细胞仪检测样品制备

(一) 样本准备

流式细胞术是应用流式细胞仪测量单细胞悬液的一种细胞分析技术，可对各种细胞的细胞膜、细胞质或细胞核中抗原分子进行定性或定量分析。理论上讲，人体的血液、骨髓、各种体液 (如脑脊液、胸腔积液、腹水) 和各种灌洗液 (如肺泡 – 支气管灌洗液) 均可进行流式细胞术检测，但运用流式细胞仪进行免疫标记时，需采用适当的方法将标本制备成单细胞悬液。

血液、骨髓、体液标本已属于单细胞悬液，采集时需用 EDTA-K2 抗凝，抗凝剂终浓度为 2 mg/ml 左右，其余不需要做特殊处理，依据分析目的细胞的不同决定是否裂解红细胞，一般分析白细胞时需要用红细胞裂解液除去红细胞。

体液和各种灌洗液样本，1 000 r/min 离心 5 min，弃去上清液留细胞沉淀，用含 0.1% 牛血清白蛋白（bovine serum albumin, BSA）的磷酸盐缓冲液（phosphate buffered saline, PBS）洗涤 2 次，经 300 目筛网过滤后悬浮在 0.5 ~ 1 ml PBS 中备用，细胞浓度为（1 ~ 9）× 10^6/ml。当细胞数较少时需增加标本量浓缩，特殊样本（如脑脊液）除外。对于不能迅速离心洗涤的体液尤其是胸腔积液和腹水，采集时最好用 EDTA-K2 抗凝，抗凝剂终浓度同外周血。

实体组织样本必须首先制备成单细胞悬液再进行单克隆荧光抗体的染色。各种组织的结构及细胞成分不同，进行单细胞悬液制备的方法也有不同。因为后续要进行免疫表型分析，细胞表面或胞内的抗原在制备单细胞悬液过程中应不发生丢失且保持抗原活性，所以甲醛、乙醇、酶、表面活性剂等都不推荐用来处理组织块。新鲜切取的组织标本应置于生理盐水或 PBS 中，可以使用眼科剪将组织剪成极小的颗粒块，再用物理（天然、机械研磨 / 消化）方法将颗粒块在 300 目筛网中研磨过滤。该处理过程动作要轻柔，否则细胞受损伤，活细胞较少，最后用含 0.1% BSA-PBS 缓冲液 1 000 r/min 离心 5 min，洗涤 2 次，制备成单细胞悬液。

（二）荧光染色

免疫荧光染色是进行免疫表型分析的关键步骤，有间接和直接法两大类。间接法是未标记荧光的单克隆抗体与抗原结合后，通过第二抗体进行荧光染色。该法一般只能进行一种抗原的检测，灵敏度较高，但操作复杂，背景染色增加，应用范围有限。直接法在临床实验室最为常用，它使用荧光色素标记的单克隆抗体进行染色，操作简便、背景染色低、信噪比大，尤其是不同荧光色素标记的单克隆抗体可以进行多色分析，使流式细胞免疫表型分析的灵敏度和特异性大大提高，成为当前临床流式细胞分析的发展趋势之一。

第二节　临床应用及病例分析

一、免疫功能检测

免疫系统由免疫器官、免疫细胞及免疫分子组成，是人体的防御系统，不仅能抵御外来细菌、真菌、病毒等有害物质的侵袭，还能清除体内衰老、突变、恶化或凋亡的细胞。免疫器官由胸腺、骨髓中枢免疫器官、脾脏、淋巴结及黏膜相关淋巴组织等外周免疫器官组成；免疫细胞包括淋巴细胞、单核吞噬细胞、中性粒细胞、嗜酸性粒细胞、嗜碱性粒细胞、肥大细胞等；免疫分子由免疫球蛋白、补体、细胞因子等组成。免疫系统各组分功能正常是维持机体免疫功能相对稳定的保证，发挥着免疫预防、免疫稳定及免疫监视三大功能。免疫预防指机体抵抗和清除病原微生物或其他异物的功能，免疫预防功能发生异常可引起疾病，如反应过高可出现超敏反应；反应过低可导致免疫缺陷病；免疫稳定指机体清除损伤或衰老的细胞，维持其生理平衡的功能，免疫稳定功能失调可导致自身免疫病；免疫监视指机体识别和清除体内出现的突变细胞，防止肿瘤发生的功能。该功能低下，易患恶性肿瘤。

(一) 淋巴细胞亚群分析

淋巴细胞是构成机体免疫器官的基本单位，主要分布于血液、淋巴液、淋巴器官及淋巴组织中。B 细胞及 T 细胞均来源于骨髓造血干细胞，B 祖细胞在骨髓中分化成熟，成熟 B 细胞主要发挥体液免疫功能。T 祖细胞在胸腺内经历 CD4、CD8 双阴性细胞和双阳性细胞阶段，最后转变为单阳 T 细胞释放到外周血，即成熟 T 细胞。

健康人外周血淋巴细胞占白细胞总数的 20%～40%，绝对计数为 (1 752～2 708)×10^6/L，是一群异质性极强的细胞，根据淋巴细胞的功能及膜表面标志，主要分为 T 淋巴细胞、B 淋巴细胞和 NK 细胞 3 个亚群，但三者在普通光学显微镜及血细胞分析仪均无法区分，只有用流式细胞仪结合单克隆抗体技术才能准确分类计数各淋巴细胞亚群。随着淋巴细胞特异性单克隆抗体及流式细胞仪检测参数的不断增多，淋巴细胞免疫表型的分析越来越精确。各淋巴亚群表面抗原标志如下：T 淋巴细胞为 CD3、CD4、CD8；B 淋巴细胞为 CD19；NK 细胞为 CD16、CD56。

绝对计数各亚群淋巴细胞在单位体积血液中的细胞数量，对于原发性免疫缺陷病、获得性免疫缺陷综合征（acquired immunodeficiency syndrome，AIDS）、严重急性呼吸综合征（severe acute respiratory syndrome，SARS）、自身免疫病等的诊断和治疗有重要意义。因此，淋巴细胞亚群的分类计数和绝对计数逐渐成为临床常规检查项目。目前淋巴细胞亚群的绝对计数主要有两类方法。①双平台法：流式细胞术提供细胞亚群占血液总淋巴细胞的百分率，血细胞分析仪提供淋巴细胞的绝对计数值，两者的乘积即为血液淋巴细胞亚群的绝对计数目，本法需要两个技术平台检测，使测定中的影响因素增多。②单平台法：含有准确数量荧光计数微球的试管中，加入一定体积的抗凝血液和荧光素标记的单克隆抗体进行免疫荧光染色，按溶血/免洗方法进行流式细胞仪检测，根据已知的荧光计数微球数量（T）、测定时获取的荧光计数微球数量（C）、测定时获取的某种淋巴细胞亚群数量（L）和加入的血液体积（V），即可计算出全血中某种淋巴细胞亚群的绝对数量，计算公式为细胞绝对数量 = (T/C)×(L/V)。单平台法为一步完成，涉及因素少，比双平台法更为准确。单平台法需要特制的荧光计数微球，成本增高，且要求加血量必须准确，才能保证结果的可靠。目前，国内外均有统一的外周血淋巴细胞亚群分析试验方案，一些仪器及试剂也有配套的分析软件和试剂盒，临床实验室应用十分方便。

下面以北京同生时代公司的淋巴细胞亚群分类及绝对计数试剂盒及 BD FACS Canto Ⅱ 流式细胞仪为例进行介绍。

1. 试剂

荧光素标记的单克隆抗体混合试剂：CD3-FITC/ CD16+56-PE/ CD45-PerCP/ CD19-APC/ CD4-PC7/ CD8-APC-CY7。

红细胞溶解液：临用时将血细胞分析用溶血剂浓缩液（10×）稀释10倍，即1份溶血剂浓缩液加9份双蒸水。

2. 样本

真空采血管（含EDTA-K2）采集静脉血2 ml，20~25℃室温保存，6 h内检测，拒收凝血和严重溶血标本。

3. 样本制备

（1）试管编号取出适量含有定量绝对计数微球的专用流式管，按顺序编号。

（2）免疫荧光染色在各流式管底部加入荧光素标记单克隆抗体混合试剂20 μl，然后采用反相吸样技术吸取50 μl已混匀的样本，注意加试剂和血液时应加入管底，不要触碰试管上壁和底部的微球，轻轻涡旋3s，室温避光反应15 min。

（3）溶解红细胞在各试管中加入450 μl 1× 溶血剂，低速涡流混匀，室温避光孵育10min。

（4）样本保存制备完成的样本可立即进行流式细胞仪检测，也可放入2~8℃冰箱保存，24 h内测定。

4. 流式细胞仪检测

（1）仪器开机按照《流式细胞仪的操作手册》开机，启动BD FACS Canto Ⅱ仪器。

（2）操作软件与仪器连接打开BD FACSCanto Software，在"Cytometer"中点击"Connect"连接仪器。

（3）液流启动软件与仪器连接成功后点击"Cytometer"中"Fluidics Startup"启动液流系统，此过程需要5~9 min。

（4）清洗仪器仪器液流启动并预热完成后，软件右侧各项指标正常，即可清洗机器。在Worklist中ID编辑"cleanse"，"panel"选择"6color" TBNK，根据实际情况决定清洗次数。

（5）仪器校准CST微球测定，点击"OK"后进行样本测定。

（6）样本测定编辑样本检测工作表，选择"panel"，点开始进行检测。

5. 流式细胞检测结果分析

（1）选取流路稳定的数据即F门，建立CD45/侧向散射光信号散点图，去除碎片，圈出有效细胞E门。

（2）选择E门，在CD45/侧向散射光信号散点图中，分别圈出有核细胞R1和微球Beads。

（3）选择R1门，在CD45/侧向散射光信号散点图中，圈出侧向散射光信号低，CD45高表达的A门。

（4）选择 A 门，在 CD3/CD4 散点图中，去除单核细胞（q门），得到淋巴细胞 Lym=A and（not q）。

（5）选择显示 Lym 门，设置 CD45/CD3 散点图，圈出 CD3⁺T 细胞和 CD3- 淋巴细胞 G 门。

（6）选择 G 门，在 CD19/CD16+56 散点图中，分别圈出 CD19+B 细胞和 CD16+56+NK 细胞。

（7）选择 Lym 门，分别在 CD3/CD4 和 CD3/CD8 散点图中，圈出 CD4+ 和 CD8+ 淋巴细胞。

（8）根据公式，各亚群绝对值 $= \dfrac{\text{COUNT（“N”，1）} \times \text{总 BEADS}}{\text{COUNT（“BEADS”，1）} \times 50}$，计算出相应细胞亚群的绝对值，得到相应细胞亚群流式细胞检测结果进行分析（见图 2.2.1）。

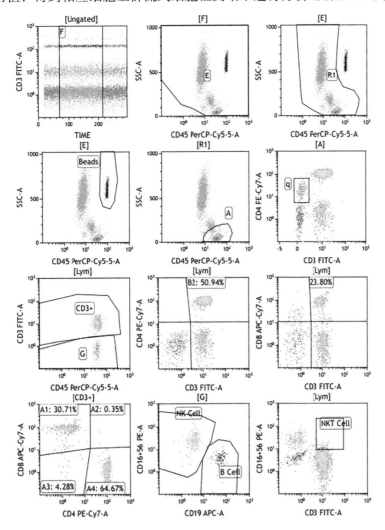

图 2.2.1 淋巴细胞亚群流式细胞学检测结果图

在淋巴细胞门设定后，获取白细胞（R1）总数一般应≥10 000 个，淋巴细胞（Lym）总数≥2 000 个，否则会影响结果的准确性。

6. 参考区间

淋巴细胞亚群受生态环境、社会经济等多种因素影响，不同地区、不同种族及采用不同的检测试剂都存在差异，在调查健康人群的参考范围时，应考虑性别、年龄、种族等差异的影响。每个实验室最好建立本室的参考范围，北京协和医院流式细胞室的参考范围如表 2.2.1 所示。

表 2.2.1　TBNK 细胞亚群分类及绝对计数参考区间

分类	结果	
	百分比 / %	绝对值 ×10^6/ μl
淋巴细胞	27.9 ~ 37.3	1 752 ~ 2 708
T 淋巴细胞 CD3+	62.6 ~ 72.8	1 185 ~ 1 901
T 辅助细胞 CD3+CD4+	30.0 ~ 46.0	561 ~ 1 137
T 抑制 / 细胞毒细胞 CD3+CD8+	19.2 ~ 33.6	404 ~ 754
CD4/CD8	0.95 ~ 2.13	
B 淋巴细胞 CD19+	8.4 ~ 14.5	180 ~ 324
自然杀伤细胞 CD16+CD56+	9.5 ~ 23.5	175 ~ 567

7. 评价与问题

（1）每个实验室最好建立本室的参考范围。

（2）淋巴细胞亚群检测的标本最好在采血后 6 h 内进行荧光染色并固定，冰冻细胞、固定细胞不适于做该检测。在溶解红细胞时，若溶血时间过久，可破坏白细胞，影响结果。

（3）骨髓纤维化、球形细胞增多症、有核红细胞增多等可导致红细胞溶解不完全。器官或骨髓移植患者用免疫抑制剂治疗时，阴性和阳性细胞的界限有时很难分辨，可致结果出现误差。

（4）白血病患者不适于用此法分析淋巴细胞亚群。慢性淋巴细胞白血病、成人 T 淋巴细胞白血病或急性淋巴细胞白血病的患者，由于白血病细胞的体积和光散射特点与成熟淋巴细胞类似，可能被作为淋巴细胞进行分析。

8. 外周血淋巴细胞亚群分析的临床应用

（1）免疫缺陷病。淋巴细胞亚群分析对于免疫缺陷病有诊断价值。免疫缺陷病包括原发性和继发性免疫缺陷病。原发性免疫缺陷病是遗传因素造成的先天性异常，继发性免疫缺陷病由于感染、肿瘤、药物、营养不良、射线等因素所致。人类免疫缺陷病毒（human immunodeficiency virus, HIV）感染引起的艾滋病属于典型的继发性免疫缺陷病。该病患者易反复发生严重感染，并发自身免疫性疾病、过敏性疾病、恶性肿瘤等的概率增高。早期确诊、积极治疗往往能明显改善一些免疫缺陷病的预后。

1）原发性免疫缺陷病：患者血液淋巴细胞免疫表型可出现多种异常，如 X 连锁无丙种球蛋白血症（X-linked agammaglobulinemia, XLA）时，B 淋巴细胞数量缺乏或减少，记忆 B 淋巴细胞缺乏或减少；严重联合免疫缺陷病（severe combined immunodeficiency, SCIO）时，T 淋巴细胞缺乏；X 连锁高 IgM 综合征（X -linked hyper-IgM syndrome, XHIGM）时，记忆 T 淋巴细胞减少。

2）HIV 感染与艾滋病：CD4 受体是 HIV 病毒入侵的主要途径，CD4 +T 细胞是 HIV 感染的主要细胞。HIV 感染后的患者在淋巴细胞亚群分析的主要特征是 CD4$^+$T 细胞的百分比和数量降低。因此，CD4 +T 细胞计数通常被用于评价 HIV 感染后免疫系统受损的程度。CD4 +T 细胞计数的参考范围是（561 ~ 1 137）× 10^6 个 / 升。当 HIV 感染后，其数量降低，表明病毒引起了这些细胞的死亡或重新分布。当血液中 CD4+T 细胞 < 400 × 10^6 个 / 微升时，提示 HIV 病毒已损伤免疫系统；当 < 200 × 10^6 个 / 升时，有诊断意义。HIV 感染患者 CD4+T 细胞下降有差异，有些患者在 1 ~ 2 年内可能迅速下降，有些呈长期、缓慢降低，也有些在 10 ~ 15 年内保持相对正常水平。在 HIV 感染晚期或死亡前，CD4 +T 细胞急剧降低。外周血 CD4 +T 细胞计数常用于艾滋病进程的监测。高效抗反转录病毒治疗（highly active antiretroviral therapy, HAART）方案的应用，可使患者免疫功能恢复并能抵抗机会感染（免疫重建），极大地改善 HIV 感染后发展为艾滋病的进程。CD4 +T 细胞数量的重建可分为 2 个时相：治疗的前 2 个月，伴随 HIV 载量的快速降低，外周血 CD4 +T 细胞数量以每日（1 ~ 5）× 10^6 个 / 微升的速度增加，CD45RO+ 的 CD4 +T 细胞（记忆细胞）增加为主；治疗 2 ~ 3 个月后，CD4 +T 细胞数量恢复的速度减慢，同时 CD4 和 CD8 细胞表面表达的各种 T 淋巴细胞活化标志，如 CD25、CD38、HLA –DR、IL– 2 受体表达呈快速下降。

在一些 HIV 阳性的患者，CD3+、CD4–、CD8– 和 T 细胞增加，为 TCR γ/δT 细胞，并非由于并发其他病毒感染所致；也观察到 HIV 感染早期常出现高丙种球蛋白血症，但 B 淋巴细胞降低。有研究发现 CD5 +B 淋巴细胞增高，并与高丙种球蛋白血症呈正相关，与 CD4 细胞数量呈负相关。

（2）实体肿瘤疗效观察。一般来说，由于肿瘤细胞抑制免疫细胞、化疗毒副作用、放疗损伤、手术应激和感染等原因肿瘤患者免疫功能低下，呈现一定的特征：CD3+ 总 T 细胞降低；CD8+T 细胞早期升高，中晚期患者降低；CD4+ T 细胞降低；CD4/CD8 降低并 <0.68 提示免疫抑制；NK 细胞在肿瘤的早期升高，中晚期降低；由于放、化疗的原因，肿瘤患者的 B 淋巴细胞也时常会降低，在生命垂危时可呈现极度减少。常规肿瘤手术，放疗和化疗可引起免疫功能抑制；化疗或放疗有效时免疫功能可逐渐恢复或达到正常水平，淋巴细胞免疫表型正常或治疗后能恢复正常者预后常较好，总生存率也相对较高，免疫功能恢复慢或严重低下者，提示预后较差。

手术、放疗和化疗间歇期患者免疫功能低下，是肿瘤复发转移的危险期。临床随访中动态检测免疫功能有助于判断病变的发展状态，如果免疫功能骤然下降，预示肿瘤复发可能。化疗后 NK 细胞大幅度上升，应考虑肿瘤复发转移的可能性。

免疫因子制剂（IL-2、干扰素）、活化的淋巴细胞（CAR-T）、肿瘤疫苗等是目前临床常用提高肿瘤患者免疫功能的方法，选择患者免疫功能恢复期为最佳的免疫治疗时机，指导肿瘤免疫治疗。

（3）移植后免疫监测。在干细胞移植（stem cell transplantation, SCT）后免疫系统将重建，但重建极为缓慢。在移植后 6 个月，NK 细胞最先升高，移植后 9 个月 T 细胞和 B 细胞开始恢复，移植后第 1 年，B 细胞处于低表达 CD5 状态，类似于婴儿期所见。CD4$^+$T 细胞重建比 CD8$^+$T 细胞重建更晚，导致 CD4/CD8 大约在 SCT 移植后第 2 年才能逆转。

移植后应用适量免疫抑制剂 [如抗 CD3 单克隆抗体（OKT3）] 治疗，监测淋巴细胞免疫表型变化，对了解机体的免疫状态、用药剂量是否过多或不足及预防、抑制排斥反应的发生有重要价值。CD4 + / CD8 + 比值持续降低表明移植后感染，若比值 < 0.2 时应停用免疫抑制剂，以免继发严重感染而导致移植失败。

9. 病例分析

患者，男性，66 岁，因发热在感染科就诊，表2.2.2 为患者 TBNK 绝对值和百分比检测结果 μ(注：采用协和医院参考值)。

表 2.2.2　TBNK 淋巴细胞绝对值和百分比检测结果

序号	项目	结果	单位	参考值
1	总淋巴细胞	16 496 ↑	个 /μl	1 752~2 708
2	总 T 淋巴细胞（CD3+）	245 ↓	个 /μl	1 188~1 901
3	辅助 / 诱导 T 细胞（CD4+T）	212 ↓	个 /μl	561~1 137
4	抑制 / 细胞毒 T 细胞（CD8+T）	41 ↓	个 /μl	464~754
5	双阳性 T 细胞（CD3+CD4+CD8+）	2	个 /μl	0.00~30
6	双阴性 T 细胞（CD3+CD4−CD8−）	7	个 /μl	0.00~290
7	B 淋巴细胞（CD19+B）	16 174 ↑	个 /μl	180~324
8	NK 细胞（CD3−CD16/56+）	14 ↓	个 /μl	175~567
9	NKT 细胞（CD3+CD16/56+）	29	个 /μl	
10	CD4+/CD8+ 比值	5.18 ↑		0.89~2.01
11	总淋巴细胞	87.77 ↑	%	27.90~37.30
12	CD3+ 总 T 淋巴细胞	1.49 ↓	%	26.00~76.80
13	CD4+ 辅助 / 诱导 T 细胞	1.28 ↓	%	30.00~46.00
14	CD8+ 抑制 / 细胞毒 T 细胞	0.25 ↓	%	19.20~33.60
15	CD4+CD8+ 双阳性 T 细胞	0.01	%	0.00~2.00

序号	项目	结果	单位	参考值
16	CD4–CD8– 双阴性 T 细胞	0.04	%	0.00~12.00
17	CD19+B 淋巴细胞	98.05 ↑	%	8.50~14.50
18	CD3–CD16/56+NK 细胞	0.09 ↓	%	9.50~23.50
19	CD3+CD16/56+NKT 细胞	0.17	%	

该结果显示患者 B 淋巴细胞绝对值及百分比均显著增高，建议患者进行 B 淋巴瘤的流式免疫分型，最后确诊为慢性淋巴细胞白血病。

10. 报告解读

分析要点：以绝对值变化为主，比例的变化为辅；CD4/CD8 比值的变化应注意是分子变化为主，还是分母变化为主。

总 T 淋巴细胞：代表总的 T 淋巴细胞数量，参与机体 T 细胞免疫应答。↑提示 T 细胞免疫功能增强，常见于某些自身免疫性疾病、血液系统肿瘤等；↓提示 T 细胞免疫功能减弱，常见于先天性细胞免疫缺陷，放疗、化疗后或者使用肾上腺皮质激素等免疫抑制剂等。

辅助 / 诱导 T 细胞：通过分泌各类细胞因子，调节各项免疫反应（如 Th1 主要调节细胞免疫，Th2 主要调节体液免疫等）。↑主要见于各种细菌性感染性疾病，尤其在早期；其绝对值直接反映人体免疫系统状况；↓主要见于免疫缺陷、严重感染、肿瘤患者、应用免疫抑制剂、HIV 等。

对于 5 岁以上儿童及成人，CD4+T 细胞绝对值（350 ~ 499）× 10^6/μl 时，提示轻度免疫缺陷；（200 ~ 349）× 10^6/μl 时，提示中度免疫缺陷，机会性感染风险增加；< 200 × 10^6/μl 时，提示重度免疫缺陷，机会性感染风险增加。化疗或使用免疫抑制剂时建议密切监控 CD4+ 绝对值，当其 < 200 × 10^6/μl 时需注意预防感染。

（1）抑制 / 细胞毒 T 细胞。参与细胞免疫应答，特异性地直接杀伤靶细胞；对免疫应答有重要的负向调节作用。↑主要见于病毒、胞内寄生菌、寄生虫等病原微生物感染及肿瘤等；↓主要见于肿瘤患者中晚期、γ 免疫球蛋白缺乏症等免疫缺陷病。

（2）双阳性 T 细胞。↑提示感染、造血旺盛、血液系统肿瘤等。

（3）双阴性 T 细胞。执行固有免疫功能，具有抗感染、抗肿瘤的作用，↑提示感染、造血旺盛、肿瘤等。

（4）CD4/CD8，评价机体免疫功能。↑提示免疫功能亢进，见于某些自身免疫性疾病，若移植后该比值较移植前明显增加，提示可能发生排异反应；↓提示免疫功能低下，见于病毒感染、恶性肿瘤、结核病、免疫缺陷、HIV（比值多在 0.5 以下）等。治疗有效时，CD4/CD8 比值会逐步恢复。当比值 < 0.2 时，建议停用免疫抑制剂，等待免疫功能的适当恢复。

（5）B 淋巴细胞，参与体液免疫应答。↑见于细菌性感染、变态反应、自身免疫性疾病等；↓提示免疫功能低下，见于反复呼吸道、消化道感染、严重病毒性感染；明显减少可见于原发性免疫缺陷病。

（6）NK 细胞，免疫监视，非特异性杀伤细胞，免疫"先锋"。↑主要见于感染早期、肿瘤早期、长期使用干扰素等药物、骨髓移植后、复发性流产等；↓主要见于感染中晚期、肿瘤中晚期、免疫缺陷病及使用免疫抑制剂等。

（7）NKT 细胞，参与免疫调节和细胞毒作用。

（二）细胞因子检测

细胞因子（cytokine）是一类能在细胞间传递信息、具有广泛生物学活性的蛋白质或小分子多肽。细胞因子主要由免疫细胞（如单核细胞、巨噬细胞、T 细胞、B 细胞、NK 细胞等）产生，也可由非免疫细胞（内皮细胞、表皮细胞、成纤维细胞等）产生。一种细胞可产生多种细胞因子，一种细胞因子也可由多种细胞产生。细胞因子具有调节免疫应答、诱导炎症反应、影响造血功能和调节细胞增殖、分化等生物活性，在临床疾病的治疗中也具有重要意义。

细胞因子可分为 4 类：①白细胞介素（interleukin, IL），是白细胞间传递免疫调节信息的生物分子。②干扰素（interferons, IFN），干扰病毒在宿主细胞内复制的一类蛋白质，影响细胞生长、分化和调节免疫功能。IFN 是最早发现、第一个克隆化、第一个用于临床治疗疾病的细胞因子，分为 IFN-α、IFN-β 和 IFN-γ 3 种，IFN-α 主要由白细胞产生，IFN-β 主要由成纤维细胞产生，IFN-γ 主要由 T 淋巴细胞和 NK 细胞产生。③造血生长因子（hematopoietic growth factor），使造血前体细胞分化增殖的生物分子，主要作用是调节机体造血，包括各种集落刺激因子 [如粒细胞巨噬细胞集落刺激因子（GM-CSF）、粒细胞集落刺激因子（G-CSF）] 和红细胞生成素（EPO）等。④肿瘤坏死因子（tumor necrosis factor, TNF），使肿瘤组织坏死、杀伤肿瘤细胞的一类细胞因子，巨噬细胞产生的称为 TNF-α，淋巴细胞产生的称为 TNF-β。

实验室以往常用酶联免疫吸附分析（ELISA）方法检测外周血血清或血浆中的细胞因子，流式细胞术检测细胞因子是近年来建立的一种新方法，该技术采用不同尺寸带有不同荧光强度的微球作为捕获载体，只需要少量样本即可一次性检测十几种细胞因子谱。

下面以青岛瑞斯凯尔生物科技有限公司 12 项细胞因子联合检测试剂盒及 BD FACSCanto Ⅱ 流式细胞仪为例进行介绍，其检测原理如下（见图 2.2.2）。

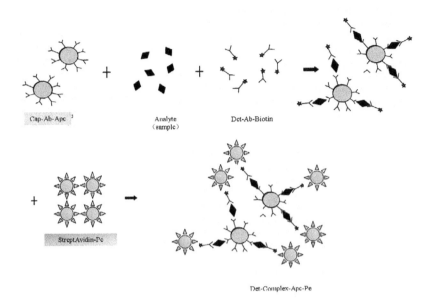

图 2.2.2 流式细胞术检测细胞因子原理

1. 试剂

（1）微球。实验前将微球涡旋 30s，用移液枪轻轻吹打 30 次左右，用时再涡旋 30 s。

（2）洗涤缓冲液。待 10× 洗涤缓冲液恢复至室温，所有盐溶解，取 2 ml 10× 洗涤缓冲液加入 18ml 去离子水中。

（3）基质 B。缓慢将基质 B 冻干粉玻璃瓶旋至半开，将 5 ml 实验缓冲液加入玻璃瓶中，静置 15 min，涡旋使其充分溶解。

（4）校准品。缓慢将校准品冻干粉玻璃瓶旋至半开，将 250 μl 实验缓冲液加入玻璃瓶中，缓慢转动瓶子，使瓶壁附着的冻干粉完全溶解，此溶液浓度为 10 000 pg/ml，将其标记为 C7，静置 15 min，使用前用移液枪吸取溶液冲洗瓶壁数次。准备 6 只 EP 管，按照进行 4 倍逐级稀释，分别稀释得到 C6、C5、C4、C3、C2、C1 校准品。

2. 样本

（1）血清。静脉血样本用真空采血管收集，室温自然凝固至少 30 min，之后 1 000 g 离心 10 min，取血清待检。

（2）血浆。静脉血样本用 EDTA 抗凝管收集，1 000g 离心 20 min，取血浆待检。

（3）体液标本。用 EDTA 抗凝管，1 000g 离心 20 min，取上清液待检。

3. 样本制备

（1）准备流式上机管，编号，先加入 25 μl 基质 B，再加入 25ul 校准品或样本，再加入 25 μl 捕获微球抗体，最后加入 25 μl 检测抗体，室温避光震荡孵育 2 h。

（2）孵育结束后，向各管加入 25 μl SA-PE，再在室温下避光震荡孵育 30 min。

（3）向每管中加入 300 μl 1× 洗涤缓冲液，涡旋数秒，600g 离心 5 min，缓慢倾倒出液体。

（4）重复步骤（3）一次。

（5）每管中加入 150 μl～300 μl 洗涤缓冲液，涡旋 10 s 将微球重悬，立即上机检测。

（6）根据检测结果，若检测结果数值超过检测范围，需要用实验缓冲液对样本进行适当稀释后，再进行检测。

4. 流式细胞仪检测

（1）仪器开机按照《流式细胞仪的操作手册》开机，启动 BD FACSCanto II 仪器。

（2）操作软件与仪器连接打开 BD FACSCanto Software，在 Cytometer 中点击 Connect 连接仪器。

（3）液流启动软件与仪器连接成功后点击 Cytometer 中 Fluidics Startup 启动液流系统，此过程需要 5～9 min。

（4）清洗仪器仪器液流启动并预热完成后，软件右侧各项指标正常，即可清洗机器。在 Worklist 中 ID 编辑 cleanse，panel 选择 6color TBNK，根据实际情况决定清洗次数。

（5）仪器校准 CST 微球测定，点击"OK"后进行样本测定。

（6）样本测定编辑样本检测工作表，选择 panel，点开始进行检测。

5. 流式细胞检测结果分析

样本检测完毕后，保存数据源文件至自定义的文件夹内，源文件格式一般为 FCS 格式。数据分析按该项目的标准操作程序进行。

（1）确认已安装分析软件，并插入密钥。

（2）点击打开"LEGEND v8.0"分析软件，进入分析界面。

（3）添加文件，点击"Add Files"到指定源文件保存文件夹选择标曲测试 8 个点以及待分析样本点，或在指定文件夹选中后直接拖入，完成后点击"Next"。

（4）首先进行参数设置，标曲重复次数更改为 1。依次选中标曲 C0～C7，点击"Apply Curve Options"，给标曲梯度浓度点赋值，完成后点击"Next"。

（5）确认分析软件 X 轴、Y 轴分别是前向散射光信号和侧向散射光信号，微球分群为 APC 通道，报告信号为 PE 通道。以 12 因子为例，A、B 两个微球各有 6 个细胞因子，默认 1～12 分别代表 IL-5、IFN-α、IL-2、IL-6、IL-1β、IL-10、IFN-γ、IL-8、IL-17、IL-4、IL-12p70 及 TNF-α。

（6）完成上述设置后，点击"Start to Gate"，逐一检查散点图中两团微球的圈门是否准确，确认 12 个细胞因子条带圈的是否准确，如出现错位现象，点击"橡皮擦"擦掉，点击"铅笔"重新圈，再次确认无误后，点击"OK"。

（7）点击"Run"，等待数秒后，结果以表格形式显示出来，将该组数据复制至特定 Excel 模板中，自动上传 LIS 系统，数据分析完毕。

6. 各因子参考区间及临床意义

各因子参考区间及临床意义如表2.2.3所示。

表2.2.3　12项细胞因子测参考区间

细胞因子	参考区间(pg/ml)	分泌细胞	临床意义
IL-1β	<12.40	M-Φ/DC/NK/B/内皮	增强IL-2及其受体表达共刺激T活化；增强B增殖和成熟、NK细胞毒性；诱导巨噬细胞分泌的IL-1、IL-6、ZL-8、TNF、GM-CSF和PEG2的表达；诱导趋化因子和内皮细胞的ICAM-1、VCAM-1的表达起促炎作用；诱导发热和急性期蛋白表达、骨吸收
IL-2	<7.50	Th1	诱导活化T细胞和B细胞的增殖；增强NK细胞毒活性，增强M-Φ杀伤肿瘤细胞和细菌的能力
IL-4	<8.56	Th2/NK/NKT	诱导Th2；下调IL-12从而抑制Th1分化，刺激B细胞、T细胞、肥大细胞的增殖；诱导免疫球蛋白切换至IgG1和IgE
IL-5	<3.10	Th2/肥大	诱导嗜酸性粒细胞和活化B细胞增殖，诱导免疫球蛋白切换至IgA
IL-6	<5.40	Th2/M-Φ/DC	促进骨髓干细胞分化，促进B细胞分化为浆细胞；诱导急性期蛋白表达；增强T细胞增殖；对Th17和Tfh定向分化很重要
IL-8/CXCL8	<20.60	M-Φ/内皮	介导中性粒细胞的趋化和活化
IL-10	<12.90	Th2/Tc/B/M-Φ	抑制IL-2分泌，抑制Th1；下调M-Φ/DC的MHCⅡ类分子和IL-12等的产生，从而抑制Th1分化；抑制T增殖；增强B细胞分化
IL-12	<3.40	M-Φ/B	Th1分化的关键性细胞因子；诱导Th1、CD8⁺T、NK、γδT的增殖和IFN-γ的产生；增强CD8⁺T、NK细胞的细胞毒作用
IL-17	<21.40	Th17	促炎性作用；刺激TNF、IL-1β、IL-6、IL-8、G-CSF等因子表达；在许多自身免疫性疾病患者体内显著升高
TNF-α	<16.50	Th1/M-Φ/DC/NK/B	肿瘤细胞毒作用；可导致恶病质；诱导细胞因子分泌；诱导内皮细胞E选择素产生；活化巨噬细胞；抗病毒
IFN-α	<8.50	DC/浆	抑制病毒复制；增强MHCⅡ类分子作用；系统性红斑狼疮的标志性细胞因子
IFN-γ	<23.10	Th1/NK	抑制病毒复制；增强MHCⅡ类分子作用；活化巨噬细胞；拮抗IL-4作用；抑制Th2增殖

7. 评价与问题

（1）每个实验室最好建立本室的参考范围。

（2）细胞因子检测的标本建议在采血后4 h内进行离心分离血浆或血清；分离后如不能立即检测，需将血浆或血清4℃放置，不超过24 h。超过24 h时需在-20℃保存。样本保存不宜反复冻融（不超过2次）。

（3）血浆或血清中的自发荧光物质会导致12项细胞因子均大幅度增高。此时，建议将样本暂冷冻于−80℃，第2天缓慢恢复室温复融，离心取上清液检测。检测步骤：依次加入实验缓冲液，捕获微球抗体，血浆各25 µl，孵育1 h，加入500 µl洗涤液混匀离心倒掉上清液，加入50 µl实验缓冲液，再加检测抗体25 µl，孵育1h，后续步骤同前述。

8. 细胞因子检测的临床应用

（1）感染性疾病的辅助诊断。大多数感染性疾病只要诊断准确，治疗恰当，都可在相对较短时间内彻底治愈。感染性疾病不能仅靠症状、体征、影像学表现做出判断，优选良好的感染相关生物标志物对于帮助临床鉴别感染与非感染、动态评价疾病严重程度和预后、指导抗菌药物的合理使用具有重要意义（见图2.2.3）。优选感染标志物应具备的特性包括：灵敏度高，可以在感染早期即发生显著变化且不受非感染因素影响；具有高特异性，能够区分病原体类别，鉴别是否为细菌性感染；能够辅助评估感染严重程度和预后，监测治疗应答，并指导抗菌药物的使用等。

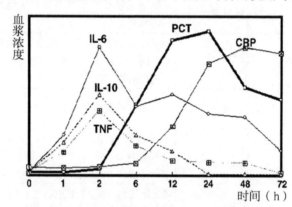

图2.2.3　感染标志物在外周血中的动力学变化

感染生物标志物降钙素原（procalcitonin, PCT）与IL-6辅助感染性疾病诊疗。PCT作为目前临床常用的重要细菌感染生物标志物，参考意义较大；IL-6检测的相对优势则在于急性感染的早期发现。

PCT是无激素活性的降钙素的前体物质，主要由甲状腺C细胞合成分泌，可以作为细菌感染的标志物。在细菌感染时，肝脏的巨噬细胞和单核细胞、肺及肠道组织的淋巴细胞及内分泌细胞，在内毒素、TNF-α及IL-6等作用下合成分泌大量的PCT，导致血清PCT水平显著升高。

IL-6是固有免疫系统对损伤或感染最初反应所表达的重要细胞因子，是参与脓毒症的重要炎性介质，可作为感染程度的指标。IL-6可促进肝脏产生急性阶段反应物如C反应蛋白C-reactive protein CRP），同时也可刺激和改变骨髓细胞，产生更多的多形核白细胞。在炎症反应中，IL-6的升高早于其他细胞因子，也早于CRP和PCT，而且持续时间长，因此可用来辅助急性感染的早期诊断。细菌感染后IL-6水平迅速升高，可在 2 h 达高峰，其升高水平与感染的严重程度相一致，但 IL-6 用来鉴别感染与非感染的特异性不如 PCT 和 CRP。某些非感染状态下也可以出现 IL-6 升高，如手术、创伤、无菌性急性胰腺炎及自身免疫性疾病等。IL-6 也可用来评价感染严重程度和判断预后，当 IL-6>1000 µg/L 时提示预后不良。动态观察 IL-6 水平也有助于了解感染性疾病的进展和对治疗的反应，但其确切的临床应用价值还有待更多的研究结果支持。

（2）全身炎症反应综合征的预警。感染性休克为病原微生物感染后临床上表现为以早期全身炎症反应综合征（systemic inflammatory response syndrome，SIRS）、代偿性抗炎症反应综合征（compensatory anti-inflammatory response syndrome，CARS）为特征的一系列病理生理学变化，最终发生微循环改变和器官功能障碍。致病微生物作用于机体，激活免疫细胞并释放、分泌细胞因子或炎性介质，启动凝血级联反应，出现细胞因子风暴（cytokine storm），即 SIRS；炎症反应加重的同时，抗炎反应也随之加强，CARS 发生，部分患者呈现免疫麻痹或免疫无应答，甚至出现混合性拮抗反应综合征（mixed antagonist response syndrome，MARS）。

SIRS / CARS 的发生发展过程存在个体差异，不完全遵循免疫激活到免疫抑制的先后顺序，且机体的促炎反应和抗炎反应在疾病早期即可同时存在。部分个体在疾病早期表现为过度 SIRS 反应，炎症介质过量产生，在清除异物抗原及组织碎片的同时造成正常脏器组织的损伤，从而导致器官功能障碍，甚至衰竭；部分个体在疾病初期即可表现为明显的免疫抑制状态，出现免疫细胞大量凋亡和免疫器官功能障碍，形成免疫麻痹状态，导致继发感染，最终造成组织器官损伤。

因此，在治疗感染性休克时，通过细胞因子检测可以正确评价个体的免疫状态（见图 2.2.4），为进一步治疗提供依据。

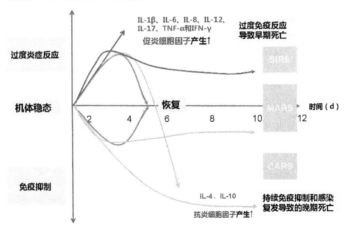

图 2.2.4　感染各时间段患者的免疫状态

9. 病例分析

心内科冠心病监护病房（CCU）患者，女性，64 岁，诊断为心力衰竭，表 2.2.4 为 12 项细胞因子检测结果。

表 2.2.4　12 项细胞因子检测结果

序号	项目	结果	单位	参考值
1	IL-1β	14.01 ↑	pg/ml	< 12.40
2	IL-2	86.58 ↑	pg/ml	< 7.50
3	IL-4	< 1.29	pg/ml	< 8.65
4	IL-5	2 118.00 ↑	pg/ml	< 3.10
5	IL-6	2 371.00 ↑	pg/ml	< 5.40
6	IL-8	41.89 ↑	pg/ml	< 20.60
7	IL-10	1 147.00 ↑	pg/ml	< 12.90
8	IL-12P70	< 1.71	pg/ml	< 3.40
9	IL-17	1.42	pg/ml	< 21.40
10	TNF-α	< 1.91	pg/ml	< 16.50
11	TNF-α	2.24	pg/ml	< 8.50
12	TNF-γ	22.49	pg/ml	< 23.10

IL-5、IL-6、IL-10 均大于 1 000 pg/ml，伴其他促炎因子轻度增高，提示患者存在细胞因子风暴，SIRS 为主导，建议积极进行抗感染＋抗炎＋免疫调节治疗，动态监测细胞因子水平；另提示可能存在革兰阴性菌感染。

10. 报告解读

（1）针对普通感染、创伤、自身免疫疾病引发的炎症患者。若 IL-1β、IL-6、IL-8、TNF-α 和 IFN-γ 等重要促炎因子升高，提示炎症反应强烈，建议进行抗感染治疗；若 IL-4、IL-10 等抗炎因子明显升高，提示抗感染反应强烈，建议监测评估疾病转归和疗效。

（2）针对严重感染、大手术创伤、不明原因发热、严重流感等危重症患者。若 IL-1β、IL-2、IL-4、IL-6、IL-8、IL-10、IL-12p70、TNF-α 和 IFN-γ 等大幅升高，需考虑感染或其他原因引起的细胞因子风暴，建议动态监测细胞因子变化。

（3）针对严重感染或大手术创伤患者。若细胞因子在正常范围或轻度升高或 IL-4 和 IL-10 水平大幅升高，同时 TBNK 计数降低，血常规、CRP 或血清淀粉样蛋白 A（SAA）升高，提示免疫功能低下，建议进行免疫增强治疗，避免发生严重继发感染。

（4）对于非肿瘤患者。IL-6、IL-10 均升高 10 倍，提示可能革兰氏阴性菌感染；IL-6 升高 2 倍以上，但 IL-10 增高值 < 10 倍，提示可能革兰阳性菌感染；IFN-γ > 100，提示病毒感染。

（5）针对肿瘤患者。IL-1β、IL-4、IL-6、IL-8、IL-10 等可促进肿瘤细胞生长、增殖和转移；而 IL-2、IL-12、IFN-γ、TNF-α 等细胞因子可增强机体抗肿瘤免疫力，综合评估促瘤因子和抗瘤因子可评估肿瘤病情进展、转归和治疗效果。

（6）针对肿瘤或重症患者。若 12 项细胞因子均未升高或均轻微升高，提示患者免疫功能低下，建议进行免疫增强治疗。

（7）针对行免疫治疗的肿瘤患者，评估免疫功能，选择合适的治疗时机。免疫治疗前，细胞因子 >500 pg/ml，免疫应答活跃，不宜开展免疫治疗；免疫治疗后，细胞因子 >1 000 pg/ml，提示机体发生细胞因子风暴风险高，需密切监测细胞因子水平，并加以抗炎干预。

（三）中性粒细胞 CD64 指数和单核细胞 HLA–DR 检测

CD64 是一种主要分布在单核细胞、巨噬细胞和树突状细胞表面的一种 IgG 的 Fc 段 γ 受体蛋白（Fc γ R），用于识别 IgG Fc 段，介导体液与细胞免疫反应。Fc γ R 主要分为 3 类：Fc γ RI（即 CD64）、Fc γ RII 和 Fc γ RIII。与其他两类成员相比，CD64 与 IgG 的亲和力最强。CD64 固定表达于单核细胞、巨噬细胞表面，中性粒细胞 CD64 的表达在 G-CSF、白细胞介素、TNF-α 等炎症细胞因子的刺激下显著上调。这一诱导性表达过程较为迅速，一般在炎症因子刺激 4～6 小时后开始增高，22h 到达高峰；而在去除这些因子后的 48h 表达降低，并在 7d 内恢复正常。

HLA-DR 分子属于组织相容性复合物 II 类（MHC II）系统，单核细胞作为最重要的抗原呈递细胞，其表面含量最丰富的 MHC II 分子即 HLA-DR，它负责识别和提呈外源性抗原肽，与 T 细胞上的辅助受体 CD4 结合，对辅助性 T 细胞的识别起限制作用。因此，低 mHLA-DR 表达反映了机体抗原呈递能力降低。目前，单核细胞 HLA-DR（mHLA-DR）是最有价值的脓毒症免疫监测指标。

1. 试剂

（1）单克隆荧光抗体。抗 CD14-FITC、抗 CD64-PE、抗 HLA-DR-APC 及抗 CD45PerCP 试剂。

（2）红细胞裂解液。BD 公司的 FACS Lysing solution（10× 原液），用前用双蒸水稀释。

2. 样本

EDTA 抗凝的外周血样本或体液样本。

3. 样本制备

（1）加抗体：取 1 个试管，标记样本号，依次加入适量抗体：抗 CD14-FITC、抗 CD64-PE 及抗 CD45PerCP 试剂各 5 μl，抗 HLA-DR-APC 3 μl。

（2）加标本：每管内加入 50～100 μl 颠倒混匀后样本，振荡混匀 5～6s，室温避光放置 15 min。

（3）裂解红细胞：每管内加入 1 ml 左右的红细胞裂解液，充分混匀，室温避光放置 10 min。

（4）离心：1100 rpm 离心 5 min，弃上清液。

（5）清洗：加入 1.5 ml PBS 重悬细胞，振荡混匀 5～6s，1100 rpm 离心 5 min，弃上清液。

（6）重复步骤（5）一次。

（7）重悬。加入 500 μl PBS，悬浮细胞，上机检测。

4. 流式细胞仪检测

（1）仪器开机：按照流式细胞仪的操作手册开机，启动贝克曼 Navios 仪器。

（2）操作软件与仪器连接：打开"BC Navios Software"，等待仪器初始化。

（3）清洗仪器：仪器初始化完成后，即可清洗机器。在"Worklist"中编辑"cleanse panel"，根据实际情况决定清洗次数。

（4）仪器校准："Flowcheck"微球测定，各荧光通道 HP-CV 符合要求值。

（5）样本测定编辑样本检测工作表，选择"CD64 -panel"，即开始进行检测。

5. 结果分析

（1）中性粒细胞 CD64 指数检测结果分析　用 CD45/SSC 设门，圈出中性粒细胞（gra）、单核细胞（mono）及淋巴细胞（lym），把门设到三群细胞上，分别建立三群细胞 CD64 的单参数直方图（见图 2.2.5），并显示各群细胞 CD64 的平均荧光强度（MFI），根据下面的公式计算中性粒细胞 CD64 指数。

$$\text{中性粒细胞 CD64 指数} = \frac{\text{Gra CD64MFI/lym CD64MFI}}{\text{Mono CD64MFI/gra CD64MFI}}$$

（2）单核细胞 HLA-DR 检测结果分析　用 CD45/SSC 或 CD64/CD14 设门，圈出单核细胞，建立 CD14 和 HLA-DR 的二维散点图，画出合适的十字门，分析软件自动计算 HLA-DR 阳性率。

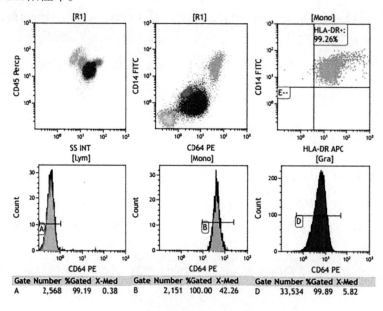

图 2.2.5　三群细胞 CD64 的单参数直方图

6.临床意义

中性粒细胞 CD64 指数辅助诊断细菌性感染疾病，指导用药和疗效监测，也可用于自身免疫病的活动期监测。

CD64 指数与 CRP、PCT、细胞因子等炎症指标进行有效补充，增强临床上判断炎症水平的敏感性和特异性。作为一种反应灵敏，且与感染的相关性良好的生物标志物，CD64 指数可以用于检测抗菌治疗的效果，并对治疗方案起到指导作用，有潜力作为抗菌药物停药、减药的指标。

对于自身免疫病如系统性红斑狼疮的患者，常会使用大量的免疫抑制剂和激素类药物进行治疗。因此，这些人往往容易并发感染。而对于伴有感染的患者而言，这些治疗药物会进一步恶化病情。此外，活动期的自身免疫性疾病的临床体征如发热、疼痛等与并发感染的症状相似，对于临床的区分和选择治疗方法会造成困难。因此，一个能够区分自身免疫病活动期和并发感染的指标，具有重大的临床意义，CD64 指数在两者间存在有统计学意义的差别，表示它可以应用于自身免疫性疾病活动期与细菌感染的鉴别。

单核细胞 HLA-DR 是脓毒症最有价值的监测指标。脓毒症患者个体之间的异质性太强，统一的治疗方案并不理想。这种异质性的一个重要驱动因素是患者的个体免疫状态，会随年龄、性别、并发症（包括生活中的感染原暴露）、疾病进展和潜在的病理生理学而变化，唯有重视免疫监测才能更好地评估脓毒症患者的免疫状态，提高对病理生理学的理解，并确定新的治疗靶点和相关的生物标志物。

在多变量分析中对常见临床混杂因素进行调整后，mHLA-DR 降低仍然是脓毒症后病死率／医院感染发生率的独立预测因子。值得一提的是，mHLA-DR 值的极度增加有助于明确排除噬血细胞性淋巴组织细胞增生症（hemophagocytic lymphohistiocytosis,HLH）引起器官功能障碍患者的感染性休克，因为脓毒性休克和 HLH 需要相反的治疗。因此，流式细胞术检测单核细胞 HLA-DR 表达是可用于脓毒症患者免疫状态评估的有用工具，也是打开使用各种免疫调节剂大门的参考指标。

二、PNH 检测

阵发性睡眠性血红蛋白尿（paroxysmal nocturnal hemoglobinuria，PNH）是一种补体介导的以血管内溶血为特征的获得性造血干细胞克隆性疾病。由于造血干细胞 X 连锁 *PIG-A* 基因突变，引起血细胞膜上多种糖基磷脂酰肌醇（glycophossy phatidyl-inositol，GPI）合成障碍，造成血细胞表面锚连蛋白缺失，使细胞抵抗补体攻击的能力减弱，从而导致细胞容易被破坏，发生溶血。目前在 PNH 患者血细胞表面已经发现20余种蛋白表达缺乏，如 C3 转化酶衰变加速因子（CD55）、反应性溶血膜抑制物（CD59）、内毒素受体（CD14）、低亲和力 Fc 受体（CD16）等。传统检测方法（Ham 试验、糖水试验、蛇毒因子溶血试验以及补体溶血敏感试验）等既缺乏特异性又缺乏敏感性，应用分子生物学技术已经成功发现 PNH 的基因缺陷，而使用单克隆抗体、流式细胞仪及免疫荧光技术检测外周血红细胞膜、白细胞膜上 GPI 锚连蛋白缺失是诊断 PNH 最直接、最敏感、最特异的方法。

用 CD59、CD55 等单克隆抗体作为分子探针，与血细胞共同孵育，荧光素标记的 CD59 或 CD55 的单克隆抗体与血细胞膜上的锚连蛋白抗原分子结合，经流式细胞仪检测，正常人造血细胞 CD59 和 CD55 均为阳性表达，而 PNH 患者由于细胞表面锚连蛋白部分或完全缺失，CD59 和 CD55 阴性或部分阴性。

嗜水气单胞菌素变异体（fluorescent aerolysin，FLAER）是 Alexa-488 标记的无活性嗜水气单胞菌溶素前体的变异体，可在一定条件下被激发出绿色荧光，应用系列标记的单克隆抗体和 FLAER 作为探针，与血细胞共同孵育，FLAER 与血细胞膜上的 GPI 锚蛋白抗原分子进行特异性结合，经流式细胞仪检测：正常人造血细胞为系列抗原和 FLAER 双阳性表达，PNH 患者由于细胞表面锚连蛋白部分或完全缺失，呈现 FLAER 阴性或部分阴性表达。FLAER 作用于所有 GPI 蛋白，不会因不同细胞表达 GPI 蛋白种类和多少的不同而造成误差。因此，用荧光标记嗜水气单胞菌溶素前体的变异体，是诊断 PNH 更敏感、特异的方法。

1. 试剂

（1）单克隆荧光抗体。抗 CD55-PE、抗 CD59-FITC、抗 IgG1-PE、抗 IgG1-FITC、抗 CD33-PE、抗 CD14-APC 及抗 CD45PerCP、FLAER 试剂。

（2）红细胞裂解液。BD 公司的 FACS Lysing solution（10× 原液），使用前用双蒸水稀释。

2. 红细胞检测（不用裂解）

（1）加抗体。取 4 个试管，标记为 R001、R002、R003、R004，分别向管中加入 2 μl 抗 IgG1-PE、抗 IgG1-FITC、抗 CD55-PE、抗 CD59-FITC 抗体。

（2）标本洗涤稀释。取一根空白管，标记标本号，加入 20 μl 全血，加入 2 ml PBS 洗涤，600 g 离心 5 min，弃上清液，再稀释于 400 μl PBS 里备用。

（3）加标本。每管内加入 100 μl 稀释后样本，振荡 5~6 s，充分混匀，室温避光放置 15 min。

（4）离心。加入 1.5 μl PBS，重悬细胞，600g 离心 5 min，弃上清液。

（5）重悬。加入 500 μl PBS，悬浮细胞，上机检测。

3. 粒细胞检测（需裂解红细胞）

（1）加抗体。取 1 个试管，标记为 W001，依次加入适量抗体：FLAER-FITC 2 μl、CD33-PE、CD45-Percp 各 5 μl 以及 CD14-APC 3 μl。

（2）加标本。每管内加入 100μl 颠倒混匀后样本，振荡 5~6s，充分混匀，室温避光放置 15 min。

（3）裂解红细胞。每管内加入 1μl 左右红细胞裂解液，充分混匀，室温避光放置

10 min。

（4）离心。1 100rpm 离心 5 min，弃上清液。

（5）清洗。加入 1 500 μl PBS，重悬细胞，振荡 5～6 s，充分混匀，1 100rpm 离心 5min，弃上清液。

（6）重复步骤（5）一次。

（7）重悬。加入 500 μl PBS，悬浮细胞，上机检测。

4 流式细胞仪检测

（1）仪器开机。按照流式细胞仪的操作手册开机，启动贝克曼 Navios 仪器。

（2）操作软件与仪器连接。打开 BC Navios Software，等待仪器初始化。

（3）清洗仪器。仪器初始化完成后，即可清洗机器。在"Worklist"中编辑 "cleanse panel"，根据实际情况决定清洗次数。

（4）仪器校准。"Flowcheck"微球测定，各荧光通道 HP-CV 符合要求值。

（5）样本测定编辑样本检测工作表，选择"PNH -panel"，即开始进行检测。

5. 结果分析

（1）健康人红细胞膜 CD55 和 CD59 的表达完全阳性（见图 2.2.6）。

（2）PNH 患者红细胞膜 CD55 和 CD59 的表达阴性或部分阴性。

注：红细胞膜 CD55 和 CD59 的检测比较简单、快速，但由于溶血的破坏，有时 FCM 可能难以检测到病态红细胞的存在。此时，需要结合白细胞上的 FLAER 检测。

（3）使用系列标记及 FLAER 双标的方法；应用 CD45/SSC 设门，即使用多色分析检测粒细胞、单核细胞及淋巴细胞各系细胞 FLAER 阴性比例。FLAER 在所有具有 GPI 锚连蛋白的白细胞上都特异表达，正常人及非 PNH 的贫血患者锚连蛋白正常，FLAER 呈 100% 阳性；PNH 患者细胞缺乏锚连蛋白，FLAER 无法与之结合，呈阴性。

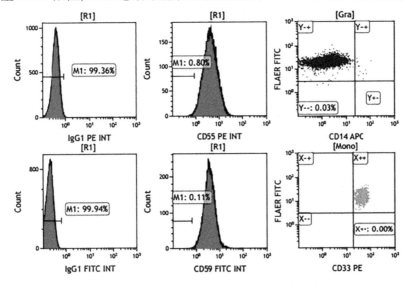

图 2.2.6　健康人的 PNH 相关抗原流式检测结果

6．临床意义及结果解释

PNH 是一种获得性造血干细胞基因突变的克隆性疾病，即 PNH 患者的造血干细胞中染色体 Xp22.1 上 *PIG-A* 基因发生突变，导致部分或全部的血细胞膜 GPI 锚合成障碍，造成血细胞表面锚连蛋白缺失，使细胞抵抗补体攻击的能力减弱，从而导致血细胞容易被破坏而发生溶血。疾病累及多个细胞系，临床表现为骨髓造血功能衰竭、静脉血栓形成、发作性血管内溶血。

外周血和骨髓都可做 PNH 克隆分析，患者需提供近期输血记录，并对红细胞和粒细胞均做筛查。若患者在检测前有多次输血的经历或呈重度贫血，PNH 筛查可能受到输血影响，少数患者（5%）严重溶血期后，GPI 缺乏的红细胞可能会减少，甚至可能下降至检测限以下，因此只有粒细胞有 PNH 克隆。患者如果有严重的再生障碍性贫血（aplastic anemia, AA），可能导致粒细胞数量降低，不够检测分析。由于 PNH 的异常细胞起源于造血干细胞，当外周血中尚无 CD59 阴性细胞时，骨髓中可能已经有了 CD59 阴性细胞，因此从疾病早期诊断角度考虑，骨髓 CD55、CD59 检测比外周血更有意义。建议贫血性疾病早期诊断应做骨髓粒细胞中 CD55、CD59 检查，能有效地提高诊断的特异性和敏感性。

多种疾病 [如再生障碍性贫血（AA）、骨髓增生异常综合征] 的患者，甚至健康人群的体内都存在着 GPI 锚连蛋白缺失的造血干细胞，但只有 PNH 患者的 PNH 克隆表现出生长优势，克隆性的增殖并最终导致 PNH 的发病是诊断 PNH 的"金标准"。该检测项目可用于贫血患者的诊断与鉴别诊断，可帮助了解患者病情、判断疗效。PNH 在 AA 人群中的发病率明显高于普通人群，检测 CD55、CD59 在 AA 患者外周血的变化有利于 PNH 的早期发现、早期诊断及早期治疗。

目前，FLEAR 一般用于有核细胞的检测，不能评价红细胞的 PNH 克隆。这是由于红细胞表面没有嗜水气单胞菌溶素前体产生所需的蛋白水解酶类，尽管表达在红细胞表面的血型糖蛋白不是锚连蛋白，但由于血型糖蛋白与嗜水气单胞菌溶素前体结合力较弱，因此也限制了 FLEAR 在红细胞中的应用。

与传统的 CD55、CD59 相比，FLAER 检测的敏感性与特异性与其相似，重要的是 FLEAR 对检测微小 PNH 克隆非常敏感，比 CD55、CD59 更清晰、准确、直观，对一些临床上高度怀疑，而 CD55、CD59 不能确诊的病例，可以结合 FLEAR 检查获得明确诊断。应用 FLAER 分析方法诊断 PNH 患者，可精确分出 Ⅱ、Ⅲ型细胞，为判断病情轻重提供依据，有助于对 PNH 患者病情进展及疗效的判断；对长期应用免疫抑制治疗导致血细胞减少的患者，尤其是 AA、骨髓增生异常综合征等疾病，可监测其是否发生克隆性改变，及早发现病情变化。应用 FLAER 直接检测 GPI 蛋白，有助于与部分免疫性血小板减少症患者相鉴别，明确真正的 GPI 细胞，而非自身抗体覆盖细胞膜锚连蛋白的假性 PNH 克隆。

三、白血病 / 淋巴瘤及微小残留病灶免疫分型检测

(一) 正常骨髓细胞

正常骨髓细胞 (见图 2.17) 主要包括：原始细胞 (较少量)、髓系早期细胞 (少量)、幼稚及成熟阶段的粒细胞、有核红细胞、单核细胞 (成熟为主)、B 细胞 (少量早期细胞、成熟为主)、T 细胞 (成熟细胞)、嗜酸性粒细胞、嗜碱性粒细胞 (少量)。

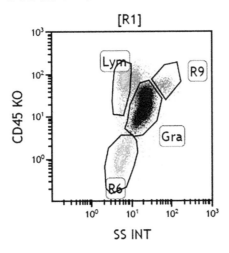

图 2.2.7 流式细胞术检测骨髓细胞的 CD45/SSC 分布图

(二) 常用的骨髓细胞分化抗原标志

常用的骨髓细胞分化抗原标志如表 2.2.5 所示。

表 2.2.5 流式细胞术免疫分型常用抗原标志

系别	主要标志
原始	CD34、CD38、HLA–DR
粒系 / 单核系	MPO、CD117、CD11b、CD13、CD14、CD15、CD16、CD33
红系	GlyA、CD71、CD105
巨核系	CD41、CD42、CD61
B 系	TdT、CD10、CD19、CD20、CD22、CD79a、CD24
T/NK 系	TdT、CD1a、CD2、CD3、CD4、CD5、CD7、CD8、CD56、CD16、CD161、CD94、CD99
浆细胞	CD138、CD38、CD319
转移癌	CK、GD2、CD56

（三）正常造血细胞分化成熟的抗原表达规律

粒系和单核系细胞起源于共同的祖细胞，随着细胞的分化，出现粒系祖细胞及单核系祖细胞，但在这个阶段两系造血祖细胞的抗原表达是相同的，没有区别。进一步分化则出现一些抗原表达的不同。

1. 粒细胞抗原表达规律

（1）原粒细胞。多能干细胞和粒－单共同祖细胞均高表达 CD34，此阶段细胞表达 CD34、CD13、HLA–DR、CD45、CD33，不表达其他成熟标志（见表2.2.6）。

（2）早幼粒细胞。CD34、HLA–DR 表达下调，变为阴性，CD15 出现高表达，CD33 表达水平轻度降低，CD13、CD45 荧光强度不变，SSC 值增大。正常早幼粒细胞表型 CD34⁻HLA–DR⁻CD117⁺，在急性早幼粒细胞白血病中仍保留这种表型，是其特征之一。

（3）中幼粒细胞。主要变化为出现中等水平的 CD11b、CD13 表达减弱，CD33 表达同早幼粒细胞，CD45 阳性。

（4）晚幼粒细胞。CD13 表达再次增强，并出现 CD16、CD10 的表达，CD33 表达进一步降低，CD11b 和 CD15 表达增强。

（5）中性分叶核粒细胞。CD11b、CD13、CD45 表达最强，CD15、CD16、CD10 阳性，CD33 弱阳性。

表2.2.6　正常粒细胞抗原分化特点

抗原	原粒细胞	早幼粒细胞	中幼粒细胞	晚幼粒细胞	中性分叶核粒细胞
CD34	++				
HLA–DR	++				
CD117	+	+/–			
CD13	+	+	dim	+	++
CD33	dim	+	+	+	+
MPO	+/–	+	+	+	+
CD15		+/–	+	+	+
CD11b			+/–	+	++
CD16				+	++
CD10				+/–	+

在原粒至早幼粒细胞阶段，CD117 为阳性，在中幼粒阶段往后变为阴性。

CD13 和 CD33 的表达，从原粒细胞开始，表达强度逐渐增高，早幼粒阶段 CD33 达到最强，此后减弱，但保持弱阳性，而 CD13 一直增高。因此，CD13/CD33 散点图有一个特殊的分化形态。

CD64 在原粒细胞为阴性，在早幼粒细胞开始出现，在中幼粒细胞末期消失，在脓毒症时，成熟中性粒细胞活化可再次表达高强度 CD64，因此，中性粒细胞 CD64 指数可以辅助诊断感染性疾病。

2．单核细胞抗原表达规律

（1）原单核细胞。表达中等程度的 CD45、CD34、CD33、CD13 和 HLA–DR，与原粒细胞不能区分。

（2）幼单核细胞。CD11b 表达快速上调，CD13、CD33 表达有所增加，CD45 仍保持中等水平。HLA-DR 表达减弱，但仍为阳性。

（3）成熟单核细胞（包括外周血里的单核细胞和外周组织里的巨噬细胞）。CD14 表达快速上调，CD45 表达水平也增加，CD13、CD33、HLA - DR 阳性。

正常单核细胞抗原分化特点如表 2.2.7 所示。

表 2.2.7 正常单核细胞抗原分化特点

抗原	原单核细胞	幼单核细胞	单核细胞	巨噬细胞
CD34	+			
HLA–DR	+	+	+	+
CD4	+	+	+	+
CD13	+	+	+	+
CD33	++	++	++	++
CD117	+	+/-		
CD64		+	+	+
CD14		+/-	++	++
CD11b		+	++	++
CD300e			+	+
CD16			+/-	+/-

成熟中性粒细胞与成熟单核细胞 HLA-DR 表达明显不同，前者为阴性，后者为阳性；CD14 在成熟单核细胞为阳性，而粒细胞为阴性；CD64、CD33 表达强度也明显不同。

3．B 淋巴细胞抗原表达规律

（1）原始 B 细胞。表达 CD34、HLA–DR、TdT、CD38；CD10 高表达，CD19、CD45、CD22 表达较弱。

（2）前 B 细胞。CD19、CD45 量增加，CD10 强度减少，CD34、TdT 变为阴性，CD20 开始表达，CD22、CD38 强度不变，中等强度，胞质 IgM 阳性。

（3）过渡期 B 细胞。CD20、CD45 的强度继续增加达到最大值，CD10 减少至阴性，CD38 强度不变，此期 CD5 为阳性，可以表现为 CD5 与 CD10 同时阳性，但 CD5$^+$ 细胞、CD20 基本为阴性。 FMC7 及表面 IgM 也在此期出现。

（4）成熟期 B 细胞：CD10、CD38 阴性，CD22 的强度明显增加，CD5 消失，CD19、CD45、CD20 保持高水平表达（见表 2.2.8）。

表2.2.8　正常 B 淋巴细胞抗原分化特点

抗原	原始 B 细胞	前 B 细胞	过渡期 B 细胞	成熟 B 细胞
CD34/TdT	+			
CD19	dim	+	+	+
CD79a	+	+	+	+
CD22	+	+	+	++
CD24	++	++	+	+
CD10	++	+	+/-	
CD38	+	++	+	
CD20		+/-	+	++
cμ		+/-	+	+/-
sIg		+	+/-	+
CD5			+	

4. T 淋巴细胞抗原表达规律

（1）原始 T 淋巴细胞：CD7 高水平表达，但 CD3 阴性。CD1a 量逐渐增加。只有1/3 细胞表达 CD34，并表达 CD2、CD5，CD2 表达水平在整个成熟过程中保持不变。

（2）被膜 T 淋巴细胞：抗原表达与第Ⅲ期相似，但细胞体积较第Ⅲ期大。CD1a、CD45 表达量增加，出现 CD4+/CD8+ 细胞、CD7 强度降低。

（3）皮质 T 淋巴细胞：出现 CD3 表达，其他抗原同第Ⅱ期，但细胞体积变小。

（4）髓质 T 淋巴细胞：CD3、CD7 表达强度达到最大，CD1a 变为阴性，CD4 与 CD8 变为单阳细胞，CD2、CD5 持续阳性（见表 2.2.9）。

表2.2.9　正常 T 淋巴细胞抗原分化特点

抗原	原始 T 淋巴细胞	被膜 T 淋巴细胞	皮质 T 淋巴细胞	髓质 T 淋巴细胞
TdT	+	+	+	
cCD3	-	+	+	+
CD7	+	+	+	+
CD2		+	+	+
CD5		+	+	+
CD4/CD8		双 +	双 +	单 +
CD3			-/+	+
CD1a			+	

在 T 淋巴细胞、B 淋巴细胞、髓细胞的发育过程中，CD3、CD22、CD13 抗原在胞质的出现早于胞膜，在发育的早期阶段，胞膜为阴性时，胞质可为阳性。

在 B 系标志中，以往认为 CD79a 是 B 淋巴细胞的特异性标志，但一些 T 急淋病例中检测到 CD79a 的表达，这对 CD79a 的特异性提出质疑。在前体急性淋巴 B 细胞白血病中，即使缺乏或弱表达表面 CD22，胞质的 CD22 是阳性的。因此胞质 CD22 是 B 系特异性的标志。

髓过氧化物酶（myeloperoxidase, MPO）为髓系最特异的标志，以往利用细胞组化即 POX 染色检测该酶的活性，而免疫标记 MPO，是检测该酶的蛋白成分，因此可以在 MPO 表现出酶的活性前，用抗体检测 MPO 的蛋白前体，故其灵敏度比组化染色高。

胞质 CD3、CD79a（CD22）、MPO 分别是 T 淋巴细胞、B 淋巴细胞、髓系特异性较高的标志，常用于鉴别不同系列的白血病细胞。WHO 新的对系列确认标准如表 2.2.10 所示。

表 2.2.10　WHO 分类对系列确认的新标准（2017 版）

系列	标准
髓系	MPO+（流式、免疫组化），或单核细胞分化（至少 2 个标志：NSE、CD11c、CD64、CD14、溶菌酶）
T 系	cCD3（流式用抗 epsilon 链抗体、免疫组化使用多克隆抗体可与 CD3 ζ 链结合），或膜 CD3（很少表达）
B 系	强 CD19 和 CD79a、cCD22、CD10 三个标志中至少一个标志强表达，或弱 CD19 和 CD79a、cCD22、CD103 个标志中至少 2 个标志强表达

（四）白血病、淋巴瘤细胞抗原表达的异常表现

白血病、淋巴瘤免疫分型采用的抗原标志是表达于正常造血细胞不同分化发育阶段的分化抗原。正常造血细胞不同阶段的抗原表达是受一系列基因严密控制的，在一定的分化阶段哪些抗原表达上调、哪些抗原表达下调及抗原表达量的多少存在着明显的规律性。一部分白血病细胞反映了这种分化模式，但白血病细胞经常出现异常的抗原表达模式。这些异常表型可以作为诊断白血病的有用指标，也可作为检测残存白血病的重要标志。

（1）表达交叉系列的抗原。白血病细胞经常表达 1 个系列以上的抗原标志，如 AML 患者表达 CD7、CD2、CD5、CD4、CD19、CD20 等；急性淋巴细胞白血病（acute lymphoblastic leukemia, ALL）患者表达 CD13 、CD33；或少数患者可以出现 T 系、B 系标志或 T-B-M 相关标志同时阳性。

（2）非同期抗原共表达。表现为在正常细胞的分化发育过程中不应该同时表达的抗原，在白血病细胞上出现同时阳性，如 CD34 与 CD15，CD34 与 CD11b，CD34 与 CD56，CD34 与 CD14 同时阳性。

（3）抗原的过度表达。正常细胞不同时期抗原表达的量是受严格控制的，某个成熟时期的抗原表达量有一个较恒定的值，在不同个体间也是基本相似的。而白血病细胞可出现某个抗原的表达量过度增加，如早 B 前体 -ALL 中经常有 CD10 的过表达。

（4）易位抗原表达。在不应该出现造血细胞的组织部位出现了幼稚造血细胞，多提示白血病。如脑脊液中出现末端脱氧核苷酸转移酶（TdT）+ 淋巴细胞，则提示 ALL 复发。在骨髓中出现胸腺发育阶段的 T 淋巴细胞，为残存白血病细胞。

（5）光散射异常。表现为 FSC 和 SSC 值的异常改变。

（五）白血病／淋巴瘤免疫分型的检测步骤

1. 细胞膜表面标志染色

（1）准备试管，并标记。

（2）在每支试管中根据需要加入适量不同荧光素标记的抗体于管底。

（3）再在相应的管子中加入 5×10^5 左右细胞量，与抗体充分混匀，置室温，避光 15 min。

（4）在每管细胞中加入 $1 \times$ 溶血素 2 ml，充分混匀细胞，置室温，避光 10 min。

（5）1 050 rpm 离心 5 min，弃上清液，混匀细胞。

（6）加入 PBS 2 ml 后再混匀，1 050 rpm 离心 5 min，弃上清液混匀细胞。

（7）重复（6）一次。

（8）加 500 μl PBS 后再混匀，上机检测。

注意：如果非血液标本含有较多红细胞，也要做红细胞裂解。一般市售红细胞裂解液含有固定剂，应先做标本染色再裂红。

2. 胞膜和细胞内标志同时染色

下列抗体如抗颗粒酶、穿孔素、Bcl-2、Ki67、cMPO、cCD3、cCD79a、cIgM、TdT、ckappa、clambda 等抗体为细胞内染色抗体，按以下步骤进行。

（1）如同时染细胞表面标志，前六步同"细胞膜表面标志染色"。

（2）加入约 100 μl 1 号试剂，置室温，避光 15min。

（3）加 PBS 2 ml，1 050 rpm 离心 5 min，用吸管沿液面吸掉上清液，轻混匀。

（4）加入 100 μl 2 号试剂，轻混匀，置室温，避光 5min。

（5）加入胞内染色的抗体，置室温，避光 15 min，混匀细胞。

（6）加入 PBS 2 ml，离心 1 050 rpm 离心 5 min，弃上清液，混匀细胞。

（7）重复（6）一次。

（8）加 PBS 0.5 ml 后再混匀，上机检测。

3. 特殊抗体染色

加样前需清洗样本：Kappa、lambda、IgM、CD9、CD61(降低转速)、CD41a(降低转速)、CD42b (降低转速)、CD36、CD71。

（1）取 5×10^5 左右细胞量，加入 2 ml PBS，混匀，37℃孵育 5 min。

（2）1 050 rpm 离心 5 min，弃上清液，混匀细胞。

（3）加入 PBS 2 ml 后再混匀，37℃孵育 5min。

（4）1 050 rpm 离心 5 min，弃上清液混匀细胞备用。

裂红后再加抗体（使用无固定剂的红细胞裂解液）：GlyA。

（六）白血病 / 淋巴瘤免疫分型检测的意义

（1）细胞性质、系别、阶段的判断。

（2）鉴别混合细胞性白血病以及多克隆疾病、B-M、T-M、T-B 或 B-T-M，以及白血病与淋巴瘤的混合等。

（3）提示某些遗传学异常：CD19⁺ 的 AML——t（8；21）（q22；q21）；AML 不表达 CD34 和 HLA-DR——NPM1 突变。

（4）提示预后：CD7、CD11b、CD56 等阳性的 AML 患者预后不良；CD15 阳性的 AML 患者完全缓解率高。

（5）白血病微小残留病灶（MIRD）监测。

（七）急性白血病 / 淋巴瘤免疫分型部分病例分析

免疫分型为临床血液肿瘤诊治的重要手段，临床疑为血液肿瘤时，一般应进行血常规和骨髓象检查，WHO 推荐血液肿瘤的 MICM 分型，第一个 M 指形态学（morphology），I 指免疫学（immunology，I），C 指细胞遗传学（cytogenetics，C），第二个 M 指分子生物学（molecular biology），免疫学即白血病的流式免疫分型，根据流式细胞分析图谱的变化及异常细胞所表达的免疫标志，确定表达谱。一般认为某种免疫标志表达阳性率 > 20% 时计为阳性（+），不表达或表达阳性率 <10% 为阴性（—），10% ~ 20% 之间为弱阳性（±）。但也可根据抗原表达量计为高表达、低表达和不表达。血液系统肿瘤形态学分型是白血病分型的基础，流式细胞免疫分型是对白血病细胞形态学分型的重要补充和进一步深化，对白血病的诊断、鉴别诊断、治疗和预后判断等有重要意义。国际白血病 MIC 分型协作组认为免疫分型对每一例急性白血病都是必不可少的。

下面的病例分析主要就流式细胞免疫分型特点进行讨论。

1. 病例 1

患者，男性，70 岁，"活动后气促超过 2 个月，加重 10 天"入院。血常规检测到原始细胞 21%，幼稚细胞 33%；骨髓穿刺涂片粒系占全部有核细胞的 91%，以原粒及早幼粒为主，AML 骨髓象（M1 或 M3）；流式免疫分型如图 2.2.8 所示。

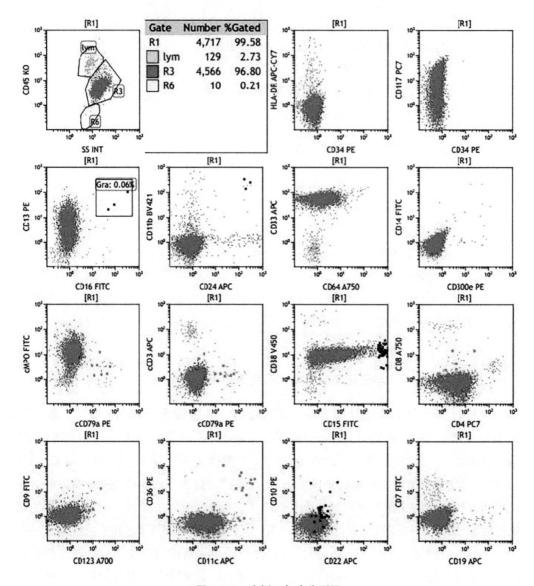

图2.2.8 病例1免疫分型图

R3占全部有核细胞96.80%，表达cMPO、CD13、CD33、CD38dim，部分表达CD117、CD11c、CD15，CD64，不表达CD34、HLA-DR、CD16、CD11b、CD14、CD24、CD300e、CD9、CD36等。

2. 病例2

患者，男性，21岁，"咽喉部疼痛伴发热6天，发现三系降低2天"入院。骨髓穿刺示急性早幼粒细胞白血病（M3）可能；流式免疫分型如图2.2.9所示。

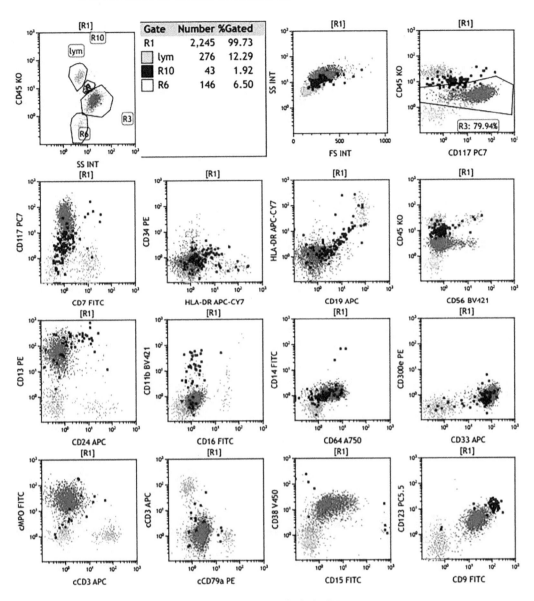

图2.2.9 病例2免疫分型图

R3占全部有核细胞的79.94%,SSC较大,表达cMPO、CD117、CD13、CD33bri、CD64、CD38、CD9,CD123,部分表达CD15,少许表达CD7,不表达CD34、HLA -DR、CD16、CD11b、CD24、CD14、CD300e等。

病例1和病例2的异常细胞群均不表达CD34和HLA-DR,在CD45/SSC图上异常细胞群位置也比较相近。此时,流式细胞术对于这两例AML的亚型判定比较困难,随后对2位患者进行了分子生物学检测,综合形态学、流式细胞术及分子生物学结果,根据WHO对急性髓系白血病的分类,病例1诊断为AML伴NPM1突变,病例2诊断为AML-M3伴 *PML-RARα* 融合基因阳性。

总结如下:

（1）AML-M1。

1）定义：原始细胞在非红系细胞中 >90%。

2）免疫表型：骨髓存在高比例幼稚细胞且不存在向更加成熟的粒细胞成熟的证据。原始细胞表达 MPO 和 1 个或更多的髓系相关性标志，如 CD13、CD33、CD117，CD34 和 HLA-DR 常阳性。一般不表达成熟粒细胞的标志如 CD15，也不表单核细胞成熟标志 CD14、CD64。T 淋巴细胞、B 淋巴细胞相关的胞内抗原 cCD3、cCD79a、cCD22 均为阴性。部分病例流式结果显示幼稚细胞群低于 90%，可能为骨髓稀释所致，原始细胞数应当以骨髓片分类为主。

（2）AML 伴 NPM1 突变。

NPM1 突变是最常见的重现性遗传学异常的 AML，WHO 介绍的 AML 伴 NPM 1 突变免疫表型：表达髓系标志 CD33、CD13、MPO，最具特点的是不论原始的成熟度如何，均不表达 CD34 及 HLA-DR。

（3）AML-M3。

1）定义：以早幼粒细胞增多为特征的 AML。

2）免疫表型：以 CD34、HLA-DR、CD11b、CD11c 低表达或阴性为特征。白血病细胞侧向散射光信号较大，经常均一高表达 CD33、CD9 和异质性表达 CD13。多数病例表达 CD117，虽然有时候为弱表达。粒系分化标志 CD15 常为阴性或弱表达。CD64 经常表达于微颗粒型。急性早幼粒细胞白血病早期较凶险，及早治疗直接影响患者的预后。当流式免疫表型怀疑 M3 时，应建议临床医生进行分子生物学检测，以证实 *PML-RARa* 融合基因的存在。

3. 病例 3

患者，女性，70 岁，因"头晕乏力皮肤瘀斑、瘀点伴胸痛 1 个月，腹痛 1 天"入院。血常规示白细胞计数增高，可见有核红及幼稚细胞，入院后完善骨髓穿刺形态学、流式细胞学（见图 2.2.10）及分子生物学检查。

R3 占全部有核细胞的 50.76%，表达 cMPO-dim、CD34、CD117、HLA -DR、CD13、CD33、CD38，部分表达 CD11c、CD15，少许表达 CD7，不表达 CD16、CD11b、CD24、CD14、CD64、CD300e、CD36、CD9 等。粒细胞占全部有核细胞 34.25%，主要为中晚幼及成熟粒细胞。该病例为 AML-M2。

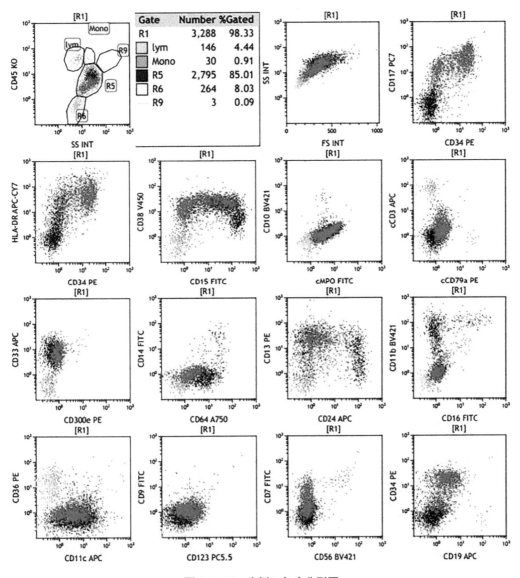

图2.2.10 病例3免疫分型图

M2 总结如下：

（1）定义。骨髓或外周血中原始细胞≥20%且存在成熟的证据（≥10%粒系成熟细胞），单核细胞系在骨髓中<20%。

（2）免疫表型。原始细胞表达1个或多个髓系相关性标志，如CD13、CD33、CD65、CD11b和CD16。经常表达CD34、HLA-DR和（或）CD117，这些标志可能只表达于部分原始细胞上。一般不表达单核细胞成熟标志CD14和CD64、20%~30%病例表达CD7。

在这种类型的白血病中需注意，异常白血病细胞经常表达淋系标志CD19、CD56，也可以表达cCD79a。表达CD56者可能预后较差。当白血病细胞出现弱

CD19+（伴 CD56+）时，多提示存在 *AML1-ETO* 融合基因，应建议临床医生进行分子生物学检测，以证实存在此种染色体易位，当 *AML1-ETO* 融合基因检测阳性时，应诊断为 AML 伴 AML1-ETO。

4. 病例 4

患者，女性，59 岁，"头晕乏力 5 个月，确诊急性髓系白血病 2 个月"入院。骨髓涂片提示急性髓系白血病 M4，图 2.2.11 为骨髓细胞免疫分型图。

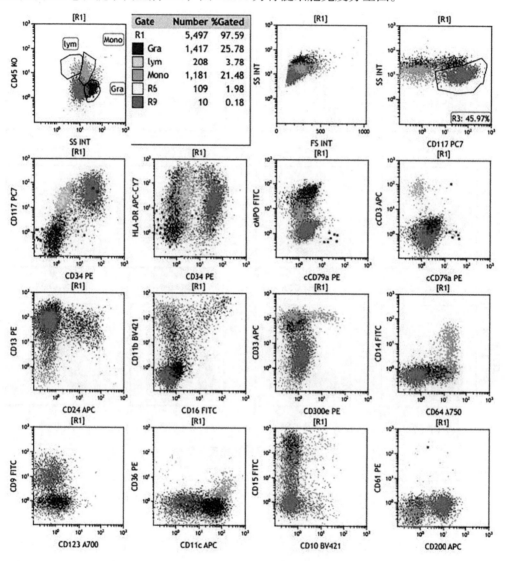

图 2.2.11　病例 4 免疫分型图

R3 占全部有核细胞的 45.97%，表达 CD34、CD117bri、CD13、CD33dim、HLA-DR-dim、CD9，不表达 cMPO、CD15、CD16、CD11b、CD24、CD64、CD14、CD300e、CD123、CD11c 及 CD36 等。粒细胞占全部有核细胞的 25.78%，主要为中晚幼及成熟粒细胞。单核细胞占全部有核细胞的 21.48%。该病例为 AML-M4。

M4 总结如下：

（1）定义。此类白血病同时具有粒系和单核细胞增殖的特征。骨髓原始细胞 ≥ 20%（包括幼单细胞）。粒细胞和其前体细胞及单核细胞和其前体细胞在骨髓各系中至少占 20%。20% 是与急性髓系白血病未分化型或伴成熟型进行鉴别，这两类 AML 有时也会出现单核细胞。

（2）免疫表型。经常显示几种原始细胞群，不同程度表达髓系抗原 CD13、CD33 和 CD15。一类原始细胞经常表达单核细胞分化的特征性标志，如 CD14、CD4、CD11b、CD11c、CD64、CD36、巨噬细胞限制性 CD68、CD163 和溶菌酶。特别是 CD15 和强 CD64 共表达是单核细胞分化的特征性标志。经常存在较少分化的髓系原始细胞，表达 CD34 和（或）CD117。多数病例表达 HLA-DR。30% 病例表达 CD7，其他淋巴细胞相关标志很少表达。

CD45/SSC 表现，幼稚粒细胞在 CD 45/SSC 的位置与 M2 相似，但往往与正常单核细胞群融合成一体，多数没有严格的界限，但仔细划分可以发现，CD45 表达强的细胞为偏成熟的单核细胞，抗原表达多数与正常单核细胞相似，如表达 CD13、CD 33、HLA-DR、CD11b、CD14、CD4，但 CD34 和 CD117 经常为阴性。而 CD45 弱表达的细胞可以表现为 CD34 和（或）CD117 阳性，并表达 HLA-DR、CD13、CD33，但 CD11b、CD14 多为阴性。同时可以出现成熟或偏成熟粒细胞。如果没有将成熟或偏成熟单核细胞群与幼稚细胞进行单独分群，则可能认为幼稚细胞表达 CD14 等成熟单核细胞标志。

5. 病例 5

患者，男性，63 岁，"腹痛伴发热 4 天"入院。血常规示白细胞 >100 × 10^9/L，患者发热起病，病程短，血常规提示白细胞明显升高，需考虑白血病。骨髓流式免疫分型如图 2.2.12 所示。

R3 占全部有核细胞 80.83%，表达 CD117、HLA-DR、CD13、CD33、CD38、CD11c，少量表达 CD7，不表达 cMPO、CD34、CD16、CD11b、CD24、CD15、CD64、CD14、CD300e、CD36 等。单核细胞占全部有核细胞的 12.85%。粒细胞占全部有核细胞的 7.28%。该病例为 AML-M5。

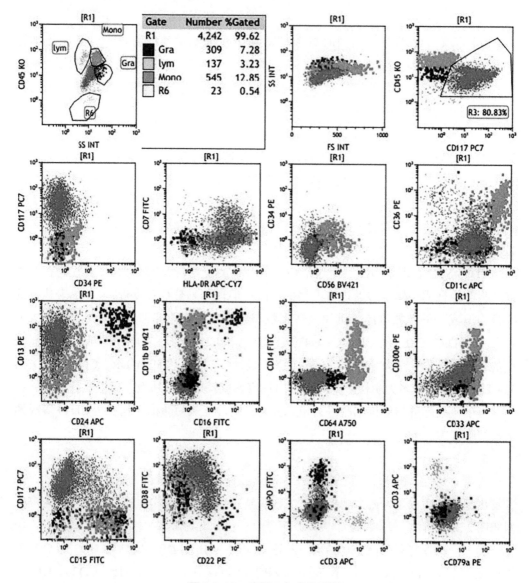

图 2.2.12　病例 5 免疫分型图

M5 总结如下：

（1）定义。髓系白血病，单核系细胞 >80%，包括原单、幼单和成熟单核细胞。粒细胞如果存在，一般 <20%。急性原始单核细胞白血病（M5a）以原始单核细胞为主，典型患者 >80%。急性单核细胞白血病（M5b）以幼稚单核细胞增多为主。

（2）免疫表型。不同程度表达髓系标志，如 CD13、CD33（强）、CD15。一般表达至少 2 个单核细胞特征性标志，如 CD14、CD4、CD11b、CD11c、CD64、CD36、CD68 和溶菌酶。30% 的病例 CD34 阳性，CD117 表达更多见。几乎所有病例均表达 HLA-DR，但 MPO 可能表达于 M5b，而 M5a 则较少表达。异常表达 CD7 和（或）CD56 见于 24%~40% 的病例。白血病细胞 CD45 荧光强度与成熟单核细胞相似，M5a

型的 CD45 稍低，但不会低于原粒细胞。M5a 细胞表达 CD13、CD33、HLA-DR、CD11b，CD34 为 +/−，CD14 和 CD4 为 −/+。M5b 细胞也表达 CD13、CD33、HLA-DR，而 CD11b 为阳性，CD34 为阴性，CD14 和 CD4 为阳性，但 CD4 的荧光强度低于正常 T 细胞。

6. 病例 6

患者，女性，26 岁，"皮肤瘀、斑瘀点 2 周，发现血小板计数减少 3 天"入院。门诊血常规提示幼稚细胞百分比为 29%，完善骨髓穿刺及活检检查。流式分型如图 2.2.13 所示。

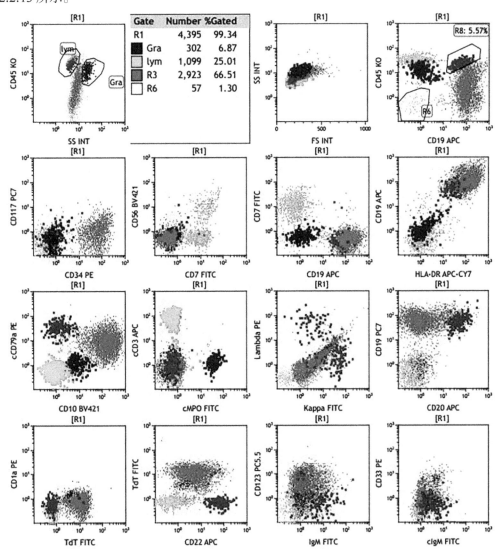

图 2.2.13　病例 6 免疫分型图

R3 占全部有核细胞的 66.51%，表达 CD34、HLA-DR、CD10、TdT、CD19、cCD79a、CD22dim、不表达 cIgM、IgM、CD20、Kappa、Lambda 等。该病例为 B-ALL(com)。

7. 病例7

患者，女性，22岁，"乏力，面色苍白1个月余"入院。入院前一天发热39℃，头晕、乏力、黑朦，伴跌倒1次，伴呕吐。外院血常规提示白细胞计数增多，大细胞性重度贫血，血小板减少，完善骨髓穿刺及活检检查。流式免疫分型如图2.2.14所示。

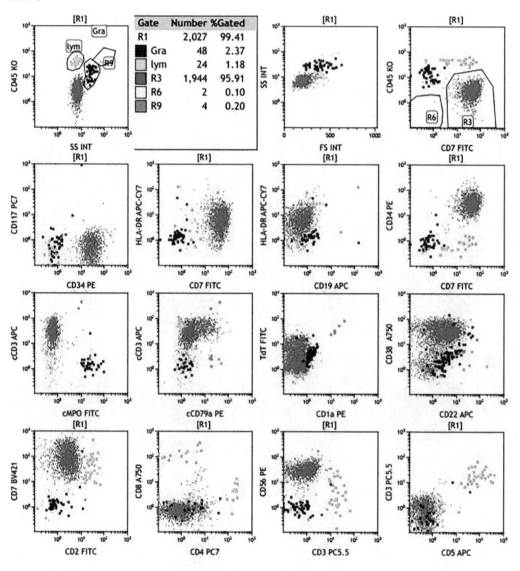

图2.2.14　病例7流式免疫分型图

R3占全部有核细胞的95.91%，表达CD34、HLA-DR、CD7、cCD3、CD38、CD56，部分表达TdT，少许表达cCD79a，不表达CD1a、CD2、CD3、CD5、CD4、CD8等。该病例为T-ALL（pre）。

ALL 总结如下：

（1）B-ALL 免疫表型。主要根据 CD10、TdT 和是否存在免疫球蛋白（Ig）及免疫球蛋白出现在胞质（cIg）还是细胞膜表面（s）而分为 4 类（见表 2.2.11）。

表 2.2.11　B-ALL 的分型

亚型	cCD79a	CD22	CD19	TdT	CD34	CD10	cμ	Ig
Pro-B-ALL	+	+	+	+	+	−	−	−
Com-B-ALL	+	+	+	+	+	+	−	−
Pre-B-ALL	+	+	+	+	+/−	+	+	−
B-ALL	+	+	+	−	−	+/−	+	+

（2）T-ALL 免疫表型。原始细胞表达 TdT、CD34，不定表达 CD1a、CD2、CD3、CD4、CD5、CD8，其中 CD7、cCD3 阳性率最高，但只有 cCD3 是系列特异的。WHO 根据以上表型将 T-ALL 分为若干亚型（见表 2.2.12）。

表 2.2.12　T-ALL 的分型

亚型	cCD3	CD7	TdT	CD34	CD2	CD1a	CD3	CD4/CD8
Pro-T-ALL	+	+	+	+/−	−	−	−	−/−
Pre-T-ALL	+	+	+	+/−	+	−	−	−/−
皮质-T-ALL	+	+	+	−	+	+	−	+/+
髓质-T-ALL	+	+	+/−	−	+	−	+	+/−;−/+

8. 病例 8

患者，男性，70 岁，血常规提示淋巴细胞异常增高，门诊抽骨髓完善相关检测，流式分型图如图 2.2.15 所示。

R3 占全部有核细胞 74.19%，表达 CD19、CD20dim、CD5、cCD79a、CD79b-dim、CD22dim、CD23、CD200、CD81dim、单克隆 cLambda，部分表达 IgM-dim，不表达 CD10、FMC7、CD103、CD11c、CD34、Ki-67、cKappa 等。该病例为慢性淋巴细胞白血病（CLL）患者。

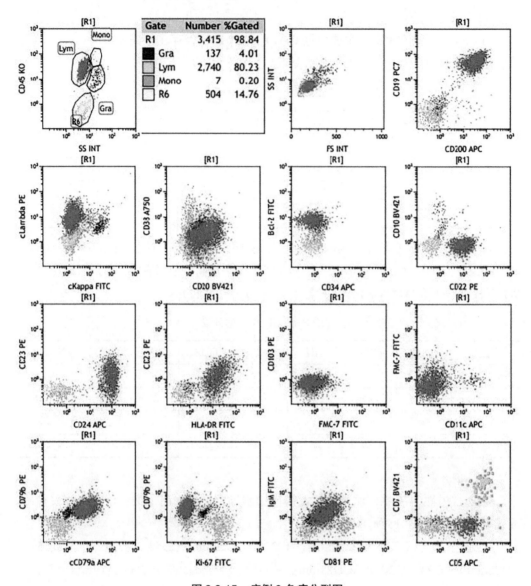

图 2.2.15　病例 8 免疫分型图

正常成熟的循环 B 细胞表达 CD19 、CD20 、CD79b 、CD 22 、FMC7 和膜表面免疫球蛋白（surface immunoglobulin，sIg）。sIg 的轻链 K 和 λ 比值在 1：3～3：1 之间。流式细胞术确定异常成熟 B 细胞主要是通过轻链限制性检测和抗原错译表达确定。轻链限制性是 B 细胞克隆性的标志。

CLL 免疫表型：CD5、CD23、CD19 共表达，但 CD20、sIg 弱表达，FMC7、CD22、CD79b 常阴性或弱表达，不表达细胞同期蛋白（cyclin）D1 与 CD10。如表2.2.13 示，通常积分 5 分的为典型的 CLL。

表 2.2.13　慢性淋巴细胞白血病的免疫标志积分系统

指标	分值	
	1	0
sIg	弱阳性	强阳性
CD5	阳性	阴性
CD23	阳性	阴性
FMC7	阴性	阳性
CD22 或 CD79b	弱阳性	强阳性

9. 病例 9

患者，男性，68 岁，外院骨髓检查提示骨髓瘤细胞占比为 65%，支持多发性骨髓瘤，我院对骨髓细胞免疫分型如图 2.2.16 所示。

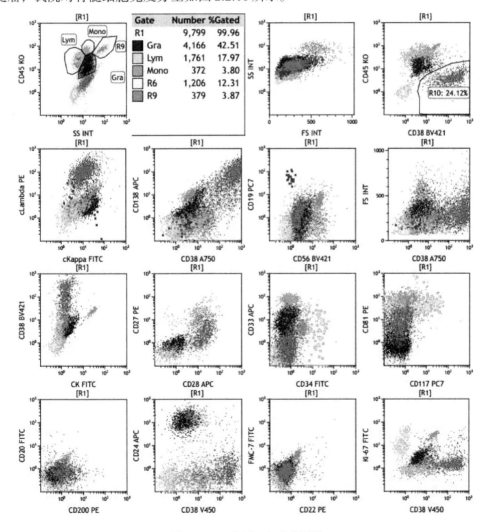

图 2.2.16　病例 9 免疫分型图

R3 占全部有核细胞的 24.12%，表达 CD138、CD38、CD27、CD28，CD81dim、单克隆 cLambda，不表达 CD19、CD56、CD20、CD24、FMC7、CD22、Ki-67、CD117、CD33、CD34、cKappa 等。该病例为多发性骨髓瘤（MM）。

10. MM 免疫表型总结

恶性克隆性浆细胞具有与正常浆细胞不同的抗原表达方式。恶性浆细胞的免疫表型常表现为：① CD19、CD27、CD38、CD45 和 CD138 的表达下调；② CD28、CD33 和 CD56 过表达；③ CD20、CD117 和表面免疫球蛋白不同步表达；④ K 和 λ，恶性浆细胞胞内的 K 和 λ 抗原多为单克隆（见表 2.2.14）。

表 2.2.14　正常浆细胞与恶性浆细胞比较

抗原	正常浆细胞	MM	抗原	正常浆细胞	MM
CD138	+++	+++	CD19	+	−
CD38	+++	+++	CD27	+	−
CD28	−	+	CD45	+	−
CD56	−	+++	CD117	−	+

参考文献

[1] 王建中 . 临床流式细胞分析 [M]. 上海：上海科学技术出版社，2005.

[2] 刘艳荣 . 实用流式细胞术 [M]. 北京：北京大学医学出版社，2010.

[3] QIN L, XIE J, QIU Z F, et al. Aging of immune system: Immune signature from peripheral blood lymphocyte subsets in 1068 healthy adults[J]. AGING-US, 2016, 8(5):848-859.

[4] 中国医药教育协会感染疾病专业委员会 . 感染相关生物标志物临床意义解读专家共识 [J]. 中华结核和呼吸杂志 , 2017, 40（4）:243-257.

[5] KONRAD R, MICHAEL M, FRANK M. Brunkhorst, markers for sepsis diagnosis: what is useful[J]. Crit Care Clin, 2006（22）: 503–519.

[6] 中国医师协会急诊医师分会 . 中国急诊感染性休克临床实践指南 [J]. 中华急诊医学杂志，2016, 25(3):274-287.

[7] PABLO R D, JORGE M, ALFREDO P, et al . Role of circulating lymphocytes in patients with sepsis[J]. Biomed Res Int, 2014（51）: 1-11.

[8] HOTCHKISS R S, GUILLAUME M G, PAYEN D. Sepsis-induced immunosuppression : From cellular dysfunctions to immunotherapy[J]. Nat Rev Immunol, 2013, 13(12): 862-874.

[9] HALL M W, KNATZ N L, VETTERLY C, et al. Immunoparalysis and nosocomial infection in children with multiple organ dysfunction syndrome[J]. Intensive Care Med

,2011, 37(3):525–532.

[10]DAVIS B H. Improved diagnostic approaches to infection/sepsis detection [J]. Expert Rev Mol Diagn, 2005, 5(2): 193-207.

[11]OELSCHLAEGEL U, BESSON I, ARNOULET C,et al. A standardized flow cytometric method for screening paroxysmal nocturnal hemoglobinuria (PNH) measuring CD55 and CD59 expression on erythrocytes and granulocytes[J]. Cln Lab Haematol, 2001, 23(2):81-90.

[12]SUTHERLAND D R, KUEK N, DAVIDSON J, et al. Diagnosing PNH with FL AER and multiparameter flow cytometry[J]. Cytometry B Clin Cytom, 2007, 72(3):167-177.

[13]SWERDLOW S H, CAMPO E,HARRIS N L, et al. WHO classification of tumours of haematopoietic and lymphoid tissues[M].4thed.WHO: International Agency for Research on Cancer(IARC), 2017.

[14] 中国抗癌协会血液肿瘤专业委员会 . 流式细胞学在非霍奇金淋巴瘤诊断中的应用专家共识 [J]. 中华病理学杂志 , 2017, 46(4): 217-222.

[15]Oelschlaegel U, Besson I, A rnoulet C, et al. A standardized flow cytometric method for screening paroxysmal nocturnal hemoglobinuria (PNH) measuring CD55 and CD59 expression on erythrocytes and granulocytes[J]. Cln Lab Haematol, 2001, 23(2):81-90.

[16]Sutherland D R, Kuek N, Davidson J, et al. Diagnosing PNH with FL AER and multiparameter flow cytometry[J]. Cytometry B Clin Cytom, 2007, 72(3):167-177.

[17] 周小鸽、陈辉树 . 造血与淋巴组织肿瘤 WHO 分类 [M].4 版 . 北京：科学出版社，2011.

[18]Steven H. Swerdlow, Elias Campo, Nancy Lee Harris, et al. WHO classification of tumours of haematopoietic and lymphoid tissues[M].4thed WHO: International Agency for Research on Cancer(IARC), 2017.

[19] 中国抗癌协会血液肿瘤专业委员会 . 流式细胞学在非霍奇金淋巴瘤诊断中的应用专家共识 [J]. 中华病理学杂志 , 2017, 46(4): 217-222.

第三章　基因芯片技术

第一节　概述

一、基因芯片技术的发展

随着人类基因组计划（human genome project, HGP）和一些其他真核生物的全基因组序列测定完成后，基因组计划转向从发现基因到探索基因功能的后基因组时代（post-genomic era）。20 世纪 90 年代以前，基因芯片（gene chip）技术尚未问世，传统的定性、定量分析基因表达的分子生物学方法，如 RNA 印迹法（northern blotting）、S1 核酸酶定位法（S1 nuclease mapping）、信使 RNA 差异显示技术（mRNA differential display）、cDNA 文库测序法（sequencing of cDNA libraries）、基因表达串联分析（serial analysis of gene expression, SAGE），只能对部分基因的表达进行研究，很难同时获得一个完整的、全面的信息。然而，众所周知，决定某种生物现象通常是多个基因共同作用的结果。在后基因组时代，基因组学、蛋白质组学等方面的巨大技术进步，使得对庞大的生物基因组数据进行处理和分析，特别是有关基因相互作用和调控关系的研究更加迫切，故若想取得对基因功能的突破性研究，需要建立一种可靠的、灵敏度高、大规模、高通量、可同时进行成千上万个基因的突变检测且性价比好的研究方法，此时，基因芯片技术便应运而生。

基因芯片技术是 20 世纪 90 年代发展起来的一项前沿生物技术。美国于 1998 年正式启动基因芯片计划，同时联合私人投资机构投入了 20 亿美元以上的研究经费。此后，世界各国也开始加大投入，以基因芯片为核心的相关产业正在全球崛起；世界大型制药公司尤其对基因芯片技术用于基因多态性、疾病相关性、基因药物开发和合成或天然药物筛选等领域感兴趣，都已建立了或正在建立自己的芯片设备和技术（见表 3.1.1）。我国生物芯片研究始于 1997—1998 年，尽管起步较晚，但是技术和产业发展迅速，实现了从无到有的阶段性突破，并逐步发展壮大，生物芯片已经从技术研究和产品开发阶段走向技术应用和产品销售阶段，在表达谱芯片、重大疾病诊断芯片和生物芯片的相关设备研制上取得了较大成就。中关村企业博奥生物有限公司研发的中国原创、全球首款遗传性耳聋基因检测芯片系统，使我国 320 多万名新生儿获益，并已走出国门。基因芯片将会给 21 世纪之后的整个人类社会带来一场"革命"。

表3.1.1 基因芯片技术的发展历程

时间	事件
1979年	美国布兰迪斯大学 Gergen 引入 microarray（阵列）概念。
1986年	美国华盛顿大学米勒应用微孔板技术分析单核苷酸。
1991年	美国 Affymetrix 创始人合成首张寡核苷酸基因芯片。
1994年	斯坦福大学制作了第一个以玻片为载体的 cDNA 芯片，并于 1997 年以此技术实现了酵母全基因分析。
1998年	美国的纳米基因公司（Nanogen）利用生物芯片在世界上构建了首例缩微芯片实验室，该成果被美国期刊选入 1998 年"世界十大科技突破"之一。
2001年	美国安捷伦收购了基于喷墨打印技术和寡核苷酸合成化学的基因芯片制作方法。同年，基因表达协会发布基于芯片数据收集的迈阿密标准。
2004年	美国罗氏发布了 Amplichip CYP450，是首张美国食品药品监督管理局（FDA）认证的用于临床诊断的基因芯片。
2005年	美国 Illunima 公司发布 BeadChip，进军基因芯片行业。
2016年	美国 Affymetrix 公司被 Thermo fisher 以 13 亿美元收购。

二、基因芯片技术的概念

基因芯片又称为 DNA 芯片（DNA chip）或 DNA 微阵列（DNA microarray），基因芯片技术是指用微阵列（microarray）技术将高密度 DNA 片段通过高速机器人或原位合成方式以一定的顺序或排列方式使其附着在膜、玻璃片等固相支持物的表面，以同位素标记或荧光标记的 DNA 探针，根据 DNA 分子杂交（碱基互补）原理，进行大量的基因表达及监测等方面研究的技术。基因芯片技术融合了微电子学、激光扫描技术、分子生物学、计算机科学、化学和物理学多种先进技术，将生命科学研究中的许多不连续的过程，例如，样品制备、生化反应、样本检测、数据整合等步骤集成并整合到一块仅有一枚普通邮票大小的芯片上去。高通量、并行性、多样化、微型化和自动化为该技术显著特点。基因芯片是高通量生物技术中发展最早、最为成熟并进入商业化的分子技术。基因芯片技术主要包括 3 个方面的内容：芯片的制备、杂交和检测。

三、基因芯片技术的原理

基因芯片的测序原理是分子杂交测序方法，即通过与一组已知序列的核酸探针杂交进行核酸序列测定的方法，可被看作缩微的、高通量的点杂交（dot blot）试验。基因芯片是在一块玻璃、硅片等固相载体表面以高密度有序地固定了序列已知的寡核苷酸片段的探针，利用碱基互补原则与从样本中提取的待测样本 DNA 或由 RNA 反转录而来的 cDNA 进行杂交，使用专用仪器扫描接受杂交信号强度，当待测样本溶液中带有荧光标记的核酸序列与基因芯片上对应位置的核酸探针产生互补匹配时，通过确定荧光强度最强的探针位置，获得一组序列完全互补的探针序列。据此可重组出待测基因的序列信息和检测出表达水平，最后使用生物信息学方法进行数据的整合、分析。

基因芯片技术是建立在 DNA 印迹（southern blot）基础之上的，可以说它是 DNA 印迹的改进和发展，它的原理是变性 DNA 加入探针后在一定温度下退火，同源片段之间通过碱基互补形成双链杂交分子。任何线状的单链 DNA 或 RNA 序列均可被分解为一个个序列固定、错落而重叠的寡核苷酸，即亚序列（subsequence）。例如，把寡核苷酸序列 TTAGCTCATATG 分解成 5 个 8nt 亚序列：① CTCATATG；② GCTCATAT；③ AGCTCATA；④ TAGCTCAT；⑤ TTAGCTCA。

这 5 个亚序列依次错开 1 个碱基而重叠 7 个碱基，亚序列中 A、T、C、G 4 个碱基自由组合而形成的所有可能的序列共有 65536 种。假如只考虑完全互补的杂交，那么 4^8 个 8nt 亚序列探针中，仅有上述 5 个能与靶 DNA 杂交结合。用人工合成的已知序列的所有可能的 nt 寡核苷酸探针与一个未知的荧光标记 DNA/RNA 序列杂交，通过对杂交荧光信号检测，检出所有能与靶 DNA 杂交的寡核苷酸，从而推导出靶 DNA 中的所有 8nt 序列，最后使用计算机对大量荧光信号的谱型（pattern）数据进行分析，重构靶 DNA 的互补寡核苷酸序列。

四、基因芯片的分类

基因芯片类型较为繁多，可以依据不同的分类方法进行分类。

（一）按载体所添加 DNA 种类分类

按照载体上所添加 DNA 种类的不同，基因芯片可分为寡核苷酸芯片（oligo）和 cDNA 芯片 2 种。寡核苷酸芯片一般以原位合成的方法固定到载体上，具有密集程度高、可合成任意系列的寡核苷酸等优点，适用于 DNA 序列测定、突变检测、单核苷酸多态性（single nucleotide polymorphism, SNP）分析等；其缺点是合成寡核苷酸的长度有限，因而特异性较差，而且随着长度的增加，合成错误率增加。寡核苷酸芯片也可通过预合成点样制备，但固定率不如互补 DNA（complementary DNA, cDNA）芯片高，寡核苷酸芯片主要用于点突变检测和测序，也可用作表达谱研究。cDNA 芯片是将微量的 cDNA 片段在玻璃等载体上按矩阵密集排列并固化，其基因点样密度虽不及原位合成寡核苷酸芯片高，但比用传统载体的点样密度要高得多，cDNA 芯片最大的优点是靶基因检测特异性非常好，主要用于表达谱研究（见图 3.1.1）。

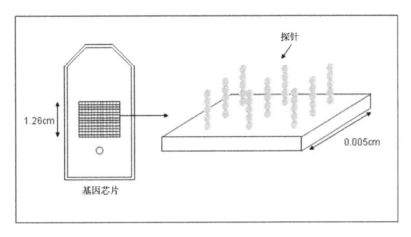

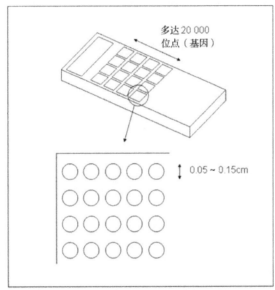

图3.1.1　寡核苷酸芯片 B（A）与 cDNA 芯片（B）

（二）按基因芯片载体材料分类

　　按照基因芯片的载体材料不同分类：载体材料可分为无机材料和有机材料两种。无机材料主要有半导体硅片、玻璃、陶瓷等，其上的探针主要采用原位聚合的方法合成；有机材料主要是有些有特定孔径的有机膜（如硝酸纤维膜、尼龙膜）和凝胶等，其上的探针主要是预先合成后通过特殊的微量点样装置或仪器滴加到片基上，另外还有采用聚丙烯膜作为支持物，使用传统的亚磷酰胺固相法原位合成高密度探针序列。膜芯片其阵列密度比较低，用到的探针量较大，检测的方法主要是用放射性同位素的方法，检测的结果是一种单色的结果。而以玻璃为介质的芯片，阵列密度高，所用的探针量少，检测方法具有多样性，所得结果是一种彩色的结果，与膜芯片相比，结果分辨率更高一些，分析的灵活性更强。

(三) 按探针固定方式分类

按照探针固定方式的不同可以大致分为原位合成芯片 (synthetic gene chip)、DNA 微阵列芯片 (DNA microarray) 两种。两类芯片比较如表 3.1.2 所示。

表 3.1.2　原位合成芯片及微矩阵芯片的比较

项目	原位合成芯片	DNA 微阵列芯片
内容	原位合成法	预先合成后点样法
方式	原位化学合成	探针收集, 显微打印
探针类型	寡核苷酸	寡核苷酸、DNA、RNA 等
探针长度	短, 小于 50 个碱基	可较长, 100 ~ 500 个碱基或更长
最高集成度	10 万 ~ 40 万点阵 / 平方厘米	1 万 ~ 10 万点阵 / 平方厘米
杂交过程	条件要求高, 不易控制	条件要求低, 较易控制

1. 原位合成芯片

原位合成芯片是指直接在芯片上用 4 种核苷酸合成所需探针制备而成, 主要包括以下几种:

(1) 光导原位合成法。结合了半导体工业的光刻技术和 DNA 合成技术。利用光保护基团修饰芯片表面碱基单体的活性羟基, 通过设计特定的光刻掩膜和不断的更换曝光区域, 直接在片基上合成所需探针阵列, 探针数目呈指数增长。但每步合成反应的产率低, 且去保护不彻底会导致杂交信号模糊。

(2) 电压打印法。该法是美国 Incyle Pharmaceutical 公司等采用的, 原理类似于喷墨打印机, 不过喷头和墨盒有多个。墨盒中分别装上 4 种碱基合成试剂, 通过计算机控制将 4 种碱基合成试剂打印到包被的支持物的预定区域上, 经过冲洗、封闭、氧化和脱保护等常规的化学处理步骤循环地合成。与传统的 DNA 固相合成相一致, 不需要特殊的化学试剂。方法对探针的设计和制备比较灵活, 成本低, 产率高, 每步产率可达 99 %, 可合成出长度达 40 ~ 50 个碱基的探针。

(3) 分子印章技术。我国东南大学首先提出。根据所需的微阵列设计制备有凹凸的微印章, 然后根据设计在印章上涂上对应的核苷酸, 按顺序将涂有不同核苷酸的微印章逐个依次压印在同一基片上, 循环直至合成完毕。特点与压电打印技术相似, 但可大大简化设备的投入。

(4) 流体通道合成法。在玻璃介质的表面铰链一系列的 1mm 硅胶管, 形成通道, DNA 合成试剂被引入通道, 通过变换微流体模板, 可以在玻片上合成不同序列的寡聚核苷酸探针。

(5) 机械点涂法。通过高精密机械控制的枪头与芯片表面接触而将寡聚核苷酸定位点滴到芯片特定的位置上。

2. 微矩阵芯片

微矩阵芯片的制备是将预先合成好的探针通过点样机直接点在芯片片基上。其探针来源主要是通过常规分子生物学技术制备，如聚合酶链反应（PCR）、反转录2聚合酶链反应（RT2PCR）扩增、基因克隆、人工合成等。

（1）机械点样法　通过打印针与片基表面的接触来完成探针液滴的转移，随后自动清洗点样针进行下一轮的操作。

（2）化学喷射法　结合了压电和其他推进方式，通过喷射器的动力将探针液滴喷射到片基表面。

（四）按基因芯片用途分类

按照基因芯片的用途可分为基因组芯片、表达谱芯片、诊断芯片、指纹图谱芯片、测序芯片、甲基化芯片，以及根据应用不同而制备的专用芯片如毒理学芯片（toxchip）、病毒检测芯片（如肝炎病毒检测芯片）、*P53*基因检测芯片等。

五、基因芯片检测流程

基因芯片检测流程大致包含了3个步骤（见图3.1.2、图3.1.3）：首先待测样本准备，对基因组DNA进行片段化处理后构建文库，然后DNA片段与芯片上固定的已知探针进行杂交、清洗芯片以除去未结合游离的序列片段，将富集后的DNA片段洗脱下来，被捕获的DNA片段经PCR扩增，检测其质量达到质控要求后进行测序前准备，最后检测分析，进行高通量测序。

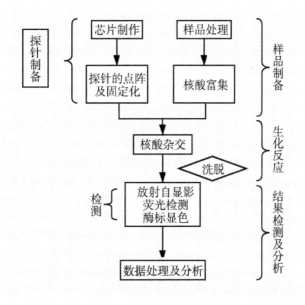

图3.1.2　基因芯片检测流程

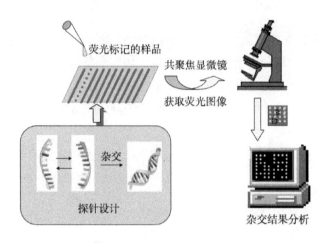

荧光标记的样品

共聚焦显微镜

获取荧光图像

杂交

探针设计

杂交结果分析

图 3.1.3　基因芯片技术流程

(一)《基因芯片诊断技术管理规范》

为贯彻落实《医疗技术临床应用管理办法》，做好基因芯片诊断技术审核和临床应用管理，保障医疗质量和医疗安全，2009 年，卫生部办公厅组织制定了《基因芯片诊断技术管理规范 (试行)》(以下简称《规范》)，本《规范》为技术审核机构对医疗机构申请临床应用基因芯片诊断技术进行技术审核的依据，是医疗机构及其医师、医技人员开展基因芯片诊断技术的最低要求。

本《规范》所称基因芯片诊断技术是指从临床获得的患者样本中，提取核酸 [DNA和 (或) RNA] 进行扩增和标记，标记后的探针与基因芯片进行分子杂交，通过基因芯片分析仪器获得基因芯片杂交的图像与数据，经计算机程序分析，并由具备资质和经验的医师对上述数据进行分析，做出诊断参考意见的全过程。本规范不适用于蛋白芯片等其他类型的生物芯片的临床诊断应用。

该《规范》从医疗机构、人员、技术管理三个方面作出了详细的基本规定，其中有特别要求医疗机构应该具有专用的样本核酸提取和模板制备操作室、扩增和杂交操作室；有专门的基因芯片数据分析室 (区) 及相应的计算机软、硬件；具备样本保存和基因芯片贮存的基本条件。应当向患者告知基因芯片诊断的目的、技术可靠性、参考价值、结果的客观评估和注意事项以及可能产生的经济和心理负担。同时要求数据分析及分析结果应保存 5 年以上，并采取有效措施防止数据的泄漏、丢失和损坏；还应建立基因芯片诊断技术相关器材登记制度，保证基因芯片、基因提取标记和分子杂交的来源可追溯。

(二) 目的核酸的制备

目的核酸的制备包括样本的分离纯化、扩增和标记。

生物样品是复杂的生物分子混合体，采用常规方法从血液或组织中得到的生物样品（DNA 或 mRNA）一般不能直接与芯片反应，必须使用一定方法分离并纯化，特别是 mRNA，并且还需进行高效而特异的扩增，以提高对样品中的靶分子，如 cDNA 片段、PCR 产物、mRNA、寡核苷酸等的检测灵敏度，保证后续检测结果的正确性。靶分子的标记主要采用荧光标记法，也可用生物素、放射性同位素等标记。样品的标记在其 PCR、RT-PCR 扩增或反转录过程中进行。常用荧光色素 Cy-3、Cy-5 或生物素标记 dNTP。DNA 聚合酶选择荧光标记的 dNTP 为底物，参与引物延伸，这样新合成的 DNA 片段中就掺入了荧光分子。对于 cDNA 一般是在反转录过程中掺入荧光基因。

1. 核酸的分离纯化

基因芯片实验中核酸的抽提没有特殊之处，目前已经有很多商业化核酸纯化试剂盒用于提取 DNA 和 RNA，不仅可以提纯核酸，还可以对样本进行稳定化处理，增加保存时间，按照操作实验手册就可以。不同组织或细胞的裂解方法不尽相同，其中细胞裂解酶可以将组织或细胞消化裂解，匀浆器则用来进行物理破碎裂解。一般所需 mRNA 的量是以一张表达谱芯片需要 3 μg mRNA 为标准来计算的（见表 3.1.3），对于 RNA 样本，由于 RNA 的稳定性很差，在活体内的半衰期也很短，因此取材一定要新鲜，取材后迅速保存在液氮中，在整个处理过程中要非常小心，以免降解，影响实验成功率或结果的可靠性。

表 3.1.3　不同组织抽提 3 ~ 10 μg mRNA 所需要的组织量

来源	器官 / 组织 *	提取 3μg mRNA 所需组织 /g)	提取 10μg mRNA 所需组织 /g)	总 RNA 获得率 [RNA（mg）/ 组织 /g）]	mRNA 所占百分比 /%
成人正常组织	肝	0.208 3	0.694 4	1.80 – 1.80	0.80
成人正常组织	肺	0.300 0	1.000 0	1.00 – 1.00	1.00
成人正常组织	心	0.500 0	1.666 7	0.60 – 0.60	1.00
成人正常组织	胃	0.185 2	0.617 3	2.70 – 2.70	0.60
成人正常组织	喉	0.312 5	1.041 7	1.20 – 1.20	0.80
病理组织	结肠癌	0.252 1	0.840 3	1.70 – 1.70	0.70
病理组织	胃癌	0.431 7	1.438 8	0.50 – 0.50	1.39
病理组织	空肠癌	0.357 1	1.190 5	1.40 – 1.40	0.60
病理组织	直肠癌	0.160 4	0.534 8	1.70 – 1.70	1.10
病理组织	肝癌	0.111 6	0.372 0	3.84 – 3.84	0.70
病理组织	肺癌	0.128 2	0.427 4	2.00 – 2.00	1.17

注：* 考虑到个体差异以及样品在研磨、匀浆等过程中的损失，实际样品量应在上述基础上增加 1 ~ 2 倍。

2. 核酸的扩增

基因芯片实验需要大量的目的核酸来生成盖过背景噪声的信号,每张芯片所需要总 RNA 的量为每个阵点 20 ~ 200 μg (无 poly-A 尾的 mRNA 为 2 ~ 5 μg)。另外,基因芯片技术的发展目标之一是进行单个细胞检测,初始分子很少,必须对目的片段进行扩增 (amplification)。PCR 是一种可对 cDNA 进行指数扩增的方法,但是这种非线性化的扩增技术不能很好地指示原始样本中目的 mRNA 的含量。反义 RNA (antisense RNA, aRNA) 扩增则是一种线性扩增的过程,其产物更能代表初始 mRNA 的含量,实验中常用含有 T7 噬菌体 RNA 聚合酶启动子位点的 oligo (dT) 引物来进行反转录,将单链 cDNA 互补合成为双链后,T7RNA 聚合酶可用来转录扩增 aRNA 拷贝。在 mRNA 反转录为 cDNA 的过程中,使用茎环引物 (stem-loop primer) 可以为长度较短的 mRNA 添加一段已知序列,增强 PCR 扩增的效率 (见图 3.1.4)。

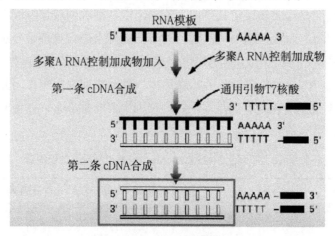

图 3.1.4　RNA 反转录扩增

3. 核酸的标记

分子生物学常用的标记方法有同位素标记和非同位素标记方法,常用的同位素有 ^{33}P、^{32}P、^{125}I 及 ^{3}H 等化学发光标记和荧光标记,非同位素标记方法又分为化学发光法和荧光法。常用的化学发光物质有碱性磷酸酶 (alkaline phosphatase, ALP) 和辣根过氧化物酶 (horseradish peroxidase, HRP),它们能催化相应的底物产生有颜色的沉淀物;生物素和地高辛是最常用的非同位素标志物。很多荧光染料、碱性磷酸酶和辣根过氧化物酶可直接同抗地高辛抗体及亲和素耦联。而目前常用的荧光染料种类有得克萨斯红 (Texasred)、荧光系、罗丹明、Cy3、Cy5 等,荧光染料的优点在于可选颜色较多,可在同一芯片上对不同目的片段标记不同颜色,来比较相对表达水平。生物芯片中的标记方法普遍采用荧光方法,很少采用化学发光法和同位素标记方法。可使用的核酸标记方法很多,这里仅举几种常用的方法。

(1) DNA 样本的标记方法。当对样本进行 CGH 分析、SNP 分析、分子分型或甲基化研究时,主要选用 DNA 作为样本。对于 CGH,可以进行全基因组标记,通常采用随机引物标记方法。这种方法需要的 DNA 量大，一般在 2pg 以上的基因组 DNA。虽然有人发明了全基因组 DNA 的线性扩增技术以减少对样本量的需求，但效果上都不很理想，很难真正做到全基因组及完全的线性扩增。对于 SNP 研究，可以采用类似 CGH 的标记方式进行全基因组标记。由于 SNP 检测的是 DNA 的"质"，而不像表达谱或 CGH 质检测核酸的"量"，因此不必要考虑标记时 DNA 的线性关系，可以采用其他的全基因组的扩增方法。但由于杂交条件的限制，一般难以做到真正意义上的高通量。因此，一般只是选择少数目的基因的少数 SNP 位点进行研究，可以采用多重 PCR 标记方法标记目的片段代替全基因组标记。甲基化研究有两种方案，一种采用 SNP 的检测原理，另一种类似 CGH 的方法。

（2）RNA 样本的标记方法。对于表达谱基因芯片和 RNA 不同剪切体的研究，是针对 RNA 样本进行标记。最常见的标记方式是用 Cy3 或 Cy5 荧光，通过反转录标记法，选择不同激发波长的荧光标记不同的样本。如 Cy3 或 Cy5 标记的 dNTP，通过酶反应掺入到待测样品中，便可以在一张片子上同时检测两份标本的信息，做到平行性比较，数据更可靠。另外，由于反转录法所需 RNA 样本量大，一般需要 20 μg 的总 RNA。对于微量的组织样本很难制备足够的 RNA，这时可以采用 RNA 线性扩增方法，最普遍采用的 RNA 扩增方法是 RNA 体外线性扩增方法。

（三）分子杂交与洗脱

在此步骤中发生靶标样品核酸分子与（芯片）探针之间的选择性反应。芯片杂交属于固－液相杂交，与膜上杂交相似。芯片杂交中固定在芯片上的往往是成千上万的核酸探针，而与之杂交的则是经过标记的核酸样品。待测样品经扩增、标记等处理后，可与基因芯片上探针阵列进行分子杂交。靶分子与探针分子之间的杂交是芯片检测的关键一步，杂交条件因靶分子的类型不同而有所不同。此外，杂交反应还必须考虑反应体系中盐浓度、探针 GC 含量、所带电荷、探针与芯片之间连接臂的长度及种类、待测基因的二级结构的影响。有研究资料显示探针和芯片之间适当长度的连接臂可使杂交效率提高 150 倍。连接臂上任何正或负电荷都将减少杂交效率。由于探针和检测基因均带有负电荷，因此影响它们之间的杂交结合，为此有人提出使用不带电荷的肽核酸（peptide nucleic acid, PNA）做探针。虽然 PNA 的制备比较复杂，但因其自身特点，与 DNA 探针比较有更好的作为探针的优势，如不需要盐离子，因此可以防止检测过程中基因二级结构的形成和（或）自身复性。探针的浓度、长度，杂交的温度、时间、离子强度等因素都是影响杂交效果的关键因素。如果是基因表达检测，反应时需要高盐浓度、低温和长时间；如果要检测是否有突变，因涉及单个碱基的错配，故需要在短时间内、低盐、高温条件下高特异性杂交。因此，要根据探针的类型和长度以及芯片的应用来选择、优化杂交反应条件。杂交后芯片要经过洗涤除去未杂交的一切残留物。

(四) 基因芯片的信号检测和分析

待测样品与基因芯片上探针阵列杂交后，漂洗以除去未杂交分子。携带荧光标记的分子结合在芯片特定的位置上，在激光的激发下，含荧光标记的 DNA 片段发射荧光。样品与探针严格配对的杂交分子，所产生的荧光强度最强；不完全杂交的（含单个或 2 个错配碱基）双链分子荧光信号弱（不及前者的 1/35 ~ 1/5 ）；不能杂交的则检测不到荧光信号或只检测到芯片上原有的荧光信号。荧光强度与样品中的靶分子含量有一定的线性关系。芯片上不同位点的荧光信号被荧光共聚焦显微镜、激光扫描仪或落射光显微镜等检测到，由计算机记录下来，然后通过特制的软件对每个荧光信号的强度进行定量分析、处理，并与探针阵列的位点进行比较，就可得到待测样品的遗传信息杂交信号的检测是 DNA 芯片技术中的重要组成部分。以往的研究中已形成许多种探测分子杂交的方法，如荧光显微镜、隐逝波传感器、光散射表面共振、电化传感器、化学发光、荧光各向异性等，但并非每种方法都适用于 DNA 芯片。杂交信号探测系统主要包括杂交信号产生、信号收集及传输和信号处理及成像 3 个部分组成。

根据所使用的标志物不同，因而相应的探测方法也各具特色。荧光标志物是大多数研究中所用，也有一些研究者使用生物素标记，联合抗生物素结合物检测 DNA 化学发光。通过检测标记信号来确定 DNA 芯片杂交谱型。

1. 荧光标记杂交信号的检测方法

使用荧光标志物的研究者最多，因而相应的探测方法也就最多、最成熟。由于荧光显微镜可以选择性地激发和探测样品中的混合荧光标志物，并具有很好的空间分辨率和热分辨率，特别是当荧光显微镜中使用了共焦激光扫描时，分辨能力在实际应用中可接近由数值孔径和光波长决定的空间分辨率，而在传统的显微镜是很难做到的，这便为 DNA 芯片进一步微型化提供了重要的检测方法的基础。大多数方法都是在落射照明式荧光显微镜（epi-fluorescence microscope）基础上发展起来的，包括激光扫描荧光显微镜、激光共焦扫描显微镜、使用了电荷耦合器件（charge coupled device, CCD）相机的改进的荧光显微镜以及将 DNA 芯片直接制作在光纤维束切面上并结合荧光显微镜的光纤传感器微阵列。这些方法基本上都是将待杂交对象以荧光物质标记，如荧光素或丽丝胶（lissamine）等，杂交后经过枸橼酸钠缓冲液（SSC）和十二烷基硫酸钠（SDS）的混合溶液或 SSPE 等缓冲液清洗。

（1）激光扫描荧光显微镜。探测装置比较典型。方法是将杂交后的芯片经处理后固定在计算机控制的二维传动平台上，并将一物镜置于其上方，由氩离子激光器产生激发光经滤波后通过物镜聚焦到芯片表面，激发荧光标志物产生荧光，光斑半径为 5 ~ 10μm。同时通过同一物镜收集荧光信号经另一滤波片滤波后，由冷却的光电倍增管探测，经模数转换板转换为数字信号。通过计算机控制传动平台 X-Y 方向上步进平移，DNA 芯片被逐点照射，所采集荧光信号构成杂交信号谱型，送计算机分析处理，最后形成 20 μm 像素的图像。这种方法分辨率高、图像质量较好，适用于各种主要类型的 DNA 芯片及大规模 DNA 芯片杂交信号检测，广泛应用于基因表达、基因诊断等方面研究。

（2）激光扫描共焦显微镜。激光扫描共焦显微镜与激光扫描荧光显微镜结构非常相似，但是由于采用了共焦技术因而更具优越性。这种方法可以在荧光标记分子与 DNA 芯片杂交的同时进行杂交信号的探测，而无须对未杂交分子进行清洗，从而简化了操作步骤，大大提高了工作效率。Affymetrix 公司的 S. P. A. Forder 等设计的 DNA 芯片即使用本方法。其方法原理是将靶 DNA 分子溶液放在样品池中，芯片上合成寡核苷酸阵列的一面向下，与样品池溶液直接接触，并与 DNA 样品杂交。当用激发光照射使荧光标志物产生荧光时，既有芯片上杂交的 DNA 样品所发出的荧光，也有样品池中 DNA 所发出的荧光，如何将两者分离开来是一个非常重要的问题。而共焦显微镜具有非常好的纵向分辨率，可以在接受芯片表面荧光信号的同时，避开样品池中荧光信号的影响。一般采用氩离子激光器（488 nm）作为激发光源，经物镜聚焦，从芯片背面入射，聚集于芯片与靶分子溶液接触面。杂交分子所发的荧光再经同一物镜收集，并经滤波片滤波，被冷却的光电倍增管在光子计数的模式下接收。经模数转换，转换为数字信号送微机处理，成像分析。在光电信增管前放置一共焦小孔，用于阻挡大部分激发光焦平面以外的来自样品池的未杂交分子荧光信号，避免其对探测结果的影响。激光器前也放置一个小孔光阑以尽量缩小聚焦点处光斑半径，使之能够只照射在单个探针上。通过计算机控制激光束或样品池的移动，便可实现对芯片的二维扫描，移动步长与芯片上寡核苷酸的间距匹配，在几分钟至几十分钟内即可获得荧光标记杂交信号图谱。其特点是灵敏度和分辨率较高，扫描时间长，比较适合研究用。现在 Affymetrix 公司已推出商业化样机，整套系统约为 12 万美元。

（3）采用了 CCD 相机的荧光显微镜。这种探测装置与以上的扫描方法都是基于荧光显微镜，但是以 CCD 相机作为信号接收器而不是光电倍增管，因而无须扫描传动平台。由于不是逐点激发探测，因而激发光照射光场为整个芯片区域，由 CCD 相机获得整个 DNA 芯片的杂交谱型。这种方法一般不采用激光器作为激发光源，由于激光束光强的高斯分布，会使得光场光强度分布不均，而荧光信号的强度与激发光的强度密切相关，因而不利于信号采集的线性响应。为保证激发光匀场照射，有的学者使用高压汞灯经滤波片滤波，通过传统的光学物镜将激发光投射到芯片上，照明面积可通过更换物镜来调整；也有的研究者使用大功率弧形探照灯作为光源，使用光纤维束与透镜结合传输激发光，并与芯片表面呈 50° 角入射。由于采用了 CCD 相机，因而大大地提高了获取荧光图像的速度，曝光时间可缩短至零点几秒至十几秒。其特点是扫描时间短，灵敏度和分辨率较低，比较适合临床诊断用。

（4）光纤传感器。有研究者将 DNA 芯片直接做在光纤维束的切面上（远端），光纤维束的另一端（近端）经特制的耦合装置耦合到荧光显微镜中。光纤维束由 7 根单模光纤组成。每根光纤的直径为 200 μm，两端均经化学方法抛光清洁。化学方法合成的寡核苷酸探针共价结合于每根光纤的远端组成寡核苷酸阵列。将光纤远端浸入荧光标记的靶分子溶液中与靶分子杂交，通过光纤维束传导来自荧光显微镜的激光（490 μm），激发荧光标志物产生荧光，仍用光纤维束传导荧光信号返回到荧光显微镜，由 CCD 相机接收。每根光纤单独作用互不干扰，而溶液中的荧光信号基本不会传播到光纤中，杂交到光纤远端的靶分子可在 90% 的甲酸胺（formamide）和 TE 缓冲液中浸泡 10 s 去除，进而反复使用。这种方法快速、便捷，可实时检测 DNA 微阵列杂交情况而且具有较高的灵敏度，但由于光纤维束所含光纤数目有限，因而不便于制备大规模 DNA 芯片，有一定的应用局限性。

2. 生物素标记方法中的杂交信号探测

以生物素（biotin）标记样品的方法由来已久，通常都要联合使用其他大分子与抗生物素的结合物（如结合化学发光底物酶、荧光素等），再利用所结合大分子的特殊性质得到最初的杂交信号，由于所选用的与抗生物素结合的分子种类繁多，因而检测方法也更趋多样化。特别是如果采用尼龙膜作为固相支持物，直接以荧光标记的探针用于 DNA 芯片杂交将受到很大的限制，因为在尼龙膜上荧光标记信号信噪比较低。故而使用尼龙膜作为固相支持物的这些研究者大多是采用生物素标记的。目前应用较多的是美国 General Scanning 公司开发的基因芯片专用检测系统（ScanArray 系列），采用激光共聚焦扫描原理进行荧光信号采集，由计算机处理荧光信号，并对每个点的荧光强度数字化后进行分析。

样品在被测定前，首先要经过消化分离，使待测组织细胞中的 DNA 或 RNA 释放出来，在经过适当的扩增后，以荧光标志物标记，放入基因芯片自动孵育装置（fluidics station）中，由其自动控制反应的时间、温度以及缓冲液的配比等反应条件，进行杂交，这一过程，仅需要数秒钟。杂交完成后，要对基因芯片进行"读片"，即应用激光共聚焦荧光扫描显微镜，对基因芯片表面的每个位点进行检测。这种显微镜，将聚焦的平面设定为芯片的表面，因此可以检测结合到芯片表面位点的样品片段的荧光标记，而待测样品中未与芯片上探针结合的荧光标志物，则悬浮于溶液中，由于不在聚焦平面上，因而不被检测。样品与探针的错配是影响杂交反应结果的重要因素，但由于样品与芯片上的探针正确配对时产生的荧光信号要比错配时强得多，因此，通过对信号强度的分析，就可以区分正确与错误的配对。

为了使结果的检验更加简便和快速，Affymetrix 的基因芯片的分析系统中采用了基因阵列扫描仪和专用的基因芯片工作站，对一幅包含数万个探针位点的基因芯片图样的分析，仅需要数分钟的时间。这样在短短的几十分钟至数小时内，就可以完成用传统方法需要数月才能完成的几万乃至几十万次杂交分析试验。简而言之，芯片杂交过程与传统的 southern 印迹杂交等类似，属于固—液相杂交：探针分子固定于芯片表面，与液相的靶分子进行反应。但这种方式不仅使得检测过程平行化，可以同时检测成百上千的基因序列，而且由于集成的显微化，使得杂交所需的探针及待测样品均大为减少、杂交时间明显缩短。

3. 数据分析

(1) 背景处理。核酸杂交后得到的数据在分析前首先需要进行背景信号处理，即过滤芯片杂交信号中属于非特异性的背景噪声部分。一般以图像处理软件对芯片划格后，每个杂交点周围区域各像素吸光度的平均值作为背景，但此法存在芯片不同区域背景扣减不均匀的缺点，同时会使 1%~5% 的点产生无意义的负值。也可利用芯片最低信号强度的点 (代表非特异性的样本与探针结合值) 或综合整个芯片非杂交点背景所得的平均吸光值作为背景。背景处理之后，可以将芯片数据以矩阵的格式输出。

(2) 数据清理。经过背景校正后的芯片数据中可能会产生负值，还有一些单个异常大 (或小) 的峰 (谷) 信号，将其认为是随机噪声。对于负值和噪声信号，由于没有生物学意义，通常的处理方法就是将其去除，常见数据经验型舍弃方法有：标准值或奇异值舍弃法；变异系数法；前景值 < 200；前景值—平均数 / 前景值—中位数 < 80% 等。在扫描过程中也可能会产生数据的缺失。由于数据的缺失对后续的统计分析 (尤其是层式聚类和主成分分析) 有致命的影响，故需要进行芯片数据清理。Affymetrix 公司的芯片分析系统会直接将负值修正为一个固定值。对缺失值的处理方法有：①删除，通常是删去所在的列向量或行向量。一个比较常用的做法是，事先定义个阈值 M，若行 (列) 向量中的缺失数据量达到阈值 M，则删去该向量。若未达到 M，有两种方法处理，一是以 0 或者用基因表达谱中的平均值或中值代替。另一个是分析基因表达谱的模式，从中得到相邻数据点之间的关系，据此利用相邻数据点估算得到缺失值 (类似于插值)。②填补缺失值 (k 临近法)：利用与待补缺基因距离最近的 k 个临近基因的表达值来预测待填补基因的表达值。

(3) 提取芯片数据的表达值。由于芯片数据的小样本和大变量的特点，导致数据分布呈偏态、标准差大。对数转换能使上调、下调的基因连续分布在 0 的周围，更加符合正态分布，同时对数转换使荧光信号强度的标准差减少，利于进一步的数据分析。

(4) 芯片数据的标准化。经过背景处理和数据清洗处理后的修正值反映了基因表达的水平。然而在芯片试验中，各个芯片的绝对光密度值是不一样的，在比较各个试验结果之前必须将其标准化 (normalization)。数据的标准化目的是消除由于实验技术所导致的表达量 (intensity) 的变化，并且使各个样本 (sample) 和平行实验的数据处于相同的水平，不是调整生物 RNA 样本的差异。在同一块芯片上杂交的、由不同荧光分子标记的两个样品间的数据也需要标准化。标准化的方法根据芯片的种类、数据处理的阶段和目的不同而有所差异。常用的方法有中位数标准化 (median normalization)、管家基因标准化 (housekeeping gene normalization)、lowess 标准化 (lowess normalization)、点样组内标准化 (print-tip group normalization)。

以芯片内数据标准化常用的局部加权回归分析方法为例，lowess 回归分析是一种非参数回归方法，也称为平滑方法，在计算两个变量的关系时采用开放式算法，不套用现成的函数公式，所拟合的曲线可以很好地描述变量之间关系的细微的变化。例如在分析某一点 (x, y) 的变量关系时，lowess 回归的步骤：①首先确定以 x 为中心的一个区间（interval）内参加局部回归的观察值的个数 q。q 值设得越高得到的拟合曲线越平滑，但对变量关系的细微变化越不敏感。小的 q 值会对细微的变化很敏感，但是得到的拟合曲线变得很粗糙。②定义区间内所有点的权数，权数由权数函数来决定，任一点的权数是权数函数的曲线的高度。③对每个区间内的 q 个散点拟和一条直线，拟合曲线描述这个区间内的变量关系。④拟合值 y 值就是在 x 点的 y 的拟合值。

依照上面 4 个步骤，所有的点都计算拟合值，最终得到一组平滑曲线的平滑点，最后在把这些平滑点用短直线连接起来，就得到了 lowess 的回归曲线。

$$\log_2 R' / G' = \log_2 R / G - \mathrm{loessi}(A)$$

每一点的 log ratio 减去该点的经过 lowess 加权函数得到值，得到残差即为 M 纵坐标。根据不同的加权函数可以得到不同的 lowess 拟合曲线，常用的还有 global lowess normalization、2-dimension lowess normalization 等（见图 3.1.5）。

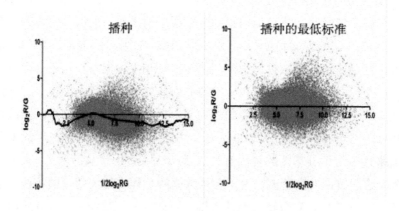

图 3.1.5　Lowess Normalization 标准化示例

（5）差异基因表达分析。经过预处理，探针水平数据转变为基因表达数据。为了便于应用一些统计和数学术语，基因表达数据仍采用矩阵形式。

芯片数据的差异分析主要包括 3 种方法：①倍数分析方法.倍数变换 fold change，单纯的 case 与 control 组表达值相比较，对没有重复实验样本的芯片数据，或者双通道数据采用这种方法。②参数法分析（t 检验）。当 t 超过根据可信度选择的标准时，比较的两样本被认为存在着差异。但小样本基因芯片实验会导致不可信的变异估计，此时采用调节性 T 检验。③非参数分析。由于微阵列数据存在"噪声"干扰而且不满足正态分布假设，用 t 检验有风险。非参数检验并不要求数据满足特殊分布的假设，所以可使用非参数方法对变量进行筛选。如经验贝叶斯法、芯片显著性分析 SAM 法。芯片数据的差异分析的常用软件包括：limma，它是一个功能比较全的包，既含有 cDNA

芯片的 RAW data 输入、前处理 (标准化) 功能, 同时也有差异化基因分析的 "线性"算法 (limma: linear models for microarray data), 特别是对于多因素设计实验 (multifactor designed experiment)。limma 包的可扩展性非常强, 单通道 (one channel) 或者双通道 (tow channel) 数据都可以分析差异基因, 甚至也包括了定量 PCR 和 RNA-seq。还有 DESeq2 和 EdgeR 包都可用于做基因差异表达分析, 主要也是用于 RNA-Seq 数据, 同样也可以处理类似的 ChIP-Seq,shRNA 以及质谱数据。这两个都属于 R 包, 其相同点在于都是对 count data 数据进行处理, 都是基于负二项分布模型。另外, GFOLD 软件, 对于有生物学重复的数据 (一般的转录组数据都会有生物学重复), 一般采用 edgeR 和 DEseq 的 R 包。但如果预先测了一批数据没有重复的数据, 这时候 edgeR 依然可以用, 不过需要认为指定一个 dispersion 值, 这样不同的人就可以有不同的结果。

(6) 聚类分析。聚类是指根据基因芯片的基因表达数据, 将基因按照不同的功能, 或者相同的表达行为进行归类, 聚类的基因表达谱为研究人员提供基因表达差异、启动子分析、表达模式研究等提供了便利的条件。目前已经有很多种聚类方法应用到基因芯片的研究当中, 如分层聚类 (hierarchical clustering)、K 均值聚类 (K-means clustering)、自组织图谱 SOM (self-organizing map)、PCA (principle componet analysis) 等等。总的来说, 可以把所有的聚类方法归结为有监督的学习和无监督的学习两种方法。

分层聚类 (hierarchical clustering) 是最早也是最普遍的应用在基因芯片数据分析研究中的聚类算法。步骤如下:

①建立 gene-experiment 矩阵 (见表 3.1.4)。

表 3.1.4 gene-experiment 矩阵表

	播种	分蘖	生根	圆锥花序 1	圆锥花序 2
Gene1	1.2	−0.9	−1.5	0.3	4.2
Gene2	1.3	−0.3	0.4	1.1	−0.5
...					
Gene					

每一列是不同的组织, 或者在不同条件下的样本, 每一行是基因的编号, 每个基因的表达量用标准化后 $\log_2 R/G$ 的表示。

②计算所有基因之间的相关系数 correlation coefficient。

基因的相似分值 (similarity score) 可以由 Pearsons correlation 公式计算:

$$S(X,Y) = \frac{1}{N} \sum_{i=1,N} \left(\frac{X_i - X_{offset}}{\Phi_X} \right) \left(\frac{Y_i - Y_{offset}}{\Phi_Y} \right)$$

$$\Phi_G = \sqrt{\sum_{i=1,N} \frac{\left(G_i - G_{offset} \right)^2}{N}}$$

③建立 gene-gene 距离矩阵（见表 3.1.5）。

表 3.1.5　gene-gene 距离矩阵表

	Gene1	Gene2	...	Gene N
Gene 1	D11			
Gene 2	D12	D22		
...	...	...	...	
Gene N	D1N	D2N	...	DNN

④建立系统发育树（phylogenetic tree）。

根据 gene-gene 的距离矩阵的分值，首先找到距离最近的两个基因，然后合并，再找距离相近两组再合并，直到所有的基因合并到一个组中。

⑤建立表达图谱。

绘制表达谱图时，log 值为正，用红色表示，越大红色越亮，表示，基因表达的水平越高，受到的诱导越强；log 值为负则用绿色表示，越小绿色越亮，基因表达的水平越低，受到的抑制越强。

K-means 聚类与分层聚类有本质的区别，首先要估计出将要分出几个类，然后将全部的基因按照相似性的距离，归入这几类中。步骤如下：

首先，要先将 gene-expriments 矩阵转化成 gene-gene distance 矩阵，但是计算基因的相关系数的方法与分层聚类有所不同，用欧几里得距离（Euclidean distance）公式计算：

$$d(X,Y) = \sqrt{\sum_{i=1}^{m} (X_i - Y_i)^2}$$

X,Y 为两个基因。

然后，将所有的基因随机地分配到 K 类中，计算出每个类中的基因的均值。然后，将每个基因分配到均值与它最相近的那个类中。重复以上两个步骤，直到所有的基因都被分配到类中。

自组织映射聚类（Self-Organizing Map, SOM），是由 T.Konohen 于 1980 年提出的模型，属于非监督学习的神经网络聚类，与 K-means 相似，采用 SOM 聚类算法之前，也要首先估计出想要得到的类的个数。再 SOM 神经网络中，输出层的神经元是以列阵的方式排列于一维或二维的空间中的。根据当前输入向量与神经元的竞争，利用欧几里得距离，寻找最短距离当作最优神经元，以求得调整向量神经元的机会，而其他神经元也可以彼此学习。而最后的神经元就可以根据输入向量的特征，以拓扑结构展现于输出空间中。

芯片数据聚类分析最常用的软件是 Esien 实验室开发 Cluster 和 TreeView 程序，通过 Cluster 程序，可以对数据作简单的数据过滤，平均数、中位数标准化，以及数据转化。此外，聚类包括分层聚类、K- 均值聚类、自组织映射和组成性分析（PCA）4 种主要的聚类算法。通过 Cluster 程序聚类分析的数据，可以接下来用 TreeView 程序做出基因表达谱和层次树状图，不仅可以找出基因表达行为相似的组织，也可以分析基因之间的调控关系。

（7）基因的功能注释以及功能富集分析。由于芯片本身会提供一些探针对应的基因信息，我们可以直接对这些信息加以利用，以此为出发点，以探针代表的所有基因为背景对差异表达的基因进行功能富集，主要包括 GO 功能的富集分析和利用最新 KEGG 库 Pathway 的富集分析，旨在研究处理组相对对照组有哪些功能模块受到影响，可以更进一步分析样本中间的差异主要是由哪些代谢通路、生物学途径过程引起的。

第二节　临床应用及病例分析

基因芯片可用于基因表达检测、突变检测、基因组多态性分析和基因文库作图以及杂交测序等方面，在疾病诊断、治疗和预后、药物筛选及司法鉴定中发挥作用。此外，基因芯片技术作为 21 世纪生物技术的重要发展，在除了医学临床以外的许多领域均显示出了巨大的发展潜力和应用价值。例如，可用于农作物的优育优选、食品卫生监督、环境检测、国防等。

一、基因表达分析、基因突变和多态性分析、序列测定

（一）基因表达水平的检测

生命活动中基因表达的改变是生物学研究的核心问题。理解人类基因组中 10 万个不同的基因功能，监测某些组织、细胞不同分化阶段的差异基因表达（differential gene expression，DGE）十分重要。对差异表达的研究，可以推断基因与基因的相互关系，细胞分化中基因"开启"或"关闭"的机制；揭示基因与疾病的发生、发展、转归的内在联系。目前 DGE 研究方法主要有表达序列标签（ESTs）测序、差减克隆（subtractive cloning）、差异显示（differential display）、基因表达系列分析（serial analysis of gene expression，SAGE）。以 DNA、cDNA 或寡核苷酸为探针制备的 DNA 芯片，可直接平行检测大量 mRNA 的丰度，而应用于基因表达的研究。首先将各种 cDNA 单克隆作为探针固定在芯片上，再用两种荧光分别对待测组、对照组的 cDNA

或 mRNA 进行标记。两种材料一起与芯片杂交，再通过激光共聚焦显微镜对芯片进行扫描，并配合计算机系统对每一个探针上的信号作出比较和检测。每一种单独表达的基因位点会显出单独的颜色，而两种基因组中共同表达的基因位点就会显示其混合色，通过颜色在亮度上的差别还可鉴定每一种基因表达的相对丰度。基因芯片应用于基因水平检测的最大优越性是可以自动、快速检测目的材料中成千上万个基因的表达情况，这是常见的基因表达水平检测法不可比的。目前，基因芯片技术已在部分植物、细菌、真菌的整个基因组范围内对基因表达水平进行了快速检测，该技术还可用于检测各种生理、病理条件下人类所有基因表达的状况。

(二) 基因突变及多态性检测

在同一物种不同种群和个体之间，有着多种不同的基因型，而这种不同，往往与个体的不同性状和多种遗传性疾病有着密切的关系。通过对大量具有不同性状的个体的基因型进行比较，就可以得出基因与性状的关系。但是，由于大多数性状和遗传性疾病是由多个基因同时决定的。因此，分析起来就十分困难。然而基因芯片技术恰恰解决了这一问题，利用其可以同时反应数千甚至更多个基因的特性，我们就可以分析基因组中不同基因与性状或疾病的关系。可根据已知基因的序列信息设计出含有成千上万不同寡核苷酸探针的 DNA 芯片，再用荧光标记待测 DNA，如二者完全匹配则杂交后结合牢固，荧光强度高，如不完全匹配则荧光强度弱或无，由此可判断点突变的存在与否及部位和个数。如对 N 个碱基长度序列的每个碱基进行筛查，则需 $4N$ 个探针即可。实践证明，基因芯片技术也可用于核酸突变的检测及基因组多态性的分析，与常规测序结果一致性达到 98% 等的突变检测，对人类基因组单核苷酸多态性的鉴定、作图和分型、人线粒体基因组多态性的研究等。将生物传感器与芯片技术相结合，通过改变探针阵列区域的电场强度已经证明可以检测到基因的单碱基突变，通过确定重叠克隆的次序从而对酵母基因组进行作图。

(三) DNA 序列测定

Sanger 双脱氧链终止法和 Maxam-Gilbert 化学修饰法无疑是公认的两种通用的 DNA 序列分析法，但其用于大范围的测序工作已显得不够新颖，而用 DNA 微阵列或芯片快速测序具有十分诱人的前景。芯片测序具有高效、快速的特点，主要有杂交测序（sequencing by hybridization, SBH）和邻堆杂交测序（contiguous stacking hybridization, CSH）等两种方法。SHB 适用于不是很长的 DNA 测序，SBH 技术的效率随着微阵列中寡核苷酸数量与长度的增加而提高，但微阵列中寡核苷酸数量与长度的增加则提高了微阵列的复杂性，降低了杂交准确性。CSH 技术弥补了 SBH 技术存在的弊端，可进行较长的 DNA 测序，增加了微阵列中寡核苷酸的有效长度，加强了序列准确性，可进行较长的 DNA 测序。

二、疾病的诊断和治疗

寻找可能致病的基因和疾病相关基因。用 cDNA 微阵列技术通过比较组织细胞基因的表达谱差异，可以发现可能致病的基因或疾病相关基因，实现对疾病进行快速、简便、高效的诊断。

(一) 感染性疾病

在细菌性感染性疾病方面，传统的细菌检测方法（如细菌培养、生化鉴定、血清分型）操作烦琐，且需要等数天时间才能得到结果。核酸探针杂交技术也存在特异性或敏感性的问题，常规 PCR 1 次只能检出 1 种致病菌，对存在大量未知菌或有多种细菌则显得不适用。Chizhikov2 等建立了一种基因芯片检测系统，通过多重 PCR 扩增与食源性致病菌 [志贺菌 (*Shigella* spp.)、沙门菌 (*Salmonella* spp.) 和肠出血性大肠埃希菌 0157：H7 (enterohemor-rhagic, *Escherichia coli* O 157：H7)] 相关的 6 种毒力因子，然后与基因芯片杂交鉴定 6 种基因。Anthony 等人利用通用引物扩增细菌 23srRNA 因可变区段，与含有特定寡核苷酸探针的芯片杂交，可在 4 h 内检测和识别出约 20 种致病微生物。采用基因芯片技术对志贺杆菌、沙门菌等致病菌进行诊断和鉴别，可达到种或属的水平，表明基因芯片技术可以用于致病菌的鉴定。进行耐药性检测的传统方法主要是依靠培养法，而其时效性差为临床检验、选择用药带来麻烦，应用基因芯片技术，准确及时地检测病原菌的耐药性可以指导临床合理用药，有效预防耐药菌以及多重耐药菌的产生，因而具有重要的意义。将耐药菌分成不同的亚型，在临床上针对不同的亚型使用相应的抗生素，对临床用药具有指导意义。基因芯片可以同时检测耐药菌的多个耐药基因，也可以通过检测基因组序列的突变位点及耐药基因来分析其耐药性，或利用寡核苷酸检测序列的亚型或者突变位点分析其耐药性。基因芯片还用于检测代表肠杆菌科细菌 6 个常见抗原决定簇或毒力因子，将致病菌的毒力因子作为检测的目的靶点能同时检测大肠埃希菌、沙门菌和志贺菌的不同菌株。基因芯片技术用于分枝杆菌菌种鉴定，根据临床常见的分枝杆菌 *16S rRNA* 基因的核酸序列，设计特异性的 PCR 扩增引物及种属特异性寡核苷酸探针，定性检测来源于临床疑似结核病和非结核分枝杆菌 (nontuberculosis mycobacteria, NTM) 患者经过分离培养的分枝杆菌分离株样本中的核酸，检测指标包括临床常见分枝杆菌的 17 个种或群，包括结核分枝杆菌复合群、胞内分枝杆菌、鸟分枝杆菌、戈登分枝杆菌、堪萨斯分枝杆菌、偶然分枝杆菌、瘰疬分枝杆菌、浅黄分枝杆菌、土分枝杆菌、龟分枝杆菌和脓肿分枝杆菌、草分枝杆菌、不产色分枝杆菌、海分枝杆菌和溃疡分枝杆菌、金色分枝杆菌、苏尔加分枝杆菌、玛尔摩分枝杆菌、蟾蜍分枝杆菌、耻垢分枝杆菌。对结核分枝杆菌感染的临床诊断及流行病学调查具有重要意义。基因芯片技术用于结核分枝杆菌耐药基因检测，根据结核分枝杆菌标准株 H37Rv 序列，自行设计覆盖 *rpoB*、*katG*、*inhA* 基因突变区的系列寡核苷酸探针，并检测临床样品中结核分枝杆菌的基因突变情况，以此来判断利福平和异烟肼的耐药结果。

在病毒性感染方面，如基因芯片用于人乳头瘤病毒（HPV）基因分型检测，通过基因芯片的方法检测21种高危和低危的 HPV 亚型。基因芯片用于乙型肝炎病毒（HBV）基因分型检测，HBV 基因分型检测是建立在不同基因型 HBV 核苷酸序列异质性 ≥ 8% 的基础上，目前的研究将 HBV 分为 A、B、C、D、E、F、G 和 H 共 8 个基因型，美国和欧洲主要流行 A 型和 D 型，我国内地主要流行 A、B、C 和 D 共 4 种 HBV 基因型。每一种乙肝分型都有不同的治疗标准，有效地避免了因治疗方法不当导致的变异耐药及反复发作难题。基因芯片用于乙型肝炎病毒耐药突变位点检测，用于体外定性检测人血清或血浆样本中 HBV 的 8 个（rt180、rt181、rt184、rt194、rt202、rt204、rt236、rt250）常见突变位点，对拉米夫定、替比夫定、恩替卡韦、阿德福韦酯、替诺福韦酯、恩曲他滨 6 种药物的耐药情况进行检测。基因芯片用于 *IL28B* 基因多态性检测，定性检测全血样本中提取的 DNA 的 *IL28B* 基因中 *rs12979860* 和 *rs8099917* 位点基因型别（*rs12979860CC*、*rs12979860CT*、*rs12979860TT*、*rs8099917TT*、*rs8099917TG*、*rs8099917GG*）。用于检测慢性丙型肝炎患者 *IL-28B* 基因多态性的分布特征，预测聚乙二醇干扰素（polyethylene glycol interferon, PEG-IFN）联合利巴韦林（RBV）治疗丙型肝炎的效果。用基因芯片技术对 *HIV* 基因组中蛋白酶基因和反转录酶基因的多态性进行分析。分析结果表明，这两个基因在疾病发生的过程中易发生突变，由于这两个基因的突变，导致病毒表现出对抗生素如齐多夫定的抗性，从而使得 HIV 病毒不受抗生素的影响，结果与常规 DNA 序列分析结果吻合率达 98%。由此证实基因芯片技术可为艾滋病病毒抗药性的判断提供可靠的依据。以 SARS 冠状病毒 TOR2 株序列为设计标准，研制出用于检测 SARS 病毒的全基因芯片。应用该基因芯片对患者、出入境食品、动植物及其产品进行检测，结果显示该基因芯片技术检测 SARS 冠状病毒灵敏度高，特异性强，准确性好，稳定快速。Livache 等成功地将基因芯片技术应用于血清丙型肝炎病毒（hepatitis C virus, HCV）基因分型。HCV 至少可分为 6 个基因型（HCV 1 ~ 6 型），包括超过 100 个基因亚型（如 *1a*、*1b*、*1c*、*2a*、*2b* 等）。基因芯片技术可同时检测更多类型的 HCV 及其变异。HCV 的准确分型有助于更有效地进行丙型肝炎的临床诊断，以及结合基因型进行有效的个体化治疗，真正实现指导用药的作用。利用基因芯片技术联合检测 HIV、HBV、HCV 和结核分枝杆菌，以及 HBV 和 HCV 双检基因芯片，用于相关病原体的检测和献血员的筛查。

（二）肿瘤

基因诊断是基因芯片最具商业价值的应用。肿瘤是由于人体中被抑制表达的原癌基因受到理化因素的诱发而产生，可通过基因芯片技术对各种导致肿瘤产生的基因进行检测，从而筛选出健康人群中的潜在肿瘤发病基因，以达到早期诊断、预防的目的。已有的肿瘤基因芯片的诊断试剂盒通过对 200 名患者的肿瘤发病基因的诊断，准确性达到 95% 以上，筛查健康人群中具有潜在肿瘤发病基因的准确率达到 98% 以上。基因芯片还用于肿瘤细胞特异性基因的定位筛选。应用基因芯片技术筛选人白血病 K562 细胞中的肿瘤特异性基因，发现 42 个 K562 细胞肿瘤特异性基因，进一步用序列分析证实，其中 1 个为 BCR（breakpoint cluster gene）基因。由此确定其自制的 K562 细胞基因组 DNA 芯片可以成功用于筛选肿瘤特异性基因。选取人早期鳞癌组织以及相应正常组织提取 RNA，与含 480 个与肿瘤相关基因的芯片杂交，对结果进行分析后比较两种组织中的差异表达基因，共筛查出差异表达基因 192 条，其中表达上调基因 127 条，下调基因 65 条；按照基因功能可分为运输载体、代谢相关基因、细胞信号转导分子、细胞骨架、转录调控因子基因，表明早期肺鳞癌的发生与上述基因的表达变化有关。将一种包含 EB 病毒 BARF1 基因全序列的反转录病毒载体转染至胃癌肿瘤株 BGC-823，并用芯片来检测其与无转染细胞株的差异表达谱，发现胃癌细胞中 BARF1 的表达会使与增殖和凋亡有关的基因表达发生改变；同时表达 BARF1 的细胞 Bcl22 基因表达升高，而多腺苷二磷酸核糖聚合酶（poly ADP-ribose polymerase，PARP 表达下调，导致其对化疗药物的抵抗，因此，BARF1 在胃癌中的表达可能主要是抗凋亡作用，从而使肿瘤细胞存活。HAffmetix 公司把 P53（肿瘤抑制基因，该基因突变可引起的多种肿瘤）的全长序列和已知突变的探针集成在芯片上，制成基因芯片用于癌症的早期诊断。细胞色素 P450 芯片用于诊断有无药物代谢缺陷。华盛顿大学分子生物学系与病理系将 5 766 个基因探针固定于芯片上，其中 5 376 个分别选自卵巢癌、卵巢表面上皮细胞、正常卵巢的 cDNA 文库，另外还有 342 个来自表达序列标记（EST）克隆，包括一些已知确定的管家基因、细胞因子和因子受体基因、生长因子和受体基因、与细胞分裂相关的基因以及新近研究确定的肿瘤相关基因，用于卵巢癌中基因表达变化的监测。Lopez、Crapez 等应用基因芯片技术对 75 例色素瘤患者的 DNA 进行检测，并与直接 DNA 测序法相比较，结果显示应用芯片法可以精确地确定所有的基因型。DeRilsi 等提取作为对照的人黑色素细胞瘤细胞株 UAC-903 的 mRNA 和插入人 6 号染色体的该细胞株的 mRNA，反转录为 cDNA，采用两种不同的荧光物分别标记，再与点有 1161 个分别代表肿瘤抑制基因和肿瘤分化基因的 cDNA 芯片杂交。发现调控 P53 基因的 WAF1（p21）基因在处理组细胞中表达升高，而在对照组中被抑制，同时发现人褐色斑蛋白基因仅在对照组细胞中有表达，揭示了肿瘤发生的有关分子机制。如 B-raf 基因突变检测，B-raf 基因是一种癌基因，恶性黑色素瘤、肺癌、甲状腺癌、肝癌及胰腺癌的发生发展均存在 B-raf 基因突变，B-raf 基因突变还可用于指导表皮生长因子（EGF）- 酪氨酸激酶（TKI）的靶向用药。K-ras 基因突变检测，ras 基因家族与人类肿瘤相关的基因有 3 种——H-ras、K-ras 和 N-ras，分别定位在 11 号、12 号和 1 号染色体上。K-ras 因编码相对分子质量为 21000 的 ras 蛋白，又名 p21 基因。在 ras 基因中，K-ras 对人类癌症影响最大，它好像分子开关,当正常时能控制调控细胞生长的路径,当发生异常时,则导致细胞持续生长,并阻止细胞自我毁灭。参与细胞内的信号传递,当 K-ras 基因突变时,该基因永久活化,不能产生正常的 ras 蛋白,使细胞内信号传导紊乱,细胞增殖失控而癌变。检测 K-ras 基因突变是深入了解癌基因的情况、了解各种癌症的发展预后、放化疗疗效的重要指标。K-ras 基因突变检测是目前医生了解结直肠癌患者癌基因状况最直接、最有效的方法。K-ras 基因突变检测可用于筛选出抗 EGF 靶向药物治疗有效的结直肠癌患者。K-ras 基因突变发生在肿瘤恶变的早期,并且原发灶和转移灶的 K-ras 基因高度保持一致。一般认为,K-ras 基因状态不会因治疗而发生变化。K-ras 基因突变见于20% 的非小细胞肺癌(NSCLC),其中肺腺癌占 30% ~ 50%。结直肠癌患者 K-ras 突变率为 30% ~ 35%。

人类的许多疾病大部分都与基因有关,而且往往与多基因有关,因而 DNA 芯片的高密度信息量和并行处理器的优点不仅使多基因分析成为可能,而且保证了诊断的高效、廉价、快速和简便。利用基因芯片技术寻找基因与疾病的相关性,研制出相应的药物、提出新的治疗方法。此外,基因芯片技术为新基因发现提供了一种快速可行的途径。Moch 等利用肿瘤微阵列芯片(5 184 个 cDNA 片段)发现了肾细胞癌的肿瘤标志物基因,并与正常细胞进行比较。在 532 份标本中检测到胞质纤维波形蛋白的表达基因,阳性率为 51% ~ 61%。追踪观察,有波形蛋白表达的患者,预后极差。随着基因组序列的阐明,鉴定大量未知功能的基因、对基因功能的大规模分析将成为后基因组时代研究的重点。

三、临床药物筛选及用药指导

基因芯片技术已经参与到了现代药学研究的各个方面。通过基因芯片技术可以将药物的生物效应与基因的变化联系起来,从而助力于药物的研究和新药开发。

(一)药物筛选、合理用药与个性化用药

在当前的医疗模式下,当患者到医院就医时,除了物理治疗或者手术治疗的方法外,绝大部分患者还是接受药物治疗,为了提高药物治疗的质量,临床医生以及临床药师一直在努力贯彻合理用药。目前,比较公认的合理用药的基本因素包括:安全、有效、经济及适当。在安全性有保证的前提下,提高药物使用的有效率,提高患者药物治疗的性价比,尽量保证药物使用时种类适当、剂量适当等。随着遗传药理学和药物基因组学的发展,遗传与药物治疗的关系得到深入的研究。针对每个个体存在的遗传背景基因的不同,确定每个人与药物代谢和作用相关的基因类型,通过分析整合,最终确定适合或者不适合的药物种类,并且对药物的使用剂量给出科学的建议。这样,药物在临床上的使用实现了"因人而异",大大提高了药物治疗的质量,改变了传统的"千人一药,千人一量"的给药方式。将这种根据患者的基因资料实施给药方

案，并"量体裁衣"式地对患者合理用药的方式称为个体化用药。具体到临床的使用上，现实可行且行之有效的方法是用个体化用药基因检测芯片对患者进行基因型的检测，经过临床医生和临床药师的共同努力，将个体化用药的医疗模式进行有效推进，这也是广大医药工作者所追求的目标。

临床上许多病原菌对药物具有耐药性，同一种细菌的不同亚型对同一药物可能有不同的敏感性，如 DNA 芯片技术被用于检测结核分枝杆菌和非典型分枝杆菌的基因型是否存在对耐抗结核药物利福平的相关基因突变、HIV 产生耐药性与其反转录酶及蛋白酶基因突变的相关性等。Kumar-Sinha10 等利用 DNA 芯片筛选发现脂酸合酶（FAS）基因及其相应的信号通路与乳腺癌的发生相关，提示该通路可能被用来作为治疗或药物筛选的新靶标。Rogers 等通过 DNA 芯片对氟康唑耐药及敏感的白色念珠菌株的基因比较发现：可能由 CDR1、ERG2、CRD2、GPX1、RTA3、IFD5 等基因表达上调导致了耐药的产生，而这些基因显然也就成为今后新药筛选的候选靶标分子。Oestreicher 等 12 采用 DNA 芯片技术对多个银屑病患者进行了全基因组范围的筛选比较，发现了其关联基因图谱，为治疗及预后提供了新的干预靶标和标志。甚至在中药研究中也有一些应用，为中药的发展与研究提供一个新的平台。

MTHFR（C677T）基因检测：叶酸（folic acid），维生素 B 复合体之一，是米切尔（H. K. Mitchell，1941）从菠菜叶中提取纯化的，故而命名为叶酸。有促进骨髓中幼细胞成熟的作用，人类如缺乏叶酸可引起巨红细胞性贫血以及白细胞减少症，对孕妇尤其重要。叶酸也叫维生素 B_9，是一种水溶性维生素，可用于预防胎儿神经管发育畸形。斯利安叶酸项目研究，经过中美预防神经管畸形合作项目验证，准妈妈在备孕期间就服用 0.4 mg 叶酸可以使胎儿神经管畸形率下降 85%，此项结果至今被全球 50 多个国家广泛应用。MTHFR 基因是亚甲基四氢叶酸还原酶编码基因，MTHFR 基因具有多态性，存在的 3 种基因型分别是 CC 型、CT 型和 TT 型。不同类型的基因决定不同的叶酸代谢状况，有助于孕妇进行叶酸个性化补充，降低新生儿出生缺陷风险。

CYP2C9 和 VKORC1 基因多态性检测：CYP2C9 是细胞色素氧化酶（CYP）450 酶第二家族中的重要成员，是人体重要的药物代谢酶。CYP2C9 能羟化代谢许多不同性质的药物，主要是酸性底物，据统计，目前约有 16% 的临床药物由 CYP2C9 负责代谢。VKORC1 是维生素 K 依赖性凝血因子生成的限速酶。华法林在体内是被不同的 CYP 同工酶羧基化而代谢成非活性产物的，目前已经证实在人的肝脏中，抗凝作用更强的 S- 对映体 85% 以上经由 CYP2C9 代谢转化为无活性的 6- 羧化产物与 7- 羧化产物；华法林作为维生素 K 拮抗剂通过阻断维生素 K 还原，使得含有谷氨酸残基的凝血因子 Ⅱ、Ⅶ、Ⅸ、Ⅹ，以及蛋白质 C 和蛋白质 S 停留在没有抗凝血生物活性的前体阶段，从而起到抗凝作用。CYP2C9 和 VKORC1 基因产生的蛋白质活性影响华法林在人体内的抗凝疗效。检测与华法林药物敏感性相关的 CYP2C9*2（C430T）、CYP2C9*3（A1075C）、VKORC1（G-1639A）三个位点的单核苷酸多态性（SNP），

CYP2C9 和 *VKORC1* 基因多态性检测可作为血液抗凝治疗者服用华法林的初始剂量和维持剂量的参考。使用华法林治疗的患者，在用药前根据 *CYP2C9* 和 *VKORC1* 基因多态性检测结果选择华法林初始剂量，并结合 INR 检测值调整维持剂量，可显著降低华法林用药的不良反应和风险，提高患者的生活质量。

细胞色素 P4502D6（cytochrome P4502D6，CYP2D6）也是细胞色素药物代谢酶中较为重要的一种，由 497 个氨基酸组成。主要参与多种药物的代谢，包括多种抗心律失常药、β_1 受体阻滞药、抗高血压及三环类抗抑郁药等。CYP2D6 参与代谢药物占总 P450 代谢药物的 30%。*CYP2D6* 基因多态性会导致患者代谢药物能力的很大差别。当患者的基因型是 *CYP2D6*1/*1* 时，属于强代谢型；当患者的基因型是 *CYP2D6*1/*10* 时，属于中等代谢型；当患者的基因型是 *CYP2D6*10/*10* 时，属于弱代谢型。同样是美托洛尔用药的常规剂量是每次 25mg，2 次 / 天，对于强代谢型者，推荐剂量为常规剂量的 140%；对于中等代谢型者，推荐剂量为常规剂量的 60%；对于弱代谢型者，推荐剂量为常规剂量的 30%。*CYP2D6* 基因多态性的检测，可以指导医生给出正确的用药剂量，大幅度降低用药风险。

目前，高血压的药物治疗是研究比较多而且又比较复杂的。临床上用于高血压治疗的药物主要有 6 类：血管紧张素转换酶抑制剂、β 受体阻滞剂、α 受体阻滞剂、利尿剂，血管扩张剂、钙离子拮抗剂。研究较多的与高血压药物相关的基因包括：*CYP2C9*3*、*CYP2C19*2*、*CYP2C19*3*、*CYP2D6*10*、*CYP2D6*5*、*Atl R*、*ACE*、*β389*、*β49*。将其中的一些有检测意义的基因植入基因芯片中，制成针对高血压类药物个体化用药的基因检测芯片。检测这些位点的基因型，经过分析，就能给出患者究竟适合服用哪种高血压药物，并且能够给出推荐服用的剂量。临床医生可以根据该检测结果指导患者用药。检测过程仅仅需要患者 3 ml 血液，能够在 7 ~ 8 h 内迅速得到患者的基因型检测结果，并配合专用的软件，及时向临床医生提供明确的个体化用药意见。

基因芯片用于 *CYP2C19* 基因检测：氯吡格雷是目前使用最广泛的抗血小板凝集药，用于急性冠脉综合征、动脉粥样硬化等心血管疾病的治疗。氯吡格雷是一种前体药物，经肝脏细胞色素 P450 酶（主要是 CYP2C19 酶）代谢为有活性的产物后才能发挥药效。不同个体对于氯吡格雷的反应有差异，约 40% 的亚裔患者会产生氯吡格雷抵抗，主要原因是 *CYP2C19* 基因突变导致弱代谢。*CYP2C19* 至少有 36 种等位基因，其中 *CYP2C19*2* 和 *CYP2C19*3* 占亚洲人群弱代谢表型的 99% 以上，*CYP2C19*17* 是目前发现的唯一具有超快活性的基因分型。2010 年，FDA 提出黑框警告，明确建议医生对将要服用氯吡格雷的患者进行 *CYP2C19* 基因分型检测，针对患者基因型实施个性化用药。临床研究表明，*CYP2C19* 基因突变导致的弱代谢个体，栓塞重新形成的风险增加，心脑血管事件的发生风险增加，病死率升高。对于这类个体，需要增加氯吡格雷的剂量，以达到阻断血小板聚集的效果。除此之外，*CYP2C19* 基因的多态性的检测还可用于与质子泵抑制剂（PPI）如奥美拉唑、抗精神抑郁药西酞普兰的代谢有关的基因芯片检测中；人体内的乙醛脱氢酶2（*ALDH2*）是硝酸甘油的有效代谢物一氧化氮形成的关键，但如果患者基因中携带有 *ALDH2*（Glu504Lys）突变，就会使硝酸甘油在体内的生物转化过程受阻，从而无法产生一氧化氮，药物难以有效发挥作用。*ALDH2* 基因不仅参与硝酸甘油的代谢，还与酒精在人体内的分解代谢有关。*ALDH2*（*Glu504Lys*）基因突变使乙醛脱氢酶活性只有正常人的 1/10，使酒精在体内从乙醇→乙醛→乙酸→水、二氧化碳的代谢过程受阻，大量乙醛滞留在体内，给身体造成伤害。除了损伤肝脏导致脂肪肝、肝硬化，甚至肝癌外，还与增加食管癌、口咽癌和胃癌、冠心病、心肌梗死等风险相关。通过对 *ALDH2* 基因的检测，将为硝酸甘油的用药、饮酒指导及相关高风险疾病的提示提供有效的参考依据。用于体外定性检测从人外周血提取的 DNA 中 *ALDH2* 基因多态性，为具有低活性 *ALDH2* 的高危人群提供辅助诊断。研究文献表明，*ALDH2* 活性降低对硝酸甘油的疗效降低以及对酒精代谢解毒能力的降低均有影响。检测 *ALDH2* 基因型，可以为医生临床使用硝酸甘油提供参考，减少用药无效导致的意外死亡；同时，检测 *ALDH2* 基因型，可以指导饮酒，降低发生酒精中毒性肌病的风险。临床上可用于指导硝酸甘油用药。体检上可应用于提示酒精代谢能力。

（二）药物毒理学及药物安全性

对药物进行毒性评价，是药物筛选过程中十分重要的一个环节。目前，毒理学家多采用鼠为模型通过动物实验来确定药物的潜在毒性。这些方法需要使用大剂量的药物，花上几年时间，花费巨大。用 DNA 芯片可以在一个实验中同时对成千上万个基因的表达情况进行分析，为研究化学或药物分子对生物系统的作用提供全新的线索。该技术还可对单个或多个有害物质进行分析，确定化学物质在低剂量条件下的毒性，分析、推断有毒物质对不同生物的毒性可比性。已经有不少研究工作表明，利用 DNA 芯片预测化合物毒性和对毒性物质进行分类是可行的。Waring 等用 15 种已知的肝毒性化合物作用大鼠的肝细胞，再用 DNA 芯片做基因表达分析，结果显示具有相似毒性机制的化合物所获得基因表达谱具有相似性。Gerhold 等给大鼠服用苯巴比妥和地塞米松等药物，使用寡核苷酸芯片，检测了大鼠肝组织中与药物代谢、毒性和能量代谢相关基因的表达，最后，通过分析基因表达变化的结果就可以推测药物代谢与毒性的情况。Gene Logic 公司的产品 Flow-thru chip 已经试投入商业运用，可用以检测药物和毒物对生物体的影响，他们还建立了庞大的基因表达数据库，可以用于药物靶点确认和毒性预测。Syngenta 公司设计制作的被称为 ToxBlot array 的 DNA 芯片，其第二代 ToxBlot Ⅱ 含有大约 13 000 人的基因，它包含了所有关氧化应激等所有毒理学家感兴趣的基因家族和信号通路。

（三）新药开发

在药物开发领域，可利用 DNA 芯片确定药物作用的靶向、作用的有效性、专一性以及药物作用的安全性。Heller 等通过 DNA 芯片比较了类风湿关节炎（rheumatoid arthritis, RA）和感染性腹部疾病组织基因表达谱。发现基质金属蛋白酶 1、铁蛋白轻链和锰超氧化物歧化酶基因在 RA 表达明显升高，IL-3、ICE、活化正常 T 细胞表达和分泌的调节性基因（*RANTES*）及人基质金属蛋白酶基因（*HME*）可能为 RA 的主要致病基因或相关基因。由此确定将 *HME* 等基因作为药物抗 RA 的靶基因，收到较好疗效。

四、产前筛查，遗传性疾病的诊断

人体的遗传性状是由基因决定的。当基因有缺陷而影响其行使正常功能时，就会引起遗传病。此外，遗传病的诊断主要是通过对病史、症状、体征、家系分析以及某些异常基因产物进行分析。这些方法属于表型诊断方法，即首先对疾病结果的分析，再由结果追溯原因，得出结论。但导致遗传性疾病的原因是遗传物质发生异常，所以分子诊断的方法更为直接和可靠。目前，可以采用多种分子检测手段对其进行诊断，如核酸分子杂交、限制性内切酶酶谱分析、变性梯度凝胶电泳、限制性片段长度多肽分析、PCR 测序等，每种方法均有各自的优点，但都有共同的缺点就是通量低。此类疾病是由众多位点中的一个或者多个位点突变引起的，因此对多位点的同时检测就显得尤为重要，这就需要有与之对应的高通量的检测手段。基因芯片是遗传病的分子诊断的最佳手段，对疾病的早期诊断具有重要意义，通过制作基因芯片，使得生物学家可通过遗传病谱进行研究，将某一遗传病和基因的一种或多种多态性联系在一起，从而对遗传性疾病进行诊断。

基因芯片技术可以在全基因组范围进行高分辨率扫描，不仅能检出染色体不平衡性变异，而且能检出亚显微水平的拷贝数变异（CNV），即人类基因组中 DNA 片段大小从 1 kb 到数个兆碱基（Mb）的亚微观结构改变，包括基因组片段的缺失、插入、重复等。Drobyshev 等开发了寡核苷酸微集芯片用于 β_2 珠蛋白生成障碍性贫血患者红细胞中 β_2 珠蛋白基因中 3 个突变位点的检测。在优生方面，目前知道就有 600 多种遗传疾病与基因有关。妇女在妊娠早期用 DNA 芯片做基因诊断，可以避免许多遗传疾病的发生。如苯丙氨酸羟化酶基因突变检测，该疾病属于常染色隐性遗传病，该基因突变导致患儿智能落后；葡萄糖 -6- 磷酸脱氢酶基因突变检测，该疾病属于 X 连锁不完全显性遗传，缺乏症易患胆红素脑病，导致永久性神经系统损伤；遗传性耳聋相关基因检测，耳聋最大的病因是遗传，占比 60% 左右，正常人中 4% ~ 5% 的人携带耳聋基因，是造成成人后天聋和生育下一代聋儿的主要原因。中国耳聋人群遗传因素致聋比例为 55% 左右，中国人群常见的致聋基因为 *GJB2*、*GJB3*、*12SrRNA* 和 *PDS*。*GJB2* 主要引起先天性重度以上感音神经性耳聋；SLC26A4 主要引起大前庭水管综合征；线粒体 12SrRNA 主要引起药物性耳聋；*GJB3* 主要导致后天高频感音神经性耳聋。遗传性耳聋基因芯片同时检测针对先天性耳聋、药物致聋、大前庭水管综合征 4 个基因中的 9 个突变位点，覆盖中国 80% 的遗传性耳聋。基因芯片技术可以用于检测珠蛋白生成障碍性贫血，珠蛋白生成障碍性贫血是一种遗传性疾病，它首先被发现于地中海地区，所以又被命名为地中海贫血，后来研究发现在靠近海洋的地方发病率比较高，在我国主要见于东南和西南地区。因此，又称之为海洋性贫血，是一组遗传性的疾病。现在按照发病机制进行命名就叫作珠蛋白生成障碍性贫血。其是由于基因缺陷导致了一种或者几种珠蛋白生成障碍，从而出现的溶血性贫血，主要表现为贫血、黄疸、肝大、脾大，严重者可能出现骨骼发育异常以及面部的畸形等。它的发病机制主要是因为合成血红蛋白的珠蛋白链减少或缺失，导致血红蛋白的结构出现了异常。这种含有异常血红蛋白的红细胞变形性的寿命会缩短，可以提前被人体的肝脾破坏掉，然后导致贫血。珠蛋白生成障碍性贫血可以按照受累的氨基酸链进行区分，形成珠蛋白的肽链有 4 种，即 α、β、γ、δ 链，其中以 α 和 β 珠蛋白生成障碍性贫血最为常见。用基因芯片技术可以同时检测 3 种类型 α 珠蛋白基因缺失，除对 HbH 患者可同时检测出 3 个 α 珠蛋白基因缺失外，对临床上较难诊断的静止型 α 珠蛋白生成障碍性贫血（α_2）亦能作出基因诊断，表明基因芯片方法具有很强的优越性和敏感性。

迄今，可采用基因芯片技术进行基因诊断的遗传病包括苯丙酮尿症、珠蛋白生成障碍性贫血、胰腺囊性纤维化、肝豆状核变性、先天性肾上腺皮质增生症、进行性神经性腓骨肌萎缩症、21 三体综合征、普拉德-威利（Prader-Willi）综合征等数十种。

五、代谢性疾病

基因芯片用于载脂蛋白 E（apolipoprotein E, ApoE）基因分型检测。ApoE 是人体一种非常重要的蛋白质，由一个基因位点的 3 个等位基因（ε2、ε3、ε4）所编码的多肽组成。因为分子组成不同，分成 E2、E3、E4 三种主要表型和 6 种主要的基因型。常规检测方法，不能分辨 ApoE 分子间差异，即不能区分 ApoE 蛋白质表型。但这些表型是由个体的遗传基因决定，这种个体间的 ApoE 基因差异，叫作 ApoE 的基因型。ApoE 的基因型与高脂血症、阿尔茨海默病、冠心病、脑梗死发病相关。E2 和 E4 型需要选择完全不同的降血脂的治疗药物。E2 型易患疾病：黄斑变性，不易患阿尔茨海默病和冠心病。但 E4 型易患阿尔茨海默病、冠心病和脑梗死。不同的基因型，APOE 的基因型分型有助于科学指导个人保健、饮食和生活习惯。

基因芯片技术在内分泌代谢疾病研究中的应用也已经起步。例如，已经用于糖尿病发病机制及内分泌激素作用机制的研究等，在内分泌代谢疾病的研究中具有广泛的应用前景。运用基因芯片技术对比 2 型糖尿病伴胰岛素抵抗患者与无胰岛素抵抗正常对照的骨骼肌组织，筛选出差异表达基因 37 条，均呈下调表达，它们参与包括细胞能量代谢与信号转导、原癌与抑癌、离子的转运、细胞凋亡、免疫防卫、蛋白的翻译与合成、细胞的增殖与分化、细胞骨架组成等多种生命活动。提示胰岛素抵抗与多种基因表达异常有关，并进一步对基因 FABP3 与 PDEZA 进行验证，结果表明两条基因的下调表达与骨骼肌胰岛素抵抗有关，为探索胰岛素抵抗的机制提供了新的方向，也为2型糖尿病的防治提供新的靶点。采用基因芯片技术可用于测定中国成年肥胖者的外周血基因表达谱。发现与体质量正常者相比，肥胖者外周血基因表达谱显著上调的基因有66个，显著下调的基因有28个。肥胖表达上调超过4倍的基因为 *HLA-DQA1*、*CRAT*、*MAPK8I3* 和 *DKFZP434N1923*，其中表达上调超过20倍的基因为 *HLA-DQA1*。因此得出结论，肥胖与 *MHCII* 类抗原的基因表达密切相关。

六、免疫性疾病

免疫性疾病是自身免疫系统紊乱所导致的一种疾病，其对机体的危害十分巨大，且由于其属于自身免疫亢奋导致的疾病，非常难以治疗。现阶段人们利用基因芯片技术定位免疫性疾病的相关基因，以便对免疫性疾病进行深层次的检测和研究。利用基因芯片技术对系统性红斑狼疮（systemic lupus erythematosus，SLE）的遗传易感相关基因进行了研究，结果表明基于单核苷酸多态性（SNP）基因芯片与 DNA 池相结合的方法是一个实用性好的高通量的 SNP 筛选工具。建立易感基因 SNP 数据库，并发现多个新的 SLE 易感 SNP 位点 *rs4731117*，得到该位点在中国福建汉族人群中的多态性分布数据，为 SLE 的遗传研究提供了新的线索和方向。利用基因芯片技术检测 SLE 患者外周血单核细胞差异表达基因，发现系统性红斑狼疮患者的上调基因约是健康者的7.8倍，并将所得的差异基因与分级消减法所得到的基因进行比较，共发现了4个与 SLE 相关的基因。检测这些基因均有助于 SLE 的诊疗。

七、其他应用

在环境监测方面，基因芯片可以快速大规模地检测污染源，同时帮助寻找保护基因及能够治理污染源的基因产品。美国化学工业毒物研究所（Chemical Industry Institute of Toxicology）中专门有一个工作小组用微阵列技术研究一些致癌毒物对人体的作用。Stin 等设计构建了一种基于 16S DNA 区间的针对致病性弧菌的检测芯片，通过对 Chesapeake 港湾的水中各类弧菌的检测、鉴定，甚至定量，从而非常方便地实现对水质的变化进行监测及季节变化规律预测。因此，有环境学专家指出，基因芯片技术以及基于芯片技术构建的集样本采集、加工处理、纯化、检测于一体的微缩实验室，必将成为今后水源及相关环境检测的主要工具。

在农业、畜牧业方面，对高产品种的选育和保持、用生物技术改良畜群的生产性能及应用转基因、克隆技术生产生物工程产品等，都可以用生物芯片技术取得大量重要信息。将之应用于基因再测序，将大大加快 DNA 多态型的鉴定，这将有利于推动分子水平的育种工作。同时，通过平行监测基因表达谱，有助于更好地了解动植物生长和发育的机制，以及基因间的相互作用。基因芯片在预防兽医领域中的应用主要是基因诊断，即比较正常动物及患病动物的 DNA 序列，获得导致动物疾病的致病微生物特异性基因序列，并以此为基础制备基因芯片对该种动物疾病进行诊断。利用猪瘟病毒和猪细小病毒基因的保守序列制备诊断基因芯片并通过芯片扫描来实现对病原的高效检测和分析判断。实验证明，进行该检测基因芯片能有效进行监控正常且两种病原的特异性和重复性均良好。禽流感病毒亚型鉴定基因芯片对来自49个地区的2 653份标本进行检测，结果发现各亚型参考毒株均出现良好的特异性杂交信号，检测的敏感度可达2.47 PFU/ml或2.5 ng靶DNA片段，而且与禽类常见的IBV、NDV等6种病毒均无交叉反应，证明该病毒分型基因芯片具有良好的特异性、敏感性。口蹄疫病毒基因芯片包括155个寡核苷酸探针，总长35～45 bp，设计在VP3-VP1-2A区，既有共有的病毒型别，也包含特异性的血清型别，能在单一的芯片上检测多元病原体，并且能在很短时间区分各血清口蹄疫和其他水泡性疾病。

　　基因芯片还可用于开发生物战病原体检测系统、研制生物战保护剂，特别是在对反恐及防生物战的研究中。例如，JP28是一种大量用于军事途径的喷气飞机燃料，与之长期接触的地勤人员通常表现有中枢神经功能紊乱症状。Espinoza等利用基因芯片技术研究后发现，JP28可以影响部分基因表达，包括谷胱甘肽S2转移酶Yb2亚基及细胞色素P4503A1等。进一步研究发现其还可以通过改变凋亡或应激相关基因的表达引起Jurkat细胞的显著凋亡，为揭示JP28毒性作用机制及相应的防护研究提供了依据。

八、病例分析

1.病例1

　　患者，男性，57岁。主诉：咳嗽，咳痰伴声嘶5个月，加重2天。既往史：5年前患者于外院诊断为肺结核，正规服用利福平、异烟肼、左氧氟沙星等1年，未复查。2017年8月再次出现咳嗽，外院诊断为"肺结核"，未规律服药。2017年8月23日入院，生命体征：体温36℃，呼吸20次/分，心率110次/分，血压103/61 mmHg。实验室检查：抗酸杆菌（+），结核抗体（++），入院诊断：继发性肺结核，进行抗结核治疗：异烟肼＋利福平＋乙胺丁醇＋吡嗪酰胺，咳嗽咳痰并未明显好转。病例梳理：多年肺结核病史；未规律服药；服用一线抗结核药物，但效果不佳，是否发生结核耐药现象？取患者的痰标本进行分枝杆菌菌种鉴定和结核杆菌耐药基因检测。

　　用基因芯片进行分枝杆菌菌种鉴定，检测临床常见分枝杆菌的17个种或群，包括：结核分枝杆菌复合群、胞内分枝杆菌、鸟分枝杆菌、戈登分枝杆菌、堪萨斯分枝杆菌、偶然分枝杆菌、瘰病分枝杆菌、浅黄分枝杆菌、土地分枝杆菌、龟分枝杆菌和脓肿分枝杆菌、草分枝杆菌、不产色分枝杆菌、海分枝杆菌和溃疡分枝杆菌、金色分枝杆菌、苏尔加分枝杆菌和玛尔摩分枝杆菌、蟾蜍分枝杆菌、耻垢分枝杆菌。该芯片的微阵列的探针排布如图3.2.1所示。

QC	EC
BC	IC(分枝杆菌属)
结核分枝杆菌复合群	胞内分枝杆菌
鸟分枝杆菌	戈登分枝杆菌
堪萨斯分枝杆菌	偶然分枝杆菌
瘰疬分枝杆菌	浅黄分枝杆菌
土分枝杆菌	龟分枝杆菌和脓肿分枝杆菌
草分枝杆菌	不产色分枝杆菌
海分枝杆菌和溃疡分枝杆菌	金色分枝杆菌
苏尔加分枝杆菌和玛尔摩分枝杆菌	蟾蜍分枝杆菌
耻垢分枝杆菌	NC
EC	QC

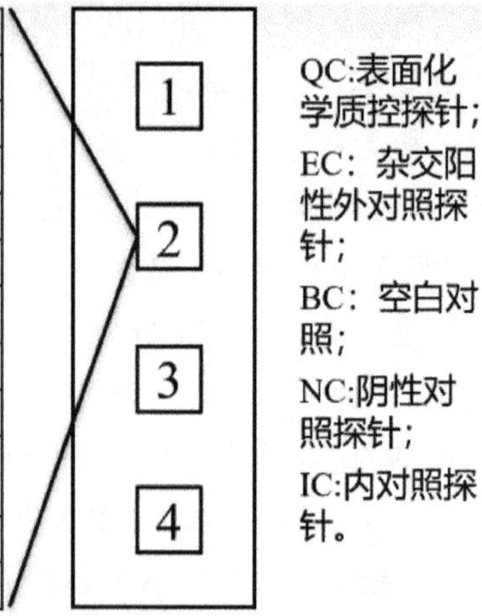

1 2 3 4

QC:表面化学质控探针;
EC:杂交阳性外对照探针;
BC:空白对照;
NC:阴性对照探针;
IC:内对照探针。

图3.2.1 微阵列芯片的探针排布示意图

患者分枝杆菌菌种鉴定的结果显示,该患者感染的是结核分枝杆菌(见图3.2.2)。

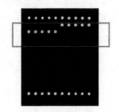

图3.2.2 结核分枝杆菌

用基因芯片方法进行结核杆菌耐药基因检测(见图3.2.3),检测利福平 *rpoB* 基因,异烟肼 *katG* 和 *inhA* 基因(见图3.2.4),以此来判断利福平和异烟肼的耐药结果。

	QC	EC
1	QC	EC
2	BC	rpoB IC
3	分枝杆菌属	结核分枝杆菌
4	511 WT(CTG)	511(CTG→CCG)
5	513 WT(CAA)	513(CAA→AAA)
6	516 WT(GAC)	513(CAA→CCA)
7	533 WT(CTG)	533(CTG→CCG)
8	531 WT(TCG)	531(TCG→TTG)
9	526 WT(CAC)	531(TCG→TGG)
10	526(CAC→TAC)	526(CAC→GAC)
11	526(CAC→CTC)	526(CAC→CGC)
12	516(GAC→GTC)	516(GAC→TAC)
13	516(GAC→GGC)	NC
14	EC	QC

图3.2.3 利福平相关 *rpoB* 基因的探针排布示意图

1	QC	EC
2	BC	BC
3	分枝杆菌属	结核分枝杆菌
4	katG IC	inhA IC
5	katG 315 WT(AGC)	inhA-15 WT(C)
6	katG 315(A<u>G</u>C→ A<u>C</u>C)	inhA-15 WT(C →T)
7	katG 315(A<u>G</u>G → A<u>A</u>C)	NC
8	EC	QC

图 3.2.4　异烟肼相关 *katG* 基因和 *inhA* 基因启动子的探针排布示意图

该患者的结核杆菌耐药基因检测的结果显示对利福平和异烟肼均耐药（见图 3.2.5）。

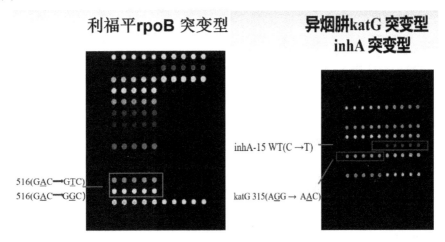

图 3.2.5　结核杆菌耐药基因的结果

该患者调整抗结核方案：丙硫异烟胺＋左氧氟沙星＋克拉霉素＋阿卡拉星＋乙胺丁醇＋吡嗪酰胺。8 月 28 日症状好转后出院。

2. 病例 2

患者，男性，21 岁，2015 年 8 月于我院门诊查乙肝两对半（大三阳），HBV-DNA 4.79×10^7 IU/ml，肝功能检查显示转氨酶升高，丙氨酸氨基转移酶（ALT）136 U/L，予以替比夫定 600 mg，每天一次抗病毒治疗，后患者自行停药。2016 年 3 月，患者感胸闷，乏力，恶心，呕吐，气促，腹泻等症状加重，HBV-DNA 1.22×10^7 IU/ml，肝功能检查显示转氨酶升高（ALT 634 U/L，AST 211 U/L），遂门诊以"肝功能不全，慢性乙型病毒性肝炎"收治入院。病例梳理：多年乙肝病史；未规律服药；是否发生乙肝耐药现象？取患者的外周血进行乙肝耐药基因检测。

用基因芯片方法进行乙肝耐药基因检测，体外定性检测人血清或血浆样本中 HBV 的 8 个（*rt180*、*rt181*、*rt184*、*rt194*、*rt202*、*rt204*、*rt236*、*rt250*）常见突变位点（见图 3.2.6），对拉米夫定、替比夫定、恩替卡韦、阿德福韦酯、替诺福韦酯、恩曲他滨

6种药物的耐药情况进行检测。

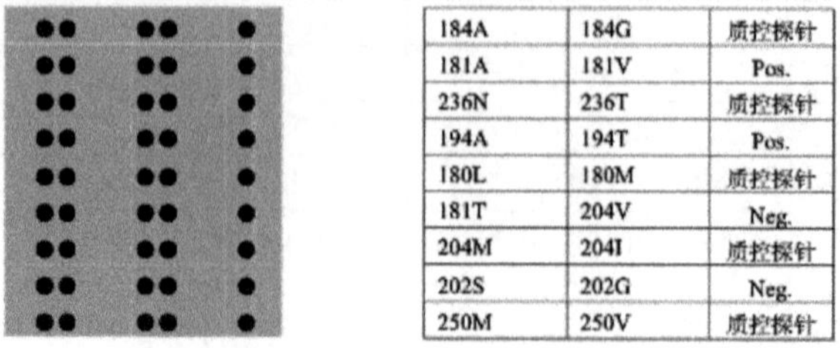

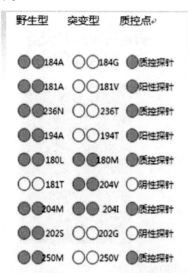

184A	184G	质控探针
181A	181V	Pos.
236N	236T	质控探针
194A	194T	Pos.
180L	180M	质控探针
181T	204V	Neg.
204M	204I	质控探针
202S	202G	Neg.
250M	250V	质控探针

图3.2.6　乙型肝炎病毒耐药突变位点检测

该患者的乙肝耐药基因检测的结果显示 *180M*、*204V*、*204I* 位点是阳性（见图 3.2.7）。

野生型	突变型	质控点
●●184A	○○184G	●质控探针
●●181A	○○181V	●阳性探针
●●236N	○○236T	●质控探针
●●194A	○○194T	●阳性探针
●●180L	●●180M	●质控探针
○○181T	●●204V	○阴性探针
●●204M	●●204I	●质控探针
●●202S	○○202G	○阴性探针
●●250M	○○250V	●质控探针

- 定性产品，阳性的确定为信号灰度值与背景灰度值的差大于4
- 阴性对照为阴性，阳性对照为全部野生型
- 质控探针至少3个显示为阳性则耐药检测结果有效

图3.2.7　患者的乙肝耐药基因检测结果

根据乙肝突变位点与核苷类药物耐药关系国际共识，判断该患者的耐药情况（见表3.2.1）。

表3.2.1　患者的耐药情况

突变位点	LVD 拉米	LDT 替比	ETV 恩替	ADV 阿德	TDV 替诺	FTC 恩曲
野生型	敏感	敏感	敏感	敏感	敏感	敏感
M204V	耐药	敏感	中敏	中敏	敏感	中敏
M204I	耐药	耐药	中敏	中敏	敏感	中敏
L180M+M204V	耐药	耐药	中敏	中敏	敏感	敏感
A181T/V	中敏	敏感	敏感	耐药	敏感	敏感
N236T	敏感	敏感	敏感	耐药	中敏	敏感
L180M+M204V/I+M250V	耐药	耐药	耐药	敏感	敏感	耐药
L180M+M204V/I+T184G+202I/G	耐药	耐药	耐药	敏感	敏感	耐药

医生根据其检查结果，更换治疗药，改为中度敏感的恩替卡韦，1周后，患者的HBV-DNA 下降（1.45×10^5 IU/ml），肝功能好转出院。

参考文献

[1]SINGH A, KUMAR N. A review on DNA microarray technology[J]. IJCRR,2013，5（22）：1-5.

[2]CHIZHIKOV V, RASOOLY A, CHUMAKOV K,et al Microarray analysis of microbial virulence factors[J]. Applenviron Microbiol,2001,67(7):3258-3263.

[3] TROESCH T. Mycobacterium species identification and rifampin resistance testing with high-density DNA probe array[J]. JClin Microbiol,1999,37(1):49-55.

[4]ANTHONY R. Rapid diagnosis of bacteremia by universal amplification of 23S ribosomal DNA followed by hybridization to anoligonucleotide[J] Array Clin Microbiol,2000,38(2):781-788.

[5]LIPSHUTZ R J, MORRIS D, CHEE M, et al. Using oligonucleotide probe arrays to access genetic diversity[J]. Biotechniques,1995,19(3):442-447.

[6] LIVACHE T, FOUQUE B, ROGET A, et al. Polypyrrole DNA chip on a silicon device: Example of hepatitis C Virus genotyping[J]. Anal Biochem,1998,255(2):188-194.

[7]WANG K, GAN L, JEFFERY E, et al. Monitoring gene expression profile changes in ovarian carcinomas using cDNA microarray[J]. Gene,1999,229(1-2):101-108.

[8] EVELYNE L C, THIERRY L, JOSEPH M, et al. K-ras mutation detection by hybridization to a polypyrrole DNA chip[J].Clinical Chem,2001,47(2):186-194.

[9] SCHENA M, SHALON D, DAVIS R W, et al. Quantitative monitoring of gene expression patterns with a complementary DNA microarray[J]. Science,1995,270(5235):467-470.

[10]KUMAR-SINHA C, IGNATOSKI K W, LIPPMAN M E, et al. Transcriptome analysis of HER2 reveals a molecular connection to fatty acid synthesis[J]. Cancer Research,2003,63(1):132-139.

[11]ROGERS P D, BARKER K S. Evaluation of differential gene expression in fluconazolesusceptible and resistant isolates of Candida albicans by cDNA microarray analysis[J]. Antimicrob Agents Chemother,2002,46（11）:3412-3417.

[12]OESTREICHER J L, WALTERS I B, KIKUCHI T, et al. Molecular classification of psoriasis disease-associated genes through pharmacogenomic expression profiling[J]. Pharmacogenomics J,2001,1(4):272-287.

[13]HELLER R A, SCHENA M, CHAI A, et al. Discovery and analysis of inflammatory diseaserelated genes using cDNA microarrays[J]. Proc the Nati Acad Sci,1997,94(6):2150-2155.

[14]DROBYSHEV A, MOLOGINA N, SHIK V, et al. Sequence analysis by hybridization with oligonucleotide microchip: Identification of beta-thalassemia mutations[J]. Gene,1997,188(1):4552.

[15]STINEt O C, CARNAHAN A, SINGH R, et al.Characterization of microbial communities from coastal waters using microarrays[J]. Environmental Monit Assess,2003,81(1-3):327-336.

[16] ESPINOZA L A, SMULSON M E. Macroarray analysis of the effects of JP-8 jet fuel on gene expression in Jurkat cells[J]. Toxicology,2003,189(3):181-190.

第四章　测序仪技术

第一节　概述

一、简介

基因组包含了生命体的遗传信息，核酸是生物遗传信息的主要载体，获得生命体基因组序列对于解读生命密码和生物学相关研究意义重大。核酸是一种天然存在的化合物，主要由磷酸骨架、五碳糖和碱基组成。核酸通过指导蛋白质合成过程决定了生物的遗传特征。核酸分为脱氧核糖核酸（DNA）和核糖核酸（RNA）。沃森（James Watson）和克里克（Francis Crick）提出的互补双螺旋结构理论给分析遗传数据带来了里程碑式的革命。在 DNA 双螺旋结构中，两条 DNA 单链通过碱基之间的氢键互补配对结合。腺嘌呤与胸腺嘧啶配对结合，鸟嘌呤与胞嘧啶配对结合，碱基的互补配对结合具有高度特异性。基于 DNA 双链碱基序列互补配对的关系，DNA 双链的任何一条 DNA 单链的碱基序列决定了其对应链的碱基序列。4 种碱基数量和序列的排序变化造就了生命体遗传信息的多样性。DNA 和 RNA 被称为生命体的遗传密码，是分析基因结构、功能和相互关系的基础。自 DNA 双螺旋结构被发现和证实以来，研究者们一直致力于探究基因组的复杂性和差异性。

基因测序技术是解读生命密码的基本手段，是生物学研究的主要内容之一。人类基因组计划的圆满完成有力地推动了测序技术的飞速发展。DNA 测序技术根据其分析原理和发展历程主要分为第一代、第二代、第三代和第四代测序技术。弗雷德里克·桑格（Frederick Sanger）于 1977 年里程碑式提出了一种 DNA 测序技术，即 Sanger 双脱氧链终止法，该测序技术在之后的 30 年里占据了测序领域主导地位，成为测序领域的"金标准"。1990 年启动的人类基因组计划（HGP）主要采用 Sanger 测序完成，该方法的大部分技术改进都是在 HGP 计划以及随后的 13 年中进行的，并进一步对其测序的成本、效率和自动化程度进行了优化。2001 年，第一个完整的人类基因组结果发表，2004 年发表了完整的序列，该计划成本接近 30 亿美元。HGP 计划证明了全基因组测序（WGS）可以实现，但是成本高昂，无法按常规进行。HGP 的作用是技术革命和第二代测序技术（NGS）的到来。NGS 的目的是将 WGS 的时间、精力和成本降低到可以对人类基因组进行常规测序，以进行研究和临床应用的水平。2005 年，NGS 的出现，使测序数据比 Sanger 测序增加了 5 个数量级以上，成本也大大下降。NGS 极大地提高了测序的通量。因此，二代测序技术也被称为高通量测序技术。NGS 测序技术的发展继续将人类 WGS 的成本控制在 1 000 美元以下。第二代测序的重点是开发快速、低成本的测序系统。NGS 的缺点是在数十亿个短片段测序70～400 个碱基长的序列，需要通过生物信息分析计算来解决，测序系统每天在单个测序仪上产生 60 GBases 的序列。数据分析的计算是第二代测序面临最大的挑战，数据输出的增加只会加剧这个问题，正在开发处理这种数据量的新计算方法。基于NGS 的技术壁垒，第三代和第四代测序技术被研发。第三代测序定义为直接读取单个分子，无须使用复制酶系统来识别这些序列，如纳米孔测序仪。第四代测序技术，即原位测序技术，是对原位组织单个细胞的 DNA 进行测序，目前仍处于试验阶段。该方法目的是检测体细胞突变的特定 DNA 序列，而不是检测每个细胞中完整的基因组 DNA 序列。

测序技术的不断更新和推进使得测序技术已成为基因组学研究和应用的强大工具。测序技术发展至今，第三代纳米孔系统正在被开发用于 DNA 测序。同时，该领域也正在扩展到补充第一代、第二代测序系统以获得高分辨率遗传信息。测序技术历经几十年的技术革新和大规模增长，目前测序技术已包括以 Sanger 测序为代表的一代测序技术，第二代测序技术（高通量测序技术）、第三代测序技术和正在试验阶段的第四代测序技术。目前，高通量测序技术日趋成熟，相关高通量测序仪器和试剂已获得国家食品药品监督管理总局的批准，正式进入临床疾病的诊疗应用阶段。本节将对测序技术的发展、原理、流程、主要应用和进一步发展前景等进行概述。

二、第一代测序技术

20 世纪 70 年代，剑桥的 Frederick Sanger 以及哈佛的 Walter Gilbert 和 Allan Maxam 的团队里程碑式地研发了两种快速 DNA 测序技术，即 Sanger 双脱氧链终止法和 Maxam–Gilbert 化学降解测序法，是最经典的一代测序技术。在随后的几年中，DNA 测序技术应用迅猛发展。

（一）Sanger 双脱氧链终止法

Sanger 测序方法（也称为链终止 DNA 测序方法）是由 Frederick Sanger 的实验室开发，并成为 DNA 测序实验的"金标准"方法。Sanger 测序通过酶促延伸与模板分子库杂交的引物并沿模板引入特定的 T、C、G、A 末端来生成序列的片段。该方法是在合成互补 DNA 链基础上开发，其中 DNA 分子的单链通过使用化学修饰的核苷酸进行测序。这些化学修饰的核苷酸通过其 3' 的羟基被氢原子取代而改变，称为双脱氧核苷酸。由于在核苷酸之间形成磷酸二酯键需要羟基，修饰的核苷酸的呈递阻止了 DNA 合成的延伸。最初的双脱氧终止子 DNA 测序方法是通过自动凝胶电泳和荧光终止剂化学方法实现的，最初是在平板凝胶和后来的基于毛细管凝胶的系统上进行的。双脱氧核苷酸结尾的 DNA 片段被留下来，通过使用凝胶电泳可按大小分离上述 DNA 片段。通过提供被标记的 dATP 分子，DNA 片段通过放射性标记并暴露于胶片，并进行可视化读取。尽管 Sanger 测序方法缓慢且劳动强度大，但它仍然是迄今为止最准确的 DNA 测序技术之一。

（二）Maxam-Gilbert 化学降解测序法

Sanger 方法发表两年后，美国哈佛大学 Allan Maxam 和 Walter Gilbert 提出了新的测序方法，称为 Maxam-Gilbert 测序或 DNA 化学测序。Maxam 和 Gilbert 设计的方法引入碱基特异性切割。Maxam-Gilbert 方法利用 $\gamma^{-32}P$ ATP 的激酶反应在 DNA 分子的 5' 端进行放射性标记。对纯化的双链 DNA 进行化学处理，通过控制所用化学物质的浓度，以产生 1 个或 2 个核苷酸（G、A + G、C 和 C + T）的断裂，可以将对 DNA 分子产生的修饰平均为每个分子一个修饰。这些过程产生了一系列标记的 DNA 片段，这些片段可以通过变性丙烯酰胺凝胶电泳使不同大小片段分离，然后在曝光的 X 射线胶片上显示。Maxam-Gilbert 方法提供了比 Sanger 技术明显的优势，Maxam-Gilbert 方法直接测序纯化的双链 DNA 而无须克隆单链 DNA。但是，随着 Sanger 方法的不断发展和逐步改进，以及 Maxam-Gilbert 技术相关的化学复杂性和有害物质。Sanger 方法已成为大多数实验室的首选方法。

（三）荧光标记的 DNA 测序

Sanger 和 Maxam-Gilbert 开发的两种 DNA 测序方法均基于放射标记的核苷酸，通过将凝胶暴露于 X 线来检测。在 20 世纪 80 年代中期，美国加利福尼亚理工学院引入了另一种新的标记方法，使用荧光标记代替放射性标记。该方法使用荧光标记的引物代替了放射性物质标记的引物，并使用光栅扫描激光束检测荧光标记的核苷酸所需的激发，代替基于放射标记方法的 X 线曝光。美国应用生物系统公司（Applied Biosystems Inc., USA），进一步研发了第一台基于荧光标记的 DNA 测序方法的商业化的自动测序仪。相对于以前的方法，该自动测序仪具有增加了检测通量，和降低错误率的优势，该新技术得到了众多实验室的青睐。在此基础上，自动移液站与 DNA 测序配合使用，使上游移液步骤自动化，进一步节省了人力成本，减少了错误的人工来源。随着聚合酶链反应（PCR）和终止子（荧光染料标记的双脱氧核苷酸）的引入，极大地改善了荧光标记测序 DNA 方法的分析性能。PCR 整合到测序过程中提供了使用热稳定测序聚合酶进行循环测序反应的能力。此外，终止子的使用可将 4 个单独的反应合并为一个反应，显著降低了测序成本。尽管在实用性和成本效率方面取得巨大改善，荧光 DNA 测序方法仍然包括烦琐的手动步骤和错误来源，如手动样品加载和凝胶配置。

三、第二代测序技术

在过去的 20 年中，Sanger 测序方法及其逐步改进的变异方法在大多数实验室中是最受欢迎的技术。美国应用生物系统公司研发了第一台商业化的 DNA 测序仪之后大大提高了测序的规模。2005 年，标志着 DNA 测序新纪元的开始，因为该领域的发展在 4 个平行方向上迅速展开：①降低测序成本；②加快测序过程；③使剩余的手动过程自动化；④提高测序准确性。在接下来的几年中，上述 4 个目标随着第二代测序技术（也称为大规模并行测序）的出现而逐步实现。使用一代测序完成第一个人类基因组的测序大约需要 10 年，花费数亿美元，而使用新的 MiSeq X 10，只需 1 天，花费大约 5,000 美元。Illumina 的测序平台将把完整的人类基因组测序成本降低至约 1 000 美元。此外，美国食品药品监督管理局（FDA）随后授权了新一代测序仪（Illumina 的 MiSeqDx），使高通量测序技术走入了临床医疗领域。在本节中，我们将按时间顺序简要描述第二代 DNA 测序技术的主要发展趋势和应用前景。

(一) 大规模平行测序技术

1990 年代后期，Lynx Therapeutics（后来与 Solexa 合并的公司）研发了一种复杂的 DNA 测序方法，即大规模平行测序技术（massively parallel signature sequencing，MPSS）。这是一种基于磁珠的方法，通过复杂的步骤，包适配体连接和后续的适配体编码，DNA 序列被以 4 个核苷酸为增量而读取。然而，这种方法的复杂性使其难以商业化，研发公司未能制作出自动测序程序，从而使该技术无法被各个实验室推广使用。由于必须依赖于该公司完成 DNA 测序，该方法的使用受到很大限制，该技术主要用于通过 cDNA 测序来测量基因表达水平。除了其复杂性之外，MPSS 还具有许多缺点，包括特定序列的丢失和测序偏倚。但是，MPSS 的技术方法标志着下一代测序技术的特性，如生成数十万个短 DNA 序列。2004 年 Illumina 公司收购了 Solexa 公司开发了一种更简单的测序方法。

(二) 聚合酶克隆测序技术

美国哈佛大学的 George M.Church 最早研发了用于整个基因组进行测序的下一代测序方法，即 Polony 测序（polony sequencing）。所涉及的过程分为 3 个主要步骤：①通过将 2 个标签附着到随机剪切 DNA 的 5' 和 3' 末端来构建配对末端标签文库。将 5' 磷酸化且末端平端的 DNA 连接到任何不完整或受损的 5' 末端，并通过称为 A- 尾部处理的过程将 A 添加到 3' 末端。②使用乳化 PCR 扩增从第一步中创建的配对末端标签文库获得模板 DNA。③基于连接的测序反应（依赖于连接酶和聚合酶的区分能力）用于对扩增的 DNA 片段进行测序。

Polony 测序技术最初被使用对大肠埃希菌的基因组进行测序，并证明其准确性大于 99.9999%。此外，它的成本降低是最大的优势之一，其成本几乎是与 Sanger 测序相关的成本的 1/10。因此，Polony 测序的发明代表了一种新的有应用前景的技术，可以将其商业化并广泛用于测序领域的实验室。

(三) 并行版焦磷酸测序方法

焦磷酸测序技术最初是由瑞典皇家技术学院的 Mostafa Ronaghi 和 PålNyrén 于 1996 年发明的。它基于合成测序的原理，采用单链 DNA 并通过酶促合成其互补链。虽然 Sanger 测序该方法还基于相同的原理，焦磷酸测序技术可检测 DNA 聚合酶的活性（核苷酸掺入时焦磷酸盐的释放），而不是检测末端位点的放射性标记核苷酸。随后通过使用乳化 PCR 进行 DNA 扩增，开发了并行版本的焦磷酸测序方法，以加入其他下一代测序方法的行列。乳化 PCR 在油溶液中的水滴中进行扩增，每个液滴包含一个附着在单个 DNA 模板上的连接引物的磁珠。为了鉴定合成的 DNA 链中新添加的核苷酸，焦磷酸测序仪使用萤光素酶为单个核苷酸检测生成特定荧光。并行焦磷酸测序技术最初是由 454 Life Sciences（后来被 Roche 收购）开发的。

(四) 可逆末端终止测序技术

可逆末端终止测序技术（reversible dye-terminators sequencing）也称 Illumina 测序技术，是一种荧光标记方法，该方法使用工程核苷酸和酶，基于 DNA 扩增在芯片上形成 DNA 簇。通过添加可逆终止碱基对核苷酸进行改造，这些可逆终止碱基分别进行了荧光标记并与封闭基团结合在一起。测序在每个扩增循环完成，其中核苷酸竞争结合新形成的 DNA 链的末端，而在每个循环中未竞争结合的多余核苷酸被清洗液清除。通过激光照相机捕获荧光标记的核苷酸信号，以识别新添加的核苷酸，随后去除保护基团以进入下一个扩增序列周期循环。与其他下一代测序方法相比，可逆末端终止测序技术具有多个优势，该方法仅利用一种酶，而焦磷酸测序技术则需要几种昂贵的酶。此外，由于可逆末端终止测序技术使用的酶反应和荧光标记捕获是分离的；因此，该方法具有最佳的通量，可实现极高容量的测序。因此，可逆末端终止测序技术可用于对困难区域（例如重复序列和多聚物）进行测序，以及对大分子和整个基因组进行测序。可逆末端终止测序技术最初是由 Manteia Predictive Medicine 开发的，后来被 Solexa 收购。Solexa 后来被 Illumina 收购，Illumina 现在是该方法的主要开发商。

(五) 连接法测序技术

2007 年，美国应用生物系统公司在 DNA 测序领域研发了一系列新型商业化测序仪，这些测序仪开发了一种称为寡核苷酸连接检测测序（sequencing by oligonucleotide ligation detection, SOLiD）的技术。SOLiD 也被称为双碱基编码技术（the two-baseencoding method），通过两个碱基来对应一个荧光信号，而不是传统的一个碱基对应一个荧光信号。使用两个碱基编码方案能够更好地区分真实变异序列，如单核苷酸多态性与测序错误。类似于 Polony 测序，SOLiD 是一种连接测序方法；但是，SOLiD 使用具有双重碱基编码的探针，即使用荧光标记的 8-mer 探针来识别两个 3' 末端碱基。

在开始测序之前，SOLiD 技术使用乳化 PCR 完成扩增步骤，然后创建固定长度的 DNA 序列文库。该文库包含该特定固定长度的所有可能的寡核苷酸序列。通过使用 DNA 连接酶，将文库中的序列连接至扩增的 DNA 序列末端。DNA 连接酶偏好倾向于在连接位置的核苷酸。在 SOLiD 测序过程中获得的测序质量和 DNA 长度与 illumina 测序相当。此外，该方法对涉及的每个碱基对读取 2 次，显著降低了 SNP 调用错误率，对重复测序检测点突变独具优势。

然而，最近的一份研究揭示了 SOLiD 测序对回文序列进行测序时使用连接方法的缺点。

（六）半导体测序技术

半导体测序（semiconductor sequencing）技术，也称为离子激流半导体测序技术，是通过合成方法进行测序的方法之一。该测序发生在单链 DNA 分子的互补链的构建过程中。半导体测序技术虽然涉及标准测序化学，但该方法是一种全新的核苷酸检测方法。离子激流半导体测序不是检测通过放射性或荧光标记核苷酸，而是通过检测 DNA 聚合过程释放的氢离子获得探测信号。该测序方法无须经过化学修饰的核苷酸、光学装置或特殊酶，而是需要一个离子敏感的场效应晶体管（ion-sensitive field-effect transistor, ISFET）来检测 DNA 聚合过程。ISFET 被用作测量 H^+ 浓度的超敏离子传感器。H^+ 浓度的变化改变了流经 ISFET 的电流。

其他测序方法克服了通过用不同标志物标记 4 种不同类型核苷酸来区分 4 种核苷酸的难题。但是，由于半导体测序技术在 DNA 聚合过程中检测到释放的 H^+，因此无法根据此标准来识别释放的核苷酸的特定类型。取而代之的是，将模板 DNA 放在微孔中，并用使用单一类型的核苷酸。因此，从微孔中检测离子将表明新添加的核苷酸与添加到微孔中的核苷酸类型是否匹配。离子激流半导体测序技术由离子激流测序公司（Ion Torrent Systems Inc）于 2010 年初发布，该公司后来被 Life Technologies 收购。该技术提供了更低成本的 Bench-top 测序方法，但是该方法具有相对短读长的缺点。

四、第三代测序技术

第三代测序技术可直接测量 DNA 分子而无须进行酶促复制系统，包括纳米孔技术等，基于纳米孔的 DNA 测序技术最早在 1996 年提出。本质上，该测序系统由嵌入在盐溶液中的膜（生物或合成）中嵌入的纳米孔组成。电流被施加到驱动离子而通过纳米孔的系统，带电的生物分子（如 DNA 碱基）的通过将在离子流中产生阻力，这将导致可测量的电流发生变化。不同大小的生物分子可在不同的程度和时间上阻挡纳米孔。如果4个DNA碱基（T、C、G和A）穿过纳米孔时可以区分，则可以通过该技术对DNA序列进行区分。本质上，以上强调的原理指向一种能够长时间读取DNA序列（＞2 kb）的方法。当前，纳米孔测序主要基于两种技术，第一个是使用生物纳米孔，第二个是使用固态纳米孔。利用生物纳米孔的公司在2012年和2013年已将纳米孔测序平台商业化〔Oxford Nanopore Technologies（ONT）和Genia〕。

五、第四代测序技术

第四代测序技术，即原位测序技术（对单个细胞进行测序）。第1代测序流行了将近30年，第2代已经进行了近7年，第3代即将到来，而第4代也进入试验阶段。在肿瘤组织中，相邻细胞DNA的突变情况并不完全相同。因此，能够进行原位测序将变得越来越重要。Mats Nilsson小组提供了许多不同细胞在细胞环境中平行进行转录本分析的例子，第四代测序概念被提出和验证。

几代测序技术的发展大大提高了通量和降低了成本。尽管第一代DNA测序盛行30年，第二代测序技术不断发展，第三代和第四代测序技术不断出现。但每个新一代都没有取代上一代。不同方法之间存在大量重叠，成为帮助完成全面基因组分析所需的工具集。科研和临床面临的实际问题决定了选用哪种测序设备和用法才是最佳的。第二代测序技术是当前应用最广泛的方法，短序列的测序给计算和数据分析程序带来巨大的挑战。随着第三代测序技术的发展，读取时间更长，计算需求相应减少。但是，由于总产量的增加，结果是下游生物信息处理将变得更加重要。第四代测序技术将挑战高分辨率的图像处理程序。

第二节　临床应用及病例分析

一、第一代测序技术

（一）数据的解读和报告的发布

1. 项目名称

胃肠间质瘤相关基因突变检测。

2. 检测方法

DNA-Sanger测序。

3. 检测仪器

ABI 3500 Dx基因分析仪。

4. 方法依据

《2012 年 NCCN 胃肠间质瘤临床实践指南》。

5. 结果分析

（1）C-KIT9 分析。使用测序分析软件 Chromas 对结果进行分析，测序引物为 M13-F 时，点击"Find"，输入"CTTCCCTTTAGATG"查找，移动光标至"T""A"中间，按快捷键"Alt+L"选中测序前段不稳定区域，在"Edit"菜单下点击"Delete Cutoff Sequences"删除以上区域，对比正常序列看其是否存在突变。如果不存在突变，则判为野生型，若出现突变则发生突变。常见突变位点：Ala502-Tyr503dup（A502-Y503dup），Asn505His（+）Lys509Ile[N505H（+）K509I]、Lys509Ile（+）Gly510del[K509I（+）G510del]。

C-KIT9 标准序列（196）：

AGATGCTCTGCTTCTGTACTGCCAGTGGATGTGCAGACACTAAACTCATCTG
GGCCACCGTTTGGAAAGCTAGTGGTTCAGAGTTCTATAGATTCTAGTGCATTCAA
GCACAATGGCACGGTTGAATGTAAGGCTTACAACGATGTGGGCAAGACTTCTGC
CTATTTTAACTTTGCATTTAAAGGTAACAACAAAG

编码氨基酸：

RCSASVLPVDVQTLNSSGPPFGKLVVQSSIDSSAFKHN
GTVECKAYNDVGKTSAY503FNFAFKGNNKE

（2）C-KIT11 分析。测序引物为 M13-F 时，按"Find"快捷键，找到序列"CCCACAGAAA"，移动光标至"G""A"中间；按快捷键"Alt+L"选中测序前段不稳定区域，在"Edit"菜单下点击"Delete Cutoff Sequences"删除以上区域，对比下正常序列看其是否存在突变。如果不存在突变，则判为野生型，若出现突变则发生突变。

C-KIT11 标准序列（127）：

AGATGCTCTGCTTCTGTACTGCCAGTGGATGTGCAGACACTAAACTCATCTG
GGCCACCGTTTGGAAAGCTAGTGGTTCAGAGTTCTATAGATTCTAGTGCATTCAA
GCACAATGGCACGGTTGAATGTAAGGCTTACAACGATGTGGGCAAGACTTCTGC
CTATTTTAACTTTGCATTTAAAGGTAACAACAAAG

编码氨基酸：

RCSASVLPVDVQTLNSSGPPFGKLVVQSSIDSSAFKHNGTVECKAYNDVGKTS
AY503FNFAFKGNNKE

（3）C-KIT13 分析。测序引物为 M13-R，在 Edit 菜单下点击"Reverse+Complement"，按 Find 快捷键，找到序列"CTTTTATCGA"，移动光标至"G""C"中间，按快捷键 Alt+L 选中测序前段不稳定区域，在"Edit"菜单下点击"Delete Cutoff Sequences"删除以上区域，对比下正常序列看其是否存在突变。如果不存在突变，则判为野生型，若出现突变则发生突变。常见突变位点：Lys642Glu（K642E）。

C-KIT13 标准序列（111）：

CGAGTGCCCATTTGACAGAACGGGAAGCCCTCATGTCTGAACTCAAAGTCC
TGAGTTACCTTGGTAATCACATGAATATTGTGAATCTACTTGGAGCCTGCACCATT
GGAG

编码氨基酸：

PSAHLTEREALMSELK（642）VLSYLGNHMNIVNLLGACTIG

（二）胃肠间质瘤相关基因突变检测病例分析及报告解读

1. 病例 1

（1）临床病史。患者女性，79 岁。病理诊断：胃肠间质瘤（最大直径 4.5cm，核分裂象 3 个 /50 HPF）。免疫组化：CD117(+)、DOG-1(+)、CD34(+)、S100(−)、VIM(+)、SMA(−)、KI16710%(+)、CK(−)、EMA(−)。

（2）胃肠间质瘤基因突变检测结果。

检测方法：采用 PCR-sanger 测序技术，检测胃肠间质瘤常见 6 种基因突变。

检测位点及结果如表 4.2.1 所示。

（3）结论。送检标本检测到以下基因突变：

PDGFRA: NM_006206.6: exon18: c.2525A > T, p.D842V

表 4.2.1　病例 1 患者胃肠间质瘤常见 6 种基因突变检测位点及结果

检测基因	检测区域	检测结果
c-kit	Exon9	野生型
c-kit	Exon11	野生型
c-kit	Exon13	野生型
c-kit	Exon17	野生型
PDGFRA	Exon12	野生型
PDGFRA	Exon18	突变型

2. 病例 2

（1）临床病史。患者，女性，61 岁，因"反复中上腹部疼痛半年"入院。患者外院活检提示为胃肠间质瘤，但镜下图片及影像学检查不太符合常见的胃肠间质瘤呈肿块样的改变，于重庆医科大学附属第一医院复查胃镜进行 CT 检查以进一步明确诊断。CT 片提示胃癌，伴肝脏及膈顶转移灶。胃镜检查提示：胃巨大溃疡。病理诊断：胃肠间质瘤。免疫组化：CKH(−)、EMA(−)、CK(−)、CD117(+)、DOG-1(+)、Vim(+)、SMA 血管 (+)、S-100(−)，Ki-673 ~ 5 个 /50 HP。

（2）胃肠间质瘤基因突变检测结果。

检测方法：采用 PCR-sanger 测序技术，检测胃肠间质瘤常见 6 种基因突变。

检测位点及结果如表 4.2.2 所示。

表 4.2.2 病例 2 胃肠间质瘤常见 6 种基因突变检测位点及结果

检测基因	检测区域	检测结果
c-kit	Exon9	野生型
c-kit	Exon11	突变型
c-kit	Exon13	野生型
c-kit	Exon17	野生型
PDGFRA	Exon12	野生型
PDGFRA	Exon18	野生型

（3）结论。送检标本检测到以下基因突变：

C-KIT:NM_000222.2:exon11: c.1669-1674del, p.Trp557-Lys558del

二、高通量测序技术

1. 高通量测序数据分析

（1）检测方法。基于靶向捕获的高通量测序技术（targeted next-generation sequencing），或基于扩增子建库的高通量测序技术（amplicon-based next-generation sequencing）。

（2）检测仪器。illumina miniseq。

（3）结果分析。包括生物信息分析、人工审核，以及报告生成、发放和解读。

1）生物信息分析流程：包括初级分析、二级分析和三级分析。生物信息分析具体步骤如表 4.2.3 所示。

表 4.2.3 高通量测序物信息分析流程

初级分析	NGS 测序	
	碱基读取	Bcl/fastq 文件
	测序质控	Q30、簇密度等
二级分析	标签分样	De-multiplex
	序列回帖及优化	序列过滤
		序列回帖
		局部比对优化
		去 PCR 重复
	QC 质控	QC metrics
	变异识别	SNV
		INDEL
		CNV
		SV
		MSI

三级分析	变异注释	公共 / 内部数据库
	变异过滤	致病性、临床意义
	结果报告	

2）高通量测序生物信息分析包括序列比对，用于序列比对回帖参考。突变过滤，用于过滤重复区域假阳。突变解读，用于突变致病性评级、突变用药注释和获取突变人群频率等。使用数据库包括参考基因组 *GRCh37*、*gnomAD r2.0.1*、*ClinVar* 等

3）高通量测序生物信息质控标准如表4.2.4 ~ 4.2.6所示：

表 4.2.4　高通量测序生物信息质控标准（血液 10 000 ×）

血液（10 000 ×）			
	PASS	Warning	FAIL
mean depth	≥ 5000	[1000,5000)	<1000
median depth	≥ 5000	[1000,5000)	<1000
insertSize	≤ 180	(180,185]	>185
mapped.ratio	≥ 95%	[75%,95%)	<75%
depth ≥ 100	≥ 90%	[60%,90%)	<60%
target.ratio	≥ 40%	[10%,40%)	<10%
Q30.ratio	≥ 80%	[70%,80%)	<70%
unique.depth	≥ 1000	[500,1000)	<500

4.2.5　高通量测序生物信息质控标准（组织 1 000x）

组织（1 000x）			
	PASS	Warning	FAIL
mean depth	≥ 500	[100,500)	<100
median depth	≥ 500	[100,500)	<100
insertSize	≥ 170	[135,170)	<135
mapped.ratio	≥ 95%	[75%,95%)	<75%
depth ≥ 100	≥ 90%	[60%,90%)	<60%
target.ratio	≥ 40%	[10%,40%)	<10%
Q30.ratio	≥ 80%	[70%,80%)	<70%
unique.depth	≥ 100	[50,100)	<50

表4.2.6　高通量测序生物信息质控标准（白细胞200x）

白细胞（200x）			
	PASS	Warning	FAIL
mean depth	≥100	[20,100)	<20
median depth	≥100	[20,100)	<20
insertSize	≥170	[135,170)	<135
mapped.ratio	≥95%	[75%,95%)	<75%
depth ≥100	≥90%	[60%,90%)	<60%
target.ratio	≥40%	[10%,40%)	<10%
Q30.ratio	≥80%	[70%,80%)	<70%
unique.depth	≥100	[20,100)	<20

4）报告的人工审核：NGS生物信息分析结果分析是基于统计基础的分析，在分析过程中划分的阈值范围边缘易产生假阳性结果，或被阈值滤掉的假阴性结果；由于临床生物样本质量的参差不齐，可能影响检测结果的可靠性。因此，临床生物样本NGS生物信息分析结果需要人工审核操作。

人工审核主要包括假阳性、假阴性和胚系审核。假阳性位点审核主要依赖三方面条件：突变丰度、支持性测序片段、重复区易错区。依据假阳证据的不同程度做打分规则。在未做白细胞对照样本测序检测时，胚系位点误归为体细胞变异的判断主要依据为突变丰度、人群频率确认。依据疑似胚系的程度制订打分规则做判断。全阴性复核依据包括样本质控QC检查，*hot.check.xls*位点覆盖度是否足够；是否存在低丰度；临床资料中如有备注已知突变，应检查已知突变是否低于阈值的假阴性；如果有配对组织或血液样本或既往检测结果，应检查是否有低于阈值的假阴性。

5）报告生成和数据解读：报告包括患者基本信息、检测方法、检测项目、检测基因和位点、结果小结、基因变异及解读、基因拷贝数分布图、药物代谢相关基因SNP检测以及附录。附录包括样本主要质控、检测局限性说明、基因变异的临床意义、基因列表、基因简介、参考文献等。具体变异的解读包括具有明确临床意义的变异解读（Ⅰ类变异）具有潜在临床意义的变异解读（Ⅱ类变异），临床意义尚不明确的变异列表（Ⅲ类变异）。

A.肺癌68基因高通量测序检测报告。

项目名称：肺癌68基因高通量测序检测。

检测方法：靶向捕获—高通量测序技术。

检测仪器：illumina miniseq。

方法依据：《2020年NCCN非小细胞肺癌临床实践指南》。

检测基因位点：本项目选择68个与肺癌发病机制及靶向治疗密切相关的基因，利用探针杂交和高通量测序法检测62个基因的全部外显子以及7个基因的重点外显子及重排热点内含子区域。覆盖目标基因捕获外显子及 +/-20bp 范围内的单核苷酸变异（SNV）、短片段插入或缺失变异（INDEL）、基因拷贝数变异（CNV），以及断点发生在捕获范围内的基因重排（*REARRANGEMENT/FUSION*）。

样本类型：肺癌患者石蜡切，穿刺组织，胸腹水包埋的石蜡块等，肺癌肺癌 68 基因高通量测序检测报告的 *EGFR* 基因 21 号外显子 *p.L858R* 错义突变变异解读如表 4.2.7 所示：

表 4.2.7　肺癌肺癌 68 基因高通量测序检测报告的 EGFR 基因 21 号外显子 p.L858R 错义突变变异解读

变异结果	丰度	变异解读	靶向药物 （敏感性，证据等级）
EGFR 基因 21 号外显子 *p.L858R* 错义突变 *c.2573T>G* *p. Leu858Arg*	38.02%	*EGFR* 基因的第 858 位氨基酸由亮氨酸突变成精氨酸。该变异位于 EGFR 蛋白的蛋白激酶结构域（UniProt.org: P00533）。该变异导致蛋白质的功能获得 [PMID: 15118073, 15329413, 15118125]。	吉非替尼（敏感，A 级） 厄洛替尼（敏感，A 级） 埃克替尼（敏感，A 级） 阿法替尼（敏感，A 级） 达可替尼（敏感，A 级） 奥希替尼（敏感，A 级）

肺癌肺癌 68 基因高通量测序检测报告的 *KRAS* 基因 2 号外显子 *p.G12D* 突变变异解读如表 4.2.8 所示：

表 4.2.8　肺癌肺癌 68 基因高通量测序检测报告的 KRAS 基因 2 号外显子 p.G12D 突变变异解读

变异结果	丰度	变异解读	靶向药物 （敏感性，证据等级）
KRAS 基因 2 号外显子 *p.G12D* 错义突变 *c.35G>A* *p. Gly12Asp*	72.22%	*KRAS* 基因的第 12 位氨基酸由甘氨酸突变成天冬氨酸。该变异导致蛋白质的功能获得 [PMID: 17349581, 24300897, 19296721]。*KRAS* 突变与非小细胞肺癌不良预后相关（证据等级：A 级）	吉非替尼（耐药，A 级） 厄洛替尼（耐药，A 级） 帕博西尼 +Binimetinib（敏感，C 级） RO5126766（敏感，C 级） BGB–283（敏感，C 级）

B. *BRCA1/2* 基因胚系突变检测报告。

BRCA1/2 基因胚系突变检测报告包括患者基本信息、检测方法、检测项目、检测结果、变异解读、临床意义、检测结果说明、检测局限性说明以及附录，附录包括 *BRCA1/2* 基因简介、*BRCA1/2* 基因胚系突变的风险管理和参考文献等。

项目名称：*BRCA1/2* 基因胚系突变检测。

检测方法：扩增子 - 高通量测序技术，结合 MLPA 技术。

检测仪器：Ilumina miniseq。

方法依据：ACMG 2015 指南、ENIGMA、Sherloc 和《BRCA 数据解读中国专家共识》

检测项目：本项目基于二代测序技术，检测 *BRCA1* 基因和 *BRCA2* 基因全编码区

及外显子 – 内含子连接区、UTR 区 (非翻译区) 和内含子区热点变异,并与健康人群数据库比对,对所检出突变对应的患病风险提供分级建议。

样本类型:全血。

以子宫内膜癌患者 *BRCA2* 基因 *p. N588Sfs*2* 突变解读为例 (见表 4.2.9)。

检测结果:BRCA 总体评价:该样本检测到 *BRCA2* 基因为致病 (pathogenic) 的变异。MLPA 检测未检出 *BRCA1* 及 *BRCA2* 基因大片段插入或缺失。

表 4.2.9　*BRCA2* 基因 *p. N588Sfs*2* 突变信息

基因	变异类型	外显子	cDNA 改变	氨基酸改变	基因型	致病风险
BRCA2	移码缺失突变	10	c.1763_1766delATAA	p. N588Sfs*25	杂合突变型	致病

变异解读:BRCA2 NM_000059.3:exon10:c.1763_1766delATAA:p. N588Sfs*25,该突变为移码缺失突变,导致基因编码蛋白第 588 位氨基酸由天冬酰胺突变为丝氨酸并于 612 位发生提前终止,形成功能损伤或失活的蛋白。该变异在 1 000G、ExAC、gnomAD 数据库无记录;在乳腺癌患者 (PMID30875412、PMID28680148、PMID25415331、PMID28664506、PMID27469594)、乳腺癌和 (或) 卵巢癌患者 (PMID20960228、PMID23635950) 中曾有报道。该变异在 BRCAExchange 数据库专家组复核为 Pathogenic,ClinVar 数据库报道为 Pathogenic (*ID*=51 187,可靠度为三颗星)。因此,该变异为致病性变异。综上所述,根据《ACMG 2015 指南》、ENIGMA、Sherloc 和《BRCA 数据解读中国专家共识》,该变异被评级为致病的变异。携带该变异会增加患 *BRCA2* 相关遗传疾病的风险。

2. 案例分析

(1) 病例①:肺癌肺癌 68 基因高通量测序检测 - 多病灶基因检测。

2019 年 10 月 29 日,患者,男性,69 岁,因 "咳嗽 1 个月余,发现肺部阴影 1 周余" 入院。癌谱:细胞角蛋白 19 片段 4.7 ng/ml ↑,鳞状细胞癌抗原 1.6 ng/ml ↑。患者于 2019 年 11 月 5 日行支气管镜检查术,镜下结果示:右上叶开口处新生物。取灌洗液查 gene-X-pert、脱落细胞、抗酸染色未见明显异常,取新生物活检示:低分化癌 (右肺上叶),结合形态及免疫组化符合低分化鳞状细胞癌。免疫组化:CK(+),EMA 部分 (+),LCA(−),KI67%20%(+),P40(+),P63(+),NapsinA(−),TTFI(+),CgA(−),Syn(−),CD56(−)。患者右肺低分化鳞癌Ⅲ C 期诊断明确,无手术指征,建议送检基因检测并行全身静脉化疗,患者及家属同意行化疗治疗,暂不愿行基因检测。评估患者无化疗绝对禁忌证,于 2019 年 11 月 12 日以 "多西他赛 120 mg+ 奈达铂 14 0mg" 方案行第一周期全身静脉化疗。2019 年 12 月 7 日患者因 "确诊右肺低分化鳞癌 1 个月,拟行第二周期化疗。" 入院。完善胸部 + 头部 CT 平扫:① 右肺门团块状软组织影,包绕右主支气管及右肺中叶支气管，管腔不同程度狭窄，右肺上叶支气管闭塞，符合肺癌表现，右肺上叶、中叶阻塞性炎症、实变及不张，不除外合并癌性淋巴管炎可能。② 纵隔多发淋巴结肿大，考虑转移；右前胸壁近腋窝区软组织密度结节影，考虑转移性淋巴结可能。③ 右肺下叶及左肺上下叶散在炎症及条索影。④ 右侧胸腔中等量积液，邻近肺组织外压性不张。⑤ 双肺气肿，双肺间质性改变。⑥ 心包中量积液。⑦ 主动脉弓及左右冠脉钙化。⑧ 肝脏多发囊肿可能，必要时增强扫描。⑨ 双侧脑室周围白质脱髓鞘改变。⑩ 脑萎缩。⑪ 右侧上颌窦炎；鼻中隔左偏。结合患者肺癌基础，胸壁包块不除外肿瘤转移可能，遂于 2019 年 12 月 10 日行皮下软组织包块穿刺术，穿刺液涂片：未找到分枝杆菌，病理检查：找到癌细胞 (非小细胞癌)，免疫组化结果：CK5/6(−)；P40 散在 (+)、P63(+)、CK7(+)、NapsinA(−)、TTF-1(+)、CD56(−)、Syn(−)、CgA(−)、MC(−)、D2-40(−)、Ki675%(+)。皮下软组织包块穿刺术病检：右胸壁包块内抽吸物见癌细胞，结合免疫组化结果考虑为腺癌细胞，免疫组化：P63(+); EMA(+); CK(+); CK7 弱 (+); CK5/6(−); TTF-1(+); NapsinA(−); Ki6720%(+); CD56(±); Syn(−); P40 散 (+); CgA(−)。采用靶向捕获 -NGS(68 基因，广州燃石) 方法检测右肺上叶活检样本，采用 ARMS-PCR 方法 (肺癌 9 基因，厦门艾德) 检测胸壁包块穿刺组织，基因检测结果如表 4.2.10 所示：

表 4.2.10 病例 3 基因检测结果

样本部位	检测方法	检测结果	治疗
右肺上叶活检样本	靶向捕获 –NGS	*KRAS* 基因 2 号外显子 p.G12D 错义突变 *KRAS* 基因 拷贝数扩增 CN:6.0 *TP53* 基因 9 号外显子移码突变 p. Ser313fs	目前已经化疗 3 个周期
胸壁包块穿刺组织	ARMS–PCR	未 检 测 到 *EGFR*、*KRAS BRAF*、*NRAS HER2*、*PIK3CA* 基因相关突变及 *ALK ROS1*、*RET*、相关融合基因	

讨论与分析：

《NCCN 临床实践指南》：非小细胞肺癌（2020.V1）以及《2020 CSCO 非小细胞肺癌诊疗指南》推荐肺癌不同部位病灶均进行基因检测，特别是病理分型不同的病灶，有助于临床综合各病灶的基因突变情况做最精准的临床决策。

（2）病例②：肺癌肺癌 68 基因高通量测序检测 - 非小细胞肺癌细胞转化。

患者，女性，52 岁，2019 年 12 月 19 日因"右肺腺癌术后 6 年，靶向治疗后 2 年，左下肺结节进行性增大 1 个月"入院。患者 6 年前，体检胸片、胸部 CT 检查后考虑右下肺肿瘤性病变，左下肺结节。于我院胸心外科予以右肺下叶切除术，术后病检提示腺癌，基因检测（29 基因）提示：*EGFR* 基因 *L858R*、*ERCC1* 基因表达水平：低。*RRM1* 基因表达水平：高。*STMN1* 基因表达水平：低。*TYMS* 基因表达水平：中。术后化疗 3 周期后定期复查病情稳定。2 年前，患者随访胸部 CT 检查提示右上肺新增一结节，左下肺结节稍增大。考虑肺癌复发转移，予以埃克替尼治疗。1 年前随访胸部 CT 提示病灶稳定。1 个月前再次复查胸部 CT 检查提示左下肺结节较前进展，为进一步明确诊断，遂来我院就诊。

患者行 CT 引导下肺穿刺活检，同时送检脱落细胞、快速病检、组织病检 + 基因检测。结果显示：脱落细胞：找到肿瘤细胞。快速病检：找到癌细胞（考虑低分化癌）。患者恶性肿瘤诊断明确，有化疗指征，无化疗禁忌证，结合既往有肺腺癌基础，本次予以 "培美曲塞 900 mg+ 奈达铂 150 mg" 行第一周期化疗，辅以补液、护胃、止吐等治疗。化疗过程顺利。肺穿刺活检：结合形态及免疫组化，符合小细胞神经内分泌癌。免疫组化:CK（+）、EMA 部分（+）、P63（-）、Naspsin 少数（+）、P40（-）、Syn（+）、CgA（+）、CD56（+）、TTF-1（+）、Ki-67（+）、LCA（-）组织送检基因检测。患者病检结果考虑为肿瘤异质性及腺癌向小细胞肺癌转化，建议可交替使用小细胞化疗方案。截至 2020 年 4 月 20 日，患者已确诊左下肺小细胞肺癌 4 个月，拟行第三周期化疗。该患者基因检测结果如表 4.2.11 所示。

表 4.2.11　病例 4 基因检测结果

检测时间	样本类型	病理诊断	基因检测结果
2013 年 7 月	右下肺切除组织	提示腺癌	*EGFR L858R*（+）
2019 年 12 月 13 日	左肺下叶结节穿刺活检组织	小细胞神经内分泌癌	*EGFR L858R*（+）；*RB1 c.861+1G>C*；*TP53 p.R280K*

讨论与分析：

存在 *EGFR*、*RB1*、*TP53* 基因共突变时，提示 SCLC 转化可能，靶向治疗效果差。SCLC 转化后的中位生存期为 10.9 个月（95% *CI*：8 ~ 13.7），对铂 - 依托泊苷的治疗反应率高。越来越多研究显示 *EGFR* 突变的患者异质性大，患者靶向治疗持续时间差异大，有些患者疗效持续长达 3 ~ 5 年，而有些患者只有几个月，差异巨大的原因可能是患者的基因特征，仅仅检测几个驱动基因不能反映患者基因特征的全貌，也就无法为患者提供更精准的个体化治疗。因此，在确诊时进行全面的基因检测将为后续的治疗提供更好的指导。

参考文献

[1] LANDER E S, LINTON L M, BIRREN B, et al. Initialsequencing and analysis of the human genome[J]. Nature,2001,409（6822）:860-921.

[2] VENTER J C, ADAMS M D, MYERS E W, et al. Thesequence of the human genome[J].Science,2001,291(5507):1304–1351.

[3] International Human Genome Sequencing Consortium.Finishing the euchromatic sequence of the human genome[J]. Nature，2014(431)：931–945.

[4] SANGER F, COULSON A R. A rapid method for determining sequences in DNA by primed synthesis with DNA polymerase[J]. J Mol Biol ,1975,94(3)：441-448.

[5] MAXAM A M, GILBERT W. A new method for sequencing DNA[J]. Proc Natl Acad Sci USA,1977,74(2):560-564.

[6] SANGER F, NICKLEN S, COULSON A R. DNA sequencing with chain-terminating inhibitors[J].Proc Nati Acad Sci,1977,74(12):5463–5467

[7] KIRCHER M, KELSO J. High-throughput DNA sequencing – concepts and limitations[J]. Bioessays,2010,32(6):524–536.

[8] SCHUSTER S C. Next-generation sequencing transforms today's biology[J]. Nat Methods,2008,5(1)：16-18.

[9] TABOR S, RICHARDSON C C. A single residue in DNA polymerases of the Escherichia coli DNA polymerase I family is critical for distinguishing between deoxy- and dideoxyribonucleotides[J]. Proc Natl Acad Sci USA,1995,92 (14):6339-6343.

[10]SMITH L M, SANDERS J Z, KAISER R J, et al. Fluorescence detection in automated DNA sequence analysis[J]. Nature,1986,321(6071)：674-679.

[11]MARDIS E R.Next-generation sequencing platforms[J]. Annu Rev Anal Chem(Palo Alto Calif),2013(6):287-303.

[12]FULTON L L, Wilson R K .Variations on cycle sequencing[J]. Biotechniques,1994,17 (2):298-301.

[13] PANUSSIS D A, COOK M W, RIFKIN L L, et al. A pneumatic device for rapid loading of DNA sequencing gels[J]. Genome Res,1998, 8(5):543-548.

[14] SMITH L M, SANDERS J Z, KAISER R J, et al.Fluorescence detection in automated DNA sequence analysis[J].Nature,1986,321(6071)：674-679.

[15] COLLINS F S, HAMBURG M A.First FDA authorization for next-generation sequencer[J].N Engl J Med ,2013,69 (25):2369-2371.

[16] BRENNER S, JONHNSON M, BRIDGHAM J, et al. Gene expression analysis by massively parallel signature sequencing(MPSS)on microbead arrays[J]. Nat Biotechnol , 2000,18 (6):630-634.

[17] SHENDURE J, PORRECA G J, REPPAS N B, et al.Accurate multiplex polony sequencing of an evolved bacterial genome[J].Science,205,309(5741)：1728-1732.

[18] MARGULIES M, EGHOLM M, ALTMAN W E, et al.Genome sequencing in

microfabricated high-density picolitre reactors[J]. Nature ,2005,437(7057):376-380.

[19] SCHUSTER S C. Next-generation sequencing transforms today's biology[J]. Nat Methods,2008,5（1）:16-18.

[20] BENTLEY D R, BALASUBRAMANIAN S, SWERDLOW H P, et al.Accurate whole human genome sequencing using reversible terminator chemistry[J]. Nature, 2008,456（7218）:53-59.

[21] MEYER M, KIRCHER M. Illumina sequencing library preparation for highly multiplexed target capture and sequencing[J]. Cold Spring Harb Protoc,2010(6):5448.

[22] VALOUEV A, ICHIKAWA J, TONTHAT T, et al. A high-resolution, nucleosome position map of C elegans reveals a lack of universal sequence-dictated positioning[J]. Genome Res,2008,18（7）:1051-1063.

[23] RIEBER N, ZAPATKA M, LASITSCHKA B, et al. Coverage bias and sensitivity of variant calling for four whole-genome sequencing technologies.[J] PLos One ,2013,8 （6）:621.

[24] LIU L, LI Y, LI S, et al. Comparison of next-generation sequencing systems[J]. Biomed Biotechnol,2012(7):251364-251374.

[25] HUANG Y F, CHEN S C, CHIANG Y S, et al.Palindromic sequence impedes sequencing-by-ligation mechanism[J]. BMC Syst Biol,2012,6 (Suppl 2):S10.

[26] RUSK N . Torrents of sequence[J]. Nature Methods, 2011, 8(1):44.

[27] KASIANOWICZ J J, BRANDIN E, BRANTON D, et at. Characterization of individual polynucleotide molecules using a membrane channel[J]. Proc Nati Acad Sci USA,1996,93（24）:13770–13773.

[28] BAYLEY H. Sequencing single molecules of DNA[J]. Cur Opinion Chem Biol,2006,10（6）:628–637.

[29] BRANTON D, DEAMER D W, MARZIALI A, et al. The potential and challenges of nanopore sequencing[J]. Nature Biotechnol,2008,26（10）:1146–1153.

[30] SCHNEIDER G F, DEKKER C. DNA sequencing with nanopores[J]. Nature Biotechnol,2012,30（4）:326-328.

[31] LARSSON C, GRUNDBERG I, SODERBERG O, et al. In situ detection and genotyping of individual mRNA molecules [J]. Nature Methods,2010,7(5):395–397.

[32] OFFIN M, CHAN J M, TENET M, et al. Concurrent RB1 and TP53 alterations define a subset of EGFR-Mutant lung cancers at risk for histologic transformation and inferior clinical outcomes [J]. J Thorac Oncol, 2019, 14(10): 1784-1793.

第五章　临床质谱技术

第一节　概述

一、质谱仪技术的发展

质谱（mass spectrometry）又称质谱法，是一种与光谱并列的谱学方法，通过将试样分子转变为离子或碎片离子，按其质荷比（m/z）的不同进行分离和测定的方法。通常意义上是指广泛应用于各个学科领域中通过制备、分离、检测气相离子来鉴定化合物的一种专门技术。质谱法在一次分析中可提供丰富的结构信息，将分离技术与质谱法相结合是分离科学方法中的一项突破性进展。在众多的分析测试方法中，质谱学方法被认为是一种同时具备高特异性和高灵敏度且得到了广泛应用的普适性方法。

质谱仪（mass spectrometer）一般由样品导入系统、离子源、质量分析器、检测器、数据处理系统等部分组成。质谱法的分析过程如图5.1.1所示，试样中各组分通过导入系统进入离子源发生电离，生成不同质荷比的带电荷的离子和碎片离子，经加速电场的作用，形成离子束，进入质量分析器中，由质量分析器分离并按质荷比大小依次进入检测器，利用电场和磁场使发生相反的速度色散，即离子束中速度较慢的离子通过电场后偏转大，速度快的偏转小；在磁场中离子发生角速度矢量相反的偏转，即速度慢的离子依然偏转大，速度快的偏转小；当两个场的偏转作用彼此补偿时，它们的轨道便相交于一点。与此同时，在磁场中还能发生质量的分离，这样就使具有同一质荷比而速度不同的离子聚焦在同一点上，不同质荷比的离子聚焦在不同的点上，将它们分别聚焦而得到质谱图，从而确定其质量。根据质谱图峰的位置，可以进行定性和结构分析，根据质谱图峰的强度进行定量分析。

第一台质谱仪是英国科学家 Francis William Aston 于 1919 年制成的，Aston 用这台装置发现了多种元素同位素，研究了 53 个非放射性元素，发现了天然存在的 287 种核素中的 212 种，并第一次证明原子质量亏损。到 20 世纪 20 年代，质谱逐渐成为一种分析手段，起初作为无机化学研究同位素的分析工具。20 世纪 40 年代后，质谱法用于石油馏分中的复杂炔烃类混合物进行分析，并证实了复杂分子能产生确定的能够重复的质谱后，将质谱法广泛用于有机化合物的分析，开拓并发展了有机质谱的领域。M.S.B. Munson 和 F.H. Field 于 1966 年报道了化学电离（chemical ionization, CI），质谱第一次可以检测热不稳定的生物分子。20 世纪 80 年代，随着快速原子轰击离子源（fast atom bombardment ion source,FAB）、电喷雾离子化（electrospray zonization,ESI）和基质辅助激光解吸电离（matlix-assisted laser desorption ionization,MALDI）等新"软电离"技术的出现，使得质谱的应用领域拓展到了分析高极性、难挥发和热不稳定的样品，生物质谱飞速发展，已成为现代科学前沿的热点之一。

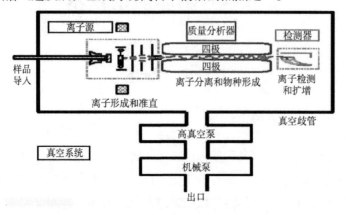

图5.1.1　质谱法的分析过程

目前，质谱法是纯物质鉴定的最有力工具之一，其中包括相对分子质量、化学式的确定及结构鉴定等。质谱法具有灵敏度高、样品用量少、分析速度快、分析和鉴定同时进行，即可以提供样品分子的相对分子质量和丰富的结构信息等优点。通常质谱分析只需要几微克样品，这有效解决了微量样品分析的难题质谱法与不同的分离方法联合应用，如与气相色谱、液相色谱和毛细管电泳等的联用，加上质谱本身的联用，即串联质谱等，使得质谱法在分离和鉴定复杂混合物组成及结构方面成为极有利的可靠手段。在生命科学领域里，尤其是针对大规模的蛋白质组学（proteomics）的研究，质谱已成为一个不可替代的重要工具。

二、质谱仪及其工作原理

质谱仪主要包括4个部分：①样品导入系统：其类型主要有气体扩散、直接进样、气相色谱、液相色谱和毛细管电泳。②离子源：其类型主要有电子轰击、化学离子化、场致离子化、快原子轰击、基质辅助激光解吸离子化、点喷雾离子化及二次离子质谱。③质量分析器：其类型主要有单聚焦、双聚焦、飞行时间、四极。④检测器：其类型有照相干板、电子倍增管及金属电极检测器等类型。此外，质谱仪需在高真空条件下工作，否则，其高速电子和正离子的能量会消耗在与其他气体分子的碰撞过程中，妨碍质谱分析的正常进行。因此，每台仪器都具有真空系统。本节将重点介绍离子源和质量分析器两个核心部件。

(一)样品导入系统

将样品导入离子源的方法决定于样品的物理性质，如熔点、蒸气压等。样品导入装置如图5.1.2所示，对于气体或挥发性液体，可用注射器或进样阀直接注入左边的贮存器，储存器预先抽成真空，然后通过细小的漏孔进入离子源。固体样品可用探针导入，当探针插入或拉出时，斜置的封闭阀可将真空体系与外界大气隔绝，通过电热，使样品蒸发，在离子源被离子化，以上是直接导入法。另一种是间接导入法，可通过与色谱仪或电泳仪联用，将经分离的柱后流出物直接导入质谱仪进行分析。

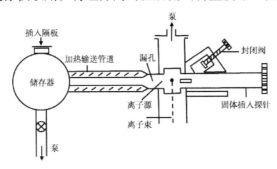

图5.1.2　样品导入装置

(二) 离子源

质谱仪中使样品电离产生离子的装置称为离子源（ion source）。可采用多种方式使试样分子在离子化室中发生离子化，应用最广的电离方法是电子轰击（electron impact，EI）法，这里仅简单介绍电子轰击和化学电离（chemical ionization，CI）两种离子源。

1. 电子轰击

气化的样品分子被注入离子源，由狭缝进入离子化室，受到由加热灯丝（钨丝或铼丝）产生的、并被阳极加速的高能电子流的轰击。如果轰击电子的能量大于分子的电离能，分子将失去电子而发生电离，形成一个带正电荷的分子离子，通常用$M^+\cdot$表示：

$$M + e^- \rightarrow M^+\cdot + 2e^-$$

分子离子不稳定，电子束的剩余能量将使分子中的化学键断裂而裂解成小的碎片离子，分子离子或碎片离子将发生重排，释放出游离基或中性分子。

$$M^+\cdot \rightarrow A^+ + N\cdot$$
$$M^+\cdot \rightarrow B^+\cdot + N$$

A^+和$B^+\cdot$为碎片离子；$N\cdot$和N为游离基或中性分子。

离子化产生的正离子进入加速室，经加速和聚焦后进入质量分析器，同时排除中性分子。分离后的分子离子和碎片离子经收集，在质谱图上记录为分子离子峰和碎片离子峰。目前的文献或计算机内存文件已积累了大量采用此方法的已知化合物质谱数据，因而应用广泛。该方法主要缺点是对于相对分子质量较大或稳定性差的样品，常常得不到分子离子峰，因而也不能测定其相对分子质量。

2. 化学电离

化学电离是一种比较温和的离子化方式。在离子化室中，低压的气态样品分子和高压的反应气体之间发生反应而使样品分子发生离子化。由于反应气体充满了离子化室，电子束首先使反应气体离子化，生成初离子，初离子再经过电荷转移，使样品分子离子化。在化学电离中，常用的反应气体有 CH_4、N_2、He、NH_3 等，以甲烷反应气体为例：

$$CH_4 + e^- \rightarrow CH4^+ \bullet + 2e^-$$

生成初离子：

$$0CH_4^+ \bullet + CH_4 \rightarrow CH_5^+ + CH_3^+$$

$$CH_3^+ + CH_4 \rightarrow C_2CH_5^+ + H_2$$

$$M + C_2CH_5^+ \rightarrow MH^+ + C_2H_4$$

试样分子离子化：

$$M + C_2CH_5^+ \rightarrow (M + C_2H_5)^+$$

$$MH + C_2CH_5^+ \rightarrow C_2H_6 + M^+$$

由于化学离子化的电子束能量约为 100 eV，其质谱图上的碎片离子峰少，分子离子峰强度大，可以作为基峰。定量分析更多选用的是化学离子化。

电子轰击离子化和化学离子化一般只适用于小分子化合物的质谱分析，对于相对分子质量较大的化合物分析，尤其是生物大分子，如蛋白质、多肽、寡聚核苷酸等，一般采用软电离方式进行离子化。常见的软电离离子化方式包括 FAB、MALDI、ESI、大气压化学电离（atmospheric pressure chemical ionization, APCI）、大气压光电离（atmospheric pressure photo ionization, APPI）等。

（三）质量分析器

质量分析器（mass analyzer）是指质谱仪中将不同质荷比的离子进行分离的装置。其类型主要有：磁偏转、四极杆、离子阱、飞行时间、离子回旋共振分析器。各类质谱仪的主要差别在于质量分析器，不同的质量分析器与离子源间有多种组合，从而构成了质谱仪器家族。在此简单介绍磁偏转式质量分析器的工作原理。

该类质量分析器内主要是电磁铁，由离子源发生的电子束在 800~8 000 eV 的加速电极电场的作用下，质量为 m 的正离子以速度 v 向 n 方向做直线运动，其动能为

$$zU = \frac{1}{2}mV^2 \tag{5-1}$$

式中：z 为离子的电荷，U 为加速电压。离子的运动速度在加速电压一定的情况下与其质量有关。图 5.1.3 为正离子在磁场中的运动示意图。

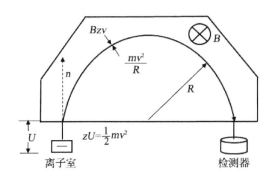

图 5.1.3 正离子在磁场中的运动示意图

当正离子进入质量分析器，即垂直于离子速度方向的均匀磁场时，在磁场力的作用下，正离子将改变运动方向做圆周运动，但保持速度不变。因此，正离子运动的离心力和磁场力相等，即：

$$Bzv = \frac{B^2V^2}{R} \tag{5-2}$$

式中 B 为磁感应强度，R 为离子在磁场中的运动半径，由式 5-1 和式 5-2 可得到质谱方程式：

$$\frac{m}{z} = \frac{B^2R^2}{2U} \tag{5-3}$$

质谱方程式是设计质谱仪器的依据。离子在磁场中的运动半径 R 与质荷比（m/z）、B、U 有关，当 B 和 R 固定时，$m/z \propto 1/U$，可电压扫描（连续改变加速电压 U）；当 U 和 R 固定时，$m/z \propto B^2$，可磁场扫描（连续改变 B），从而使具有不同质荷比的离子按顺序到达检测器而得到质谱图。此即具有不同质荷比的离子在质量分析器中进行分离的原理。

（四）信号检测和数据处理处理系统

离子的检测可用电子倍增器，电子倍增器的原理类似于光电倍增管，一定能量的离子打到电极的表面，产生二次电子，二次电子又受到多级倍增放大，然后输出到放大器。信号放大后由计算机处理。计算机数据处理系统不仅用于数据的存储、变换和检索，还可以控制气相色谱或液相色谱与质谱仪的联用，控制自动取样、注射样品、流速和温度以及扫描速率等。

三、质谱的定性、定量分析

（一）质谱的表示方法

在质谱分析中，质谱的表示方法主要有棒图形式和表格形式，前者为质谱图，后者为质谱表。图 5.1.4 是多巴胺的质谱图，其横坐标表示质荷比，纵坐标表示相对丰（强）度（relative abundance），即离子数目的多少。将质谱图中最强峰的高度定位

100%，并将此峰称为基峰（base peak），以此最强峰高度除以其他各峰的高度，所得的分数即为其他离子的相对丰度。

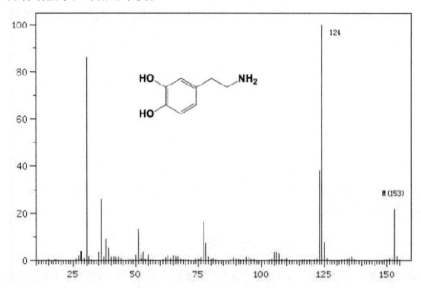

图 5.1.1　多巴胺的质谱图

把原始质谱图数据加以归纳，列成以质荷比为序列的表格形式即为质谱表。质谱表中有 2 项：质荷比和相对丰度。表 5.1.1 是多巴胺的部分质谱表。

表 5.1.1　多巴胺的部分质谱表

质荷比	相对强度 /%	质荷比	相对强度 /%	质荷比	相对强度 /%	质荷比	相对强度 /%
50	4.00	64	1.57	79	2.71	123	41.43
51	25.71	65	3.57	81	1.05	124	100.00
52	3.00	66	3.14	89	1.57		（基峰）
53	5.43	67	2.86	94	1.76	125	7.62
54	1.00	75	1.00	95	1.43	136	1.48
55	4.00	76	1.48	105	4.29	151	1.00
62	1.57	77	24.29	1006	4.29	153	13.33（M）
63	3.29	78	10.48	107	3.29	154	1.48（M+1）

综上，从质谱图上可以很直观地观察到整个分子的质谱全貌，而质谱表则可以准确地给出精确的质荷比值及相对强度值，有助于进一步分析。

（二）质谱的定性分析

质谱图可提供有关样品分子结构的许多信息，因而定性能力强是质谱分析的重要特征，以下将简要讨论质谱分析在这方面的主要作用。

1. 结构鉴定

若实验条件恒定，每个分子都有自己的特征裂解模式。根据质谱图所提供的分子离子峰，同位素峰以及碎片离子峰的信息，可以推断出化合物的结构。如果从单一质谱提供的信息不能推断或需要进一步确证，则可借助于红外光谱和磁共振等光谱得到最后的证实。从未知化合物的质谱图进行结构鉴定，其步骤大致如下：

（1）确证分子离子峰。　从获得的分子离子峰，可知以下相关的信息：①从强度可推断属某类化合物；②知道了相对分子质量，便可查阅 Beynon 表；③将它的强度与同位素峰强度比较，可判断可能存在的同位素。

（2）用同位素峰强比法或精密质量法确定分子式。

（3）利用化学式计算不饱和度。

（4）利用碎片离子信息，推断未知物结构。

（5）综合以上信息或联合使用其他方法最后确证结构式。

根据已获得的质谱图，与文献中的图谱进行比较、检索或从测得的质谱图信息中，提取出几个（一般为 8 个）最重要峰的信息，并与标准图谱进行比较作出鉴定。

2. 相对分子质量的确定

一般来说，被测样品的相对分子质量与分子离子峰相当的质量数，即分子离子峰的质荷比等于相对分子质量。用质谱法测定化合物的相对分子质量快速而精确，用单聚焦质谱仪可测到整数位，双聚焦质谱仪可精确到小数点后 4 位，利用高分辨率质谱仪可以区分标称相对分子质量相同（如 120）、而非整数部分质量不同的化合物。例如，四氮杂茚、$C_5H_4N_4$（120.044）；苯甲脒、$C_7H_8N_2$（120.069）；乙基甲苯、C_9H_{12}（120.094）和乙酰苯、C_8H_8O（120.157）。若测得其化合物的分子离子峰质量为 120.069，此化合物为苯甲脒。

3. 分子式的确定

在质谱图中，确定了分子离子峰并知道了化合物的相对分子质量后，就可确定化合物的分子式。利用质谱法确定化合物分子式的方法有两种：用高分辨率质谱仪确定分子式；用同位素峰强比，通过计算或查表（Beynon）求分子式。

（三）质谱的定量分析

质谱法进行定量分析时，应满足一些必要的条件：①组分中至少有 1 个与其他组分有显著不同的峰；②有合适的供校正仪器的标准物；③各组分的裂解应具有重现性；④组分的灵敏度应具有一定的重现性；⑤每一组分对峰的贡献应具有线性加和性。

质谱的定量分析与其他仪器分析方法相同，要求标准化方法，对浓度的测量是基于待测化合物的响应值与其标准物或参照物的相应值之间的关系，即利用标准曲线，采用内插法得到被测物的浓度。标准物有外标和内标。

四、生物质谱

如前所述，质谱法是通过测定样品离子的质荷比来进行成分和结构分析的分析方法。质谱法分析的相对分子质量早期在几千左右，直到20世纪80年代中期，出现的基质辅助激光解吸离子化和电喷雾离子化这两种新电离技术，即使得检测阿摩（10^{-18}）、飞摩（10^{-15}）乃至高达几十万的相对分子质量的生物大分子成为可能，从而开拓了质谱学一个崭新的领域——生物质谱，促使质谱技术在生命科学领域获得广泛的应用和发展。

生物质谱可提供快速、易解的多组分的分析方法，且具有灵敏度高、选择性强、准确性好等特点，其适用范围远远超过放射性免疫检测和化学检测范围，生物质谱在检验医学中主要可用于生物体内的组分序列分析、结构分析、相对分子质量测定和各组分含量测定。

生物质谱技术主要解决了两个方面的分析问题：①精确测定生物大分子的相对分子质量，并提供它们的分子结构信息，常用于蛋白质、核苷酸和糖类的分析；②对存在于生命复杂体系中的微量或痕量生物活性物质进行定性或定量分析。为了解决这些问题，不仅发展了各种新的软电离技术，扩展质谱的可测质量范围，而且发展了各种新的联用技术，如色谱-质谱联用技术和质谱-质谱串联技术等。

第二节　临床应用及病例分析

质谱法在一次分析中可提供丰富的结构信息，但对于一个多组分的复杂体系，往往需要联用两种或两种以上的分析方法，将分离技术与质谱法相结合是分离科学方法中的一项突破性进展。两种或两种以上的仪器联用是现代分析仪器的发展趋势之一。目前，已有的联用技术有气相色谱-质谱法（gas chyomatography-mass spectrometry,GC-MS）、液相色谱-质谱法（liquid chromatogyaph mass spectrometry, LC-MS）、电感耦合等离子体质谱法（inductively coupled plasma mass spectrometry, ICP-MS）和基质辅助激光解吸电离飞行时间质谱（matrix-assisted laser desorption/ionization time of flight mass, spectrometryMALDI-TOF MS）等，在此对生物分析中应用较多的 LC-MS、GC-MS、ICP-MS 和 MALDI-TOF MS 做简要介绍。

质谱仪能够对单一组分提供高灵敏度和特征的质谱图，而色谱技术广泛应用于多组分混合物的分离分析。将色谱和质谱技术联合应用，对混合物中微量或痕量组分的定性和定量分析具有重要的意义。就色谱仪和质谱仪而言，两者除工作压力外，其他性能十分匹配。因此，可以将色谱仪作为质谱仪的前分离装置，质谱仪作为色谱仪的检测器而实现联用。

一、LC-MS

(一) 技术原理

LC-MS 分析时 (图 5.2.1), 首先用 LC 将样品分离, 从色谱柱中流出的液体转移到质谱仪中。液相色谱的分离是基于被分析物的物理化学性质, 如疏水性、分子大小、官能团的存在等。当流出物到达 MS 离子源时, 就会发生电离, 质谱仪产生的离子信号强度与样品中分析物的含量成正比。在这种联用技术中, 液相色谱及时地分解样品中的单个组分, 而质谱则有选择性地检测这些组分。在 LC-MS 分析中, 样品的组成由 2 种性质来表征, 即分析特异性保留时间和样品中各组分对应的质荷比。进行 LC-MS 分析的样品最好是水溶液或甲醇溶液, LC 流动相中不应含不挥发盐。对于极性样品, 一般采用 ESI 源, 对于非极性样品, 采用 APCI 源。LC-MS 对测量携带信息的生物标志物 (如蛋白质、基因片段) 的分析起了重要的作用。由于分析过程中, 样品从 LC 到 MS, 需有效地除去 LC 流动相中大量的溶剂, 所以, LC-MS 联用技术的关键是 LC 与 MS 的连接。随着大气压电离 (atmospheric pressure ionization, API) 技术的成熟, LC-MS 联用技术也得到了实质性的进展, 迅速成为科研和常规分析的有力工具。

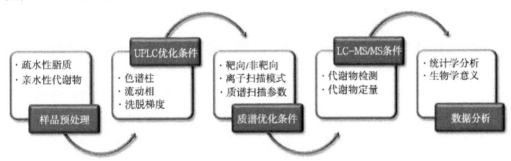

图 5.2.1 LC-MS 联用技术原理图

(二) 临床应用

LC-MS 的临床分析提供了快速、全面、多组分的分析方法, 这些优势引导着 LC-MS 在临床实验室应用中的发展。同时, 临床诊断需求也促使了实验室建立使用 LC-MS 分析方法。图 5.2.2 总结了一些已发表的文献, 展示了 LS-MS 在临床领域用于生化诊断的情况。

LS-MS 的临床应用可细分为筛选和目标分析两大类。通常, 筛选方法旨在检测疾病标志物或药物, 如新生儿代谢性疾病筛查, 毒理学筛查药物滥用。筛选方法能够满足高通量且具有较低的假阴性率。对目标物的分析, 则侧重准确鉴别分析物和精确定量分析。

Analytes	Biological matrix	Sample preparation	Ionization mode
Drug monitoring and toxicology			
Cocaine, benzoylecgonine, MDMA, MDEA, MDA, methamphetamine, diacetylmorphine, 6-MAM, morphine, and Δ(9)-THC	Urine	LLE	ESI (+)
Cyclosporine, tacrolimus, sirolimus, everolimus	DBS	LE	ESI (+)
Benzodiazepines	Urine	LLE	ESI (+)
Synthetic cannabinoid metabolites	Urine	Salting-out assisted LLE	ESI (+)
γ-Hydroxybutyrate and metabolites	Blood	SPE	ESI (+/−)
Mevalonic acid	Serum	SPE	ESI (+)
Drugs of abuse	Oral fluid	SPE	ESI (+)
Common drugs involved in drug-induced seizures: bupropion, citalopram, cocaine, diphenhydramine, isoniazid, lamotrigine, methamphetamine, MDMA, quetiapine, tiagabine, tramadol, and venlafaxine	Serum/plasma	SPE	ESI (+)
Iohexol	Serum	PPT	ESI (+)
Endocrinology			
Testosterone	Serum	LLE	ESI (+)
Synthetic glucocorticoids: prednisolone, dexamethasone, betamethasone, and beclomethasone dipropionate	Urine	LLE	ESI (+)
Androgenic steroids	Urine	LLE	ESI (+)
3-Methoxytyramine, normetanephrine and metanephrine	Plasma	SPE	ESI (+)
Metanephrine	Plasma	SPE	ESI (+)
Cortisol and dexamethasone	Plasma	SPE	ESI (+)
Metanephrine and catecholamines	Urine	SPE	ESI (+)
Aldosterone	Plasma	PPT followed by SPE	ESI (−)
Testosterone	Serum	PPT	ESI (+)
Inborn errors of metabolism			
L-Arginine, ADMA, SDMA, L-citrulline, L-ornithine, and L-proline	Plasma	LLE	ESI (+)
α-Glucosidase, α-galactosidase A, and α-l-iduronidase	DBS	LLE	ESI (+)
Alloisoleucine and branched amino acids	DBS	LE	ESI (+)
Enzyme activity for lysosomal storage disorders	DBS	LE	ESI (+)
5-Aminolevulinic acid and porphobilinogen	Urine, plasma	SPE	ESI (+)
Acylglycine	Urine	SPE	ESI (+)
N-Acetylgalactosamine-6-sulfate sulfatase	DBS	LE followed by SPE	ESI (+)
Carnitine and acylcarnitine	Urine, blood, plasma, muscle	LE followed by SPE	ESI (+)
5mTHF, hmTHF, FA, 5fTHF, pABG, and apABG	Serum	PPT	ESI (+)
Lipids and lipoproteins			
Phosphatidylethanol	Whole blood	LLE	ESI (−)
Sphingosine 1-phosphate, sphinganine 1-phosphate, and lysophosphatidic acid	Plasma	LLE	ESI (−)
Apolipoprotein A-1 and apolipoprotein B	Plasma	LE followed by SPE	ESI (+)
Proteomics and protein markers			
Peptide	Plasma	SPE	ESI (+)
Cholinesterase activity	Serum	PPT	ESI (+)
Choline	Plasma and whole blood	PPT	ESI (+)
High density lipoprotein	Plasma	Ultra-centrifugation, trypsin digestion	ESI (+)
Miscellaneous			
Cholesterol sulfate	Plasma	SPE	APCI (−)	[58]
25-Hydroxyvitamin D₂ and D₂	Serum, plasma	PPT followed by SPE	ESI (+)	[59]

ADMA asymmetric dimethylarginine, *APCI* atmospheric pressure chemical ionization, *apABG* p-acetamidobenzoylglutamate, *Δ(9)-THC* Δ⁹-tetrahydrocannabinol, *DBS* dried blood spot, *ESI* electrospray ionization, *FA* folic acid, *5fTHF* 5-formyltetrahydrofolate, *hmTHF* 4-α-hydroxy-5-methyltetrahydrofolate, *LE* liquid extraction, *LLE* liquid-liquid extraction, *6-MAM* 6-monoacetylmorphine *MDA* 3,4-methylenedioxyamphetamine, *MDEA* 3,4-methylenedioxy-N-ethylamphetamine, *MDMA* 3,4-methylenedioxymethamphetamine, *5mTHF* 5-methyltetrahydrofolate, *pABG* p-aminobenzoylglutamate, *PPT* protein precipitation, *SDMA* symmetric dimethylarginine, *SPE* solid phase extraction, *(+)* positive mode, *(−)* negative mode

图 5.2.2　LC-MS 在临床生化诊断中的应用

1. LC-MS 用于治疗性药物监测和毒理学

（1）免疫抑制药物的监测。

对器官移植患者血液中免疫抑制药物的治疗药物监测（therapeutic drug monitoring,TDM）对于防止因剂量不当导致的中毒或排斥反应至关重要。随着多种药物治疗方案的发展，需要对这些药物进行同时监测。结合 LC-MS 自动在线微萃取分析全血中环孢素、伊维莫司、西罗莫司和他克莫司的方法，突出了 LC-MS 同时检测免疫抑制药物的有效性。LC-MS 分析的动态范围较宽，如环孢素的定量范围为 3～500 ng/ml，伊维莫司、西罗莫司和他克莫司的定量范围为 0.5～50 ng/ml。

（2）抗病毒药物监测。

LC-MS 除了应用于分析体液免疫抑制药物外，也可用于对抗病毒药物的监测。多路 LC-MS 分析方法可同时测定利巴韦林、博赛泼维和特拉匹林。博赛泼维和特拉匹林常用于治疗丙型肝炎，除用于治疗丙型肝炎外，利巴韦林还可用于治疗人类呼吸道合胞体感染。此外，利巴韦林对流感病毒、黄病毒和许多病毒性出血发热具有活性。Decoster 通过 LC-MS 来测量这些极性差异很大的抗病毒药物。

（3）非法药物检测。

在临床上 TDM 除了对非法药物的筛选外，日常生活中还会遇到对涉及药物滥用可疑病例的生物样本中的药物进行筛选的情况。已有资料报道，尿液药物筛选可直接将尿液注射到 LC-MS 系统中进行。非法药物市场上，大量涌入的设计药物对临床实验室构成持续挑战。尽管可用的设计药物越来越多，但在生物标本中检测和量化它们的综合筛选技术却很少。Swortwood 团队提出的 LC- 三重四极杆 -MS 方法涵盖了苯乙胺、色胺和哌嗪设计药物类别中的 30 多种重要化合物。混合模式固相萃取（SPE）后，采用多反应监测（MRM）模式下的 LC- 三重四杆 -MS 检测分析物。此方法能够在动态范围高达 250 ng/ml 和检测限在 10～100 pg/ml 范围内识别和量化生物样品中的设计药物。

2. LC-MS 在内分泌学中的应用

在内分泌学中测定生物基质中的类固醇是迄今为止在临床化学中最具挑战性的分析项目之一。类固醇激素是胆固醇通过一系列的酶促反应合成的，所有的类固醇都有相同的基本结构。因此，检测的选择性既困难又重要。20 世纪 80 年代早期，Shackleton 利用 FAB 电离技术引入了类固醇的 LC-MS 分析。仪器的改进和大气压电离技术的发展促进了临床类固醇检测逐渐从免疫分析转变为 LC-MS。LC-MS 在类固醇的测量方面比免疫分析具有优越的特异性，具有一次性定量分析整个类固醇概况的能力。

（1）对糖皮质激素的检测。

糖皮质激素包括皮质醇、可的松和皮质酮，在人体中只有皮质醇分泌量最为显著。糖皮质激素调控大多数体细胞的新陈代谢，然而，身体组织长期暴露在高水平糖皮质激素下会导致库欣综合征。对于库欣综合征的诊断，最常用的 3 种检测方法分别是 24 小时尿游离皮质醇（urinary free cortisol,UFC）、午夜血浆皮质醇测量和低剂量地塞米松抑制试验。在许多临床生化实验室中，都是通过免疫分析对 UFC 进行常规检测，但这些方法仍然容易受到可的松、其他内源性类固醇代谢物和合成糖皮质激素（如泼尼松龙）的干扰。而 LC-MS 可实现同时对皮质醇和可的松的测定。使用不同电离技术（ESI、APCI 和 APPI）的 LC-MS，比免疫分析具有更好的分析灵敏度和选择性。LC-ESI MS 用于 UFC 测量，获得了变异系数（CV）小于 6.2% 的检测精密度，准确度在 92% ~ 96%。未发现皮质酮、17 - 羟孕酮、6 - 甲基泼尼松龙、孕酮和泼尼松龙的干扰。相反，通过免疫测定 UFC 结果偏高，很可能是有交叉反应的皮质醇代谢物。

（2）对盐皮质激素的检测。

盐皮质激素是一类类固醇激素，其特点是对盐和水平衡的影响。主要的内源性盐皮质激素是醛固酮。原发性醛固酮增多症是一种由肾上腺肿瘤引起的醛固酮的自主分泌过多的疾病。准确的测量对正确诊断醛固酮增多症至关重要。大多数临床实验室使用放射免疫分析法（radioimmunoassay,RIA）测定醛固酮。这些方法要么直接检测，要么在 RIA 检测前增加样品提取步骤来去除血清样品的干扰。最近，LC-MS 联用技术已经在尿液和血清 / 血浆中对醛固酮进行检测。在 LC-MS 分析前，样品经 SPE 清洗，与免疫分析法相比，灵敏度提高了 10 倍。

（3）对性激素的检测。

睾酮和雌激素分别是男性和女性的主要性激素。睾酮在男性表型的发育和维持中起着重要的作用。由于它的合成代谢作用导致肌肉质量和力量的增加，睾酮经常被非法用于提高运动成绩。此外。在治疗性腺功能减退时需要测量睾酮，并在前列腺癌治疗期间用于监测雄激素抑制疗法的效果。在女性中，睾酮的测定是研究脱发、痤疮、多毛症、骨质疏松症、性欲障碍、雄激素分泌肿瘤、迟发性先天性肾上腺增生、多囊卵巢综合征以及其他内分泌和生殖疾病的一部分。在儿童中，对睾酮进行分析，以确定生殖器不明确的婴儿的性别、性早熟或青春期延迟的儿童的随访以及对先天性肾上腺增生的判定。

大多数临床实验室使用免疫测定法测定睾酮。然而，免疫法在低浓度时表现出的低准确性使得其在对女性和儿童以及接受抗雄激素治疗的男性中使用并不理想。内分泌学会发表的一份声明指出有必要对睾酮的测量进行标准化。在对运动员的检测中判定睾酮是否被滥用的难点是因为它是一种天然激素，直接量化通常不足以确定是否发生了兴奋剂滥用。为此，科学家提出了一种基于睾酮与其同分异构体表睾酮比率的掺杂控制方法。2010 年，使用分子印迹聚合物进行样品处理的 LC-MS 对睾酮和表睾酮进行了测定研究。

测定血清雌二醇（estradiol,E_2）可用于评估女性生殖功能，如用于对生育力、月经少和绝经状态的研究，它还被广泛用于监测排卵诱导以及在体外受精的准备过程中。在其他临床情况下，如性别类固醇代谢的先天障碍、青春期紊乱、男性雌激素缺乏、TDM 在低剂量女性激素替代治疗或抗雌激素治疗的情况下，需要高灵敏的 E_2 测定来实现准确的低浓度测量。最近的研究表明，当 E_2 内源性浓度很低，其商业免疫测定是不准确的。Guo 的团队以 LC-MS 分析方法，使用 ESI 在负模式下测量 E_2。Kushnir 采用丹西酰氯衍生化多维色谱法进一步提高了 E_2 测定的灵敏度和特异性。

3. LC-MS 在先天性代谢缺陷诊断中的应用

先天性代谢缺陷（inborn error of metabolism,IEM）是一种导致代谢中特定化学反应改变的遗传性疾病。这些改变可能是酶、转运体或辅因子的活性受损，导致代谢阻滞附近异常代谢物（底物）积累或缺乏必要的产物。累积的异常代谢物反过来可能产生异常的副产物。虽然个别罕见，但综合起来，IEM 在疾病中占有相当大的比例。据估计，现在每 1 500 个婴儿中就有 1 个婴儿可能会受到影响。许多 IEM 有相似的临床表现，在尿液和血液中可以检测到特定的代谢物，这些代谢物直接反映所涉及的酶阻滞和间接反映中间代谢物损伤。以下是 LC-MS 在 IEM 中的临床应用。

（1）对肉碱、酰基肉碱和氨基酸的检测。

Rashed 等人描述了一种简单的不带色谱的循环注射方法定量新生儿干血斑样本中氨基酸和酰基肉碱的含量。这种方法可以早期诊断大量的 IEM，而常规筛查仅针对苯丙酮尿症而遗漏了这类疾病。随着技术和专业知识的进步，肉碱、酰基肉碱和氨基酸的 LC-MS 定量方法逐渐得到完善。在质谱检测前，使用 LC 对乙酰肉碱进行分析，可以区分假阳性和真阳性。使用阳离子交换 SPE 提供了较高的回收率，也排除了潜在的干扰。对于血浆氨基酸 LC-MS 可在一次运行中定量 22 种氨基酸。

（2）LC-MS 用于新生儿 IEM 的常规筛查。

目前，新生儿干血斑筛查可检出有机酸血症、氨基酸病、脂肪酸氧化缺陷等 30 多种疾病。此外，LC-MS 还被用于筛选其他代谢物，如胆汁酸、甲基丙二酸、尿液寡糖、鞘脂质、甚长链脂肪酸，并用于对卟啉病的研究。通过 LC-MS 筛查获得的结果可以为临床医生和家长提供参考并采取相应的措施，预防可能对确诊儿童造成严重后果的疾病，包括智力迟钝或猝死。

4. LC-MS 在蛋白质组学中的应用

除了小分子分析外，LC-MS 还可用于大分子分析。LC-MS 对蛋白质组学的研究是临床实验室的发展趋势。蛋白质组学是以蛋白质组为研究对象，研究细胞、组织或生物体蛋白质组成及其变化规律的科学。蛋白质质谱分析的方法有很多种，如二维聚丙烯酰胺凝胶电泳（2D-PAGE）、LC-MS 和抗体阵列。标准的 2D-PAGE 技术为同时分析细胞蛋白质提供了相对有限的分辨率和灵敏度。它只能筛选一小部分的人类蛋白质，且自动化的潜力小。2D-PAGE 的内在限制往往排除了高度疏水性的膜蛋白、高酸性或碱性蛋白和低丰度蛋白。在抗体阵列方面，目前的方法需要对分析的每个肽段开发一种特异性的抗肽抗体，不能满足临床的需要。随着软电离技术的出现，基于 LC-MS 的技术已成为分析多肽、蛋白质、寡糖或寡核苷酸等大分子生物聚合物的标准工具。

MS 的创新对蛋白质组学产生了实质性的影响。纳米电喷雾技术与混合四极飞行时间串联质谱分析仪（ESI Q-TOF MS）结合，可广泛裂解产生碰撞诱导解离（CID）光谱，可通过蛋白质序列数据库搜索的肽序列标签对蛋白质进行明确识别。高通量蛋白组学分析也可采用 MALDI Q-TOF MS 和 MALDI-TOF MS。这些方法可用于蛋白质定量、鉴定和分析翻译后修饰（POST-translational modification,PTM）。蛋白质组学能够识别与特定疾病状态相关的蛋白质和肽。这些与疾病相关的蛋白质、肽被称为生物标志物。生物标志物具有可以客观测量和评估的特征，可作为对正常生物体功能致病过程或对治疗干预的药理学反应的指标。它也可视为一种体内衍生分子，也可以被看作是一组上调或下调的蛋白或翻译后修饰（PTM）改变的蛋白质，其水平与健康状况存在显著差异。这些生物标志物有助于对早期筛查、疾病进展监测和治疗效率的评估。

PTMs，如糖基化、磷酸化、磺酰化和乙酰化，在调节生物系统中大多数蛋白质的活性和功能中发挥着关键作用。糖基化是各种 PTMs 中最常见也是最复杂的。据估计，50%～60% 的人类蛋白质被糖基化修饰。在不同的疾病状态下，蛋白质的糖基化是异常的，尤其是在癌症中。由于细胞损伤或死亡，与疾病相关的糖蛋白可主动分泌或被动脱落或从细胞外泄，随后在血液中被发现。许多临床使用的蛋白质标志物都有糖基化，如 PSA、CA125 和 CEA。Wada 研究小组使用 MALDI 分析从血浆/血清糖蛋白中释放的 n- 聚糖片段发现疾病特异性糖基化的变化。使用同样的方法，Kyselova 团队能够区分不同的癌症分期。除了癌症，蛋白质糖基化的改变已被证明与人类神经退行性疾病有关，如克雅病、阿尔茨海默病和帕金森病。

（三）病例分析、结果解读及临床解释

生活中由于误服、滥用、农药残留、中药中掺入西药成分以及其他原因，导致患者出现药物中毒的情况屡见不鲜，因此亟须一种快速、灵敏的检测方法对患者体内的有毒药物进行分析检测，为临床救治提供有力依据。选择性好、灵敏度高的 LC-MS 技术使得对多种有毒药物的筛查、定性、定量分析成为可能，能够帮助临床医生在抢救中获得客观的依据，从而大大提高抢救的成功率。

1. 临床病例资料

案例 1：某老年妇女，86 岁，送医院抢救时已昏迷，家属怀疑服用地西泮自杀。

案例 2：某中年妇女，35 岁，半月前无原因突发出现言语错乱，意识不清，患者亲属怀疑因家庭不和而有人对其下毒。

案例 3：某中年男性，52 岁，发热 3 d，浑身酸痛，既往饮酒史 30 年。

案例 4：某老年男性，82 岁，服用地西泮自杀，经急救送至医院急诊科。

2. 样品处理及检测

样品采用固相萃取后再浓缩的预处理方法。全血样品经离心（3 000 rpm, 5 min）后取血浆 0.5 mL，加入 2.5 mL PBS 缓冲液（pH=5.0），涡旋混匀 30 s。固相柱经 0.5 mL 甲醇、1 mL PBS(pH = 5.0) 活化后，以 0.5 mL/min 流速上柱，1 mL PBS 缓冲液（pH = 5.0）洗涤，干燥柱子 5 min，再分别用 2 mL 酸性洗脱液（0.1% 乙酸/乙酸乙酯）和 2 mL 碱性洗脱液（2% 浓氨/乙酸乙酯）洗脱，氮气吹干后用流动相复溶，上样。通过信息关联扫描模式，运用多反应监测做筛查，再依据三个不同能量的增强型二级扫

描，最终在数据库中筛选中毒药物。

3. 结果解读及临床解释

案例1患者，送检血样经预处理后，经 LC-MS 检测，发现患者血液中除含大量地西泮（m/z 285.0 - m/z 220.0）外，还存在另一种化合物，其离子对为（m/z 237.0-m/z 194.0），且含量较地西泮更高，通过谱库检索，证实为卡马西平。

案例2患者，血样经预处理后，LC-MS 分析，患者血样中含有劳拉西泮（m/z 321.2 – m/z 275.0）、喹硫平（m/z 384.2 – m/z 253.1）、（m/z 285.0 – m/z 220.0）、（m/z 268.2 – m/z 191.0）等药物，经谱库检索，上述化合物分别为劳拉西泮、喹硫平、地西泮、美托洛尔。怀疑患者为产后抑郁导致药物滥用中毒。

案例3患者经 LC-MS 毒物药物检测，发现患者血液中含有高浓度对乙酰氨基酚（m/z 152.0 – m/z 110.0）（患者因发热曾服用对乙酰氨基酚）。此外，对乙酰氨基酚药品说明书中明确指出，长期或大剂量服用该药物可致肝毒性，尤以营养不良或嗜酒者为主，即使一般剂量也可以使患者的肝脏受损。由上可见患者在没有详细查看药物说明书以及未在医师指导下服用对乙酰氨基酚的情况下，加剧了患者的肝损害，加重了病情。

案例4患者血液检测后发现其体内除含有地西泮外，还检测出多种化合物，且含量较高，经谱库检索分别为替马西泮（m/z 301.1 – m/z 225.2）、奥沙西泮（m/z 287.1 – m/z 241.2），这两种药物均为地西泮的体内代谢产物。

综上，LC-MS 方法简单、快速、准确，可用于中毒患者的毒物药物定性分析，为临床抢救赢得了宝贵的时间、提供了有力的依据。

二、GC–MS

(一) 技术原理

气相色谱法（gas chromatography, GC）是一种应用非常广泛的分离手段，它是以惰性气体作为流动相的柱色谱法，其分离原理是利用不同物质在固定相和流动相中的分配系数的不同，使不同化合物从色谱柱中流出的时间不同，从而达到分离化合物的目的。气相色谱法虽然可以将复杂混合物中的各个组分分离开，但其定性能力较差，通常只是利用组分的保留特性来定性，这在预定性的组分完全未知或无法获得组分的标准样品时，对组分定性分析就变得比较困难。质谱法是利用带电粒子在磁场或电场中的运动规律，按其质荷比（m/z）实现分离分析，测定离子质量及强度分布。它可以给出化合物的相对分子质量、元素组成、分子式和分子结构信息，具有定性专属性、灵敏度高、检测快速等特点。GC-MS 联用技术兼备了色谱的高分辨能力和质谱的强定性能力，可以把气相色谱理解为质谱的进样系统，把质谱理解为气相色谱的检测器。GC-MS 联用仪的基本构成如图 5.2.3 所示。

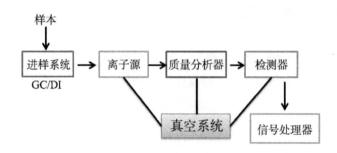

图5.2.3　GC–MS 联用仪的基本构成

GC-MS 联用仪一般由真空系统、进样系统、离子源、质量分析器、检测器及信号处理系统等部分组成。质谱仪的离子源、质量分析器和检测器必须在高真空状态下工作，以减少本底干扰，避免产生不必要的分子－离子反应。质谱仪的高真空系统一般由机械泵和扩散泵或涡轮分子泵串联组成。机械泵作为前级泵将真空抽到 $10^{-1} \sim 10^{-2}$ Pa，然后由扩散泵或涡轮分子泵将真空度降至质谱仪工作需要的真空度 $10^{-4} \sim 10^{-5}$ Pa。虽然涡轮分子泵可在十几分钟内将真空度降至工作范围，但仍然需要继续平衡 2 h 左右，充分排除真空体系内存在的诸如水分、空气等杂质以保证仪器工作正常。

GC-MS 联用仪的进样系统由接口和气相色谱组成。接口的作用是使经气相色谱分离出的各组分依次进入质谱仪的离子源。接口一般应满足以下要求：①不破坏离子源的高真空，也不影响色谱分离的柱效。②使色谱分离后的组分尽可能多地进入离子源，流动相尽可能少进入离子源。③不改变色谱分离后各组分的组成和结构。离子源的作用是将被分析的样品分子电离成带电的离子，并使这些离子在离子光学系统的作用下，汇聚成有一定几何形状和一定能量的离子束，然后进入质量分析器被分离。其性能直接影响质谱仪的灵敏度和分辨率。离子源的选择主要依据被分析物的热稳定性及电离的难易程度，以期得到分子离子峰。EI 是 GC-MS 联用仪中最为常见的离子源，它要求被分析物能气化且气化时不分解。质量分析器是质谱仪的核心，它将电离源产生的离子按质荷比的不同，在空间位置、时间的先后或轨道的稳定与否进行分离，以得到按质荷比大小顺序排列的质谱图。以四级质量分析器为质量分析器的质谱仪称为四级杆质谱，它具有重量轻、体积小、造价低的特点，是目前台式 GC-MS 联用仪中最常用的质量分析器。检测器的作用是将来自质量分析器的离子束进行放大并进行检测，电子倍增检测器是 GC-MS 联用仪中最常用的检测器。信号处理器的功能是快速准确地采集和处理数据、监控质谱及色谱各单元的工作状态、对化合物进行自动的定性定量分析、按用户要求自动生成分析报告。

(二) 临床应用

GC-MS 的应用十分广泛，从环境污染分析、食品和中草药的分析鉴定、医疗诊断到体内药物分析以及法医中毒物分析等诸多方面都有着广泛的应用。目前，质谱在临床化学领域应用最广泛的就是 GC-MS。由于受到被分析物挥发性和分子大小的限制，GC-MS 的分析限于衍生过的化合物，如脂肪酸、有机酸、氨基酸、单糖类、前列腺素、胆汁酸和类固醇等。临床化学中 GC-MS 测试最广泛的应用是分析可能或已经患有代谢性疾病的尿样。GC-MS 分析复杂尿分布及给医生提供可以帮助其诊断疾病的数据的能力已得到了临床化学家、医生和其他医学专家的认可。例如，利用氟尿嘧啶（5-FU）作为内标物，采用 GC-MS 联用技术可测定抗肿瘤药物氟尿嘧啶（5-FU）；利用丙嗪作为内标物，用选择性离子检测的 GC-MS 可以测定血浆中三环类抑制剂丙米嗪，最低检测浓度为 10 ng/ml，回收率为（81%±2）%；利用 2- 氨基 -2- 苯基丙醇作为内标物，双乙酰胺和全氟苯甲醇分别作为去甲肾上腺素和 2- 氨基 -2- 苯基丙醇的衍生化试剂，可以实现去甲肾上腺素的 GC-MS 测定，线性范围为 1～100 ng。

1. 尿液中代谢产物的检测

由于尿液中常包含如氨基酸、糖类、有机酸、醇类等代谢终产物，其浓度高于血清，易于收集，且大部分代谢产物易挥发，所以可通过 GC-MS 检测尿液的特征性代谢产物，为诊断遗传代谢缺陷病提供可靠的依据。目前，国内已有实验室建立了常见遗传性代谢缺陷病的特征性代谢产物质谱图谱库，通过检测尿液中特征性代谢产物得到谱图，随之与内标峰面积进行比对，可以开展半定量测定。这种半定量方法虽简便、快捷，但由于缺乏每种被测物质的标准曲线，所以不属于真正的定量，且实验结果易受标本肌酐值影响，重复性和准确性有待进一步优化，测定值难以与其他实验室进行室间比对。随着 GC-MS 分析技术的发展普及，它已经成为遗传代谢缺陷病早期筛查与诊断的可靠手段。例如，邻苯二甲酸酯是一类内分泌干扰物，能够扰乱机体正常的内分泌功能，对人体可能有生殖和发育毒性，导致哮喘和过敏发病率增加及甲状腺毒性、肝脏毒性和急性刺激效应。流行病学研究表明，邻苯二甲酸酯的代谢产物邻苯二甲酸单丁酯、邻苯二甲酸单乙酯和邻苯二甲酸单酯会影响儿童控制甲状腺激素合成基因的表达，因此关于人体邻苯二甲酸酯暴露水平的研究引起了广泛关注。王哲等人建立了同时测定尿液中 3 种邻苯二甲酸酯代谢产物的 GC-MS 检测技术，该方法具有良好的线性关系，回收率高，精密度和准确度均较好，适用于对儿童尿液中邻苯二甲酸单酯的测定，对开展人体邻苯二甲酸酯类的暴露评估研究具有重要的意义（见表 5.2.1）。

表 5.2.1　儿童尿样中邻苯二甲酸酯代谢产物的检测结果

PAEs 代谢物	最小值 (μg/ml)	中位数 (μg/ml)	最大值 (μg/ml)	平均值 (μg/ml)	检出率 (%)
MBP	ND	1.18	1.54	0.18	14
MEP	ND	0.40	0.85	0.10	22
MEHP	ND	0.04	4.64	0.22	96

2. GC-MS 在体内药物分析中的应用

近几十年来，体内药物分析技术经历了常规分析、光谱法分析、色谱法分析和色谱 – 质谱联用法分析等发展阶段，不断推动了药物代谢研究的发展。体内药物分析是通过分析的手段了解药物在体内数量与质量的变化，获得各种药物代谢动力学的各种参数和转变、代谢的方式、途径等，从而有助于药物生产、实验、研究、临床等各个方面对所研究的药物做出评估与评价，以及对药物的改进和发展做出贡献。GC-MS 在体内化学药物分析方面应用较为广泛，如沙纳唑、异丙酚等在采用选择离子检测时，选择了多离子检测，如基峰和分子离子峰共同进行定量分析。此外，由于 GC-MS 具有灵敏度高、分析速度快和鉴别能力强等特点，可同时完成待测组分的分离和鉴定，特别适用于对多组分混合物中未知组分的定性和定量分析，判断化合物的分子结构，准确测定化合物的相对分子质量。

国家对药品质量控制方法和质量标准的提高，以及药物在体内代谢过程的阐明都需要依赖先进的药物检测技术。由于 GC-MS 对可挥发性未知成分与微量成分的结构分析有独特优势，并且配备有商品化的标准物质数据库，鉴定能力远强于 LC-MS 和磁共振。因此，GC-MS 在药物尤其是在中药的药代动力学研究、药物滥用如毒品分析和兴奋性神经药物的检测中具有不可替代的作用。表 5.2.2 ~ 表 5.2.5 列举了 GC-MS 在体内化学药物分析、体内滥用药物分析、兴奋剂检测以及其他体内药物分析中的应用。

表 5.2.2　GC-MS 在体内化学药物分析中的应用

药物名称	色谱柱	检测模式	检测限 μg/L	定量限 μg/L	样品预处理
三环类抗抑郁药：阿米替林、阿莫沙平、丙米嗪、三甲丙米嗪	DB-5	SIM	0.5~2	2~5	SPF 固相萃取
氟西汀	HP-5	SIM	0.0137	0.03	搅拌棒吸附萃取
芬太尼	HPOV-1	SIM	0.03		固相微萃取
非那吡啶	DB-5	SIM:213	1.0		醋酸乙酯萃取
奎宁	DB-5	SIM	12.2	40.6	自动固相萃取
沙纳唑	HPOV-1	SIR:124,167			甲醇沉蛋白
罗库溴铵	硅毛细管柱	SIM:413		26	二氯甲烷萃取
丙泊酚	HP-5	SIM:163	10		氯仿—醋酸乙酯萃取
异丙酚	HP-5	SIR:163,178	10		氯仿—醋酸乙酯萃取
盐酸丙哌维林及其代谢物	HP-5	SIM	3.13		氯仿萃取

表 5.2.3 GC-MS 在体内滥用药物分析中的应用

药物名称	色谱柱	检测模式	检测限 μg/L	定量限 μg/L	样品预处理
神经性毒剂沙林	DB-5	SIM:125			固相萃取
尼古丁和可替宁	HPDB-225	SIR: 尼古丁(84,133,162); 可替宁(98,176)	2		二氯甲烷萃取
敌鼠	HP-5	SCAN:50~500			醋酸乙酯—乙醇萃取
毒鼠强	DB-5	SIM:212,240	2		醋酸乙酯萃取
褪黑素	OV-1	SIM:173	0.25		二氯甲烷萃取
氯丙嗪、氯氮平、苯海索、五氟利多	DB-5	SIR	50		乙醚萃取
7-氨基硝西泮	BPX-5	SIM:369	2.0		氯丙烯衍生物—乙醚萃取
氯硝西泮	DB-5	SIR:314,280	50		乙醚萃取

表 5.2.4 GC-MS 在兴奋剂检测中的应用

药物名称	色谱柱	检测模式	检测限 μg/L	定量限 μg/L	样品预处理
蛋白同化激素	HP-1	SIM			固相萃取
β-阻断剂	HP-5	SIM 粗筛和 SCAN 确证	0.2~1.0	2.0~1.0	衍生化后，乙醚萃取
芬那露	DB-5	SCAN:40~400			酸碱反提
内源性类固醇激素	HP-1	SIR	$0.1{\sim}0.2\text{pg}\cdot\text{mg}^{-1}$	$0.2{\sim}0.5\text{pg}\cdot\text{mg}^{-1}$	衍生化后进样

表 5.2.5 GC-MS 在其他体内药物分析中的应用

药物名称	色谱柱	检测模式	检测限 μg/L	定量限 μg/L	样品预处理
中草药活性成分川芎嗪	HP-1	SIR:247,336	1.0		乙醚—异丙醇提取甲基三甲基甲硅烷基三氟乙酰胺衍生化
白术内酯Ⅰ	DB-5	SIM:232	1.0		醋酸乙酯萃取
异欧前胡素	DB-5	SIM:202	1.0		醋酸乙酯—乙醚萃取
食物残留					
克伦特罗、沙丁胺醇	DB-1	SIR	0.5		固相萃取
莱克多巴胺	HP-5	SIM:250	0.3	0.5	SCX 固相萃取甲苯和 BSTFA 衍生化

药物名称	色谱柱	检测模式	检测限 μg/L	定量限 μg/L	样品预处理
疾病诊断					
氨基酸、有机酸					
脱氢表雄酮	VF-5	SIR:199,255,270	0.1		
尿样代谢组	ZB-5	SCAN:60~600			丙酮提取

3. GC-MS 在毒物分析中的应用

GC-MS 也可用于体内有毒物质的检测和分析，主要包括毒品和精神类药物。临床上误食有毒有害物质后会导致不同系统的急性、亚急性疾病。快速有效地确定致毒物质是后续临床治疗的关键。在临床毒物分析诊断工作中，由于样品的复杂性、毒物种类的广泛性、分析目标物的不确定性、各种检验方法的局限性，使得毒物筛查技术一直备受毒物分析工作者的重视。随着质谱技术的发展，通过质谱数据库的比对查询来确认未知化合物变得相对简单易行。GC-MS 具有与之相匹配的有机质谱数据库，该技术也是到目前为止最为成熟的技术，是未知毒物筛查确证的"金标准"。GC-MS 在毒物筛查中，可以快速、高效、方便地为临床诊断、治疗提供依据。需要注意的是，GC-MS 不适于难挥发、强极性、易热解的有毒有害物质，而 LC-MS 技术对于难挥发、强极性、热不稳定毒性化合物的分析具有一定的优势。因此，多种检测手段的联合使用可提高未知毒物筛查确证的效果。

4. GC-MS 在激素分析中的应用

类固醇激素是具有生物活性的内源性化合物，可调节人体的各种功能。作为内分泌系统中的化学信使，类固醇可调节特定的生理功能和行为。类固醇激素在体内的合成和代谢异常是导致人体内分泌疾病（如代谢综合征、癌症和神经退行性疾病）发展的重要因素。因此，通过定性和定量分析各种生物样本中的类固醇水平的变化，可以有效监测人体内分泌系统的状态变化。基于 GC-MS 的类固醇检测可显示人体内分泌系统中类固醇代谢物的状态，并通过细胞、组织或生物体中不同的代谢物状态来提供更加全面的病理分析。与基于免疫亲和力的酶分析相比，GC-MS 在定量分析中具有更高的重现性，特别是可以实现具有相似化学结构的类固醇化合物的高分辨率气相色谱（GC）分离，从而提供快速可重现的结果，同时保留出色的纯化效果。因此，GC-MS 技术已被广泛用于类固醇等人体中间代谢化合物的检测和分析，并为大规模临床研究提供了技术支撑。

自从最初在牛肾上腺皮质中鉴定出孕烯醇酮的内源性脂质体缀合物之后，已经有许多内源性类固醇激素的脂肪酸酯被发现。17β—雌二醇、孕烯醇酮和脱氢表雄酮（dehydroepiandrosterone,DHEA）的酯化作用已经得到了广泛的研究，这些类固醇的脂肪酸酯可能充当类固醇侧链裂解酶的底物，该酶不能区分各种缀合物的类型。孕烯醇酮和 DHEA 被鉴定是雄激素的前体，而其他类固醇的脂质体缀合物需要进行表征，以研究其在类固醇生成中的生物学作用。血浆脂蛋白中内源性 SFE 的水平仅为胆固醇和胆固醇酯（cholesteryl estery，ChE）水平低 $1/10^4 \sim 1/10^5$。尽管外周组织中几乎没有酯化的胆固醇，但血液胆固醇中有 70%~75% 被酯化。胆固醇通过 ChE 水解酶从储存的 ChE 中释放出来，并作为 CE 循环的一部分转移到线粒体内膜中。胆固醇和 ChE 水平的升高与脂质代谢异常（如心血管疾病和高脂血症）紧密相关。因此，评估各种生物标本物中胆固醇和 ChE 的水平对于临床研究极其重要。近年来，LC-MS 已被广泛用于完整 ChE 的分析，但该技术需要将样品进行衍生化处理后才能在分析过程中实现有效的电离。最近开发的高温气相色谱 - 质谱联用仪（HTGC-MS）是另一种更为有效的分析技术，该技术使用了热稳定的不锈钢毛细管柱，能够同时对胆固醇和完整 ChE 进行定量分析。与胆固醇相反，没有极性官能团的 ChE 不受 TMS 衍生作用的影响。通过 HTGC-MS 联用技术的分析结果显示，所有胆甾醇基脂肪酸酯在质荷比 368 处产生一个碱基峰，该峰由 HTGC-MS 分析中的酯键裂解形成。同时，在质荷比为 353、260、255 等处时还观察到 $[M-CH^3-ROOH]^+$ 等特征离子的碱基峰（见图 5.2.4）。

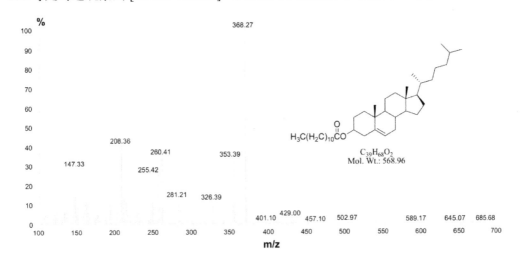

图 5.2.4 胆固醇月桂酸酯的 HTGC-MS 光谱图

虽然大量生物学数据表明内源性类固醇在许多内分泌疾病的发展中起着重要的生化作用，但人类研究的流行病学数据对此尚无定论。因此，对于未来的大型流行病学研究而言，结合具有高重现性和特异性的 MS 来评估类固醇代谢的完整概况就显得尤为重要。鉴于 GC-MS 可以在同一测定中同时检测多种分析物，因此可被认为是类固醇定量分析的"金标准"方法。基于 GC-MS 的类固醇分析为疾病特异性生物标志物进行代谢物规模评估带来了希望，可以通过非侵入性方法实现激素依赖性疾病的早期检测和分子表征，为临床提供了快速、简化、全面和差异化的诊断方法。

（三）病例分析，结果解读及临床解释

遗传代谢病（inherited metabolic disorders）又叫先天性代谢缺陷（inborn error of metabolism，IEM），是由于代谢途径中所必需的某种酶、运载蛋白、膜或受体等编码基因发生突变，使其编码的产物功能发生改变，而出现相应的病理和临床症状的一类疾病。它涉及氨基酸、有机酸、脂肪酸、尿素循环等多种物质代谢异常而致病。IEM 由于临床表现无特异性，诊断需依赖 LC-MS 及 GC-MS 技术检测特异性标志物。近十年间发达国家使用串联质谱及 GC-MS 技术检测遗传代谢病包括氨基酸、有机酸、脂肪酸 β 氧化代谢异常等数十种疾病，结果显示其总体发病率是活产婴儿数的 1/800，如果不能早诊断、早治疗，就会造成不可逆的伤害，严重的甚至会造成猝死。本部分列举了国内某实验室 2013 年 1～12 月 6 137 例临床患儿经血串联质谱及尿液 GC-MS 诊断为 IEM 的数据分析，以期为国内的遗传代谢病的发病种类、阳性率及早期诊断积累经验。

1. 临床病例资料

2013 年 1～12 月来，在我国 8 个省份，包括湖北省、山西省、山东省、河北省、安徽省、江西省、河南省的患儿共 6 137 例，其中男性 3678 例，女性 2459 例，年龄最小者出生仅 6 小时，最大 12 岁，年龄中位数出生后 6 天。临床表现包括代谢性酸中毒、高氨血症、新生儿低血糖、肌张力异常、肝脾肿大、肝炎综合征、黄疸、湿疹、毛发发黄、生长发育落后、癫痫、呕吐、喂养困难、抽搐、嗜睡及尿异味等。

2. 样品处理及检测

（1）LC-MS 分析技术。

采用 PerkinElmer 试剂（non-derivatized MSMS Kit）非衍生化法，干滤纸血片经打孔后加入含 100 µl 内标的萃取液，放入孵育振荡器以 650 rpm、45 ℃条件下振荡 45 min 后，放入离心机 4 000 min 离心 5 min，取上清液 75 µl 放于 96 孔耐热 V 底板中，铝膜覆盖后上机检测。

（2）GC-MS 检测方法。

用蒸馏水提取干尿滤纸片标本约 5 ml，测定肌酐浓度，取相当于 0.2 mg 肌酐的尿样，用脲酶处理减小尿素峰干扰；依次加入盐酸羟胺、氢氧化钠、盐酸氧化，避免 α-酮酸漏检；加入十七烷酸作为内标，二十四烷和托品酸作为质控，离心除去蛋白质；用乙酸乙酯萃取 2 次，分离纯化有机相，加入无水硫酸钠去除残余水分；用氮气吹干后，加入硅烷化试剂［双（三甲基硅烷基）三氟乙酰胺 +10% 三甲基氯硅烷混合物］80 ℃恒温衍生，移至 GC-MS-QP2010 Ultra 进行尿有机酸检测。

3. 结果解读及临床解释

6137 例临床患儿中共检出 144 例，检出率 2.3%，男性 84 例，女性 60 例，新生儿期发病占 49.3%（71/144 例），1 岁以内发病占 43.8%（63/144 例），1～12 岁发病率

为 6.9%（10/144 例），共检测出氨基酸、有机酸、脂肪酸氧化代谢病共 16 种。氨基酸代谢病占 43.8%（63/144 例），其主要临床表现为代谢性酸中毒、高氨血症、肌张力异常、肝脾大、肝炎综合征、黄疸、湿疹、毛发发黄、生长发育落后、癫痫、呕吐、喂养困难、抽搐、嗜睡、尿异味；有机酸代谢紊乱占 48.0%（69/144 例），主要临床表现为新生儿低血糖、缺氧缺血性脑病、喂乳困难、肌张力异常、脑发育不全、体重增长缓慢、足月小样儿、肺炎；脂肪酸氧化缺陷病占 8.4%（12/144 例），主要临床表现为代谢性酸中毒、反应差、黄疸、肌张力异常、癫痫、运动发育落后、抽搐、黄疸、肝功能损害、精神不振、嗜睡、生长发育落后、肌张力降低、拒乳（见表 5.2.6）。

表 5.2.6　6 137 例临床患儿遗传代谢病血尿代谢标志物检测结果

疾病	检出例数	主要异常指标	实际测值	正常参考值	次要异常指标
氨基酸代谢病	63				
高苯丙氨酸血症	33	Phe ↑	151.94~1592.11	22~120	苯乙酸↑；苯乳酸↑；苯丙酮酸↑
枫糖尿病	6	Leu ↑	819.45~5626.21	93~365	Val ↑ 2-酮-异戊酸↑；2-酮-异己酸↑；2-酮-3-甲基戊酸↑
精氨酸血症	5	Arg ↑	204.24~642.02	2~65	
鸟氨酸氨甲酰磷酸转移酶缺乏症	5	Cit ↓	2.36~4.44	6~41	尿嘧啶↓；乳清酸↓
瓜氨酸血症Ⅱ型（希特林蛋白缺乏症）	4	Cit ↑	215.68~530.48	6~41	Met ↑；尿嘧啶↑；乳清酸↑
酪氨酸血症	4	Tyr ↑	746.62~1368.36	44~322	4-羟基苯乙酸↑；4-羟基-苯乳酸↑
氨甲酰磷酸合成酶缺乏症	3	Cit ↓	0.91~3.75	6~41	尿嘧啶↑；乳清酸↑
高鸟氨酸血症	2	Orn ↑	838.9~883.06	56~367	
瓜氨酸血症Ⅰ型	1	Cit ↑	1720.77	6~41	Met ↑；尿嘧啶↑；乳清酸↑
有机酸血症	69				
甲基丙二酸血症（MMA）	56	C3 ↑	2.21~37.88	0.53~4.80	甲基丙二酸↑；甲基枸橼酸
戊二酸血症Ⅰ型	9	C5DC ↑	0.74~4.47	<0.26	戊二酸↑；3-羟基戊二酸↑
丙酸血症	3	C3 ↑	19.52~41.23	0.53~4.80	3-羟基丙酸↑；甲基枸橼酸↑
β-酮硫解酶缺乏症（BKT）	1	C4DC\C50H ↑	1.13	<0.38	3-甲基巴豆酰甘氨酸↑；巴豆酰甘氨酸↑；3-羟基异戊酸↑
脂肪酸氧化缺陷疾病	12				
肉碱/酰基肉碱移位酶缺乏症（CACT）	6		101.15~266.25	10~52	C14↑,C16↑,C18↑
短链酰基辅酶A脱氢酶缺乏症（SCAD）	5	C4 ↑	1.16~10.19	<0.50	
多种酰基辅酶A脱氢酶缺乏症	1	C4 ↑	2.12	<0.50	C5↑,C8↑,C12↑,C14↑,C16↑

在 144 例遗传代谢病中前 3 名为甲基丙二酸血症（56 例）、高苯丙氨酸血症（33 例）、戊二酸血症 I 型（9 例）。地区中，山东省共检出 32 例，其中前 3 名为甲基丙二酸血症（19 例）、高苯丙氨酸血症（8 例）、瓜氨酸血症 I 型（2 例）；江苏省共检出（31 例），前 3 名为高苯丙氨酸血症（7 例）、甲基丙二酸血症（6 例）、戊二酸血症 I 型及短链酰基辅酶 A 脱氢酶缺乏症（3 例）；河北省共检出 24 例，前 2 名为甲基丙二酸血症（10 例）精氨酸血症（2 例）；安徽省共检出 23 例，前三名为高苯丙氨酸血症（10 例）、甲基丙二酸血症（5 例）、枫糖尿病（2 例）；临床患儿质谱检测结果也以甲基丙二酸血症最为常见，发病率在 1/26 000，且多在 1 岁以内发病。可见新生儿及婴儿是甲基丙二酸血症高发的人群。所以，儿科的临床科室使用 LC-MS 及 GC-MS 检测技术来诊断遗传代谢病，可使患儿在精准医疗（精准筛查、精准诊断、精准治疗）中减少病死率及致残率，提高我国人口素质，发挥精准医疗对遗传代谢病的重要诊断和治疗作用。

三、ICP–MS

ICP-MS 是 20 世纪 80 年代发展起来的超痕量无机元素和同位素分析测试技术，其以独特的接口技术将电感耦合等离子体的高温（10 000 K）电离特性与质谱仪的灵敏快速扫描的优点相结合，而形成的一种新型的无机元素和同位素高灵敏度分析技术，可快速同时检测元素周期表上几乎所有的元素，还可以与其他技术如 HPLC、GC 联用进行元素的形态、分布特性等分析。自 1980 年美国艾奥瓦大学的 Houk 和 Fassel 以及英国萨里大学的 Gray 等人联名发表了第一篇 ICP-MS 可行性文章，随后 1983 年第一台商品化 ICP-MS 问世，经过 30 多年的不断发展，ICP-MS 已经在环境、医学、生物、冶金、石油、煤、核材料等多个学科领域中得到了广泛的应用。

（一）技术原理

ICP-MS 主要由进样系统（包括蠕动泵、雾化器、雾化室）、等离子体离子源系统（包括矩管与射频线圈）、离子聚焦和传输系统、质量分析器系统和离子检测系统组成。此外，仪器中还配置真空系统、冷却系统、气体管路以及用于仪器控制和数据处理的计算机系统。ICP-MS 的基本结构如图 5.2.5 所示。ICP-MS 所用电离源是感应耦合等离子体（ICP），它与原子发射光谱仪所用的 ICP 是一样的，其主体是一个由 3 层石英套管组成的炬管，炬管上端绕有负载线圈，3 层管从里到外分别为通载气、辅助气和冷却气，负载线圈由高频电源耦合供电，产生垂直于线圈平面的磁场。ICP 以氩气作为工作气体通过射频线圈产生高温等离子体，其温度高达 8 000 ~ 10 000 K，在此温度下 80% 以上的元素都可以发生一级电离，形成单电荷正离子。ICP 具有单电荷离子产率高、双电荷离子、氧化物及其他多原子离子产率低的特点，是非常理想的离子源。ICP-MS 的工作原理：首先样品溶液通过蠕动泵进入雾化器，在氩气流的作用下产生大量样品溶液的气溶胶，通过雾化室后 < 10 μm 的气溶胶颗粒随氩气到达炬管进入处

于大气压下的氩等离子体中心区，等离子体的高温使样品气溶胶迅速发生去溶剂化、原子化和离子化，最终形成了单电荷的正离子。离子束以超音速通过采样锥孔并迅速膨胀，在两锥中间的一级真空区形成超声射流后通过截取锥进入到二级真空区的离子聚焦系统。进入真空室的粒子除了正离子外还有部分电子和中性粒子，离子聚焦系统将其中的中性粒子和电子排除，实现对正离子的提取、偏转、聚焦和加速；随后离子进入到碰撞 / 反应池（通过充 He 的碰撞模式）或充 $O_2/H_2/NH_3$ 的反应模式有效去除多原子与离子干扰，最后离子进入三级真空区的质量分析器，目标离子根据质荷比被筛选出来，在四极杆中做稳定振荡，最后到达检测器被检测。检测器将离子转换成电子脉冲计数，电子脉冲的大小与样品中目标分析离子的浓度有关。通过与已知的标准对比，实现对未知样品的痕量元素定量分析。

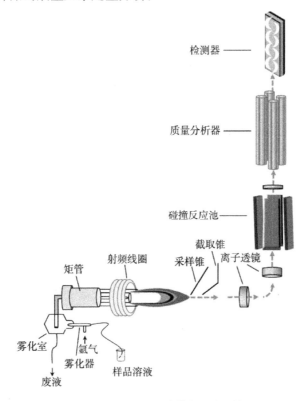

图 5.2.5　ICP-MS 的基本组成结构

ICP-MS 适合分析液体样品，检出限可低至 10 ~ 12 g，测定的质量数范围可达 6 ~ 260；该方法谱线简单，干扰很少，灵敏度高，准确度高，分析速度快。一般情况下，检测一个样品只需 1 ~ 3 min，可进行多元素同时测定以及可提供精确的同位素信息等分析特性。此外，ICP-MS 的谱线简单，检测方法灵活多样：通过谱线的质荷比可进行定性分析；通过谱线全扫描测定所有元素的大致浓度范围，即可进行半定量分析，不需要标准溶液，多数元素测定误差 < 20%；用标准曲线法进行定量分析，这是日常分析工作中广泛应用的功能。此外，标准加入法、内标校正法也适用于定量分析工作中。

(二) 临床应用

发射光谱分析与其他分析方法相结合的技术在生命科学、环境卫生、药学、病理学、毒理学等领域已得到广泛应用。ICP-MS 联合分析法可进行众多的元素分析。在临床医学或医学检验中，ICP-MS 常被用于对人体体液和内脏组织中的痕量元素进行测定，它是研究疾病与痕量或微量元素之间的内在关系的较好的分析方法。同时，人体内许多生物大分子如蛋白质、核酸、激素、酶等在维持正常的生理功能时，需要一些微量金属离子的参与。这些离子的过多摄入或者不足都会不同程度引起生理功能的异常。因此，需要检测一些药物、食物以及环境中各种元素的含量。但一些药物的成分复杂、微量元素含量低；环境中各种物质元素组成复杂，检测时相互干扰严重；传统检测生物体微量元素的方法如原子吸收法、原子荧光法等操作烦琐、稳定性较差，不能满足临床检测要求。ICP-MS 联用技术由于具有对样本类型要求较低，检测灵敏度高、干扰少、超痕量检测限低、检测线性范围宽等优点，能够很好地应用于生物临床研究如头发、血液、尿液、生物组织的元素分析以及蛋白质、酶等的生物机制研究中。此外，LCP-MS 对于药品研究中的质量控制，如中药材丹参中铅的同位素比值的测定以及中药材道地性的判别也有很好的应用价值。

1. LCP-MS 用于人体组织样本中多种微量元素的定量分析

ICP-MS 广泛用于分析生物基质中的痕量和超痕量元素。常规情况下，人体暴露在有毒物质、药物和植入医疗器械释放的元素可以通过分析血清、血液和尿液来检测。然而，组织或头发样本通常也会提供有用的临床信息。例如，有毒元素可通过吸入烟雾或受污染的空气进入肺部。此外，被消化道或肺部吸收的元素可以进入血液并分布在人体的各种组织 (包括头发) 中。因此，对头发的检测可以反映人体对各种元素的暴露程度。传统四极杆 ICP-MS 相关的检测极限意味着该技术不适用于同时定量人血或血清样品中的多种微量元素。Stanislas 等人开发了一种定量人类全血、尿液、头发和组织样本中的金属和准金属的高分辨率 ICP-MS 技术，该技术通过对采集样本进行微波矿化后进行 ICP-MS 分析，可以实现同一样本中多种元素的同步分析 (见图 5.2.6)。研究对来自 25 个临床试验参与者的样品进行处理，成功完成了全血、头发和肺组织中 34 种微量元素的定量分析 (见图 5.2.7)。

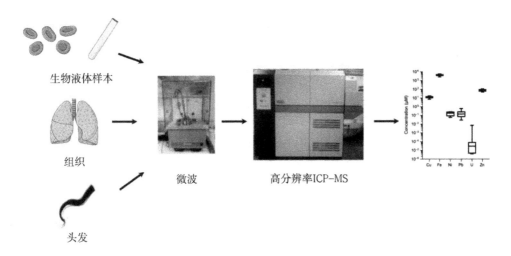

图 5.2.6 高分辨率 ICP-MS 实现对临床患者生物液体样本、组织和头发中多种元素的同步检测

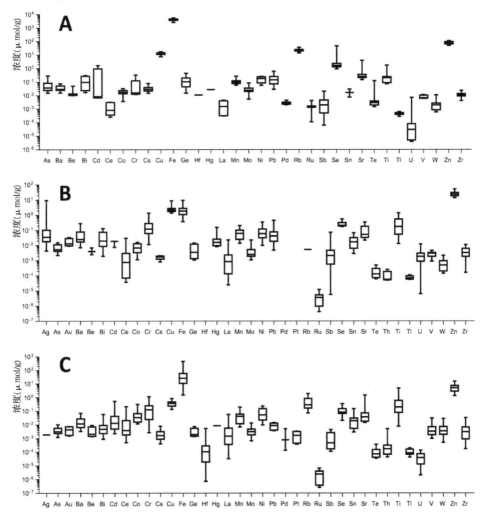

图 5.2.7 肺癌临床试验的 25 名参与者的（A）全血，（B）头发和（C）肺组织样品中各种元素的浓度

2. LCP-MS 用于鉴定砷中毒程度

砷（As）是一种广泛分布的自然界元素。除发现少量的天然砷外，已知有150多种含砷矿物。我国是饮水型和燃煤型地方性砷中毒最严重的国家之一。砷中毒可导致死亡，并且根据剂量、持续时间和暴露途径不同，可能引起胃肠道刺激，如胃痛、恶心、呕吐和腹泻。其他毒理作用包括血液学损害（如红细胞减少和白细胞的产生），可导致疲劳、心律异常和血管损害。长期口服会导致罹患膀胱癌、肝癌、肺癌和皮肤癌的风险增加。砷进入人体后主要经过肾脏从尿中排出，在尿中的半衰期约为4 d。尿砷含量可反映出人体的近期暴露和吸收情况。因此，尿砷是评价砷暴露者中毒程度及代谢能力差异的指标，一直受到国内外广大研究者的重视。在空气、土壤、沉积物和水中发现的主要砷化物有三氧化二砷（As_2O_3）或亚砷酸盐、砷酸盐、甲基砷酸、二甲基砷酸，在海产品中主要以砷甜菜碱（AsB）和砷胆碱（AsC）形式存在。As[Ⅲ]和As[V]的毒性远远大于甲基砷酸和二甲基砷酸，而砷甜菜碱和砷胆碱、砷糖和砷脂的毒性则很小。正是由于各种不同形态的砷具有不同的物理和化学性质以及不同的生物毒性，加之中国近年来砷中毒事件屡屡发生，因此以形态砷代替总砷进行评价显得尤为重要。目前，已开发出许多用于分析砷化合物形态的方法。例如，通过氢化物发生器结合高效液相色谱与原子荧光光谱法（HPLC-HG-AFS）、GC-MS、HPLC-UVHG-AAS以及HPLC-ICP-MS分析技术。HPLC-ICP-MS联用技术结合了HPLC对复杂样品高效的分离特点与ICP-MS具有的动态线性范围宽、检测灵敏度高等优点，在砷化合物检测及形态分析中已经得到了广泛的应用（见图5.2.8）。

林琳等人通过HPLC-ICP-MS联用技术建立了一种分析人体血液和尿液中6种砷形态化合物 [（砷胆碱）、砷甜菜碱、As（Ⅲ）、二甲基砷酸、甲基砷酸、As（V）] 的方法。利用曲拉通破坏细胞，以乙二胺四乙酸二钠盐二水合物络合细胞内砷形态化合物，超声水浴加乙腈沉淀蛋白进行样品前处理，采用Hamilton pRp-X100阴离子分析柱，碳酸铵水溶液与超纯水作为流动相，对样品中砷形态化合物进行梯度洗脱后，采用ICP-MS分析样品中砷形态化合物。结果显示血液中砷形态化合物检测限为1.66～10 ng/ml，最低定量限为5～30 ng/ml，尿液中砷形态化合物检测限为0.5～10 ng/ml，最低定量限为5～30 ng/ml，日内、日间精密度的相对标准偏差不超过10%，适用于涉砷中毒案件的司法鉴定及砷剂治疗患者血液和尿液中砷形态化合物的检测。

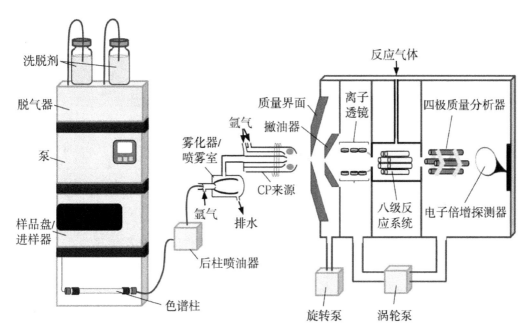

图5.2.8　HPLC-ICP-MS联用系统的结构示意图

3. ICP-MS 用于确定血清中微量元素的浓度

许多微量元素对人体至关重要。绝大部分微量元素通过元素之间的相互作用来发挥其各自的生物学功能，因此人体样本中元素谱和功能性元素生物标志物（如硒蛋白 P 或游离锌）的确定可用于生物暴露程度的评估。此外，元素稳态失衡被认为是 2 型糖尿病等多种疾病的危险性标志因子。因此，体内元素分析不仅有助于预测和预防相关疾病的发生，还可以对总体健康状况进行有效评估。ICP-MS 是目前最常用的元素检测手段。该技术通过对同一样品中的多种元素进行同步检测，能够实现高效的多元素分析。目前，已经有多种基于 ICP-MS 的方法被用于定量液体样品如尿液、脑脊液、血液和血清中的微量元素。然而，这些方法要么借助于先进且昂贵的行业现场仪器，要么需要大样品量以达到所需的检测限。这些因素使得在大量研究人群中进行高通量筛查几乎不可能实现，因为研究人群的样本量基本限制在几微升。Meyer 等人建立并验证了一种基于 ICP-MS 的多元素分析方法（见图5.2.9）。该方法针对低样品量（< 250 μl）和 ICP-MS 进行了优化，通过简单有效的样品制备，即可实现 250 μl 人血清中的几种必需微量元素 [镁（Mg）、钙（Ca）、铁（Fe）、铜（Cu）、锌（Zn）、钼（Mo）、硒（Se）和碘（I）] 和与食品有关的有毒物质 [As 和镉（Cd）] 的定量检测和分析（见图5.2.10）。该方法已成功用于确定营养干预研究参与者血清中的元素浓度。

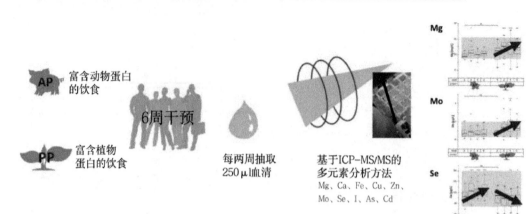

图 5.2.9　基于 ICP-MS 的多元素分析方法确定血清中微量元素的浓度

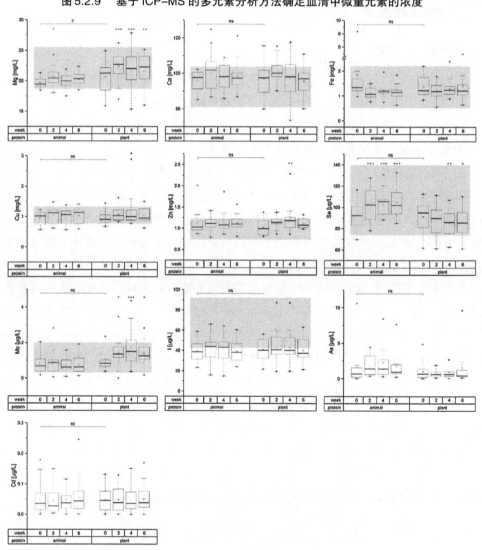

图 5.2.10　营养干预研究参与者血清中微量元素的浓度

参与者在 6 周的时间内接受了富含动物蛋白的饮食或富含植物蛋白的饮食，然后通过 ICP-MS／MS 测定了血清中 Mg、Ca、Fe、Mo、Cu、Zn、As、Cd、Se 和 I 的浓度。

(三) 病例分析，结果解读及临床解释

全球约有 1/3 的人口感染结核分枝杆菌，形成潜伏性结核感染，其中 5%～15% 会发展为活动性结核。当机体抗结核免疫功能受损时，例如在处于艾滋病毒感染和糖尿病的情况下，该风险显著增加。糖尿病是结核发生的危险因素。糖尿病患者，尤其是血糖控制不良时机体免疫功能下降，可对肺结核的整个自然病程产生影响，包括个体感染结核分枝杆菌的风险 (潜伏感染) 增加，生命进程中肺结核被激活的风险升高，并且对疾病的临床结局产生不利影响。近年来，低至中等收入国家的糖尿病发生率迅速上升，而糖尿病可导致结核流行风险增加，已成为亟待解决的公共卫生问题。矿物元素作为机体重要的营养素参与体内多种生化反应，其中 Se 是金属酶的辅助因子，在谷胱甘肽过氧化物酶 (glutathione per-oxidase, GSH-Px) 中发挥关键作用；Zn、Cu 等是多种酶的催化成分。并且，微量元素具有免疫调节作用，可影响人体对感染性疾病的易感性，其缺乏与机体免疫力的下降及肺结核感染有关。本部分举例通过 ICP-MS 检测糖尿病患者血清矿物元素水平，探讨其并发肺结核的风险。

1. 临床病例资料

本研究纳入 2018 年 1～12 月某市胸科医院糖尿病伴肺结核患者 67 例，且同期在该市级综合医院选取单纯糖尿病患者 128 例和健康体检对照人群 91 例。肺结核患者均符合《中国结核病防治规划实施工作指南 (2008 年)》中结核病诊断标准；糖尿病患者均符合 1999 年 WHO 糖尿病诊断标准。排除恶性肿瘤、艾滋病、其他严重肺部疾病及 1 型糖尿病、妊娠糖尿病和其他特殊类型糖尿病；糖尿病伴肺结核患者除需符合上述诊断标准外，要求明确的糖尿病诊断在前，肺结核发生在后。

2. 样品处理及检测

采用病例对照研究方法，将研究对象纳入后，通过问卷调查收集研究对象的一般人口学信息，并测量身高、体重，计算体质指数 (body mass index, BMI)，检测收缩压 (systolic blood pressure, SBP)、舒张压 (diastolic blood pressure, DBP)。收集研究对象血清，进行血清总胆固醇 (total cholesterol, TC)、三酰甘油 (triglyceride, TG) 检测；采用 ICP-MS 测定钠 (Na)、钙 (Ca)、镁 (Mg)、铁 (Fe)、铜 (Cu)、锌 (Zn)、硒 (Se)、钡 (Ba)、铬 (Cr)、镍 (Ni)、锰 (Mn)、铅 (Pb)、砷 (As) 和镉 (Cd)14 种矿物元素的含量。

3. 结果解读及临床解释

共收集研究对象 286 例，年龄为 20～83 岁，平均年龄为 (53.28 ± 11.06) 岁，其中，男性 191 例 (66.67%)，平均年龄 (52.15 ± 10.98) 岁；女性 95 例 (33.33%)，平均年龄 (55.51 ± 10.95) 岁。结果显示，糖尿病伴肺结核、糖尿病组、健康对照 3 组的年龄、性别、BMI、血压、血脂等指标存在差异，糖尿病伴肺结核组患者 BMI 显著低于另外两组；与糖尿病患者比较，糖尿病伴肺结核患者 TC、TG 水平下降（$P < 0.05$）。

除 Ba、Cd、As 外，三组研究对象的血清矿物元素水平均存在差异（见表 5.2.7）。与糖尿病组比较，糖尿病伴肺结核组血清 Cu、Ni 含量显著升高，而 Fe、Mn、Se 含量分别降低 14.29%、37.74%、5.65%（$P < 0.05$）；与健康对照组相比，糖尿病伴肺结核组血清 Cu、Ni、Cr 含量升高，Mg、Ca、Mn、Fe、Zn、Se、Pb 含量降低。糖尿病伴肺结核及糖尿病两组与健康对照组比较 Mg、Ca、Mn、Fe、Zn、Pb 含量均降低，Cr、Ni 含量均有所升高，差异有统计学意义（$P < 0.05$）。

综上，LCP-MS 能够实现对血清中多种矿物元素的高灵敏度和精准检测，通过血清元素谱变化对糖尿病患者发生活动性肺结核的可能具有预测作用。

表 5.2.7 LCP-MS 检测血清矿物元素水平

元素	糖尿病伴肺结核组（n=67）	糖尿病组（n=128）	正常对照组（n=91）	P
Na（μg/ml）	3093.37 ± 141.84	3141.81 ± 176.73[c]	3063.77 ± 156.03	0.003
Ca（μg/ml）	84.12 ± 7.97[a]	84.14 ± 6.27[c]	89.69 ± 6.78	0.000
Mg（μg/ml）	18.88 ± 2.43[a]	19.36 ± 2.54[c]	22.60 ± 2.28	0.000
Fe（ng/ml）	1.14 ± 0.42[ab]	1.33 ± 0.41[c]	1.51 ± 0.48	0.000
Cu（ng/ml）	1432.22 ± 356.63[ab]	916.41 ± 166.87	882.14 ± 151.46	0.000
Zn（ng/ml）	818.62 ± 218.35[a]	818.72 ± 184.81[c]	1001.42 ± 206.88	0.000
Se（ng/ml）	77.98 ± 29.02[b]	82.65 ± 32.67[c]	108.38 ± 29.88	0.000
Ba（ng/ml）	12.18 ± 4.36	12.62 ± 6.28	13.14 ± 5.20	0.591
Cr（ng/ml）	12.22 ± 3.67[a]	12.10 ± 3.67[c]	10.91 ± 2.10	0.030
Ni（ng/ml）	16.90 ± 1.72[a]	13.19 ± 2.71[c]	6.98 ± 2.06	0.000
Mn（ng/ml）	2.64 ± 2.32[ab]	4.24 ± 2.43[c]	6.02 ± 1.61	0.000
Pb（ng/ml）	3.18 ± 1.69[a]	3.28 ± 1.74[c]	5.05 ± 1.43	0.000
As（ng/ml）	2.70 ± 1.66	3.62 ± 1.89	3.42 ± 1.95	0.305
Gd（ng/ml）	0.42 ± 0.24	0.71 ± 0.35	0.68 ± 0.38	0.281

四、MALDI-TOF MS

（一）技术原理

MALDI-MS 是 20 世纪 80 年代末问世并迅速发展的质谱分析技术。它通过使用电离方式产生的离子飞行时间（time of flight，TOF）检测器来进行检测，与其他质量分析器相比，飞行时间分析器（即 TOF）具有结构简单、灵敏度高和质量范围宽等优点（因为大分子离子的速度慢，更易于测量），尤其是与 MALDI 技术联用时更是如此。

在 TOF 中，不同质荷比的离子必须在同一时间点以相同的初动能进入漂移管，这样才能保证漂移时间与质量的平方根成反比。为保证不同质荷比的离子在同一时间点以相同的初动能进入漂移管，常采用脉冲式离子源（如采用脉冲激光辐射的 MALDI 离子源），这样基本上可保证时间的一致性。但采用这种方法产生的离子初速度仍具有很大差异。为减少这种差异，往往需要对离子进行冷却，冷却时间一般为几十毫秒，经冷却后的离子再引入电场进行加速，就能够基本消除速度上的差异。在精确测量时，离子被加速后还需对其时间和空间分布进行校正，即通常所说的时间聚焦和空间聚焦。这种校正增加了 TOF 测量的精确度，但同时也增加了仪器的复杂性。因此，MALDI 常与 TOF 一起称为基质辅助激光解吸电离飞行时间质谱（MALDI-TOF MS），原理如图 5.2.11 所示。TMALDI-TOF MS 技术的特点是对盐和添加物的耐受能力高、测样速度快、操作简单，使传统的主要用于小分子物质研究的质谱技术发生了革命性的变革，从此迈入了生物质谱技术发展的新时代。

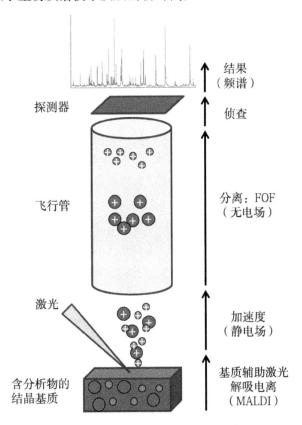

图 5.2.11 MALDI-TOF MS 原理示意图

(二) 临床应用

MALDI-TOF MS 技术的特点是采用"软电离"方式，一般产生稳定的分子离子，因而是测定生物大分子相对分子质量的有效方法，广泛地运用于生物化学，尤其对蛋白质、核酸的分析研究已经取得了突破性进展。在临床上，MALDI-TOF MS 可以迅速并且准确地从患者样本中分析并得出引发感染的细菌类型和寄生虫种类，进而为后期药物的使用以及医疗方案的制订奠定坚实有力的基础。

1. MALDI-TOF MS 在临床微生物诊断中的应用

目前临床微生物实验室对微生物的鉴定主要通过分析微生物在不同培养基上的生长情况、菌落形态、革兰染色等生化反应和表型特征来进行。当这些常规实验室技术联合在一起时，可以确保对大多数微生物的准确识别；但该方法费用昂贵，耗费时间长，在某些情况下还需要专业的技术人员进行正确的解释。此外，苛养菌、厌氧菌、丝状真菌等尚无快速且准确的鉴定方法。使用 MALDI-TOF MS 技术进行细菌鉴定的主要优点之一是检测时间短，从 24~48 h 缩短到不到 1 h，并且提高了鉴定正确率。两种常用的 MALDI-TOF MS 分析方法已用于描述微生物特征：①质谱与指纹数据库的比较；②生物标志物质量与蛋白质组数据库的匹配。

(1) 对凝固酶阴性葡萄球菌的检测。

近年来，凝固酶阴性葡萄球菌（coagulase-negative staphylococcus,CNS）的检出率和多重耐药性呈逐年增高的趋势，已成为医院感染的主要病原菌之一。CNS 为条件致病菌，感染后症状不典型，给临床诊断和治疗带来一定困难。因此，快速准确鉴定CNS 尤为重要。MALDI-TOF MS 应用于细菌鉴定具有其他方法无法比拟的速度优势，其对 CNS 的鉴定正确率也优于其他常用方法。Loonen 等比较了表型鉴定方法（ID 32 Staph 和 Vitek 2）、测序方法（16S 测序和测序）和 BioTyper 鉴定 142 株 CNS 的正确率，研究显示 BioTyper 的鉴定正确率最高，达 99.3%。

(2) 对链球菌的检测。

对于链球菌，许多研究报道 MALDI-TOF MS 对链球菌的鉴定正确率普遍比其他革兰阳性球菌低，尤其是链球菌属细菌。为保证不漏检肺炎链球菌，BioTyper 常把草绿色链球菌和口腔链球菌错误鉴定为肺炎链球菌，相比之下，Vitek MS 鉴定肺炎链球菌的正确率与 BioTyper 相当，而鉴定草绿色链球菌的正确率更高。与 16S rDNA 测序方法相比，虽然 BioTyper 鉴定 56 株 α- 溶血性链球菌的正确率只有 46%，然而，显著高于 BD Phoenix 和 API 20s 的 35% 和 26%。提高 MALDI-TOF MS 鉴定链球菌的准确性可通过完善链球菌标准质谱图实现。

(3) 对嗜血杆菌的检测。

对嗜血杆菌的鉴定一直是临床微生物实验室的难题，临床实验室鉴定主要依赖手工方法，MALDI-TOF MS 的应用使嗜血杆菌鉴定变得更加简便且快速。BioTyper 和 Vitek MS 对流感嗜血杆菌的鉴定正确率均达到 100%，然而，两者对副流感嗜血杆菌的鉴定均不理想，2 株菌株均鉴定错误或失败。实验室常规用于鉴别流感嗜血杆菌和溶血性嗜血杆菌的方法并不可靠，溶血性嗜血杆菌常常被鉴定为未分型流感嗜血杆菌，应用 BioTyper 可准确鉴定流感嗜血杆菌和溶血性嗜血杆菌，鉴定正确率为 99.6%。

（4）对肠道病原菌的检测。

引起腹泻的肠道病原菌种类繁多，不同病原菌感染后治疗的方案也有所差异，所采取的预防和控制暴发的措施也不同，因此快速正确鉴定肠道致病菌尤为重要。Microflex LT（BioTyper）和 Vitek MS IVD（Vitek MS）两种质谱系统鉴定 53 株肠道病原菌的属水平鉴定正确率分别为 81.2% 和 84.9%，正确率偏低的原因主要是由于 7 株志贺菌均错误鉴定为大肠埃希菌。志贺菌和大肠埃希菌由于遗传背景相近，具有相似的质谱图，目前，MALDI-TOF MS 尚不能用于鉴定志贺菌，区分志贺菌和大肠埃希菌需依赖其他鉴定方法。对于伤寒沙门菌，BioTyper 仅鉴定到数水平，而 Vitek MS 可准确鉴定。Vitek MS 区分伤寒沙门菌和其他肠炎沙门菌的能力有待进一步提升。

（5）对厌氧菌的检测。

厌氧菌对培养环境要求特殊，临床鉴定方法有限，MALDI-TOF MS 用于厌氧菌鉴定具有很大的技术优势。但是，许多研究报道厌氧菌的质谱鉴定结果并不理想。应用 BioTyper 和 Vitek MS 鉴定厌氧菌显示，MALDI BioTyper 的种水平和属水平鉴定正确率相差较大，分别为 61.6% 和 83.5%，而 Vitek MS 的种水平和属水平鉴定正确率相当，分别为 75.3% 和 78%。DUBOIS 等的研究也表明，应用 Vitek MS 鉴定厌氧菌的种水平和属水平鉴定正确率相当，均为 83%。个别厌氧菌株鉴定失败的主要原因是数据库中缺乏相应菌株的标准图谱。

（6）对真菌的检测。

由于广谱抗生素的广泛应用，真菌感染的比例明显增高，同时由于诊断治疗相对落后，由真菌感染引起的疾病导致的病死率也相当高。因此，适应临床实际需要的快速而准确的真菌鉴定技术显得十分重要。MALDI-TOF MS 鉴定真菌比常规真菌鉴定方法更加准确，对酵母菌和丝状真菌的鉴定正确率分别为 97.9% 和 100%，可满足临床需要。

2. MALDI-TOF MS 在临床寄生虫诊断中的应用

随着蛋白质组学的发展，MALDI-TOF MS 已被提出作为鉴定细菌和真菌病原体的替代方法。这项技术对多种寄生虫的准确鉴定的潜力也已被报道。经 MALDI-TOF MS 鉴定的寄生虫如图 5.2.12 所示。

（1）对利什曼原虫的检测。

利什曼病是一种媒介传播的原生动物寄生虫病，其临床表现可从温和的皮肤利什曼病到危及生命的内脏利什曼病。诊断感染的传统方法是基于直接检查涂片和培养，这需要专业技术人员参与。最近，一些研究报道了使用 MALDI-TOF MS 鉴定各种利什曼原虫的体外培养。Mouri 等描述了一种通过 MALDI-TOF MS 针吸感染患者皮损的标本，分离株可以被识别到 Viannia 或 Leishmania 亚属水平，也可以被识别到种水平。在另一项研究中，Culha 等采用了相同的 MALDI-TOF MS 的样品制备方法，准确地鉴定了患者中分离出来的利什曼原虫。

Organisms	Sample preparation for MALDI-TOF MS	Matrix	References
Leishmania spp.	Promastigotes obtained from *in vitro* cultured needle aspirates of skin lesions were suspended in a solution of formic acid and acetonitrile	α-cyano-4 hydroxycinnamic acid	Mouri *et al.* (2014)
	Cryopreserved samples of cutaneous, mucocutaneous and visceral leishmaniasis cultured *in vitro* to obtain promatigotes were suspended in saline solution	α-cyano-4 hydroxycinnamic acid	Cassagne *et al.* (2014)
	Samples of cutaneous leishmaniasis cultured *in vitro* to obtain promastigotes were suspended in a solution of formic acid and acetonitrile	α-cyano-4 hydroxycinnamic acid	Culha *et al.* (2014)
Cryptosporidium spp.	Oocysts obtained from fecal samples of experimentally infected mice were extensively washed with de-ionized water, and subjected to freeze-thaw cycle for five times	3,5-dimethoxy-4-hydroxy-cinnamic acid	Magnuson *et al.* (2000)
	Oocysts from fecal samples of experimentally infected mice were extensively washed with de-ionized water, mixed with the matrix solution and allowed to stand for 45 min before spotting on the MALDI plate	3,5-dimethoxy-4-hydroxy-cinnamic acid	Glassmeyer *et al.* (2007)
Giardia spp.	Cysts obtained from fecal samples of experimentally infected mice were extensively washed and suspended in de-ionized water, mixed with matrix solution and incubated for 60 min before spotting on the MALDI plate	3,5-dimethoxy-4-hydroxy-cinnamic acid	Villegas *et al.* (2006)
Blastocystis spp.	Parasites were obtained after axenically culturing the fecal samples on solid media. Protein extract was prepared by treatment with ethanol/formic acid	α-cyano-4 hydroxycinnamic acid	Martiny *et al.* (2014)
E. histolytica	Trophozoites obtained from fecal samples were grown in xenic and axenic cultures. Protein extract was prepared by treatment with ethanol/formic acid	α-cyano-4 hydroxycinnamic acid	Calderaro *et al.* (2015)
Ticks spp.	Various body parts of laboratory-bred and field-collected ticks were treated with guanidinium chloride solution, homogenized and subjected to sonication. The resulting protein extract was acidified with trifluoroacetic acid.	α-cyano-4 hydroxycinnamic acid	Karger *et al.* (2012)
	Legs of ticks obtained from wild or removed from patients were used. The protein extract was prepared after homogenization of the specimens in formic acid and acetonitrile solution	α-cyano-4 hydroxycinnamic acid	Yssouf *et al.* (2013, 2015*a*)
	Protein mixture of hemolymph recovered from distal portion of amputated leg of ticks mixed in a solution of formic acid and acetonitrile was used.	α-cyano-4 hydroxycinnamic acid	Yssouf *et al.* (2015*b*)
	Legs of ticks were mixed with formic acid and homogenized. The homogenate was centrifuged and the supernatant was mixed with the matrix solution	α-cyano-4 hydroxycinnamic acid	Rothen *et al.* (2016)
Flea spp.	Various body parts of laboratory-reared adult fleas including both fresh and preserved specimens were used. The protein extracts were prepared by homogenizing the specimens in formic acid and acetonitrile solution	α-cyano-4 hydroxycinnamic acid	Yssouf *et al.* (2014)

图 5.2.12　MALDI-TOF MS 鉴定寄生虫

（2）对微小隐孢子虫的检测。

微小隐孢子虫可在地表水中被发现，可引起隐孢子虫病，这是一种已知的寄生虫感染，以顽固性或持续性腹泻为特征，并可能导致免疫功能低下的患者死亡。首个报告使用 MALDI-TOF MS 鉴定微小隐孢子虫的研究是在 2000 年。研究人员观察到隐孢子虫卵囊经清洗和冷冻解冻后的肽质量指纹图具有很高的可再生产性，并增加了敏感性。MALDI-TOF MS 是一种简单、快速的补充方法，可用于控制小孢子虫卵囊生产的质量。

（3）对鞭毛虫检测。

贾第鞭毛虫属的成员是原生动物寄生虫，引起贾第鞭毛虫病，其特征是无症状或严重腹痛、急性腹泻，甚至死亡。目前，在水中通过显微镜可检测贾第鞭毛虫囊肿，但不能预测囊肿的种类，也不能表明囊肿的生存能力。有研究小组描述了一种基于 MALDI-TOF MS 的方法，用于从完整的囊肿中鉴别蓝氏贾第鞭毛虫和鼠贾第鞭毛虫，获得了相应分离物的质谱，观察到清晰的 G. lamblia 和 G. muris 质谱指纹，可以用 MALDI-TOF MS 对其进行鉴定。

（4）对溶组织内阿米巴的检测。

溶组织内阿米巴引起阿米巴病，是仅次于疟疾的一种常见的原生动物寄生虫病。传统的方法是通过显微镜和培养病原体内阿米巴原虫和非病原体内阿米巴原虫来进行检测。Calderaro 等研究了 MALDI-TOF MS 在鉴别和分化来自临床样本培养的溶组织芽孢杆菌和不正常芽孢杆菌的适用性。研究发现 MALDI-TOF MS（粪便中 106 个滋养体）相对于 PCR（粪便中 10 个滋养体）方法的主要优势在于，使用体外培养诊断溶组织内阿米巴时，不太费力，且不太昂贵（不包括仪器成本）。

（5）对蜱虫的检测。

蜱是专性寄生虫，充当许多细菌、病毒和原生动物病原体的媒介。由于某些蜱类是某些微生物病原体的特定载体，因此对可能咬伤个体的这种蜱类的早期识别，可能为它所传播的疾病提供早期线索，并进行接触后治疗。只有专家和经验丰富的昆虫学家才能对蜱虫的种类进行形态学鉴定，但也不能在已损坏的标本或未发育成熟的标本中进行鉴定。

（三）病例分析、结果解读与临床解释

人型支原体（mycoplasma hominis, Mh），主要寄居于生殖道，21%～53% 性成熟女性子宫颈或阴道内可分离出 Mh，男性尿道携带率低，主要通过性接触引起泌尿生殖道感染。以 Mh 检测为例，介绍 Vitek MS 全自动快速微生物质谱检测系统（简称 Vitek MS 质谱仪）应用 MALDI-TOF MS 技术快速鉴定 1 例男性患者骨折术后 Mh 血流感染。

1. 临床病例资料

患者，男性，38 岁，因车祸致全身多处损伤，2019 年 5 月 24 日以"多发伤、右侧肱骨外科颈骨折、右侧肩胛骨骨折、右侧股骨粉碎性骨折、骨盆骨折、右侧肋骨骨折、失血性休克、肺挫裂伤"收住入院。患者病危，给予补液、输注血液制品、抗炎止痛、预防血栓等对症治疗。6月3日行"右侧股骨外科颈骨折及右侧股骨骨折切开复位内固定术"。6月4日患者开始出现高热，最高体温达39.8℃。辅助检查：降钙素原（PCT）、白细胞（white blood cell,WBC）、C反应蛋白（C-reactive protein,CRP）炎症指标均升高，结果见表5.2.8。临床给予美罗培南、万古霉素抗感染治疗，效果不佳。6月4日、6日血培养均检出Mh。调整抗菌药物改用头孢他啶＋阿奇霉素抗感染治疗，6月14日后未出现发热。6月15日患者转入骨科治疗，并给予阿奇霉素0.5克/（次·日），继续抗感染治疗10～14 d，于7月17日治愈出院。

表5.2.8 患者2019年不同时间段实验室检查结果与体温检测

日期	白细胞（10⁹）	CRP（mg/L）	PCT（ng/mL）	体温（℃）
5月24日	10.50	8.80	1.08	36.7
5月29日	12.20	146.92	0.19	36.9
6月3日	23.77	168.60	0.18	37.1
6月4日	16.03	188.50	0.24	39.1
6月6日	16.35	238.40	18.66	39.8
6月9日	16.61	156.80	4.57	38.8
6月13日	11.37	89.30	0.43	38.0
6月14日	10.02	43.90	0,24	37.0
6月22日	7.33	28.10	0,13	36.8
7月2日	6.66	12.88	0.06	36.4

2. 细菌培养及鉴定

6月4日、8日各送一套（需氧＋厌氧）血培养，置BACT/ALERT3D血培养仪进行培养，两套血培养中需氧瓶分别于1.98 d和1.68 d报告阳性，厌氧瓶培养阴性。两次阳性血培养瓶直接涂片革兰染色均未查到细菌。转种哥伦比亚血琼脂平板置35℃，5% CO_2培养箱培养，48 h后未见明显菌落，涂片革兰染色未见细菌。菌落直接涂布至靶板，然后加Vitek MS-CHCA配套基质液1μl直至自然干燥。在标本准备工作站输入标本信息并发送至数据采集工作站，经Vitek MS质谱仪检测，鉴定结果为Mh，置信度为99.9%。继续培养至96 h后，可见灰白色，直径为0.1～0.2 mm的湿润菌落（见图5.2.13）。涂片后革兰染色仍未查到细菌，菌落再次经Vitek MS质谱仪鉴定为Mh，置信度为99.9%。2次血培养阳性菌株经Vitek MS质谱仪鉴定的Mh的7个主蛋白质量峰值和置信度如表5.2.9所示，2株Mh相对分子质量的质谱图如图5.2.14所示。

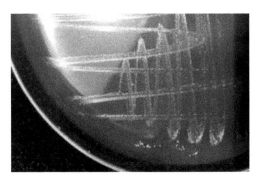

图 5.2.13 Mh 哥伦比亚血琼脂培养 96h 菌落

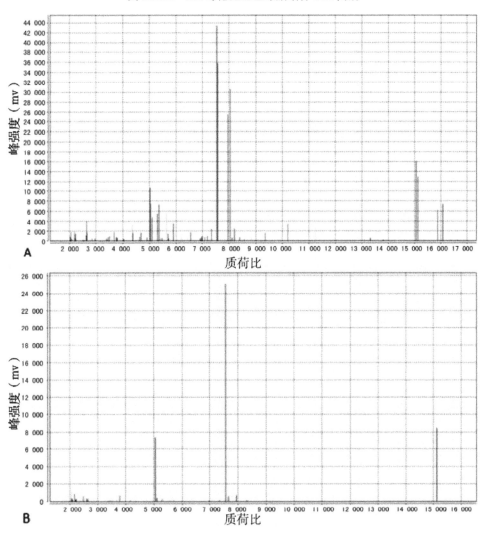

图 5.2.14 两株 Mh 相对分子质量的质谱图 (A: 菌株 1; B: 菌株 2)

表5.2.9　两株Mh的7个主蛋白质量峰值和置信度

菌株	7个主蛋白质量峰值							置信度（%）
	峰值1	峰值2	峰值3	峰值4	峰值5	峰值6	峰值7	
1	3 780.794	5 043.167	5 553.622	7 337.034	7 566.945	10 091.616	15 129.137	99.9
2	5 044.068	5 622.735	6 535.358	7 337.486	7 568.130	10 194.000	11 242.700	99.9

3. 结果解读与临床解释

Mh为泌尿生殖系统常见的定植菌，在一定条件下可引起泌尿生殖道感染，如尿路感染、宫颈炎、盆腔炎等，一般情况是无法穿透泌尿生殖道黏膜下层。有研究报道，从约10%产后发热妇女的血标本中可分离到Mh，认为Mh可引起一些流产后或正常分娩后的妇女发热，而且也有Mh引起妇科及产科患者血流感染的报道，其他血流感染报道少见。在常规细菌培养中检出的人源性致病性支原体，多数病例是偶然发现的，并非因怀疑支原体感染而做的针对性检测发现的。有研究指出，Mh也可穿透黏膜侵入血流并播散到全身各组织和器官，引起泌尿生殖道外的感染。除妇科、产科术后菌血症外，神经外科术后Mh血流感染、手术切口感染或咽炎等也有发生。此外，国外有病例报道Mh可引起心肺移植术后感染导致移植失败或神经外科术后脑膜炎等严重后果。

本例患者6月3日行骨科"右侧股骨颈骨折及右侧股骨骨折切开复位内固定术"后开始出现高热，最高体温达39.8 ℃，PCT、WBC、CRP指标升高，两套血培养需氧瓶中均检出Mh，手术切口渗出液普通细菌培养2 d未生长。而常规的细菌培养很可能在Mh生长所需的时间（4 d甚至更长）到达之前就已经把培养基丢弃了。分析22株非生殖道标本中分离的Mh，其中12株为手术切口，包括脑外伤头部切口5株，骨折切口3株，妇产科手术切口4株。文献报道的3株Mh致手术切口感染，其中2株分离自骨折术后创口分泌物。所以，本例患者不排除Mh经手术切口侵入血流的可能。

本例患者初始给予美罗培南、万古霉素抗感染治疗后效果不佳，持续发热，6月6日炎症指标及体温达高峰。由于本室未开展支原体药敏试验，按照文献的治理方案给予"头孢他啶＋阿奇霉素"联合治疗，6月14日后未出现发热。

Mh分离培养困难，血平板上生长缓慢，至少需要培养48 h才可出现细小针尖样的不典型的小菌落，革兰氏染色菌体不着色，不能根据菌落形态或特殊的生化表型对其进行鉴定。MALDI-TOF MS是近年发展起来的一种新型软电离质谱技术，应用于微生物鉴定已经获得重大发展，在我国已经形成临床微生物质谱应用专家共识，主要应用于对临床常见细菌、念珠菌的鉴定，而对于其余病原微生物，如支原体、分枝杆菌、丝状真菌鉴定的实际情况正处于探索阶段。本文2株Mh经Vitek MS质谱仪分析，其7个主蛋白质量峰值相似，置信度99.9%，虽未采用PCR技术对比，但有研究者应用 MALDI-TOF MS 技术对创伤口标本分离的 Mh 快速鉴定并与 16SRNA 基因序列分析对比，结果一致。

综上，Mh 血流感染的临床特征无特异性，分离培养困难且革兰染色不着色，极易漏检，实验室应特别关注血培养阳性时较平缓的生长曲线，若患者有手术操作，相关感染指标升高、体温持续升高且广谱抗菌药物治疗效果不佳时，应考虑 Mh 感染的可能，应延长标本培养时间，同时采用 MALDI-TOF MS 对菌落进行快速鉴定，有利于及早明确病原菌，从而指导临床合理用药。

参考文献

[1]SAID R, POHANKA A, ABDEL-REHIM M, et al. Determination of four immunosuppressive drugs in whole blood using MEPS and LC-MS/MS allowing automatedsample work-up and analysis [J]. J Chromatogr B Analyt Technol Biomed Life Sci, 2012(897): 42-49.

[2]AOURI M, MORADPOUR D, CAVASSINI M, et al. Multiplex liquid chromatographytandem mass spectrometry assay for simultaneous therapeutic drug monitoring of ribavirin, boceprevir, and telaprevir [J]. Antimicrob Agents Chemother, 2013, 57(7) : 3147-3158.

[3] FITZGERALD R L, RIVERA J D, HEROLD D A. Broad spectrum drug identification directly from urine, using liquid chromatography-tandem mass spectrometry [J]. Clin Chem, 1999, 45(8): 1224-1234.

[4]SWORTWOOD M J , BOLAND D M , DECAPRIO A P . Determination of 32 cathinone derivatives and other designer drugs in serum by comprehensive LC-QQQ-MS/MS analysis[J]. Analytical & Bioanalytical Chemistry, 2013, 405(4):1383-1397.

[5]SHACKLETOM C H, STRAUB K M. Direct analysis of steroid conjugates: the use of secondary ion mass spectrometry [J]. Steroids, 1982, 40(1) : 35-51.

[6]HORIE H, KIDOWAKI T, KOYAMA Y, et al. Specificity assessment of immunoassay kits for determination of urinary free cortisol concentrations [J]. Clin Chim Acta, 2007, 378(1-2) : 66-70.

[7] FONG B M, TAM S, LEUNG K S. Improved liquid chromatography-tandem mass spectrometry method in clinical utility for the diagnosis of Cushing's syndrome [J]. Anal Bioanal Chem, 2010, 396(2) : 783-790.

[8]TAYLOR P J, COOPER D P, GORDON R D, et al. Measurement of aldosterone in human plasma by semiautomated HPLC-tandem mass spectrometry [J]. Clin Chem, 2009, 55(6) : 1155-1162.

[9]BERNADETTE T S B , MERLIER F , HAUPT K . Toward the use of a

molecularly imprinted polymer in doping analysis: Selective preconcentration and analysis of testosterone and epitestosterone in human urine[J]. Analytical Chemistry, 2010, 82(11):4420-4427.

[10]LEE J S, ETTINGER B, STANCZYK F Z, et al. Comparison of methods to measure low serum estradiol levels in postmenopausal women [J]. J Clin Endocrinol Metab, 2006, 91（10）: 3791-3797.

[11]GUO T, GU J, SOLDIN O P, et al. Rapid measurement of estrogens and their metabolites in human serum by liquid chromatography-tandem mass spectrometry without derivatization [J]. Clin Biochem, 2008, 41（9）: 736-741.

[12]KUSHNIR M M, ROCKWOOD A L, BERGQUIST J, et al. High-sensitivity tandem mass spectrometry assay for serum estrone and estradiol [J]. Am J Clin Pathol, 2008, 129（4）: 530-539.

[13]RASHED M S, BUCKNALL M P, LITTLE D, et al.Screening blood spots for inborn errors of metabolism by electrospray tandem mass spectrometry with a microplate batch process and a computer algorithm for automated flagging of abnormal profiles.[J]. Clinical chemistry,1997,43(7).1129-1141.

[14]WADA Y, AZADI P, COSTELLO C E, et al. Comparison of the methods for profiling glycoprotein glycans-HUPO Human disease glycomics/proteome initiative multiinstitutional study [J]. Glycobiology, 2007, 17（4）: 411-422.

[15]KYSELOVA Z, MECHREF Y, KANG P, et al. Breast cancer diagnosis and prognosis through quantitative measurements of serum glycan profiles [J]. Clin Chem, 2008, 54（7）: 1166-1175.

[16]ZHANG Y V, JACKSON T. 质谱技术在临床实验室的应用 [J]. 检验医学 , 2019, 34(1）: 1-7.

[17]MEEKER J D, SATHYANARAYANA S, SWRAN S H. Phthalates and other additives in plastics: human exposure and associated health outcomes[J].Philos Trans R Soc Lond B Biol Sci, 2009, 364（1526）: 2097-2113.

[18]SWAN S H. Enviromental phthalate exposure in relation to reproductive outcomes and other health endpoints in humans[J]. Environ Res, 2008, 108（2）: 177-184.

[19] 王哲 , 陈崇新 , 王校 , 等 . 儿童尿液中 3 种邻苯二甲酸酯代谢产物的 GC-MS 检测方法研究 [J]. 中国卫生检验杂志 , 2016,26(8): 1080-1083.

[20] 陈琴华 , 李鹏 , 彭林 , 等 . 气相色谱 - 质谱联用法在体内药物分析中的应用 [J]. 中国医院药学杂志 , 2010,30(3): 239-241.

[21] 李霞 , 唐玉海 , 郑晓晖 . 气相色谱 - 质谱联用法在体内药物分析方面的应用 [J]. 中国药业 , 2004,13(4): 79-80.

[22]CHOI M H, CHUNG BC. Bringing GC-MS profiling of steroids into clinical applications[J]. Mass Spectrom Rev, 2015, 34（2）: 219-236.

[23] HA Y W, MOON J Y, JUNG H J, et al. Evaluation of plasma enzyme activities using gas chromatography-mass spectrometry based steroid signatures[J]. J Chromatogr B Analyt Technol Biomed Life Sci, 2009, 877（32）: 4125-4132.

[24]HSING A W, STANCZYK F Z, BELANGER A, et al. Reproducibility of serum sex steroid assays in men by RIA and mass spectrometry[J]. Cancer Epidemiol Biomarkers Prev, 2007, 16（5）: 1004-1008.

[25]CHOI M H, MOON J Y, CHO S H, et al. Metabolic alteration of urinary steroids in pre- and post-menopausal women, and men with papillary thyroid carcinoma[J]. BMC Cancer, 2011(11): 342.

[26]LEE S H, WOO H M, JUNG B H, et al. Metabolomic approach to evaluate the toxicological effects of nonylphenol with rat urine[J]. Anal Chem, 2007, 79（16）: 6102-6110.

[27]HOCHBERG R B, BANDY L, PONTICORVO L, et al. Detection in bovine adrenal cortex of a lipoidal substance that yields pregnenolone upon treatment with alkali [J]. Proc Natl Acad Sci USA, 1977, 74（3）: 941-945.

[28]ALBERT D H, PONTICORVO L, LIEBERMAN S. Identification of fatty acid esters of pregnenolone and allopregnanolone from bovine corpora lutea [J]. J Biol Chem, 1980, 255（22）: 10618-10623.

[29]JANOCKO L, HOCHBERG R B. Estradiol fatty acid esters occur naturally in human blood [J]. Science, 1983, 222（4630）: 1334-1336.

[30]MATHUR C, PRASAD V V, RAJU V S, et al. Steroids and their conjugates in the mammalian brain [J]. Proc Natl Acad Sci USA, 1993, 90（1）: 85-88.

[31]BADEAU M, VIHMA V, Mikkola T S, et al. Estradiol fatty acid esters in adipose tissue and serum of pregnant and pre- and postmenopausal women [J]. J Clin Endocrinol Metab, 2007, 92（11）: 4327-4331.

[32]ROY R, BELANGER A. Elevated levels of endogenous pregnenolone fatty acid esters in follicular fluid high density lipoproteins support progesterone synthesis in porcine granulosa cells [J]. Endocrinology, 1992, 131（3）: 1390-1396.

[33]BROWN M S, HO Y K , GOLDSTEIN J L. The cholesteryl ester cycle in macrophage foam cells. Continual hydrolysis and re-esterification of cytoplasmic cholesteryl esters [J]. J Biol Chem, 1980, 255（19）: 9344-9352.

[34]KRACHLER M, IRGOLIC K J. The potential of inductively coupled plasma mass spectrometry（ICP-MS）for the simultaneous determination of trace elements in whole

blood, plasma and serum [J]. J Trace Elem Med Biol, 1999, 13(3): 157-169.

[35]GRASSIN-DELYLE S, MARTIN M, HAMZAOUI O, et al. A high-resolution ICP-MS method for the determination of 38 inorganic elements in human whole blood, urine, hair and tissues after microwave digestion [J]. Talanta, 2019(199): 228-237.

[36]DELAFIOR J, RING G, FUREY A. Clinical applications of HPLC-ICP-MS element speciation: A review [J]. Talanta, 2016(153): 306-331.

[37] LIN L, ZHANG S J, XU W C, et al. Analysis of arsenic compounds in blood and urine by HPLC-ICP-MS [J]. Fa Yi Xue Za Zhi, 2018, 34(1): 37-43.

[38]BORNHORST J, KIPP A P, HAASE H, et al. The crux of inept biomarkers for risks and benefits of trace elements [J]. TrAC Trend Anal Chem, 2018(104): 183-190.

[39]HEITLAND P, KOSTER H D. Biomonitoring of 30 trace elements in urine of children and adults by ICP-MS [J]. Clin Chim Acta, 2006,365(1-2): 310-318.

[40]MINOIA C, SABBIONI E, APOSTOLI P, et al. Trace element reference values in tissues from inhabitants of the European community. I. A study of 46 elements in urine, blood and serum of Italian subjects [J]. Sci Total Environ, 1990(95): 89-105.

[41]SARMIENTO-GONZALEZ A, MARCHANTE-GAYON J M, TEJERINA-LOBO J M, et al. Highresolution ICP-MS determination of Ti, V, Cr, Co, Ni, and Mo in human blood and urine of patients implanted with a hip or knee prosthesis [J]. Anal Bioanal Chem, 2008, 391(7): 2583-2589.

[42]ROOS P M, VESTERBERG O, SYVERSEN T, et al. Metal concentrations in cerebrospinal fluid and blood plasma from patients with amyotrophic lateral sclerosis [J]. Biol Trace Elem Res, 2013, 151(2): 159-170.

[43]LU Y, KIPPLER M, HARAEI F, et al. Alkali dilution of blood samples for high throughput ICP-MS analysis-comparison with acid digestion [J]. Clin Biochem, 2015, 48(3):140-147.

[44]MUNIZ C S, FERNANDEZ-MARTIN J L, MARCHANTE-GAYON J M, et al. Reference values for trace and ultratrace elements in human serum determined by double-focusing ICP-MS [J]. Biol Trace Elem Res, 2001, 82(1-3): 259-272.

[45]HEITLAND P,KSTER H . Biomonitoring of 37 trace elements in human blood and plasma from inhabitants of northern germany by ICP-MS[J]. Epidemiology, 2006,17(4):253-262.

[46]MEYER S, MARKOVA M, POHL G, et al.Development,validation and application of an ICP-MS/MS method to quantify minerals and (ultra-) trace elements in human serum [J].Journal of Trace Elements in Medicine and Biology, 2018(49): 157-163.

[47]LOONEN A J, JANSZ A R, BERGLAND J N, et al.Comparative study using phenotypic, genotypic, and proteomics methods for identification of coagulase-negative

staphylococci [J]. J Clin Microbiol, 2012, 50（4）: 1437-1439.

[48]DAVIES A P, REID M, HADFIELD S J, et al. Identification of clinical isolates of alphahemolytic streptococci by 16S rRNA gene sequencing, matrix-assisted laser desorption ionization-time of flight mass spectrometry using MALDI Biotyper, and conventional phenotypic methods: A comparison [J]. J Clin Microbiol, 2012, 50（12）:4087-4090.

[49]BRUIN J P, KOSTRZEWA M, ENDE A V D, et al.Identification of Haemophilus influenzae and Haemophilus haemolyticus by matrix-assisted laser desorption ionization-time of flight mass spectrometry.[J]. European Journal of Clinical Microbiology & Infectious Diseases Official Publication of the European Society of Clinical Microbiology, 2014, 33(2):279-284.

[50]DUBOIS D, GRARE M, PRERE M F, et al. Performances of the Vitek MS matrix-assisted laser desorption ionization-time of flight mass spectrometry system for rapid identification of bacteria in routine clinical microbiology [J]. J Clin Microbiol, 2012, 50（8）: 2568-2576.

[51]IRIART X, LAVERGNE R A, FILLAUX J, et al. Routine identification of medical fungi by the new Vitek MS matrix-assisted laser desorption ionization-time of flight system with a new time-effective strategy [J]. J Clin Microbiol, 2012, 50（6）: 2107-2110.

[52]CASSAGNE C, PRATLONG F, JEDDI F, et al. Identification of leishmania at the species level with matrix-assisted laser desorption ionization time-of-flight mass spectrometry [J]. Clin Microbiol Infect, 2014, 20（6）: 551-557.

[53]MOURI O, MORIZOT G, AUWERA G, et al. Easy identification of leishmania species by mass spectrometry [J]. PLoS Negl Trop Dis, 2014, 8（6）: e2841.

[54]CULHA G, AKYAR I, YILDIZ-ZEYREK F, et al. Leishmaniasis in turkey: Determination of leishmania species by matrix-assisted laser desorption ionization time-of-flight mass spectrometry（MALDI-TOF MS）[J]. Iran J Parasitol, 2014, 9（2）: 239-248.

[55]MAGNUSON M L,OWENS J H,KELTY C A. Characterization of cryptosporidium parvum by matrix-assisted laser desorption ionization-time of flight mass spectrometry[J]. Applied and Environmental Microbiology, 2000,66(11):4720-4724.

[56]VILLEGAS E N ,GLASSMEYER S T,WARE M W , et al. Matrix - assisted laser desorption/Ionization time - of - flight mass spectrometry - based analysis of giardia lamblia and giardia muris[J]. Journal of Eukaryotic Microbiology, 2006, 53(s1):S179-S181.

[57]CALDERAERO A, PIERGIANNI M, BUTTRINI M, et al. MALDI-TOF mass spectrometry for the detection and differentiation of Entamoeba histolytica and Entamoeba dispar [J]. PLoS One, 2015, 10（4）: e0122448.

第六章　实时荧光 PCR 技术

实时荧光聚合酶链反应（PCR）技术是目前最广泛使用的临床分子诊断定量技术。实时荧光定量 PCR 可以快速准确地实时检测并定量检测非常少量的特异性核苷酸片段。它很快在生物学、医学、法医学、兽医学等方面得到广泛的应用，并成为定量检测核酸的基准。

第一节　概述

一、PCR 技术简介

PCR 技术是一种选择性体外扩增特异 DNA 片段的技术，应用该技术可以在短时间内将一个或者几个 DNA 拷贝扩增到百万数量级，有人将其称为生命科学中的"革命性"技术。自 1983 年 Mullis K 发明 PCR 以来，它迅速渗透至分子生物学的各个领域，在基因克隆、基因功能分析、遗传性疾病的诊断、感染性疾病的诊断、刑事鉴定、考古学等领域得到广泛应用。1993 年，Mullis K 因为发明 PCR 而被授予诺贝尔化学奖。

PCR 的基本过程类似于 DNA 的天然复制，通过高温变性、低温退火和中温延伸 3 个温度的重复循环，在 DNA 聚合酶、引物共同作用下使特异性 DNA 片段得到大量复制。PCR 的本质是在模板 DNA、引物和 4 种三磷酸脱氧—核苷酸（deoxynucleoside triphosphates，dNTPs）存在的条件下依赖于 DNA 聚合酶的酶促合成反应。其特异性取决于引物和模板 DNA 结合的特异性。整个过程由变性—退火—延伸 3 个基本反应步骤构成：①模板 DNA 变性（denaturation）：将模板 DNA 加热至 95℃左右，一定时间后，模板 DNA 双链或经 PCR 扩增形成的 DNA 双链间氢键断裂，双螺旋解链形成 2 条单链 DNA，形成的单链便与引物结合，并为下一轮反应做准备。②退火（annealing）即单链模板 DNA 与引物的退火（复性）。将温度降至 55℃左右，反应体系中的引物，会与单链 DNA 中的互补序列配对结合，形成引物 - 模板的局部双链。一般要求引物的浓度大大高于模板 DNA 的浓度，并由于引物的长度显著短于模板的长度，因此在退火时，引物与模板中的互补序列的配对速度比模板之间重新配对成双链的速度要快得多，从而有效地抑制了变性后模板 DNA 单链之间的互补结合。③延伸（extension），即引物的延伸。在 4 种 dNTPs 及 Mg^{2+} 存在的条件下，将温度上升至 70℃左右，DNA 模板 - 引物结合物在 DNA 聚合酶的作用下，以 4 种 dNTPs 为反应原料，以靶序列为模板，按照碱基互补配对原则与半保留复制原理，合成一条新的与模板 DNA 链互补的半保留复制链，重复变性—退火—延伸三过程，就可获得更多的"半保留复制链"，而且这种新链又可成为下一次循环的模板。20 ~ 30 个循环后，介于两个引物之间的特异性 DNA 片段可以得到大量复制。

PCR 产物理论上是呈指数方式进行扩增，利用 PCR 技术可在 2~3 h 内将所研究的目的基因或 DNA 片段扩增至原先的数十万乃至数百万倍。PCR 技术具有特异性强、灵敏度高、快速检测、操作简便、实用性强并可自动化等一系列优点，因而在分子生物学、基因工程研究以及对遗传病、感染性疾病和恶性肿瘤等基因诊断和研究中得到广泛应用。

二、实时荧光 PCR 技术的概念

在传统的 PCR 方法（终点法定量检测）中，PCR 扩增反应结束后还需要对产物进行分析（post-PCR analysis），常用的方法是扩增循环结束后进行凝胶电泳和图像分析。PCR 产物在电泳后用溴化乙啶染色，进行半定量分析。但是被染色后的产物无法再次进行 PCR 扩增。此外，终点定量 PCR 无法监测扩增反应是位于指数期还是平台期，这对 PCR 产物的准确检测造成很多困难。

荧光定量 PCR 技术（fluorescence quantitive polymerase chain reaction, FQ-PCR）是在 20 世纪 90 年代末期发展起来的一项新技术，其基本原理是基于荧光能量传递技术，通过对 PCR 扩增反应每个循环结束时产物荧光信号的检测，对起始模板进行定量分析。

在荧光定量 PCR 反应中，加入荧光染料或荧光标记的特异性探针，在每经过一个循环后，产生一个荧光强度信号，利用荧光信号累积及荧光强度变化量实现对整个 PCR 过程的实时监测，最后结合相应的软件可以通过标准曲线对产物进行分析，对待测样品模板进行定量分析，这种方法就是通常所说的实时荧光定量 PCR。

实时荧光定量 PCR 可以有效解决终点定量 PCR 所面临的诸多问题。Higuchi 及其同事于 20 世纪 90 年代第一次报道实时荧光 PCR 的使用：他们将荧光染料溴化乙啶包含在 PCR 反应体系里，在紫外灯的照射下可使 EB 发荧光，并用相机录下 DNA 的产物。因实时荧光 PCR 具有简便迅速、重复性好、无扩增后处理步骤、易于实现自动化等优点，该方法发展极为迅速。在 20 多年后的今天，实时荧光 PCR 技术几乎已经普及到了每个分子诊断实验室，成为目前基因检测的主流方法，在基因组和病毒核酸定量、等位基因差异分析、染色体异常检测和 mRNA 表达研究中发挥了重要作用。

三、实时荧光 PCR 技术的原理

(一) 实时荧光 PCR 技术的理论基础

实时荧光 PCR 技术基本原理是基于荧光能量传递技术，通过对 PCR 扩增反应每个循环结束时产物荧光信号的检测，对起始模板进行定量分析。

目前的实时荧光 PCR 无一例外均是基于荧光共振能量转移（fluorescence resonance energy transfer, FRET）的原理。也就是说，当 2 个荧光基团与 1 个荧光淬灭基团（可以淬灭前者的发射光谱）距离邻近至一定范围时，就会发生荧光能量转移，淬灭基团会吸收荧光基团在激发光作用下的激发荧光，从而使其发不出荧光。但如果荧光基团一旦与淬灭基团分开，淬灭作用即消失。因此，可以利用 FRET，选择合适的一对荧光基团和淬灭基团对核酸探针或引物进行标记，再利用核酸杂交和核酸水解所致荧光基团和淬灭基团结合或分开的原理，建立各种实时荧光 PCR 方法。

在实时荧光 PCR 反应过程中，随着 PCR 反应的进行，PCR 反应产物不断累积，荧光信号强度等比例增加。如果对每经过一个循环后收集的荧光强度信号作图，就可以得到一条荧光扩增曲线图（见图 6.1.1）。

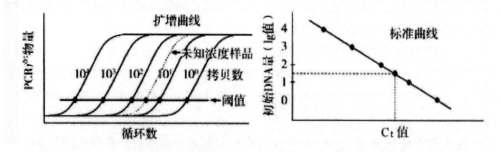

图 6.1.1　实时荧光定量 PCR 标准曲线 / 图阈值线和 Ct 值

荧光扩增曲线可以分为荧光背景信号阶段、荧光信号指数扩增阶段、荧光信号扩增平台期 3 个阶段。在荧光背景信号阶段，扩增的荧光信号被荧光背景信号所掩盖，因此难以通过荧光变化判断 PCR 扩增的产物量；在荧光信号扩增平台期，扩增产物不再呈指数级地增加，因此难以确定 PCR 的终产物量与起始模板量之间线性关系，不能根据 PCR 产物量计算出起始 DNA 拷贝数。因此，只有在荧光信号指数扩增阶段，PCR 产物量的对数值与起始模板量之间存在线性关系，可以进行定量分析。

PCR 反应由变性、退火、延伸 3 个阶段组成，扩增反应一般进行 40 个循环即可。理论上，每轮 PCR 扩增完成以后，特异性的双链 DNA 将会加倍。然而实际上，由于反应过程中试剂的不断消耗，PCR 反应的效率会有所降低，到最后反应阶段将进入平台期。此外，自行退火也是导致平台期出现的一个原因。正是由于平台期现象的产生，才使得实时荧光定量 PCR 非常必要。因为 PCR 反应只在平台期出现之前的指数期内可以有效地扩增产物。若无实时荧光定量技术，很难区分指数期与平台期，因此无法准确地计算标本含量。因为无论在 PCR 反应之前待扩增的 DNA 含量有多高，经过 PCR 扩增结束后生成的 DNA 产物量相似。也就是说，标本中待测的最初 DNA 含量与 PCR 终产物含量之间无直接相关性。实际上，在 PCR 反应早期 DNA 扩增的效率很高，产物量呈指数增长，这一时期的产物生成与标本中最初的 DNA 量呈正相关，这样也就可以计算标本中最初 DNA 的含量。因此，在实时荧光定量 PCR 中有两个重要参数：荧光阈值（Xc）和样本阈值循环数（threshold cycle,Ct）值。Xct 即在荧光扩增曲线上人为设定的一个值，一般把荧光域值设置为 3~15 个循环的荧光信号的标准偏差的 10 倍。Ct 值，即每个反应管内的荧光信号到达设定的阈值时所经历的循环数。Ct 值与起始模板的关系为每个模板的 Ct 值与该模板的起始拷贝数的对数存在线性关系，起始拷贝数越多，Ct 值越小。利用已知起始拷贝数的标准品可做出标准曲线，其中横坐标代表起始拷贝数的对数，纵坐标代表 Ct 值。因此，只要获得未知样品的 Ct 值，即可从标准曲线上计算出该样品的起始拷贝数。

（二）实时荧光 PCR 技术的分类

实时荧光 PCR 的分类方法根据其化学原理可分为探针类和非探针类两种，探针类是利用与靶序列特异性结合的探针来指示扩增产物的增加，非探针类则是利用荧光染料或特殊设计的引物来指示扩增产物的增加。前者由于增加了探针的识别步骤，特异性更高，但后者则简便易行。

1. 荧光染料法

在 PCR 反应体系中，加入过量的荧光染料，荧光染料掺入 DNA 双链后发射荧光信号；当 DNA 变性时荧光染料又被释放出来，反应体系的荧光强度急剧减少；在引物退火后的聚合延伸过程中，随着 PCR 产物的形成，荧光染料与双链产物结合，反应体系的荧光强度又急剧增加，荧光信号的增加与 PCR 产物的增加完全同步。因此，可以通过检测每个循环所获得的荧光强度的净增量进行定量。

最常用的荧光染料是 SYBR Green I，它是一种非特异性荧光染料，可以与双链 DNA 小沟非特异结合。SYBR Green I 的最大吸收波长约为 497nm，发射波长最大约为 520nm。它嵌合进 DNA 双链，但不结合单链。当 SYBR Green I 在溶液中而未结合双链 DNA 时，仅产生很少的荧光，当它结合双链 DNA 时，就发射出很强的荧光信号。在 PCR 反应体系中，加入过量 SYBR Green I 荧光染料，在 PCR 扩增过程中，进行 DNA 聚合反应时，由于双链 DNA 的增加，荧光信号也增加，当 DNA 变性时，则荧光信号降低。因此，在每个 PCR 循环结束时，检测荧光强度的变化，就可知道 DNA 增加的量（见图 6.1.2）。由于任何引物对扩增的产物都可用 SYBR Green I 检测，因此，该方法的优点是能监测任何双链 DNA 序列的扩增，不需要探针的设计，使检测方法变得简便，同时也降低了检测的成本。然而由于荧光染料与双链 DNA 的结合是非特异性的，可以和反应体系中所有 DNA 分子结合，因此它也能与非特异的双链如引物二聚体、单链二级结构以及错误的扩增产物等结合，均可引起假阳性，而影响定量的精确性。引物二聚体和非特异性扩增产物等所致非特异荧光信号的问题目前可以用带有熔解曲线（melting curve）分析的软件来分析产物的均一性，解决引物二聚体的干扰问题。扩增子在熔解温度产生的典型熔解峰可和非特异扩增产物在更低温度下产生的侧峰区分开，因此可创建一个软件来收集高于引物二聚体熔解温度而低于模板熔解温度时的荧光。

SYBR Green I 属于非饱和性染料，由于染料对 PCR 的抑制作用，在反应中使用浓度很低，远低于将双链 DNA 中的小沟饱和的浓度，由于使用浓度未达到饱和，影响了检测的准确性。近几年，人们发现了一类新型的染料，称为饱和染料，这类染料与 DNA 结合能力强，以及对 PCR 抑制作用少，结合熔解曲线分析，可用于 SNP 和突变的检测。目前商业化的饱和染料有 LC Green、LC Green Plus 和 Eva Green 等。

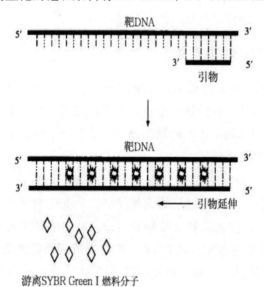

图 6.1.2　SYBR Green I 荧光染料原理示意图

2. 荧光探针法

此法主要原理是在待扩增区域结合上 DNA 荧光探针，PCR 过程中，具有 5′→3′ 外切酶活性的 Taq 酶延伸引物链到 DNA 探针时，将 DNA 探针逐个降解，释放出荧光报告基团，这样 PCR 体系中荧光的强度与 PCR 产物量之间成正比，可通过测定荧光强度而对 PCR 产物定量。目前，市场上的探针主要种类有 TaqMan、Molecular Beacon、杂交探针（hybridization probe）等，其中以 TaqMan 荧光标记探针为基础的实时荧光 PCR 技术，在目前国内的临床诊断中应用最广泛。

（1）TaqMan 荧光探针技术的基本原理。以 TaqMan 荧光标记探针为基础的实时荧光 PCR 技术，在目前国内的临床诊断中应用最为广泛。Holland 及其同事最早提出了

TaqMan 原理。在他们的研究中，发现热稳定 DNA 聚合酶 Taq 在具有 5′ → 3′ 方向的聚合酶活性的同时，还具有对聚合延伸过程中遇到的与靶序列结合的核苷酸序列的 5′ → 3′ 核酸外切酶活性。于是在 PCR 过程中，TaqDNA 聚合酶可利用其 5′ 核酸外切酶活性切割与靶序列结合的寡核苷酸探针。利用 Taq 酶的这一特性，可以检测靶序列的扩增。其最初设计的寡核苷酸探针是用 ^{32}P 标记探针的 5′ 端，探针的 3′ 末端设计为不能延伸以防其成为 PCR 扩增的引物。扩增中，当引物通过 Taq 酶的聚合反应延伸至接近已与靶核酸序列结合的探针时，Taq 酶的 5′ → 3′ 外切酶活性即能将探针降解成小片段，然后将这些小片段与未降解探针分开，探针降解得越多，扩增的产物也越多，从而指示靶核酸的存在剂量。

使用荧光基团和淬灭剂代替 ^{32}P 双标记上述特异寡核苷酸荧光探针即可免去 PCR 后再分析降解探针这一步骤，即实时荧光 PCR 技术。探针的两端均有一个荧光分子标记，其中 3′ 端的荧光分子 (淬灭荧光基团) 能够吸收 5′ 端荧光分子 (报告荧光基团) 的荧光信号，当探针完整时，报告基团发射的荧光信号正好被淬灭基团吸收，因此就检测不到荧光信号；当 Taq 酶将探针 5′ 端带有报告荧光基团的核苷酸降解下来时，破坏了两荧光分子间的 FRET，从而发出荧光，每扩增一条 DNA 链，就有一个荧光分子形成，荧光分子数与 PCR 数量成比例，从而实现了荧光信号的累积与 PCR 产物形成完全同步。TaqMan 荧光探针常用的荧光报告基团有 6- 羧基荧光素 (6-carboxyfluorescein，FAM)、四氯 6- 羧基荧光素 (tetrachloro-6-carboxyfluorescein，TET)、六氯 6- 羧基荧光素 (tetrachloro-6-carboxyfluorescein，HEX) 等，3′ 端淬灭基团有 6- 羧基—四甲基罗丹明 (6-carboxy-tetramethylrhodamine，TAMRA)。根据 FRET 原理，完整探针因荧光基团和淬灭剂距离很近而使荧光基团发射的荧光被淬灭，只有当探针降解时，荧光报告基团和淬灭剂分离，这时荧光才能被发射出来 (见图 6.1.3)。

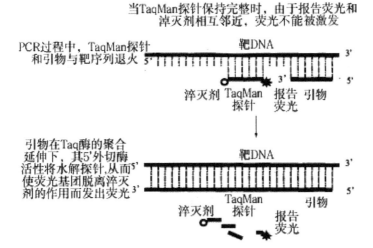

图 6.1.3 TaqMan 荧光 PCR 测定的基本原理

基于上述荧光 PCR 的原理，使用实时荧光 PCR 仪实时检测荧光信号，根据荧光信号与扩增循环数之间的关系，扩增仪软件系统可自动计算得到如图 6.1.4 所示的实时扩增曲线。图中基线（baseline）是指荧光信号积累但低于仪器的测定限之下的 PCR 循环。仪器软件通常将基线设为 3~15 循环时的荧光信号，但通常需要人工设置。阈值是计算机根据基线的变化所任意选择的，是指 3 ~ 15 个循环的基线荧光信号均值标准差的 10 倍。高于阈值的荧光信号被认为是真实信号，用于定义 Ct 值。如果需要，每次实验的荧光阈值可人为改变，使其在所在扩增曲线的指数扩增期内。Ct 值是指荧光强度大于最小检测水平（即荧光阈值）时的 PCR 循环数。它是实时 PCR 的基本参数，也是获得准确且重现性好的数据的基础。起始模板量越多，荧光信号在统计学上显著高于背景信号所需的 PCR 循环数越少，反之则越多。Ct 值总是出现于靶序列扩增的指数期指数扩增期处于 PCR 循环的早期。当 PCR 反应成分成为 PCR 的限制性因素（减少或疲劳等）时，靶序列扩增速率降低，直到 PCR 反应不再以指数速度扩增模板，进而很少或不产生模板。这就是用 Ct 值来定量起始拷贝数比用 PCR 反应终点时所测得的 PCR 产物量推断的起始拷贝数更可信的主要原因。在指数扩增期，反应成分不会成为限制性因素，因此，扩增相同拷贝数时，Ct 值具有很好的重现性。

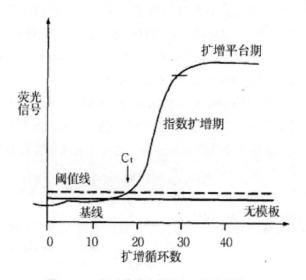

图 6.1.4　实时荧光定量 PCR 扩增曲线

在 TaqMan 探针的基础上，进一步发展了 MGB 探针（minor groove binding probes，MGB probe）。在它的 3′ 端连接的不是通常的 TAMRA 淬灭基团，而是一种非荧光淬灭剂（nonfluorescence quencher，NFQ），其 3′ 端还有一种小沟结合分子，即 MGB 探针，该分子折叠进入 dsDNA 小沟，从而使探针和模板紧紧结合。由于 NFQ 由于是非荧光基团，所以相对于 TaqMan 探针来讲，大大降低了测定中荧光的本底信号的强度，又提高了淬灭效率。MGB 结合在探针与靶基因杂交形成双螺旋的小沟（minor groove）中，既促进了探针与靶基因杂交的稳定性和特异性，又使探针的 Tm

值大大提高，一般一个长 12 ~ 17 bp 的探针在 MGB 的作用下，会提高 15 ~ 30℃，从而使杂交温度的选择余地更大。MGB 探针在检测单核苷酸多态性和定量分析甲基化等位基因方面具有优势。也可以比普通 TaqMan 探针设计得更短，既降低了合成成本，又使探针设计的成功率大为提高。

（2）Light Cycler 探针技术的基本原理。Light Cycler 探针又称双杂交探针（hybridization probe），该技术的特点是采用双杂交探针标记技术，将荧光基团和淬灭基团分别标记在 2 个不同的探针上，产生发光探针和淬灭探针，由 2 条分别位于上下游的相邻探针组成（见图 6.1.5），前者 3′ 端连接荧光报告基团，后者 5′ 端连接荧光淬灭基团。当这 2 个探针杂交到目的基因上时，能形成首尾相连的结构使 2 个荧光基团相互靠近，发生荧光能量传递，释放出荧光，释放的荧光量与 PCR 过程中目的基因的产量呈线性关系。下游探针除了可以设计针对基因的检测外，还可以设计针对突变位点检测通过熔解曲线进行分析，可以达到同时鉴别已知的等位基因和检测新的基因的目的。由于 2 个不同的探针必须杂交到正确的靶序列时，才能检测到荧光，因此，该方法的特异性增强。另一个特点是淬灭效率高，但由于 2 种探针同时结合在模板上会影响扩增效率。此外，由于需要合成较长的探针，成本相对较高。该方法被 Roche 公司的 Light Cycler 系列仪器所应用，可进行病原体、突变位点、病毒荷载量及治疗后微小病变的检测。

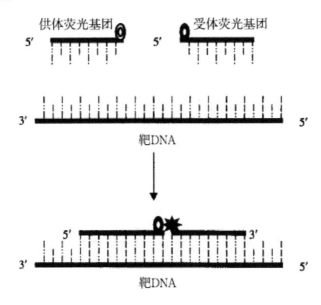

图 6.1.5　Light Cycle 技术原理示意图

（3）分子信标技术的基本原理。分子信标（molecular beacon, MB）是一段荧光标记的单链寡核苷酸探针，其链由两部分组成，一部分是能与靶基因碱基序列互补的寡核苷酸序列，是检测靶基因的部分，位于探针的中间位置，探针形成后构成探针的环部；另一部分是分别在 5′ 端和 3′ 端标记荧光报告基团和荧光淬灭基团的部分，5′ 端和 3′ 端有几个互补的碱基存在，因而可形成两端反转配对，构成探针的茎部（见图6.1.6）。在游离状态下，分子信标形成茎环发卡结构，使报告基团和淬灭基团紧密接触，发生荧光共振能量转移，导致荧光淬灭，此时茎环结构的分子信标发出的信号就不能够被荧光检测到。而在PCR变性过程中，靶基因双链打开成单链完全互补，后经复性阶段后该探针即可与模板发生杂交。杂交的结果使探针5′端和3′端分离，淬灭基团对报告基团的淬灭作用消失，产生荧光。而在PCR的延伸阶段，分子信标又从模板上解离，重新形成茎环结构，荧光消失。因此，随着每次扩增产物的增加，其荧光强度也增加，因而它可以反映每次扩增末期扩增产物积累的量。分子信标技术也是在同一探针的两末端分别标记荧光报告基团和淬灭基团，与TaqMan探针不同的是该探针5′端和3′端自身可形成8个碱基左右的发卡结构。当PCR反应中有特异模板时该探针与模板杂交，从而破坏了探针的发卡结构即FRET，于是溶液便产生荧光，荧光的强度与溶液中模板的量成正比，因此可用于PCR定量分析。因其发卡结构的打开需要一定的力，因而测定的特异性要好于线性探针。因此，分子信标探针可以用于鉴定点突变（见图6.1.6）。

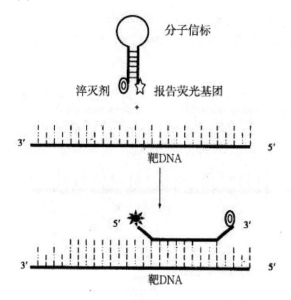

图6.1.6　分子信标技术原理示意图

分子信标技术最初被用作PCR的荧光探针，它既可以对扩增产物进行定量检测，又可以对扩增过程进行实时检测。近年来，随着分子信标技术的发展和成熟，人们不断开拓其应用领域。目前，分子信标不仅可以用于对基因的定量、定性检测，还可以用于基因点突变等的分析。另外，分子信标技术还为研究DNA-蛋白质之间的相互作用提供了一种简单、直接、灵敏、实时甚至可以用于活体检测的方法。利用分子信标技术在分析、检测核酸和蛋白质中的优点，分子信标技术还可以作为生物芯片和生物传感器的探针。总之，分子信标技术已经广泛地被应用在基础医学研究的众多领域。

（4）复合探针法（complex probes）。复合探针法是将 Light Cycler 和分子信标两种技术的优势充分结合应用，基本原理是首先合成 2 个探针：①荧光探针，5′端接荧光分子；②淬灭探针，3′端接淬灭分子。淬灭探针能与荧光探针杂交。当两探针结合时，荧光探针发出的荧光被淬灭探针吸收，溶液中没有荧光产生，但两探针分离时，荧光探针发出的荧光不再被淬灭探针吸收，溶液中即可检测到荧光。当 PCR 扩增时溶液中无模板时，两种探针特异性结合，溶液中无荧光产生；当溶液中有模板时，且在温度较高情况下荧光探针优先与模板结合，从而使两探针分离产生荧光，荧光强度与溶液中模板数量成正比，因此，可进行 PCR 定量。

（5）多重 PCR 法。多重 PCR 法又称竞争性内标法，是将校准内标与待测样本在同一管内扩增，然后通过内标的量来推导待测模板的量，从而排除了因管间差异而产生的影响。内标一般分为竞争性内标和非竞争性内标。竞争性内标指的是人为构建的可与待测样本模板竞争 Taq DNA 聚合酶、dNTP 和引物的标准品。构建竞争性内标的方法主要是将目的扩增片段进行突变、删除（缺失）或插入一小段序列，使得在荧光 PCR 中，探针的结合区域有所差异，通过上述方法制备得到的竞争性内标模板在同一反应管中与样本用同一对引物同时扩增，但两者所用的探针及探针上的荧光素不同可以将两者的产物区别开来。这种方法由于样本与标准在同一管中反应，消除了外标的一些缺点。但是加入内标则使扩增变成双重 PCR 反应，双重 PCR 反应存在两种模板之间的干扰和竞争，尤其是样本与标准之间起始拷贝数相差较大时，竞争更为显著。由于样本拷贝数未知，加入合适的内标拷贝数是一个难点，通常是只能固定样本浓度而对内标进行系列稀释，以得到一管两者皆能出现扩增的反应，从而得到待测样本与已知内标的相对量。

（三）实时荧光 PCR 测定的数据处理

实时荧光定量 PCR 通过直接检测指数扩增期的 PCR 产物来确定基因的初始模板量，是基因定量最灵敏的方法，其准确性取决于扩增效率以及数据的处理方法。目前最常用的两种分析荧光定量 PCR 实验数据的方法是绝对定量和相对定量。绝对定量指的是用已知的标准曲线来推算测试样本中目的基因的量；相对定量用于测定一个测试样本中靶序列与参照样本中同一序列表达的相对变化。常用的方法有以下 3 种。

1. 标准曲线法的绝对定量

通过一系列已知浓度的标准品与待测标本同时进行测定，根据系列标准品的 Ct 值与起始模板浓度的对数存在线性比例关系，绘制标准曲线。待测标本可根据其测定的 Ct 值，从标准曲线计算起始模板的浓度。该标准品可以是纯化的质粒 DNA，体外转录的 RNA，或者是体外合成的 SSDNA。标准品的量可根据 260 nm 的吸光度值并用 DNA 或 RNA 的相对分子质量转换成其拷贝数来确定。目的基因与标准品在不同的反应管内同时进行扩增。绝对定量分析时，首先要根据标准品制作标准曲线，得到线性方程，然后把 Ct 值代入线性方程，求得待测样品靶基因的拷贝数。如果想要明确得到样本的初始浓度或病毒载量，使用绝对定量法最佳。

2. 标准曲线法的相对定量

该方法使用标准曲线以确定某个靶基因在样本中的表达相对于相同靶基因在参考样本中的变化。最适用于具有次佳 PCR 扩增效率（低 PCR 扩增效率）的检测。由于在此方法中靶基因量的表达是相对于某个参照样本的同一基因量的表达而言的，因此相对定量的标准曲线比较容易制备，对于所用的标准品只要知道其相对稀释度即可，无须知道其确切的拷贝数。此外，在实验中为了标准化加入反应体系的 RNA 或 DNA 的量，往往在反应中同时扩增内参基因，即参比内标。参比内标常为一些管家基因，如肌动蛋白（*β-actin*）、甘油醛 -3- 磷酸脱氢酶（*GADPH*）、*18S rRNA* 等基因。与比较 Ct 法相比，其优点是由于靶基因和参比内标的 PCR 扩增效率并不需要相等，因此不需要制备外部标准，不需对校准品定量，以及不需要复杂的数学计算，是一种最简单的定量方法。缺点是必须为每个靶基因构建一条标准曲线，因此在反应板内需要更多试剂和更多空间。

3. 比较 Ct 法的相对定量

该方法使用算术公式以确定某个靶基因在样本中的表达相对于相同靶基因在参考样本中的变化。最适用于高通量测定多个基因在大量样本中的相对基因表达。比较 Ct 法与标准曲线法相对定量的不同之处在于其运用了数学公式来计算相对量。但是此方法是以靶基因和内参基因的扩增效率基本一致为前提的，效率的偏移将影响实际拷贝数的估计。优点是只要靶基因和内参基因的 PCR 扩增效率相对相等，便可确定样本中靶基因的相对水平，而无须使用标准曲线；减少试剂的使用；在反应板中留有更多可用空间。缺点是即使相同组织、相同的基因由于加样、引物浓度、酶量、核苷酸量等系统误差的影响，扩增效率也会不一样。使用比较 Ct 法之前，应确定靶序列检测和参比内标检测的 PCR 扩增效率大致相等。该法是一个简化的方法，由于不需要通过系列稀释来计算扩增效率，使用起来较方便。

第二节　临床应用及病例分析

实时荧光定量 PCR 技术是 DNA 定量技术的一次飞跃，运用该技术，可以对 DNA、RNA 样品进行定量和定性分析。绝对定量分析可以得到某个样本中基因的拷贝数和浓度。相对定量分析既可以对不同方式处理的两个样本中的基因表达水平进行比较，又可以对 PCR 产物或样品进行定性分析。例如，利用熔解曲线分析识别扩增产物和引物二聚体，以区分非特异扩增；利用特异性探针进行基因型分析及 SNP 检测等。目前实时荧光 PCR 技术已经被广泛应用于基础医学研究、临床诊断、疾病研究及药物研发等领域。其应用涉及的范围包括病原体的检测（病毒、细菌、真菌等）、基因表达的定量（细胞因子、生长因子、转录因子等）和等位基因的鉴定（单核苷酸多态性的检测）等。

一、乙型肝炎病毒 DNA 实时荧光 PCR 检测

长期以来，我国人群一直呈乙型肝炎病毒（hepatitis B virus, HBV）高感染率，据统计，全国约有 1.3 亿人感染；因此，HBV-DNA 检测在国内临床分子生物学实验室是最常开展的一个检验项目。

HBV 属嗜肝病毒，为乙型肝炎的病原因子；但其除感染肝细胞外，在肝外组织和细胞如外周血单个核细胞、脾、精子等也能存在。HBV 为有包膜的很小的 DNA 病毒，DNA 为部分双链的环状结构。迄今为止，HBV 可以分为 8 个基因型，即 A、B、C、D、E、F、G 和 H 型。我国主要流行的是 B 和 C 基因型，长江以北以 C 型较为常见，长江以南以 B 型为主，这些地区另有少量的 A 型、D 型和混合型，但西北和西南尤其是西北有较高比例的 D 型。

（一）实时荧光定量 PCR 对 HBV-DNA 的检测

1. 标本种类

可用于 HBV-DNA 荧光定量 PCR 测定的临床标本很多，包括血清、血浆、活检组织、羊水、脑脊液、乳汁、胸腔积液、腹水、组织蜡块等。最常用的是血清和血浆，取材也较为方便。

2. 血清（浆）标本的核酸提取

血清（浆）标本的核酸提取应在分子生物学实验室的标本制备区进行。目前国内用于 HBV-DNA 实时荧光 PCR 检测的商品试剂盒中的血清（浆）标本的核酸提取方法主要有一步法、煮沸法和磁珠法等。

煮沸法的 A 试剂操作：加入 100 μl 样品处理液 A 和 100 μl 待测样本于 0.5 ml 离心管中，振荡混匀后，13000 r/min 离心 10 min，吸取上清液；再加入 25 μl 的样本处理液 B，振荡混匀后，20000 r/min 离心数秒，100℃金属浴 10 min；之后 13 000r/min 离心 10 min，取上清液 2 μl 上机检测。

一步法的 B 试剂操作：首先将 5 μl 的"核酸释放剂"加入八联管中，然后加入 5 μl 血清，吸打 3～5 次混匀。每管加入 40 μl PCR 反应液，盖上管盖上机。

磁珠法的 C 试剂操作：取 200 μl 待检血清加入 20 μl 蛋白酶 K，将其充分混匀后加入 200 μl 溶解缓冲液并震荡 10 s，加入磁颗粒吸附核酸，洗涤缓冲液，取上清液进行上机检测。

3. 高灵敏 HBV-DNA 检测

目前，国内外慢性乙型肝炎肝防治指南均要求高灵敏 HBV-DNA 检测，精准监

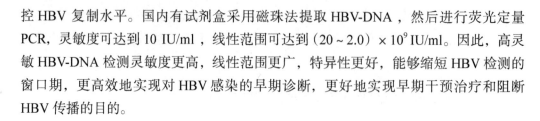

控 HBV 复制水平。国内有试剂盒采用磁珠法提取 HBV-DNA，然后进行荧光定量 PCR，灵敏度可达到 10 IU/ml，线性范围可达到 $(20 \sim 2.0) \times 10^9$ IU/ml。因此，高灵敏 HBV-DNA 检测灵敏度更高，线性范围更广，特异性更好，能够缩短 HBV 检测的窗口期，更高效地实现对 HBV 感染的早期诊断，更好地实现早期干预治疗和阻断 HBV 传播的目的。

（二）HBV-DNA 荧光定量 PCR 检测的临床意义

HBV-DNA 直接反映 HBV 复制状态及传染性的最佳指标。直接检测血清中的 HBV-DNA 是监控 HBV 感染及观察抗病毒药物疗效的最可靠的方法。HBsAg 通常在感染后 2 ~ 4 个月出现，平均为 56 天左右；面 HBV-DNA 检测可以将 HBV 窗口期提前至 6 ~ 15 天，对于早期诊断和提高输血安全具有重要的意义。目前 HBV-DNA 的检测被认为是判断 HBV 是否出现复制的最直接、最可靠的证据。实时荧光定量 PCR 技术是目前临床检测使用最广，也是最主要的检测方法，其可对病毒进行定性，而且也能够准确确定 HBV-DNA 的拷贝数，还从中可以动态地观察在整个病程中 HBV-DNA 的复制情况，从而使病毒学家和临床医生能检测到病毒的临床变化。因此，HBV-DNA 定量检测是慢性乙型肝炎患者诊断、治疗和判断预后的重要指标，近年来，更新的亚太肝病研究学会（APASL）指南、欧洲肝脏研究协会（EASL）指南、美国肝病研究学会（AASLD）指南以及我国的《慢性乙型肝炎防治指南》均推荐将 HBV-DNA 定量检测用于临床抗病毒治疗监测中。HBV-DNA 定量检测作为抗病毒治疗过程中的必要检测项目，它提示是否开始抗病毒治疗、治疗过程中疗效的判断、抗病毒治疗耐药的检测，以及是否需调整治疗方案。慢性乙型肝炎治疗的过程中，需持续对 HBV-DNA 进行监测。高灵敏度 HBV-DNA 检测在隐匿性 HBV 感染（OBI）筛查、术前 HBV 检查、肿瘤患者放化疗后 HBV 再激活风险评估等方面具有重要的临床价值。

（三）实时荧光定量 PCR 对 HBV 基因型的检测

HBV 基因分型的方法也在不断进步，渐趋简化、准确。我国检测 HBV 基因分型的常用方法有：基因型特异性引物荧光 PCR 法、限制性片段长度多态性分析法、线性探针反向杂交法、基因序列测定法等。

基因型特异性引物荧光 PCR 法原理：采用微量核酸释放剂裂解、释放血清或血浆样本中的 HBV-DNA。选用人乙型肝炎病毒基因组中编码表面抗原 S 基因的编码区为扩增靶区域，设计特异性引物及各型特异性荧光探针。配以 PCR 反应液，采用荧光 PCR 技术对 HBV 不同型别特异性 DNA 核酸片段进行检测，利用 Taqman 荧光探针技术实时监测扩增产物的累积，同时采用内标质控体系，用于监测反应体系可能存在的抑制因素。内标模板与靶基因无同源性，内标探针选择的是与靶基因探针没有冲突的另一检测通道。

（四）HBV 基因型检测的意义

基因型是影响 HBV 感染结果的主要决定因素之一。不同基因型的致病性有所差异，并且与临床表现、预后、治疗应答均有一定关系。

2012 年更新的《APASIL 指南》中提到了 HBV 基因型的临床意义，APASL 比较了 B 与 C、A 与 D 基因型临床进程和病毒学特征：总体来说：与 B 基因型相比，C 基因型病毒感染更容易发生重症肝病、肝硬化、肝癌等肝脏疾病；D 基因型的预后比 A 基因型要好得多。相对于 B 基因型，C 基因型 HBV 的 HBsAg 阳性率高，病毒复制活跃，免疫清除较晚，不易发生 HBeAg 血清转化。

二、丙型肝炎病毒实时荧光 RT-PCR 检测

丙型病毒性肝炎（简称"丙型肝炎"）是一种传染性疾病，是由丙型肝炎病毒（hepatitis C virus，HCV）经血液、性、母婴传播等途径导致的。在中国约有 22% 的人口感染 HCV，一半以上 HCV 感染者转化为慢性肝炎，其中 20% 发展为肝硬化，并有可能导致肝癌。因此及早对丙型肝炎做出诊断和治疗，对患者血清中 HCV 相关指标进行检测，有助于患者的早期诊断和治疗，也成为预防和控制丙型肝炎传播的关键。

（一）实时荧光定量 PCR 对 HCV-RNA 的检测

1. 标本种类

HCV-RNA 日常检测最常用的临床标本是血清（浆），也可采用全血。血液采集后，由于 HCV 在外周血中，包膜容易受到破坏，其内的 HCV-RNA 被释放出来，即可被血液中存在的 RNA 酶降解，因此，为保证 HCV-RNA 检测的质量，必须有严格的血液采集、血清（浆）分离、标本保存的要求。血液采集后，须在 3 h 内离心分离血浆或血清。并在提取核酸时，所用的加样吸头须为无菌和无核糖核酸酶的带滤芯吸头。

2. HCV-RNA 荧光定量 PCR 检测试剂

EASL 指南推荐 HCV 定量的检测方法采用实时荧光 PCR，最低检测下限应不小于 50 IU/ml。HCV-RNA 实时荧光 PCR 测定方法依其所使用的荧光探针可分为 TagMan 探针、MGB 探针、分子信标、双链 DNA 交联荧光染料（SYBR Green I）和复合探针等。目前，国内外采用实时荧光 PCR 进行 HCV-RNA 定量检测的试剂有很多。评价 HCV-RNA 检测试剂的性能，应注意以下方面：试剂盒最低检测限（分析灵敏度），试剂盒定量检测线性范围，定量结果的准确性、精密度、特异性，同时也需注意对不同基因型定量的准确性、对不同基因型样本的检测下限以及不同基因型的线性关系是否一致等。基于 HCV-RNA 水平在 HCV 临床治疗中的重要意义，在评价 HCV-RNA 检测试剂是否满足 HCV 个体化治疗的检测要求最重要的在于两个方面：HCV-RNA 的最低检测下限；HCV-RNA 定量结果的准确性。

3. 高灵敏 HCV-RNA 检测

慢性丙型肝炎治疗的目标是控制肝脏炎症及纤维化，预防或减少 HCV 感染导致的并发症，改善患者的生活质量。抗病毒治疗的成功标准是早期达到快速病毒学应答及持续病毒学应答。EASL 早把高灵敏的 HCV-RNA 检测方法作为监测抗病毒治疗效果的首选。敏度 HCV-RNA 检测不仅用于 HCV 现症感染的确认、抗病毒治疗前基线病毒载量分析，以及抗病毒治疗过程中及治疗结束后的应答评估；还用于丙型肝炎患者接受透析治疗期间的监测、术前检查等方面有明确的临床意义。

国内有试剂盒采用磁珠法提取核酸，然后进行荧光定量 PCR，灵敏度可达到 12 IU/ml，线性范围可达到 $(0.25 \sim 1.0) \times 10^8$ IU/ml。《2018 版 EASL 指南》《2019 版中国丙肝防治指南》要求丙型肝炎患者 HCV-RNA 检测灵敏度 ≤ 15 IU/ml。高灵敏 HCV- RNA 检测已成为慢性丙型肝炎的诊断和治疗前评估的重要依据。

(二) HCV RNA 荧光定量 PCR 检测的临床意义

HCV 主要指存在脂质外膜的单正链 RNA 病毒。目前，国内临床上常用于检测 HCV 的方法主要有 2 类：ELISA 法测定 HCV 抗体 (抗 -HCV) 及 PCR 检测血清中 HCV RNA 含量。近年来，抗—HCV 检测方法虽然有了很大的改进，但仍然存在一定的局限性：窗口期较长 (平均约 70 天)，不利于早期诊断；有 1% ~ 3% 的患者抗—HCV 可持续阴性，但此类患者的 HCV RNA 为阳性；抗体的检出仅代表既往感染，且在病毒清除后长时间存在，不能区别现症感染和既往感染；受机体免疫状态影响等缺陷。因此，并不能及时准确地诊断出病毒感染。HCV-RNA 是 HCV 复制活跃的可靠指标，在感染后 12 周内血清中即可检测到 HCV-RNA，大大缩短了检测的窗口期，可以判断是否处于隐性或亚临床状态。

在通常情况下，HCV 中基因含量在血清中较低，一般常规的临床检测技术很难检验出来，通过应用荧光定量 PCR 技术方法进行检测 HCV-RNA 是显示 HCV 感染的一个可靠方法，也是 HCV 感染的最特异性检测。它具有定量准确度高、定量范围宽 (可达 107 拷贝/毫升)、特异性强、操作简单快速及自动化程度高等优点。此方法为 HCV 感染的诊断提供了有效的依据，检测 HCV-RNA 水平对于评估慢性丙型肝炎的治疗效果至关重要。

(三) 实时荧光 PCR 对 HCV 基因型的检测

HCV 至少可分为 9 个主要基因型，基因分型原则即各分离株间核苷酸差异性 ≥ 30% 确定为基因型，差异在 15% ~ 30% 之间确定为不同的亚型，<15% 确定为同一亚型。现有资料表明世界上不同地区，HCV 基因型的分布有明显差异：1 型和 2 型呈广泛分布，1a 和 1b 是北美、南美和欧洲的主要株型，而 1b 是大多数亚洲国家的主要株型；3 型主要分布于尼泊尔、泰国、英国、澳大利亚、芬兰及新西兰等国；4 型是

中北非洲国家的主要株型；5 型则是南非国家的主要株型；6 型在中国香港和越南占重要比例；7、8、9 型均从越南病例中发现。在我国，以 1b 型和 2a 为主要株型，在珠江三角洲地区 6a 取代 2a 成为第二大基因型。

基因型特异性引物实时荧光 PCR 法的检验原理：采用磁珠法提取血清或血浆样本中的 HCV-RNA，分别利用 HCV 的 1b/2a/3a/3b/6a 型特异性引物及荧光探针，配以 RT-PCR 反应液，采用荧光 PCR 技术对 HCV 1b/2a/3a/3b/6a 型的特异性 RNA 核酸片段进行快速分型检测。设计了 HCV-1b 型检测体系 HCV-2a/6a 型检测体系以及 HCV-3a/3b 型检测体系，在 Taq 酶的作用下对靶区域进行扩增，同时利用 Taqman 荧光探针技术，实时监测扩增产物的累积。同时采用内标质控体系，用于监测反应体系可能存在的抑制因素。

(四) HCV 基因型检测的意义

对临床而言，基因分型对治疗慢性丙型肝炎（chronic hepatitis c,CHC）有重要的意义：不同基因型病毒感染的慢性 CHC 抗病毒的治疗疗程、利巴韦林剂量不同，病毒学应答也有差异，因此 CHC 患者治疗前应检测基因型用于指导制订抗病毒治疗的个体化方案。治疗前 HCV 的基因型检测的结果，可预测 PEG-IFN-α 与利巴韦林联合应用的治疗效果；而结合 HCV 的基因型和患者治疗前和治疗过程中的 HCV 病毒载量，可用于 PEG-IFN-α 与利巴韦林联合应用治疗方案的选择和用药的进一步调整。根据 2004 年中国丙型肝炎防治指南、2009 年 AASLD 指南、2011 年 EASL 指南和 2011 年 ASLD 指南，均推荐在治疗前检测 HcV 基因型，从而确定不同的治疗方案。

三、人乳头瘤病毒实时荧光 PCR 检测

(一) 特点

人乳头瘤病毒（human papilloma virus,HPV）是一种感染皮肤以及黏膜鳞状上皮细胞的小 DNA 病毒。通过直接或间接接触污染物品或性传播感染。除肛门生殖器外，还感染口腔、喉、食管、气管、膀胱等黏膜部位。能引起皮肤的多种乳头状瘤或疣以及黏膜生殖道上皮的增生性损伤。

HPV 病毒颗粒直径约为 50 nm，无包膜，呈 20 面体对称结构，是一种最小的 DNA 病毒。基因组为双股环状 DNA，编码 8 个主要开放读码框，分为 3 个功能区，即早期转录区、晚期转录区和非转录区（控制区）。

早期转录区又称为 E 区，分别编码为 E1、E2、E4、E5、E6、E7、E8 七个早期蛋白，具有参与病毒 DNA 的复制、转录、翻译调控和细胞转化等功能。E1 负责调节病毒 DNA 复制，在病毒开始复制中起关键作用。E2 是一种反式激活蛋白，涉及病毒 DNA 转录的反式激活。E4 与病毒成熟胞质蛋白有关。E5 与细胞转化有关。E6 和 E7

主要与病毒细胞转化功能及致癌性有关。

晚期转录区又称为 L 区，编码 2 个衣壳蛋白即主要衣壳蛋白 L1 和次要衣壳蛋白 L2，即结构蛋白，组成病毒的衣壳，且与病毒的增殖有关。

非转录区又称为上游调节区、非编码区或长调控区，位于 E8 和 L1 之间。该区含有 HPV 基因组 DNA 的复制起点和 HPV 基因表达所必需的调控元件，以调控病毒的转录与复制。癌基因，包括 E5、E6 和 E7，在细胞转化和在肿瘤形成中起着关键作用，而且还具有对病毒基因和细胞基因转录的反式激活活性；两个调节基因，包括 E1 和 E2，负责调节转录和病毒基因组的复制；两个结构蛋白基因，包括 L1 和 L2，组成病毒颗粒。

（二）HPV 的基因型

根据 HPV 亚型致病力大小或致癌危险性大小不同可将 HPV 分为低危型和高危型两大类。低危型 HPV 主要引起肛门皮肤及男性外生殖器、女性大小阴唇、尿道口，阴道下段的外生性疣类病变和低度子宫颈上皮内瘤，其病毒亚型主要有 HPV-6、HPV-11、HPV-42、HPV-43 型及 HPV-44 型。高危型 HPV 除可引起外生殖器疣外，更重要的是引起外生殖器癌、宫颈癌及高度子宫颈上皮内瘤，其病毒亚型主要有 HPV-16、HPV-18、HPV-31、HPV-33、HPV-35、HPV-45、HPV-51、HPV-52、HPV-56 和 HPV-58 型等。也有学者根据 HPV 感染部位的不同又可将 HPV 亚型分为生殖器类和非生殖器类两大类，生殖器类 HPV 亚型主要引起内外生殖器和肛门部位的病变，也可引起口腔、咽、喉等部位的病变，如尖锐湿疣、宫颈上皮内瘤等，这类 HPV 最常见的亚型有 HPV-6、1、16、18、31、33 型等；非生殖器类 HPV 亚型主要引起非生殖器及肛门区皮肤的病变，如扁平疣、寻常疣、跖疣及疣状表皮发育不良等，这类 HPV 最常见的亚型有 HPV-1、HPV-2、HPV-3、HPV-4、HPV-5、HPV-7、HPV-8、HPV-10、HPV-12、HPV-23、HPV-38、HPV-54 型等。

（三）HPV-DNA 的实时荧光 PCR 测定

1. 标本种类

一般临床检测标本为黏膜生殖道病变上皮细胞或皮肤疣状物上皮刮取物，最常见的是宫颈上皮细胞。

2. HPV-DNA 的常用检测方法

目前我国临床检测 HPV 感染的方法主要有杂交捕获法（HC）、酶切信号放大法（cervista），利用 HPV 型特异的探针进行的实时荧光 PCR、HC2 是首个获得美国食品药品监督管理局（FDA）批准用于宫颈癌筛查的 HPV-DNA 检测技术。该检测基于杂交捕获和信号放大的原理，可同时半定量的检测 13 种 HR HPV（HPV-16、HPV-18、HPV-31、HPV-33、HPV-35、HPV-39、HPV-45、HPV-51、HPV-52、HPV-56、HPV-

58、HPV-59、HPV-68）和 5 种 LR HPV 亚型（HPV-6、HPV-11、HPV-42、HPV-43、HPV-44），但无具体分型。

优点是标本处理简单、操作简便，重复性好，敏感度高，最低可以检出 0.2～1.0 pg /ml 的 HPV-DNA，相当于 1 000～5 000 个拷贝的 HPV-DNA。可以判断高危/低危亚型，也可以对病毒负荷进行半定量。缺点是费用较高；并且不能区分具体的 HPV 亚型；特异性相对较低（20%～85%）。由于交叉反应的问题，存在一定的假阳性。另外没有内对照。在很多国家，HC2 被广泛用于临床作为标准化的 HPV 检测方式。最近新一代的 hybrid capture3（HC3）自动化检测技术也已经出现，仍是检测 13 种 HR HPV 亚型，但降低了非特异性的检测结果，减少了假阳性的发生。

（1）Cervista HPV HR 检测和 Cervista HPV 16 /18 检测试剂盒是 FDA 于 2009 年批准的临床 HPV 检测方法。基本原理也是采用的信号放大技术检测核酸序列，具体是通过两个同步等温反应和信号放大反应检测特定的核酸序列，同时检测人组蛋白 2 基因作为内对照，从而更好地消除假阴性的结果。Cervsita HPV-HR 试剂盒检测 14 种 HR-HPV（在 HC2 检测的 13 种亚型基础上增加了 HPV66）。2009 年 11 月后出现了全自动操作版本，敏感度和特异性与 HC2 检测相当。这种试剂盒设计的目的是用来快速区分高危和低危亚型 HPV 感染，但不区分具体是哪一种或者哪几种亚型的感染。Cervista HPV 16 /18 试剂盒采用的同样的检测技术，但可以并只能区分 HPV-16 /HPV-18 亚型。这是 FDA 批准的第一种 HPV 基因分型检测方法，相比 Cervista HPV HR 试剂盒有更好的敏感度，更低的假阳性率。通常作为一种随访检查手段和 Cervsita HPV HR 配合应用。

（2）实时荧光定量 PCR 及衍生技术。实时荧光定量 PCR 这类技术不但能检出具体的 HPV 亚型，而且可以对病毒负载量进行检测。优点是敏感、快速、可靠，特异性也很好。与 HC2 检测有很高的一致性（91.4%～98.0%）。如果采用不同荧光，可以同时检测不同的 HPV 亚型。例如，FDA 于 2011 年批准的 cobas 4800 HPV 检测，就是一种高度自动化的实时荧光定量 PCR 检测。cobas 检测以 HPV 的 L1 区为靶区，以 β 球蛋白基因作为内对照。此类方法的优势在于检测成本低，用时也比较短，仅需约 2 h。由于不同 HPV 高危亚型的致癌潜力不同，因此 HPV 分型检测技术得到越来越多的关注。cobas HPV 可以检测 14 种 HR-HPV，并对 HPV-16 和 HPV-18 亚型可以进行特异性的基因分型。基于实时荧光定量 PCR 技术的 HPV 检测方法还有很多，如 Anyplex Ⅱ HPV28 检测试剂盒可以检测 19 种 HR-HPV 和 9 种 LR-HPV。AdvanSure HPV GenoBlot 检测方法是近年来发展的另一种荧光定量 PCR 技术。它采用单管巢式非对称实时 PCR，通过扩增 HPV L1 区和反向杂交，后续采用 AdvanSure GenoLine Station 系统自动分析 PCR 阳性的标本，可以同时检测 20 种高危 HPV 亚型（16、18、26、31、33、35、39、45、51、52、53、56、58、59、66、68、69、70、73 和 82）和 15 种低危 HPV 亚型（6、11、32、34、40、42、43、44、54、55、57、61、62、

81 和 83）。这种方法和 HC2 的检测一致性高达 98.5%，并且有更高的特异性。

（3）Xpert HPV 检测　是近年来开发的一种新的实时定量 PCR 检测方法。其扩增和检测同时进行，采用全自动工作流程，并且反应体系完全内部质控，无须外部对照。可以对 14 种 HR-HPV 亚型分型检测，并可以提供病毒负荷量信息。除了新鲜细胞学标本，也可用于甲醛溶液固定的标本。与 HC2 比较，其敏感度稍强而特异性稍差，两者检测结果有非常好的一致性。并且此种方法成本低、操作更为迅速，一般 1 h 左右即可，便于大批量处理标本，也可以随时进行任意检测而无须批次检测。虽然目前还没有得到 FDA 的认定，但是很多研究者认为这是将来很有前景的一种 HPV 检测技术。

(四) HPV-DNA 实时荧光 PCR 检测的临床意义

高危型 HPV 则可引起恶性病变，可引起各种恶性肿瘤，以肛门，外生殖器癌多见。HPV 可引起肛门癌、阴茎癌、阴道癌和宫颈癌，尤其是宫颈癌，90% ~ 95% 与 HPV 感染相关。及时快速地检测出 HPV，并进一步鉴定出基因型，对治疗及预防这类病毒引起的疾病有着重要的意义。因此，HPV 检测最重要的作用是可用于宫颈癌筛查。国际上通用的宫颈上皮内瘤变及宫颈癌的诊断主要遵循"三阶梯式"诊断程序，即宫颈细胞学、阴道镜及组织病理学检查。宫颈细胞学检查是普遍应用的宫颈上皮内瘤变及宫颈癌的筛查方法，可发现早期病变，但宫颈细胞学检查存在其固有的局限性。大量研究表明，与传统的细胞学检查相比，HPV-DNA 检测的灵敏度更高，且阴性筛查结果的妇女发生宫颈癌的风险更低，可为妇女提供更好的保护。因此，越来越多的国家采用 HPV-DNA 检测作为宫颈癌的初筛方法，促进了全球范围内宫颈癌筛查由细胞学为主的主观形态学检查向以 HPV-DNA 检测为主的客观分子生物学转变。HPV-DNA 检测用于宫颈细胞学检查异常患者的分流及宫颈癌筛查，可有效地增加宫颈病变检出率，提高细胞学检查敏感性，并降低筛查频率。

四、人巨细胞病毒实时荧光 PCR 检测

(一) 人巨细胞病毒的特点

人巨细胞病毒（human cytomegalovirus, HCMV）也称细胞包涵体病毒，属于疱疹病毒科，是一种 DNA 病毒。由于感染的细胞肿大，并具有巨大的核内包涵体，所以称为巨细胞病毒。人是 HCMV 的唯一宿主。HCMV 感染多呈无临床症状的急性感染或潜伏感染，大多在少儿期因感染而获得免疫，但可潜伏终身，并可发生机会性活跃。HCMV 的感染途径主要为接触、输血、宫内和产道等，感染较常见于胎儿、新生儿、孕妇等，孕妇感染可致新生儿先天畸形。当机体免疫缺陷或免疫系统处于抑制状态时，极易受 HCMV 感染，如器官移植后接受免疫抑制治疗、恶性肿瘤化疗后、艾滋病患者等。这些患者一旦被感染，常会导致较高的病死率和严重的疾病。

（二）HCMV–DNA 的实时荧光 PCR 测定

可用于 HCMV 实时荧光 PCR 检测的临床标本有血液、尿液、唾液、宫颈分泌物、精液、支气管洗液、咽拭子、脑脊液、羊水、绒毛、胎盘组织等。应尽可能在发病初期采集上述临床标本，越早越好。发病初期，标本中病毒含量高，进行 PCR 检测的检出率高。

（三）HCMV–DNA 实时荧光 PCR 检测的临床意义

由于 HCMV 感染具有普遍性，在发展中国家，HCMV-IgG 抗体阳性率高于 90％ 在发达国家，HCMV-IgG 抗体阳性率也高达 50％。因此，根据 IgG 结果无法判断是否发生近期感染。IgM 是近期感染常用的指标。但是，HCMV 感染后，体内的 HCMV-IgM 可以持续时间较长，难以区分是急性原发感染还是既往感染；同时，在已经感染过 HCMV 的人群中，HCMV 激活感染或者再次感染时，HCMV-IgM 也可能不出现阳性；且其他病毒感染也可导致 HCMV-IgM 出现假阳性。因此，HCMV-IgM 阳性往往不能确定近期是否发生 HCMV 感染。

对于 HCMV 特异抗体 IgM 检测阳性和（或）特异 IgG 效价升高 4 倍，或特异的低亲和力 IgG 抗体阳性，则有必要进行 HCMV 的 PCR 检测，以明确是否有现症感染，从而为进一步采取相应的对策提供依据。

1. 优生优育

孕妇在孕期中感染 HCMV，容易致胎儿畸形。如果像上述抗体阳性，就需对孕妇羊水进行 HCMV-DNA 的荧光 PCR 检测，以确定是否为现症感染。

2. 器官移植者、免疫缺陷患者、抗肿瘤治疗中 HCMV 感染的监测

器官移植后因为免疫抑制药物的使用，免疫缺陷患者和恶性肿瘤患者抗肿瘤治疗会造成免疫系统的损伤，一旦感染在平时不会有太大问题的 HCMV，则可能出现严重的后果，导致治疗失败，甚至造成患者的死亡。采用 PCR 方法，对这些患者进行 HCMV 感染的监测，有助于临床及时采取相应治疗措施，避免严重后果的发生。

3. 抗病毒治疗药物疗效的监测

对血液 HCMV 进行荧光定量 PCR 测定，有助于 HCMV 感染者进行抗病毒药物治疗后的疗效监测。

4. HCMV 感染的早期诊断

采用高灵敏高特异的实时荧光 PCR 方法检测 HCMV，有助于 HCMV 的早期诊断。

五、单纯疱疹病毒实时荧光 RT-PCR 检测

(一) 单纯疱疹病毒的特点

单纯疱疹病毒（herpes simplex virus, HSV）属于 DNA 病毒，完整病毒由核心、衣壳、被膜及囊膜组成。HSV 有 2 个血清型，即 HSV-1 和 HSV-2，两型病毒核苷酸序列有 50% 同源性。人群中 HSV 普遍易感，感染率高。患者和健康带毒者是传染源，主要通过密切接触和性接触传播，经口腔、呼吸道、生殖道黏膜和破损皮肤等多种途径侵入机体。

(二) HSV 的实时荧光 PCR 测定

1. 标本种类

采取患者唾液、脊髓液及口腔、宫颈、阴道分泌液或角膜结膜刮取物等进行病毒分离培养、细胞学诊断及核酸检测。

2.HSV 常用检测方法

抗 HSV-IgM 抗体阳性提示有近期感染，但应根据临床综合分析，怀孕妇女不能仅以抗 HSV-IgM 阳性作为终止妊娠的依据。很多人血清中抗 HSV-IgG 抗体阳性，且其滴度不随疾病复发而升高，故无重要的临床意义。

病毒的分离培养是诊断 HSV 感染的"金标准"。采取患者水疱液、脑脊液、唾液，或口腔、宫颈、阴道等处分泌物。角膜结膜刮取物等，无菌处理后接种人胚肾、人胚肺等易感细胞，培养 2 ~ 3 天，出现细胞肿胀、变圆、相互融合等病变，可作初步诊断。然后用免疫荧光法（IFA）、酶联免疫吸附试验（enzyme linked immunosorbent assay,EIISA）进行鉴定，确诊是否为 HSV。必要时可采用 HSV-1 和 HSV-2 单克隆抗体进行分型。

采用 PCR 检测标本中 HSV DNA，方法快速，敏感而特异，尤其是脑脊液 PCR 扩增被认为是诊断疱疹性脑膜炎的最佳手段。

(三) HSV 实时荧光 PCR 检测的临床意义

HSV-1 主要通过密切接触传播，HSV-2 主要通过性接触传播或新生儿经母体生殖道感染。HSV 感染类型包括原发感染、潜伏感染和复发性感染。HSV-1 以腰以上部位感染为主，引起的疾病有龈口炎、唇疱疹、疱疹性角膜结膜炎、脑炎等。HSV-2 以腰以下及生殖器感染为主，引起的疾病有生殖系统疱疹、新生儿疱疹等。原发感染产生免疫力后，可将大部分病毒清除，部分病毒可沿神经髓鞘到达神经节细胞中或周围星形神经胶质细胞内，以潜伏状态持续存在，HSV-1 潜伏于三叉神经节和颈上神经节，HSV-2 潜伏于骶神经节。当机体潜伏的病毒受到某些因素的激活后，引起复发性局部

疱疹。妊娠期妇女原发感染或潜伏病毒激活，病毒可经胎盘感染胎儿，诱发流产、早产、死胎或先天性畸形。孕妇生殖道疱疹可于分娩时传染胎儿，引起新生儿疱疹。无特异性预防措施，阿昔洛韦、更昔洛韦等已用于生殖器疱疹、疱疹性角膜炎、疱疹性脑炎的治疗，效果较好。单纯疱疹病毒实时荧光 PCR 检测可以直接检测患者病毒 DNA，不但简便、快速，而且较其他方法要敏感得多，可以作为早期的诊断方法。

六、流感病毒实时荧光 RT–PCR 检测

(一) 流感病毒的特点

流行性感冒病毒（influenza virus）简称流感病毒，流感病毒属于正黏病毒科，其核酸由分节段的单股负链 RNA 构成。其中甲型流感病毒颗粒呈多形性，大部分呈球形，直径为 80 ~ 120 nm，具有包膜。根据核蛋白和基质蛋白的抗原属性不同，目前分为甲、乙、丙 3 型。1933 年，英国人威尔逊·史密斯（Wilson Smith）最早在实验室成功分离培养出流感病毒，称为 Wilson-Smith 1933H1N1。流感病毒经空气飞沫传播，引起临床上以急起高热、乏力、全身酸痛和轻度呼吸道症状为特征的流行性感冒（简称流感），本病多为自限性感染，病程短。但是也有凶险的流感病毒亚型使人体免疫系统过度反应，引起各种免疫调节物质大量产生的"免疫因子风暴"，病情严重者可致肺炎、心肌炎、心力衰竭甚至死亡。流感病毒变异速度很快，其中以甲型流感病毒变异速度最快，乙型次之，丙型变异速度最慢，其变异株往往造成暴发、流行和大流行。在 3 型流感病毒中，以甲型最容易引起流行，乙型次之，丙型极少引起流行。禽流感病毒属于甲型流感病毒，来源于禽类，一些亚型也可感染猪、马、海豹和鲸等各种哺乳动物及人类；乙型和丙型流感病毒除了能感染人类之外，还可分别感染海豹和猪。依据甲型流感病毒外膜血凝素（hemagglutinin,HA）和神经氨酸酶（neuraminidase,NA）蛋白抗原性的不同，目前可分为 18 个 HA 亚型（H1 ~ H18）和 11 个 NA 亚型（N1 ~ N11），不同亚型决定了宿主类型及毒力强弱。

(二) 流感病毒的实时荧光 RT–PCR 测定

1. 标本种类

可用来进行流感病毒分子检测的样本类型众多，首选标本为上下呼吸道标本和血清标本：①上呼吸道标本主要有咽拭子、鼻拭子、鼻咽拭子、鼻咽洗液、痰、鼻洗液及咽洗液；②下呼吸道标本主要适用于气管插管患者，可收集气管支气管抽吸物或支气管肺泡灌洗液；③血清标本一般要求在急性期和恢复期两次收集血清；备选标本主要有乙二胺四乙酸抗凝血浆、直肠拭子和脑脊髓液等。

2. 流感病毒的常用检测方法

直接荧光抗体试验又称 IFA，在诊断流感上具有一定优势，但应用上仍有一定局

限性。它不能区分流感病毒亚型，如 H1N1 和 H7N9，同时需要昂贵的设备和专业的结果判读人员。

快速流感诊断检测市面上的试剂盒主要单独检测甲型流感病毒或乙型流感病毒，或同时检测甲型、乙型流感病毒，但不能区分甲型流感病毒亚型。尽管快速流感诊断检测耗费时间短、成本低，但敏感性与特异性较病毒培养和病毒分子诊断技术仍有一定差距，受多种因素影响。

实时荧光 RT-PCR 是检测流感病毒最有效的核酸检测技术，目前已取代病毒分离培养成为流感诊断的"金标准"。实时荧光 RT-PCR 不仅可以区分甲型和乙型流感病毒，还可鉴别甲型病毒亚型，如 H1NI 或 H3N2。

（三）流感病毒实时荧光 RT-PCR 检测的临床意义

1. 流感病毒感染的早期诊断

采用实时荧光 RT-PCR 方法直接检测患者分泌物中病毒 RNA，不但简便、快速，而且较培养法及其他免疫测定方法测特异抗原和抗体要敏感得多，还可以具体分型。

2. 鉴别诊断

可用于与其他呼吸道病原体感染、流脑、军团病和支原体肺炎等的鉴别诊断，因其早期症状相似，实时荧光 RT-PCR 方法不失为一个早期鉴别诊断的最佳方法。

七、新型冠状病毒实时荧光 RT-PCR 检测

2019 年年底暴发的新型冠状病毒感染，对全球公共卫生造成了巨大的威胁。2020 年 1 月 12 日，WHO 将该新型冠状病毒暂命名为"2019-nCov"。2020 年 2 月 11 日，正式将该新型冠状病毒感染的疾病命名为"2019 冠状病毒病（coronavirus disease 2019，COVID-19）"。与此同时，国际病毒分类委员会将新型冠状病毒称为"严重急性呼吸综合征冠状病毒 2（severe acute respiratory syndrome coronavirus 2，SARS-CoV-2）"。

（一）新型冠状病毒的特点

冠状病毒（CoV）为直径 80~120 nm 的正链单股 RNA 病毒，其下分为 4 个类型，即 α - 冠状病毒（α-CoV）、β - 冠状病毒（β-CoV）、δ - 冠状病毒（δ-CoV）和 γ - 冠状病毒（γ-CoV）。在本次新型冠状病毒发现之前，已有 6 株 CoV 被证实可感染人类。其中急性呼吸系统综合征冠状病毒（SARS-COV）和中东呼吸系统综合征冠状病毒（MERS-COV）均在世界范围内引起了严重急性呼吸道疾病的暴发，即 2002～2003 年在中国内地、中国香港和其他多个地区暴发的 SARS-Cov 感染以及自 2012 年以来在部分中东地区国家持续性流行的 MERS-Cov 感染。

新型冠状病毒属于 β 属的新型冠状病毒，有包膜，颗粒呈圆形或椭圆形，常为多形性，直径 60～140 nm，是迄今为止发现的第 7 种可感染人类的冠状病毒。其基

因组包含两端的非翻译区基因和一个完整的开放阅读框基因。*SARS-COV-2* 基因组排列顺序为 5'—复制酶多聚糖蛋白（orf1/ab）—结构蛋白 [刺突糖蛋白（spike, S）—小包膜糖蛋白（envelope protein, E）—膜糖蛋白（membrane glycoprotein, M）—核衣壳蛋白（nucleocapsid pvotein,N）]—3'。 SARS-CoV-2 与 SARS-CoV、MERS-COV 同属于 β-CoV，且其基因组与 SARS-CoV 基因组表现出较高的序列同源性。

（二）新型冠状病毒的实时荧光 PCR 测定

1. 标本种类

采用 RT-PCR 和（或）高通量测序（NGS）方法在鼻咽拭子、痰和其他下呼吸道分泌物、血液、粪便、尿液等标本可检测出新型冠状病毒核酸。检测下呼吸道标本（痰或气道抽取物）更加准确。核酸检测会受到病程、标本采集、检测过程、检测试剂等因素的影响，为提高检测阳性率，应规范采集标本，标本采集后尽快送检。

2. 新型冠状病毒的常用检测方法

2020 年 1 月 23 日，德国 Corman 等基于我国张永振团队上传的 SARS-CoV-2 基因序列（*Gen Bank MN908947*），公布了 SARS-CoV-2 实时荧光 RT-PCR（RT-qPCR）诊断测试方法和流程。此项工作被认为是首个 SARS-CoV-2 诊断测试方法，并成为 WHO SARS-CoV-2 分子检测试剂盒的基础。PCR 检测方法主要针对 SARS-CoV-2 基因组中开放读码框 lab（open reading frame lab, ORFlab）和核衣壳蛋白 nupleocapsid protein,NP）。SARS-CoV-2 感染实验室确诊需满足以下两项条件中的一项：①同一份标本中 SARS-CoV-2 两个靶标（ ORFlab、N）RT-qPCR 检测结果均为阳性，如果出现单个靶标阳性的检测结果，则需重新采样，重新检测；如果仍然为单靶标阳性，判定为阳性。②两种标本实时荧光 RT-PCR 同时出现单靶标阳性，或同种类型标本两次采样检测中均出现单个靶标阳性的检测结果，可判定为阳性。

目前 COVID-19 诊断的"金标准"为病原学检查，临床最常见的为实时荧光 RT-PCR 检测，尽管实时荧光 RT-PCR 检测结果阳性可确诊 COVID-19，但由于各种原因存在假阴性可能，临床出现过多次检测结果为阴性之后，复诊为阳性的病例。2020 年 1 月 17 日，WHO 临时指导意见建议，选择血清检测作为核酸检测的补充，可选择感染急性期血清和恢复期血清，结合血清特异抗体 IgG/IgM 检测，可以明确患者近期或既往是否感染过 SARS-CoV-2，有助于核酸检测阴性但临床症状疑似患者的进一步确诊。新冠肺炎发病 1 周内，抗体阳性率较低。由于试剂本身阳性判断值原因，或者体内存在干扰物质（类风湿因子、嗜异性抗体、补体、溶菌酶等）或者标本原因（标本溶血、标本被细菌污染、标本贮存时间过长、标本凝固不全等），抗体检测可能会出现假阳性。一般不单独以血清学检测作为诊断依据，需结合流行病学史、临床表现和基础疾病等情况进行综合判断对以下患者可通过抗体检测进行诊断：①临床怀疑新冠肺炎且核酸检测阴性的患者；②病情处于恢复期且核酸检测阴性的患者。

（三）新型冠状病毒实时荧光 PCR 检测的临床意义

新型冠状病毒感染的诊断基于流行病学史、临床表现及影像学表现，而病毒的核酸检测可为其诊断提供直接证据，促进患者的隔离、治疗和评估，同时还能为疫情防控中心及时切断传播途径、有效控制传染源提供指导，保障疫情的防控。根据《新型冠状病毒肺炎诊疗方案（试行第 8 版）》，可采用基因测序、实时荧光 RT-PCR 对 SARS-CoV-2 感染者进行病毒核酸检测进而确诊患者。而实时荧光 RT-PCR 可以特异性扩增 SARS-CoV-2 基因组中 ORFlan 和核壳蛋白，使用方便，经济，检测时间相对较短、操作较便捷，特异性及重复性较好，因而在临床上得到广泛应用。

八、实时荧光 PCR 检测 *ApoE* 基因多态性

实时荧光 PCR 除可以对基因进行定性或定量分析，还可以检测基因多态性，如对 *ApoE* 基因进行分型。

（一）*ApoE* 基因的特点

人类的载脂蛋白 E（apolipoprotein E, ApoE）基因长度约为 3 600 bp，包括 4 个外显子和 3 个内含子，在脂质代谢中发挥着重要作用。在 *ApoE* 基因区域内共有 1 833 个单核苷酸多态性（SNP）位点，编码区内有 438 个，其中 rs429358 和 rs7412 在人群中的频率最高，研究较为广泛和深入，临床价值和意义最大。因而临床常以这两个 SNP 的型别定义 *ApoE* 基因的分型，其他罕见的 SNP 固然也会影响 ApoE 蛋白的功能。rs429358 和 rs7412 均只存在一个碱基的变化（T/C），却产生了 *ε2*、*ε3*、*ε4* 三个等位基因型和六种基因型，即 *ε2/ε2*、*ε2/ε3*、*ε3/ε3*、*ε3/ε4*、*ε2/ε4* 和 *ε4/ε4*。不同型别的等位基因所编码的氨基酸链也有所差异，主要表现在第 112 位和第 158 位氨基酸的不同，具体表现为 *ε2* 型在 112 位和 158 位编码的氨基酸均为半胱氨酸（Cys），*ε4* 型在相同的位置编码的则为精氨酸（Arg），*ε3* 型在 112 位是 Cys，158 位是 Arg。人们采用 ApoE2 代表 *ε2* 所编码的氨基酸链，同理，ApoE3 及 ApoE4 分别代表 *ε3* 和 *ε4* 所编码的氨基酸链。即 3 种等位基因：E2（*112Cys; 158Cys*）、E3（*112Cys; 158Arg*）和 E4（*112Arg; 158Arg*）。不同 ApoE 亚型与某些疾病的发生、发展有一定的关系。因此，分析 *ApoE* 基因多态性对疾病的预防有重要的临床应用价值。

常规 PCR-RFLP 法检测 *ApoE* 基因多态性存在着费时长、有时结果不易判断等问题；使用 TaqMan 探针进行等位基因分型存在成本高，检测结果不稳定等问题。本研究以人 *ApoE* 基因中的 Cys112 Arg 为例进行方法学研究，用荧光定量 PCR 建立了一种准确、快速的 SNP 测定法，利用实时荧光 PCR 的 Tm 值的差异可对 *ApoE3*、*ApoE4* 等位基因进行分型。

（二）实时荧光 PCR 检测 *ApoE* 基因多态性

1. 标本种类

EDTA 抗凝静脉全血样本。

2. *ApoE* 基因分型的常用检测方法

聚合酶链反应限制性片段多态性（polymerase chain reaction - restriction fragment of length polymorphism，PCR-RFLP）技术，即设计一对引物扩增包含编码 112 位和 158 位氨基酸的碱基序列，选用 HhaI 限制性内切酶，其特异性识别位点为"GCGC"，针对不同基因型在 112 位和 158 位的碱基序列不同，酶切后会产生不同的条带，以此来分型。此法所需材料及检测仪器简单，但酶切效率易受外界影响不够稳定，检测重复性不理想。并且步骤烦琐且需要对 PCR 产物进行二次操作，存在样本污染的问题，分型结果可靠性不佳，因此较难应用于临床样本的检测。

（1）扩增受阻突变系统（amplification refractory mutation system，ARMS）实时荧光定量 PCR。设计等位基因特异性引物，引物的 3′ 末端互补配对对应的 SNP 野生型或突变型碱基，若未能和检测模板 SNP 位点的碱基配对，则不能进行扩增，若能配对则可以扩增，获得产物。采用 SYBR Green 来指示扩增效果，进行 *ApoE* 基因分型的实时荧光定量 PCR 检测。当有扩增产物 DNA 双链产生时，SYBR Green 荧光染料掺入 DNA 双链，就会收集到荧光信号。而无 PCR 产物时，没有掺入双链中的染料则不会产生荧光信号，通过针对野生型和突变型的特异性引物在实时荧光 PCR 过程中的 Ct 值，判断有无野生型和突变型等位基因，完成 *ApoE* 基因型的分析。ARM-PCR 琼脂糖凝胶电泳虽然实验条件简单，但引物 3′ 碱基互补的特异性有限，容易出现分型错判，且扩增体系多，操作烦琐，人为操作因素影响较大，检测效率较低。因此，不适用于临床扩增实验室。

（2）多重四引物扩增阻滞突变单系统 PCR。在 ARMS -PCR 的基础上，发展了多重四引物扩增阻滞突变系统 PCR 技术，只需要在单个反应体系里同时加入 6 条引物进行 *ApoE* 基因分型。6 条引物中包括 1 对 2 条普通引物，和分别针对两个 SNP 位点的两对 4 条引物。此方法操作简单，仅需一个扩增体系。

（3）TaqMan 探针实时荧光 PCR。有研究人员将 ARMS - PCR 和 TaqMan 探针实时荧光 PCR 技术融合在一起，针对 3 个 *ApoE* 基因型 *ε2*、*ε3*、*ε4* 设计 3 对等位基因特异性引物，并在两个 SNPs 之间设计一条碱基互补的 TaqMan 探针。通过检测 PCR 反应过程中的荧光信号来对 ApoE 进行基因分型。不同于使用 SYBR Green 染料的实时荧光 PCR，此实验过程中每扩增一条 DNA 链即产生一个荧光分子，实现了荧光信号的积累与 PCR 产物生成的完全同步。同一样本分别加入 3 对 6 条特异引物和 1 条探针，在同一体系中同时进行 3 个 PCR 扩增，当样本中有与特异性引物碱基互补的等位基因型时，就出现扩增反应产生荧光，以荧光信号对检测样本进行基因分型。这种方法检测效率比较高，检测大量样本时，总体成本较低，同时耗时较短。

实时荧光 PCR 技术，其特异性和分型准确度均有保障，而且方便于对大样本的处理，检测结果直观，整体检测成本进一步降低。尤其是仅一个扩增体系的 TaqMan 探针实时荧光 PCR 技术，由于简化了实验流程，操作简单，检测周期短，将成为 *ApoE* 基因分型的优选方法。

（三）实时荧光 PCR 检测 *ApoE* 基因多态性的临床意义

人 *ApoE* 基因编码的蛋白质能够结合特异的肝脏和外周细胞受体，并且对于富含三酰甘油的脂蛋白的代谢是必需的。该基因突变可导致家族性的脂蛋白血症，该病患者由于乳糜微粒和极低密度脂蛋白的清除率下降而导致血浆胆固醇和三酰甘油的浓度增加。临床试验发现，ApoE4 携带者患冠心病的风险升高 40%，且他汀药物对 ApoE4 携带者疗效不佳或无效，对 ApoE2 携带者的降脂作用最强。服用他汀类药物前需对 *ApoE* 基因进行科学、有效和评估用药后疗效，ApoE2 患者服用普伐他汀和阿托伐他汀疗效较好。此外，*ApoE* 基因多态性与阿尔茨海默病（AD）也有密切关系，是 AD 最密切的遗传标志物，可以作为 AD 的早期预判指标。荧光探针法实时荧光 PCR 检测人类 *ApoE* 基因多态性，一次检测，终身适用，可辅助临床对他汀药物的使用人群进行个体化治疗方案的制订，帮助健康人群进行血脂异常管理，提示冠心病、AD 等疾病风险。

九、病例分析

（一）单纯疱疹病毒性脑炎

1. 病例分析

（1）病史简介。患者，男性，45 岁，因主诉"精神行为异常 3 天"入我院神经内科。现病史：3 天前患者因受凉后出现畏寒发热，最高 38℃，伴头昏、全身肌肉酸痛，随后出现精神行为异常。表现为言语增多、混乱，答非所问，思维跳跃，辱骂他人，伴手舞足蹈，睡眠差，神志模糊。无肢体抽搐、无恶心呕吐等不适。当地医院就诊，诊断为"感冒"，相关药物治疗，具体不详，效果不佳。于县医院就诊，做头颅 CT 检查未见明显异常，建议到上级医院诊治。遂来我院。自发病来，患者食欲减退，神志模糊，精神欠佳，睡眠欠佳，余正常。

既往史及个人史：平素健康状况良好，否认高血压病史，否认糖尿病史，否认冠心病史，否认传染病史，否认食物、药物过敏史，预防接种按规定。生长于四川，有吸烟史 20 年，有饮酒史 20 年，否认疫水接触史，否认疫区久居史，否认放射性物质和化学毒物接触史。

（2）入院查体。体温 37.3 ℃，脉搏 113 次 / 分，呼吸 8 次 / 分，血压 178/106mmHg。神志模糊，情感淡漠，不对答，查体不合作。双侧眼球各方向运动不合作，口角不歪，伸舌不合作。四肢肌张力不合作，无法自行站立。双侧深浅感觉不合作，双侧巴氏征阴性。脑膜刺激征不合作，共济运动不合作。肺部呼吸音稍粗，未闻及明显干湿啰音；心律齐，未闻及心脏杂音；腹软，无压痛，肋下未扪及肝、脾。

（3）实验室检查。

血常规：WBC14.12×10^{9}g/L↑，中性粒细胞百分比90.6%↑，生化检查中CRP13.0 mg/L↑、PCT 0.19 ng/ml↑、ALT 120 U/L↑、AST 58 U/L↑、GGT 126 U/L↑，免疫检查中的抗核抗体（ANA）、抗中性粒细胞胞质抗体（ANCA）、抗心磷脂抗体（ACL）、九联检均为阴性。

头颅 CT：患者配合差，部分层面运动伪影明显，左侧颞叶密度降低，建议 MRI 进一步检查。

脑脊液（cerebrospinal fluid,CSF）常规：蛋白（＋＋）、细胞总数9000×10^6/L↑，有核细胞数400×10^6/L↑，多核细胞10%、单个核细胞90%。CSF 生化：CL109 mmol/L↓、蛋白1.49 g/L↑。CSF 涂片（细菌、抗酸杆菌、隐球菌）未找到。CSF 细菌培养：阴性。

（4）入院 5 天小结。入院来反复发热，最高 39.7℃。精神行为异常原因不明，考虑颅内感染可能。血常规检查相关指标高，给予头孢西丁抗感染效果不明显。CSF 常规、生化检查结果异常。

（5）诊断及鉴别诊断。

1）颅内感染？

a. 病毒性脑炎？ 依据：患者中年男性，起病急，病程短，有前驱感冒，表现为精神行为异常，伴发热、头昏、神志模糊，查体不合作。

b. 结核性脑炎？ 依据：患者中年男性，急性起病，有明显精神行为异常，生活自理能力明显下降，查体不合作。

2）自身免疫性脑炎？

体液免疫正常，ANA、ANCA、ACL 正常，故可暂排除。

要确定颅内感染究竟是病毒性脑炎，还是结核性脑炎，故要进一步检查：PPD 皮试、结核分枝杆菌 T 细胞免疫斑点实验（T-spot）、头颅 MRI。

（6）病毒 DNA 实时荧光 PCR 检测。脑脊液标本结果显示，巨细胞病毒 DNA 定量 <1.0×10^3，单纯疱疹病毒 1 型为弱阳性，单纯疱疹病毒 2 型为阴性。

（7）头颅 MRI。双侧额叶、左侧岛叶、颞叶、海马等边缘脑组织病变，左侧岛叶可见"刀切征"（病变侵犯大脑额、颞叶、枕叶及岛叶皮质区，呈 T$_1$WI 低信号，T$_2$WI/FLAIR 高信号，未累及基底节。病变区与豆状核之间边界清楚，凸面向外，如刀切样，称"刀切征"。常见于病毒性脑炎，尤其是 HSV 脑炎）。

（8）诊断。故诊断为单纯疱疹病毒性脑炎。

（9）治疗。患者病重，神志不清，嗜睡，转 ICU，抢救一次。随后用阿昔洛韦抗病毒及激素冲击治疗。抗病毒治疗后第 1 天，患者体温恢复正常，继续当前治疗方案。抗病毒治疗后第 2 天，患者神志清楚，意识较前好转，仍对答不切题，无逻辑性。调节激素用量，其余继续抗病毒、护肝、抗感染及对症支持治疗。2 周后，患者复查头颅 MRI 显示，双侧额叶、双侧岛叶及双侧颞叶枕叶多发异常信号影，考虑脑炎。较第一次 MRI 片病灶范围减小，脑组织肿胀减轻。3 周后，实时荧光 PCR 结果显示单纯疱疹病毒 1 型为阴性，且患者病情稳定，神志清楚，认知功能较前有所改善，对答基本切题。家属要求出院，上级医生评估患者病情后予以办理出院。

2. 结果解读

单纯疱疹病毒性脑炎诊断依据。

（1）患者中年男性，起病急，病程短，有前驱感冒，表现为精神行为异常，伴发热、头昏、神志模糊、抽搐等神经系统损害体征。

（2）病情进展快，CSF 细胞明显升高且以单核为主，CSF 蛋白明显升高，CSF 单纯疱疹病毒 1 型 DNA 弱阳性。

（3）头颅影像学检查（双侧额叶、左侧岛叶、颞叶、海马等边缘脑组织病变，左侧岛叶可见"刀切征"）。

3. 临床解释

单纯疱疹病毒（herpes simplex virus,HSV）是疱疹病毒科 a 病毒亚科，双链线形 DNA。HSV 有 2 个血清型，即 HSV-1 和 HSV-2 传染源是人，感染途径为皮肤、黏膜的直接接触或性接触。

（1）实验室检查。

1）疱疹基底刮取物和活检组织标本镜检可见多核细胞及胞内嗜酸性包涵体，以确诊疱疹类疾病，但不能与其他疱疹病毒鉴别。

2）检测 HSV 特异性 IgM 抗体阳性，有助于近期感染诊断。恢复期病毒特异性 IgG 抗体滴度大于 4 倍可确诊。

3）PCR 检测 HSV DNA 阳性可确诊。

（2）单纯疱疹病毒性脑炎诊断依据。

1）临床诊断依据：典型的脑炎表现（起病急，病情重，发热，明显精神行为异常、抽搐等神经系统损害体征）。

2）实验室诊断标准：① CSF 中 HSV 特异性 IgM 抗体阳性；② CSF 中病毒 DNA 阳性；③病毒特异性 IgG 滴度：血清 /CSF 比值≤ 20；④ CSF 中恢复期病毒特异性 IgG 滴度升高大于 4 倍。满足 4 项中的任何 1 项即判断 HSV 脑炎。

3）影像学：①病变多先累及单侧或双侧颞叶，部分病例可向额叶或枕叶发展；②病变区与豆状核之间界限清楚，凸面向外，如刀切样，即"刀切征"（典型特征）；③ CT 平扫呈片状不规则低密度。

实时荧光 PCR 方法检测 HSV DNA 更快捷、准确，特异性和敏感性极高，适合临床实验室诊断使用，尤其对于单纯疱疹病毒感染的早期诊断尤为重要。

（二）H1N1 重症流感病例

1.病例分析

（1）病史简介。患者，男性，65 岁。起病急，病程短，间断发热，最高体温 38～39℃，入院前 1 天，患者出现精神萎靡，表现为懒言少语、嗜睡，伴少量咳嗽、咳痰，痰量较多，为黄色黏痰。入院前半天，患者出现腹泻，解黄色稀便 3 次，无黏液、脓血，无腹痛、腹胀、反酸、胃灼热等症状，入院前 10 h，患者出现轻度意识障碍，呼之能应、对答不切题，伴大小便失禁，余症状与前相似。起病初期有少量咳嗽，伴咽痛、肌肉酸痛。

既往史：5 个月前，患者因全身多发红色斑疹、水疱于当地医院就诊，考虑诊断"天疱疮"，目前口服甲泼尼龙 4 片，每日一次，辅以碳酸钙片补钙，现患者皮疹消退。

既往史及家族史：有类风湿关节炎病史。否认近期到过活禽市场及活禽类接触史及人感染禽流感患者接触史，否认食物及药物过敏史。

（2）入院查体。

体温 37.6℃，呼吸 20 次 / 分，血压 136/75 mmHg，精神萎靡，轻微嗜睡，反应迟钝，对答基本切题，双侧瞳孔等大等圆，对光反射灵敏，皮肤巩膜无黄染，浅表淋巴结未触及肿大，颈软，双肺呼吸音粗，右下肺可闻及少许湿性啰音，心率 115 次 / 分，律齐，各瓣膜未闻及杂音，双下肢不肿，病理征阴性。

（3）实验室检查。

WBC 17.62×10^9/L，中性粒细胞 87.1%，淋巴细胞百分比 10.3%，Hb 159 g/L，PLT 118×10^9/L。Glu：6.0 mmol/L，K：2.5 mmol/L，Alb：35 g/L，Crea：135 μmol/L，白蛋白 35g/L，肌酐 135 μmol/L，PCT 47.99 ng/ml，肌红蛋白 >500 ng/ml，肌钙蛋白 0.22 ng/ml，CRP>90 mg/L；血气：pH：7.54，PCO_2：29 mmHg/L，PO_2：51mmHg/L，Lac 5.0mmol/L。

头颅＋胸部 CT 平扫：双肺多发支气管扩张伴感染，肺气肿伴散在肺大泡；双侧胸膜增厚，粘连；主动脉及左冠脉前降支钙化；心包少量积液；双侧半卵圆中心散在腔隙性梗死灶；双侧上颌窦、筛窦及蝶窦炎症；鼻中隔偏曲。

心电图：提示窦性心动过速；偶发室性早搏，完全性左束支阻滞，前壁异常 Q 波。

（4）初步诊断。

①脓毒血症、感染性休克；② I 型呼吸衰竭，呼吸性碱中毒；③肺部感染；④低血钾症；⑤肾功能不全；⑥意识障碍待查。

（5）治疗。

予以重症监护，持续心电监护、持续血压监测、血氧饱和度监测；完善三大常规、肝肾功能、凝血象、电解质、心电图、输血前检查、GM 实验、G 实验、痰涂片、痰培养、血培养等检查；给予面罩吸氧；治疗上予以氨溴索 30 mg，每天 3 次祛痰，多索茶碱 200 mg，每 12 h 一次解痉平喘，阿魏酸钠、前列地尔改善循环，去甲肾上腺素升压，乳酸钠林格液抗休克，0.9% 氯化钠注射液 + 氯化钾补钾补液等处理，给予亚胺培南 1g，每 6 h 一次覆盖革兰阳性 / 阴性菌及厌氧菌，氟康唑 200 mg，每日一次（首剂 400 mg）抗真菌治疗。

（6）病情评估。

患者老年男性，考虑脓毒血症、感染性休克、I 型呼吸衰竭、严重的低钾血症、肾功能不全，且有肺气肿、支气管扩张、鼻窦炎、天疱疮、类风湿关节炎、腔隙性脑梗死等基础疾病，病情危重，随时可能因痰窒息、感染扩散、感染性休克、血液感染、多器官功能障碍、肺性脑病、恶性心律失常、急性心肌梗死、心脑血管意外等及其他不可预料的因素导致死亡。

（7）诊疗经过。

入院后第 2 天，患者经补液处理后，患者心率、血压均较前改善，但患者 18 h 尿量 650 ml，仍较少，增加口服补液。继续补钾。治疗上加上动态随访心肌损伤标志物，心电图。余治疗不变，观察病情。考虑：患者临床诊断冠心病可能性大；但心肌酶谱异常考虑与严重感染、休克、呼吸衰竭有关；继续当前治疗方案，观察病情。辅助检查：呼吸性碱中毒、氧分压降低，随访血气分析。复查血常规提示白细胞较前下降，降钙素原（PCT）较前下降。

入院后第 3 天，患者坐位休息，仍有间断发热，最高体温 38.4℃。偶有咳嗽，少痰，无胸痛、胸闷、咯血等。神志清晰，对答切题。

入院后第 3 天，咳喘后劳累情况较前明显加重，呼吸急促，双肺听诊可闻及散在湿性啰音。面罩吸氧情况下，血气分析提示仍为 I 型呼吸衰竭。CT 示双肺有少量散在炎症，与当前呼吸困难症状不相符。考虑患者肺部炎症有进展，氧饱和在面罩吸氧情况下难以维持，有使用无创呼吸机辅助通气指征。复查血常规，白细胞较前明显有下降，考虑当前抗感染治疗有效，故继续当前抗感染方案。但患者 PCT、CRP 仍较高，患者肺部炎症状重，于今日加用利奈唑胺 600 mg 每 12 h 一次（覆盖 G+ 菌）加强抗感染治疗。其他治疗方案同前，暂不调整。胸片提示双肺弥漫性炎症，考虑患者肺部炎症加重，考虑细菌合并真菌感染可能。病毒性暂不能完全除外。患者目前诊断重症肺炎明确。患者现呼吸衰竭情况加重，痰涂片找到酵母样菌。考虑继发真菌感染。在床旁行经鼻气管插管术。

入院后第 4 天，血气分析（有创呼吸机辅助通气 FiO$_2$% = 100%）提示有创呼吸机辅助呼吸情况下，氧合情况仍较差，患者肺部病灶重，病情进展快，病情危重，可能出现病情急性恶化可能。患者仍波动性发热，目前抗感染方案同前，继续观察患者病情变化。

入院后第 5 天，患者双下肺呼吸音粗，双下肺均可闻及散在湿性啰音，右肺明显。胸片示双肺斑片及大片模糊影，对比前胸部 CT 片，见病灶明显增多，结合患者起病急、病程短、病情进展较快，有创呼吸机通气下氧合指数仍较低，预后极差，死亡风险极高的情况。考虑致病菌毒力强，感染控制欠佳，病原菌未明确，病毒感染不能除外，继续当前抗感染治疗方案。

入院后第 6 天，血培养结果：培养 5d 未见细菌生长。患者持续发热，最高体温 39.3°C，双肺病灶进展快，现为流感高发季节，需考虑病毒感染，完善鼻咽拭子检测。继续目前治疗方案。考虑致病菌毒力强，感染控制欠佳，病原菌未明确，病毒感染不能除外，继续当前抗感染治疗方案。

入院后第 7 天，患者神志深昏迷，双侧瞳孔直径约 1 mm，对光反射消失，患者病情危重，死亡风险极高。患者家属放弃一切有创抢救措施，要求维持当前治疗。取鼻咽拭子，送检甲型流感病毒。

入院后第 8 天，接检验科危急值：甲型流感病毒核酸检测阳性，H1N1 阳性。患者氧合极差，且血压在去甲肾上腺素泵入情况下仍难以维持正常。

入院后第 9 天，左右开始出现血压下降，血压 53/39 mmHg（去甲肾上腺素 25 ml/h），予以加用多巴胺持续泵入升高，患者血压仍测不出，00：28 分患者心跳停止、心电图呈等电线，血压及指氧饱和度测不出，瞳孔散大固定、自主呼吸停止，宣布临床死亡。

2.结果解读

重症甲型流感诊断依据：

(1)患者起病初期有发热、咳嗽、伴咽痛、肌肉酸痛等流感症状。

(2)患者为老年人，有肺气肿、支气管扩张、鼻窦炎、天疱疮、类风湿关节炎、腔隙性脑梗死等基础疾病，病情危重。

(3)因实时荧光 RT-PCR 结果显示，甲型流感病毒核酸检测阳性，H1N1 阳性，故最终诊断为甲型 H1N1 流感。

(4)患者否认近期到过活禽市场及活禽类接触史及人感染禽流感患者接触史，故影响了早期诊断。

3.临床解释

原发性病毒性肺炎被公认为是流感最严重的肺部并发症。

H1N1 是一种 RNA 病毒，属于正黏液病毒科。它的宿主是鸟类和一些哺乳动物。几乎所有甲型的 H1N1 病毒已被隔离，野生鸟类出现疾病属罕见。有些 H1N1 病毒引起严重的疾病大多发生于家禽和宠物方面，而人类却很少出现。但经过鸟类和一些哺乳动物的传播和变异，这可能导致疫情或人类流感大面积传播。主要临床症状有发热、恶寒、肌肉酸痛、咳嗽、咽痛、关节痛、乏力等流感症状。甲流的确诊主要是根据流行病学史、临床表现加上实验室病原学检查。即有甲流患者接触史、典型临床症状和甲流 H1N1 流感病毒核酸检测阳性 / 呼吸道病毒标本，分离出甲流病毒 / 双份血清甲流病毒特异性抗体升高。

重症甲型流感高危因素：年龄 <5 岁的儿童（年龄 <2 岁更易发生严重并发症）；≥ 65 岁老年人；妊娠妇女；伴有慢性呼吸、心血管、肾病、肝病、血液系统、神经系统等；免疫抑制。确诊为甲型流感基础上，出现以下情况中的任何一项，被诊断为重症甲型流感：出现低氧血症或呼吸衰竭；感染中毒性休克；合并多脏器功能不全或多脏器功能衰竭。故本病例为重症甲型 H1N1 流感。

参考文献

[1] 伊正君，张红艳 . 临床分子诊断学实验 [M]. 武汉：华中科技大学出版社 ,2014.

[2] 吕建新，尹一兵 . 分子诊断学 [M]. 北京：中国医药科技出版社 ,2010.

[3] 夏邦顺 . 临床分子诊断学 [M]. 广州：中山大学出版社 ,2012.

[4] 中华人民共和国卫生部医政司 . 全国临床检验操作规程 [M]. 南京：东南大学出版社 ,2006.

[5] 温旺荣，周华友 . 临床分子诊断学 (第 2 版) [M]. 广州：广东科技出版社 ,2015.

[6] GHANY M G，NELSON D R，STRADER D B，et al.An update on treatment of genotype 1 chronic hepatitis C virus infection：2011 practice guideline by the American Association for the Study of Liver Diseases[J]. Hepatology，2011，54（4）：1433-1444.

[7] BEINHARDT S,ROTTER K,STATTERMAYER A F,et al. Revisiting thepredictors of a sustained virology response in the era of direct—acting antiviral therapy for hepatitis C virus[J]. Clin Infect Dis，2013，56（1）：118–122.

[8] TSAKOGIANNIS D，GARTZONIKA C，LEVIDIOTOU — STEFANOU S,et al.Molecular approaches for HPV genotyping and HPV-DNA physical status[J]. Exp Rev Mol Med,2017,19（e1）:e1-e20.

[9] POLJAK M，KOCJAN B J，OSTRBENK A，et al. Commercially available molecular tests for human papillomaviruses (HPV): 2015 update[J]. Journal of Clinical Virology the Official Publication of the Pan American Society for Clinical Virology, 2016,76(Suppl 1):S3-S13.

[10] PASQUIER C，SAUNé K，RAYMOND S，et al. Comparison of Cobas HPV and Anyplex Ⅱ HPV28 assays for detecting and genotyping human papillomavirus [J]. Diagn Microbio Infect Dis，2017，87（1）：25–27.

[11]PETTUS J R，WILSON T L，STEINMETZ H B，et al. Utility of the roche robas 4800 for detection of high-risk human papillomavirus in formalin-fixed paraffin-embedded oropharyngeal squamous cell carcinoma[J]. Exp Mol Pathol，2017，102（1）：47– 49.

[12]KO K，YU S，KWON M J，et al. Comparison of advan sure HPV geno blot and hybrid capture 2 assays for detection of HPV infection[J]. J Clin Lab Anal，2017，32（1）:e22161-e22163.

[13]RABAAN A A，ALFARAJ S A，ALKHALIFAH M A． Comparison of the cepheid xpert HPV test and the HC2 high-risk HPV DNA test for detection of high-risk HPV infection in cervical smear samples in SurePath preservative fluid [J]． J Medical Microbio，2018，67（3）：676–680.

[14]RABAAN A A，TAYLOR D R，DAWAMNEH M F，et al． Comparison of xpert HPV and hybrid capture 2 DNA test for detection of high-risk HPV infection in cervical atypical squamous cells of undetermined significance [J]. J Infect Public Health，2017，10（2）:219–223.

[15] 靳大川 , 梁彦玲 , 左雨点 , 等 .HPV 分子生物学检测方法研究进展 [J]. 医学研究杂志 ,2019,48（2）:1-4,82.

[16]SODERBERG-NAUCLER C. HCMV microinfections in inflammatory diseases and cancer [J]. J Clin Virol, 2008, 41（3）：218-223.

[17]GOODMAN A, MURRAY C, WATKINS J, et al. CMV in the gut: a critical review of CMV detection in the immunocompetent host with colitis [J]. Eur J Clin Microbiol Infect Dis, 2015, 34（1）：13-18.

[18]FOWOTADE A, OKONKO I O, AGBEDE O O, et al. High seropositivity of IgG and IgM antibodies against cytomegalovirus（CMV）among HIV-1 seropositive patients in Ilorin, Nigeria [J]. Afr Health Sci, 2015, 15（1）：1-9.

[19]VEMULA SV, ZHAO J, LIU J,et al, Current approaches for diag-nosis of influenza virus infections in humans [J]. Viruses,2016,8（4）:96.

[20] 中华人民共和国国家卫生和计划生育委员会 . 流行性感冒诊疗方案（2018 年版）[J]. 全科医学临床与教育，2018，16（2）：127-130.

[21] 王江 , 徐轶 , 陈俊峰 , 等 . 流感病毒实验室检测方法研究进展 [J]. 中华医院感染学杂志 ,2020,30（2）:308-312.

[22]PETERSON S. Evaluation of 11 commercially available rapid in-fluenza diagnostic tests -United States,2011-2012 [J].AnnEmerg Med,2013,61（5）:573-577.

[23]MERCKX J, WALI R, SHILLER I, et al. Diagnostic accuracy of novel and traditional rapid tests for influenza in fection comparedwith reverse transcript ase polymerase chain reaction: a systematic review and meta-analysis [J] Ann Intern Med, 2017（6）：394-409.

[24] LEE MS, CHANG P C, SHIEN J H, et al. Identification and subtypeing of avian influenza viruses by reverse transcript ion-PCRLJTI[J].Virol Methods, 2001, 97（12）：13-22.

[25]HUANG C，WANG Y，LI X，et al. Clinical features of patients infected with 2019 novel coronavirus in Wuhan, China[J]. The Lancet, 2020, 395(10223)：497-506.

[26]World Health Organization,WHO Director-General's remarks at the media briefing on 2019-nCoV on 11 February 2020[EB/OL]. [2020-2-12].https://www.who.int/dg/speeches/detail/who-director-general-s-remarks-at-the-media-briefing-on-2019-ncov-on-11-february-2020.

[27] 王建军，赵平，吴亮，等 . 新型冠状病毒肺炎实验室诊断技术研究进展 [J]. 中国感染控制杂志 ,2020,19(05) :481-486.

[28] 苏石，李小承，蒿花，等 . 新型冠状病毒的研究进展 [J]. 西安交通大学学报 (医学版) ,2020,41(04):479-482 , 496.

[29] 里进，叶光明，陈良君，等，新型冠状病毒核酸检测假阴性结果原因分析及对策，中华检验医学杂志 ,2020,43(3) :221-224.

[30]WHO.Laboratory biosafety guidance related to the novel coronavirus (2019-nCoV) Interim guidance [EB/OL]. February 2020. https://www.who.int/docs/default-source/coronaviruse/laboratory-biosafety-novelcoronavirus-version-1-1.pdf?sfvrsn=912a9847_2.

[31]CHU D K W，PAN Y，CHENG S M S，et al. Molecular Diagnosis of a Novel Coronavirus (2019-nCoV) Causing an Outbreak of Pneumonia[J]. Clinical Chemistry, 2020, 66(4): 549-555.

[32]CORMAN V M，LANDT O，KAISER M，et al. Detection of 2019 novel coronavirus (2019-nCoV) by real-time RT-PCR[J].Euro Surveill，2020，25(3) :23.

[33] 许金和，王水良，张胜行，等 . 新型冠状病毒核酸检测方法 [J]. 国际检验医学杂志 ,2020,41(17):1-19.

[34] 周刚，李超，郑国栋，等 . 基于实时荧光 RTPCR 的新型冠状病毒的不同标本类型核酸检测 [J]. 分子诊断与治疗杂志 ,2020,12(4) :406-409， 418.

[35]ZHONG L，XIE Y Z，CAO T T，et al . A rapid and cost – effective method for genotyping apolipoprotein E gene polymorphism [J]. Mol Neurodegener，2016，11(1) : 2.

[36] 郑卫东，郑怀竞，杨泽，等 . 通用 TaqMan 探针技术在 apoE 基因 3937T/C 单核苷酸多态性检测中的应用 [J]. 临床检验杂志 ,2004(3) :168-171.

[37] 严冰冰，虞涛，方华红，等 . 应用实时荧光 PCR 分析 apoE3、4 等位基因 [J]. 临床检验杂志 ,2008(3) :197-199.

[38] 林宇峰，张明宏 . 实时荧光 PCR 法检测脑出血患者 ApoE 基因多态性的意义及探讨 [J]. 海峡药学 ,2009,21(12) :69-72.

[39] 张磊，郑芳 . 载脂蛋白 E 基因分型方法学进展及其临床意义 [J]. 中华检验医学杂志 ,2018,41(12) :963-967

[40]HIXSON J E，VERNIER D T . Restriction isotyping of human apolipoprotein E by gene amplification and cleavage with HhaI.[J]. Journal of Lipid Research, 1990, 31(3):545-548.

[41] 鄢盛恺，周新，哈黛文 . 聚合酶链反应限制性片段长度多态性检测载脂蛋白 E 基因型 [J]. 中华医学检验杂志，1997，20(1): 25-28.

[42]YANG Y G ,KIM J Y ,PARK S J，et al . Apolipoprotein E genotyping by multiplex tetra - primer amplification refractory mutation system PCR in single reaction

tube [J]. J Biotechnol , 2007, 131(2): 106-110.

[43] CALERO O , HORTIGüELA R , BULLIDO M J , et al . Apolipoprotein E genotyping method by real time PCR , a fast and cost – effective alternative to the TaqMan and FRET assays [J]. J Neurosci Methods , 2009, 183(2): 238-240.

[44]ZHONG L , XIE Y Z , CAO TT , et al . A rapid and cost – effective method for genotyping apolipoprotein E gene polymorphism [J]. Mol Neurodegener , 2016, 11(1): 2.

[45]KOCH W , EHRENHAFT A , GRIESSER K , et al . TaqMan systems for genotyping of disease - related polymorphisms present in the gene ncoding apolipoprotein E [J]. Clin Chem Lab Med , 2002, 40(11): 1123-1131.

第七章　数字 PCR 技术

第一节　概述

一、数字 PCR 的概念

数字 PCR（digital PCR, dPCR）技术是一种核酸分子绝对定量技术。它将一个荧光定量 PCR 反应体系分配到大量微小的反应器中，在每个微反应器中包含或不包含 1 个或多个拷贝的目标核酸分子（DNA 模板），进行"单分子模板 PCR 扩增"。扩增结束后，通过阳性反应单元（通过终点荧光信号判断）的数目和统计学方法计算原始样本中靶基因的拷贝数。数字 PCR 无须依赖于对照样品和标准曲线就可以进行精确的绝对定量检测。此外，由于数字 PCR 在进行结果判读时仅判断"有 / 无"两种扩增状态，因此也不需要检测荧光信号与设定阈值线的交点，完全不依赖于 Ct 值的鉴定。所以，数字 PCR 反应和结果判读受扩增效率的影响大大降低，对 PCR 反应抑制物的耐受能力大大提高；数字 PCR 实验中标准反应体系分配的过程可以极大程度上降低与目标序列有竞争性作用的背景序列浓度，因此，数字 PCR 技术也特别适合在复杂背景中检测稀有突变。由于数字 PCR 具有比传统荧光定量 PCR 更加出色的灵敏度、特异性和精确性，它在极微量核酸样本检测、复杂背景下稀有突变检测、表达量微小差异鉴定和拷贝数变异检测等方面表现出的优势已被普遍认可，而其在基因表达研究、miRNA 研究、基因组拷贝数鉴定、癌症标志物稀有突变检测、致病微生物鉴定、转基因成分鉴定、单细胞基因表达、NGS 测序文库精确定量与结果验证等诸多方面具有的广阔应用前景，已经受到越来越多的关注。

二、数字 PCR 的发展史

1999 年，Kinzler 和 Vogelstein 等首次明确提出了数字 PCR 的概念，并在 96 孔板和 384 孔板中进行结肠癌的致癌突变基因 *Kras* 的定量分析。数字 PCR 包括 2 个部分，首先，DNA 模板被稀释到平均每 2 个反应孔内有 1 个拷贝的浓度，并在经过优化的实验条件下进行 PCR 扩增；其次，通过加入荧光探针，针对每个孔的荧光信号进行分析，以判断 PCR 扩增产物中是否存在野生型和突变型序列及对应的比率关系。鉴于突变类型的多样化，为简化实验过程，他们设计了 2 种带有不同荧光基团的分子信标探针分别与 PCR 产物杂交，其中一种探针作为对照可以与野生型和突变型 2 种产物杂交，另一种探针只能与野生型序列杂交，通过检测每个孔内的荧光信号就可以得到同一样品中等位基因（野生型与突变型）的数目和比值，并利用统计学方法分析样品间的显著性差异。利用分子信标法进行基因突变分析，通过一对通用引物得到包括野生型和突变型在内的 PCR 产物，再经过不对称 PCR（asymmetric PCR）得到单链 DNA 分子与 2 种荧光分子信标分别杂交，利用荧光颜色区别野生型和突变型，通过具有不同荧光反应单元数量的多少和比率进行分析。Kinzler 和 Vogelstein 的原始"数字 PCR"方法是一项单调乏味、需要手工操作的工作。虽然结果表明数字 PCR 是"一种非常强大、可信和准确的"稀有突变检测方法，但它也是劳动密集型的技术，难以广泛应用。

2003 年，Dressman 等提出了一种基于磁珠和微乳液的固相数字 PCR 方法——BEAMing 技术基于 4 个主要组分——珠子（beads）、乳浊液（emulsion）、扩增（amplification）与磁性（magnetics）。BEAMing 技术将 DNA 模板与连接引物的磁珠以极低的浓度（比如单拷贝）包裹在油水两相形成的纳升至皮升级液滴中进行 PCR 扩增，扩增产物富集在磁珠表面，破乳收集后进行检测分析，其具体步骤如下：

（1）将链霉亲和素与磁珠共价结合，并在磁珠表面包被一层生物素化的寡核苷酸。

（2）将包含磁珠和 DNA 模板及 PCR 扩增所需成分的水溶液与油相混合搅拌，制备出微乳液。

（3）当磁珠与 DNA 模板在一个微乳滴中同时存在时，磁珠表面结合的寡核苷酸将作为引物参与 PCR 扩增，野生型和突变型 DNA 模板将在磁珠表面进行复制。

（4）扩增结束后进行破乳，利用磁性分离纯化磁珠。

（5）变性后，将磁珠孵育在能够区分不同 DNA 模板序列的寡核苷酸探针中，然后利用荧光标记的抗体对磁珠上结合的杂交探针进行标记，可以使含有 PCR 扩增产物的磁珠在激光激发后能够发出红色或绿色荧光。

（6）最后利用流式细胞术对磁珠进行荧光计数。

随后，Vogelstein 等对 BEAMing 技术进行了适当调整，以满足低丰度基因突变检测与定量分析的需求。首先对血浆中分离和纯化的 DNA 片段进行预扩增反应，并在扩增引物中加入已知的标记序列，完成目的基因片段的富集与标记，然后依次进行乳化、磁珠表面的扩增和破乳及磁珠富集等过程，最后通过单碱基延伸完成荧光的标记并利用流式细胞术对磁珠进行荧光统计分析。

BEAMing 技术可以通过固液分离除去多余荧光探针，从而降低背景荧光的信号干扰，而且可采用普通荧光探针代替高成本分子信标和 TaqMan 探针，降低实验成本，因此具有三大应用优势：首先，在常规实验室条件下，能够评估（定量分析）数以万计的 DNA 分子，而且可以根据实验需求调整磁珠浓度以获取更高的检测灵敏度；其次，特异的突变可以通过流式细胞仪进行分离筛选以供后续分析和研究；最后，对特定组织或人群中罕见的突变，以及一般基因序列或转录产物的变异，都可以提供相应的鉴别和定量分析。但是该方法需要将单个目标分子与单个磁珠包裹在同一液滴中，增加了操作的复杂性和难度，需要进行大量条件优化实验，而且略显粗糙的乳化方式使得液滴尺寸的均一性较差，限制了检测准确度的进一步提高。总体来说，数字 PCR 技术的原理非常简单、其基础就在于通过样品分散（divide）实现每个反应单元中单分子级别的核酸扩增。尽管数字 PCR 技术具备广阔应用前景，但受限于当时的技术条件，早期的数字 PCR 多采用 96 孔板、384 孔板作为分散反应的载体，但是数字 PCR 的灵敏度和准确度很大程度上取决于反应单元的总数，因此，采用普通的 96/384 孔板进行分析不仅在分散程度和数据群体的体量上无法进一步提升，而且会产生很高的试剂成本，严重限制了数字 PCR 技术的发展。2008 年，德国 Inostics 推出基于磁珠法乳浊液扩增和流式检测方式的 BEAMing 数字 PCR 检测服务，但这些方法无论在分散程度和数据群体的体量上都无法达到更加精细的要求，时间和耗材成本严重限制了数字 PCR 技术的发展。

随着纳米制造技术和微流体技术（nanofabrication and microfluidics）的发展，数字 PCR 技术遇到了突破技术瓶颈的最佳契机。1997 年，Kalinina、Brown 和 Silver 使用纳米级芯片进行单克隆模板 PCR 扩增，获得了美国专利，更重要的是这种采用"电浸润法"进行纳米级芯片制造技术一经显露雏形，便大获成功。2006 年，Fluidigm 公司推出了第一台商业化的基于芯片的商品化数字 PCR 系统，Fluidigm 的 IFC 平台使用物理矩阵的策略，他们的 qdPCR 37K 系统"集成流路"利用该公司的微流控专长，可将 48 个样品逐个分布在 770 个微反应单元中（每个样品能够分散在多组微反应单元中提高正确率，最多可达 37000 个）。伴随二代测序技术发展起来的"油包水 PCR"技术，可以一次生成数万乃至数百万个纳升甚至皮升级别的单个油包水微滴，可以作为数字 PCR 的样品分散载体。液滴数字 PCR 源于乳液 PCR（emulsion PCR）技术，即将 DNA 模板与连接引物的磁性微球以极低的浓度（比如单拷贝）包裹于油水两相形成的纳升至皮升级液滴中进行 PCR 扩增，扩增后的产物富集在磁性微球上，收集破乳后进行测序。通过油水两相间隔得到的以液滴为单位的 PCR 反应体系，比微孔板和 IFC 系统更容易实现小体积和高通量，而且系统简单、成本低，因此成为理想的数字 PCR 技术平台。QuantaLife 利用油包水微滴生成技术开发了微滴式数字 PCR 技术，这也是最早出现的相对成熟的数字 PCR 平台，在运行成本和实验结果稳定性方面都基本达到了商品化的标准。2011 年，QuantaLife 公司被 Bio-Rad 公司收购，其微滴式数字 PCR 仪产品更名为 QX100™ 型号仪继续在市场上销售，这个早期型号为数字 PCR 概念的普及和应用领域的拓展发挥了重要作用。2013 年，该公司又推出了升级型号 QX200™。2012 年，RainDance 公司推出 Raindrop™ 数字 PCR 设备，这个设备将其原二代测序文库制备平台技术平移到数字 PCR 技术平台，在高压气体驱动下，将每个反应体系分割成包含 100 万至 1000 万个皮升级别微滴的反应乳液，该公司的创始人、Darren Link 表示这种超高的微滴数目可以为用户提供更高的检测动态范围，适用于处理更大浓度差异的不同样品。2013 年下半年，Life technologies 推出了 QuantStudio 3D 数字 PCR 系统。采用高密度的纳米流控芯片技术，样本均匀分配至 20 000 个单独的反应孔中。在整个工作流程中，样本之间保持完全隔离，可以有效地防止样品交叉污染，减少移液过程，简化操作步骤。同时芯片式设计避免了微滴式系统可能面临的管路堵塞问题。

三、数字 PCR 技术的原理

通常人们用两个比喻来解释数字 PCR 的原理，一是将数字 PCR 理解为"大规模平行荧光 PCR 扩增"，即分散成无数个独立反应单元的定量 PCR 反应，可以实现单分子意义上的绝对定量检测；另一个是将数字 PCR 采用的策略简单地理解为"分而治之"（divide and conquer），即对每个模板分子分别进行"单分子模板 PCR 扩增"。事实上两种理解方式是一致的，数字 PCR 的过程至少要包含 3 个主要环节：样本的分散、PCR 扩增、荧光信号的采集与数据分析。即将 1 个样本稀释并分成数百个甚至数百万个独立的反应单元，使每个反应单元中包含或者不包含 1 个或多个拷贝的目标分子（DNA 模板），进而对所有独立的反应单元进行平行扩增，扩增结束后读取各个反应单元的阴性或阳性荧光信号并进行统计学的分析，就可以计算出原始样本的模板拷贝数，而这个可以实现确定量的统计学原理和计算方法就是泊松分布。数字 PCR 一般需要将高度稀释的样本分散到成千上万个等体积的反应单元当中，然后在最佳的反应条件下对大量反应单元中的 DNA 进行 PCR 扩增。数字 PCR 采用终点定量的方法进行分析，就是在扩增结束后对每个反应单元释放的荧光信号强度进行逐个检测分析。假设含有目标 DNA 的反应单元扩增后其荧光信号强度达到一定水平，该反应单元可视为阳性。DNA 含量为零的反应单元几乎检测不到荧光信号，视为阴性。因此在数字 PCR 核酸定量时，只需要通过阴性单元的比例即可确定反应单元的平均核酸拷贝数，即可实现 DNA 的精确定量。数字 PCR 的原理决定了它可以直接计算目标序列的拷贝数，无须依赖于对照样品和标准曲线就可以进行精确的绝对定量检测，提高了实验结果的准确性。在实际数据分析过程中，会出现包含不止一个模板的反应腔，需要用泊松分布修正补偿阳性单元数进而得到实验结果。相对于实时定量 PCR，数字 PCR 实验从流程上多了样品分散的过程，这正是数字 PCR 的关键，即通过样品分散后独立扩增，将弱信号从背景信号中分离出来。由于在样品分散环节存在技术瓶颈，商业化数字 PCR 仪器推出时间不长，现在已经具有应用价值的数字 PCR 主要包括芯片式数字 PCR（chamber based digital PCR，cdPCR）和微液滴式数字 PCR（droplet digital PCR，ddPCR）。这两种数字 PCR 技术均在完成数十次聚合酶链反应热循环核酸扩增后采用终点检测手段，并结合泊松分布获得原始样本的统计学结果。最新的数字 PCR 技术具有以下优势：①反应单元体积可微量化至 5 pl；②反应单元自动化划分；③反应单元数量已经可以达到数百万个。一般而言，数字 PCR 仪器可以通过芯片或液滴（油包水）的方式实现反应单元的划分。

(一) 芯片式 PCR 检测方法

在微小容积的固体反应腔中完成扩增，可以对每个单元进行实时或终点荧光分析。数字 PCR 并不要求检测单个反应腔体的实时扩增曲线，但实时监测有助于用户在数据深入分析时了解扩增过程中的细微差别。芯片式检测方式与实时定量 PCR 一样可以全自动并行分析多个样本，但是单个芯片上的有效反应腔数量一般只有数千个，远少于液滴式。因此，芯片式数字 PCR 的动态范围相对于液滴式较窄。所以根据实验进行数字 PCR 滴定实验或 PCR 分析可以得到初始样本的大致浓度范围，这对于实现预期的检测精确度是很有必要的。

(二) 液滴式 PCR 检测方法

将样本分散成油包水的反应单元，之后对每个反应单元进行实时或终点荧光分析。这种方式可以简单有效的制成成千上万个液滴式反应腔，且经济实惠。从理论上来讲，反应腔的数量决定了仪器的动态范围及在给定浓度下的检测精度。在某一给定精度下，仪器动态范围越大，微滴式数字 PCR 检测的样本浓度范围就越大，这需要综合考虑技术的复杂性和 PCR 样品需求问题。商业化仪器的检测数据通常是以一维或二维散点图表示各个反应腔中的液滴及其经过单重或双重数字 PCR 后的荧光强度来实现的。虽然这种数据形式不同于常见的实时扩增曲线，但却为实验研究提供了有效信息。选择哪一种样本划分形式更好，这取决于实际应用，需要详细评估其通量、动态范围、检测精度及检测预算。

四、数字 PCR 技术的实验操作

(一) 数字 PCR 的实验条件

当采取不同系统进行数字 PCR 实验时，其实验操作流程和基本过程类似。需要准备专供数字 PCR 使用的成套试剂和溶液，用来减少或避免外源 DNA 对模板 DNA 样品的潜在污染。所使用的所有仪器和耗材应该经高温灭菌、高温干燥处理，所有的试剂应保证不含有 DNase 和 RNase。数字 PCR 反应的成分与荧光定量 PCR 类似，主要含有以下几种：待扩增的模板 DNA、用来扩增模板的特异性寡核苷酸引物、耐热 DNA 聚合酶、4 种三磷酸脱氧核糖核苷酸（dNTP）底物、二价金属阳离子 Mg^{2+}、TaqMan 探针或荧光染料及 PCR 缓冲液（包含一价阳离子、二价阳离子、表面活性剂等组分）等。

1. PCR 模板

模板是待扩增的核酸序列。基因组 DNA、质粒 DNA、噬菌体 DNA、预先扩增的 DNA、cDNA 和 mRNA 等，几乎所有的 DNA 和 RNA 都能作为 PCR 反应的模板。

模板核酸的量、完整度和纯化程度是 PCR 成功与否的关键环节之一。核酸的纯度越高，杂质越少，用于 PCR 反应的效果越好。另外，DNA 的完整度和用量也很重要，在一定的 DNA 浓度下，DNA 完整性越高，有效模板数量越多，扩增的效果也越好。尽管模板的长度不是 PCR 扩增的关键因素，但小片段模板的 PCR 效率要高于大片段分子。

2. 引物

引物是指人工合成的用于特异性结合待扩增的靶 DNA 序列，引发新 DNA 合成的短的单链 DNA 片段，通常分别取自靶 DNA 序列 2 条链的 3' 端，长度 16~25 nt 的单链 DNA 片段。PCR 产物的特异性取决于引物与模板 DNA 特异性识别与结合的程度，因此引物是 PCR 反应特异性的关键。理论上，只要依据任何一段已知的 DNA 序列，都能按照碱基互补配对的原则设计出引物，再利用 PCR 对其进行大量扩增。但实际上，DNA 上的有些区域是不能用来设计特异性引物的。

3. 耐热 DNA 聚合酶

目前主要有两类耐热 DNA 聚合酶，一类是从栖热水生杆菌（嗜热和高度嗜热的真细菌或嗜热古细菌）中提取的纯天然酶，另一类为大肠埃希菌合成的基因工程酶。耐热 DNA 聚合酶具有很好的高温耐受性，在高达 95℃ 的温度下不失活，并能承受多次升降温过程其活性并不减弱。同时，耐热 DNA 聚合酶的最适催化温度为 70~80℃，此时引物与模板结合的特异性好，产物纯度高。目前在数字 PCR 中，Taq DNA 聚合酶因其具有高热稳定性、高催化活性、反应的保真性、反转录活性及非模板依赖的聚合活性被广泛应用。

4. 脱氧核苷三磷酸

数字 PCR 反应体系中包含有 4 种等物质的量浓度的脱氧核苷三磷酸（deoxyribonucleoside thphosphate,dNTP），它们分别是腺嘌呤脱氧核糖核苷三磷酸（dATP）、鸟嘌呤脱氧核糖核苷三磷酸（dGTP）、胞嘧啶脱氧核糖核苷三磷酸（dCTP）和胸腺嘧啶脱氧核糖核苷三磷酸（dTTP），PCR 的扩增效率与 dNTP 的质量和浓度有着密切的联系，如果保存不当容易失去生物学活性。dNTP 要有一定的浓度，在数字 PCR 反应体系中，每种 dNTP 的浓度一般为 200~250μmol/L.浓度过低不利于 PCR 反应进行，降低了 PCR 产物的产量；浓度过高（>4mmol/L）时，dNTP 能与 Mg^{2+} 结合，使游离的 Mg^{2+} 浓度降低，对扩增反应有抑制作用。并且每一种 dNTP 的浓度应该相当，如果其中一种浓度不同于其他几种时（偏高或偏低），PCR 产物的错配概率就会增加。

5. 二价金属阳离子

所有热稳定的 DNA 聚合酶都要求含有游离的二价阳离子。常用的二价阳离子有 Mg^{2+} 和 Mn^{2+}，前者性能优于后者。由于 dNTP 和寡核苷酸都能结合 Mg^{2+}，因而反应体系中阳离子的浓度必须超过 dNTP 和引物来源的磷酸盐基团的浓度。另外，Mg^{2+}

浓度还影响引物的退火、模板与 PCR 产物的解链温度、产物的特异性、引物二聚体的生成等。同样的，大剂量的螯合物（如乙二胺四乙酸）或负离子基团（如 PO_4^{3-}）可以与 Mg^{2+} 结合，降低游离的 Mg^{2+} 浓度，因此螯合剂和负离子基团切勿过量。

6. TaqMan 探针或荧光染料

数字 PCR 普遍使用 TaqMan 探针或荧光染料作为荧光信号产生的方式。根据商业化仪器的不同要求合理选择使用荧光染料或 TaqMan 探针，比如 QX100（Bio-Rad）仅可以使用 TaqMan 探针作为荧光信号的产生方式，QX200 及其他种类的商业化数字 PCR 两者均可以使用。荧光染料的使用不仅极大地降低了检测成本，并且大大增加了实验设计的多样性，通过使用荧光染料已经轻松实现了核酸的多重定量检测。对于染料的选择，主要使用 EvaGreen 作为荧光染料，可以在推荐的浓度下高灵敏地扩增出目标序列。同时 PCR 抑制性极小，能和快速 PCR 兼容，适合 PCR 后的高分辨熔解曲线分析（HRM），兼容多重 PCR 扩增，具有超强的稳定性及良好的实验安全性。TaqMan 探针法是高特异性的定量 PCR 技术，其核心是利用热启动的 DNA 聚合酶的 3' 外切酶活性使探针水解进而产生荧光信号。由于探针与模板的特异性结合，所以光信号的强弱就代表了模板的浓度。对于 TaqMan 探针作为荧光信号产生方式而言，其设计方法和传统 PCR 方法相同。对于目标序列较短的位点，可以采取 TaqMan MGB 探针设计的办法，使探针的设计长度大大缩短，同时具有很高的退火温度和检测的特异性。TaqMan MGB 探针在设计时，猝灭基团使用非荧光猝灭基团（non-fluorescent quencher），本身不产生荧光，可以大大降低本底信号的强度。同时探针上还连有小沟结合物修饰基团，可以将探针的 Tm 值提高 10 倍左右。因此，为了获得同样的 Tm 值小沟结合物探针可以比普通探针设计得更短，既降低了合成成本，也使得探针设计的成功率大幅提高。因此，在模板的 DNA 碱基组成不理想的情况下，短的探针比长的更容易设计。实验证明，TaqMan 小沟结合物探针对于富含 A/T 的模板可以区分得更为理想。

7. 反应缓冲体系

数字 PCR 扩增反应依赖于一个相对稳定的反应缓冲体系，其中包括 pH 值、盐离子浓度等。对于数字 PCR 需要将样品分散的特殊要求，体系中还应该包括表面活性剂用来维持样品细分后独立反应体系的稳定。

（二）数字 PCR 的操作流程

不同商业化数字 PCR 设备的操作略有不同，以下以微滴式数字 PCR 举例说明。

（1）打开微滴式数字 PCR 系统电源，预热至少 30 min 后打开电脑和实验软件。

（2）配制 20 μl 探针法定量反应体系，选用适宜的探针法预混液（注：RNA 作为模板时选择 One-Step RT-dPCR Kit for Probes），推荐终浓度为 900 nmol/L 上下游引物及 250 nmol/L TaqMan 探针，振荡混匀，离心除气泡，注意 20μl 体系中所加样本核酸含量不要超过规定检测范围（1～100 000 拷贝片段化核酸或者 1～20 000 拷贝完整基因组 DNA）。如果所需完整的人类基因组 DNA 没有超过 66 ng/20 μl，可提前用限制性内切酶处理样本从而提高检测浓度。另外，用质粒作为模板时建议酶切以消除复杂结构，做 CNV 实验时必须对 DNA 模板进行酶切。

（3）配制 20μl 染料法定量反应体系，选用 QX200 数字 PCR EvaGreen Supermix，推荐终浓度 100 nmol/L 引物，单孔模板检测范围为 1～100000 拷贝片段化核酸或者 1～20000 拷贝完整基因组 DNA，其他操作与探针法相同。

（4）将一个液滴生成芯片放入液滴生成仪器中，放置过程中注意方向。

（5）将 20μl 样品反应体系加入液滴生成芯片中间一排的 8 个孔内，不足 8 个样品时用稀释 1 倍的 20ul 空白缓冲液补足 [探针法和染料法用不同的空白缓冲液（不含酶和 dNTP）]，建议使用 Rainin 的 8 通道 20μl 排枪和 20μl 枪头（不能用 200μl 枪头），加样时枪头接近孔一侧底部，与侧壁成约 15°，缓慢打出液体，打出一部分后慢慢提升枪头位置再打出余下液体，不要将移液器按至超过第一档位置以免引入气泡。

（6）在液滴生成芯片最底下一排 8 个孔中各加入 60μl 液滴生成油（droplet generation oil）。探针法与染料法用不同的生成油，同样不能有空着的孔。

（7）盖上胶垫，注意两边的小孔都要钩牢。将液滴发生卡轻轻地平稳放置于液滴生成仪中，开始生成液滴。注意仪器上指示灯状态，一般约 2 min 完成。

（8）液滴生成于液滴生成芯片最上面一排孔内，建议使用 8 通道排枪和 200μl 枪头小心缓慢吸取，调整吸取体积为 40μl，将液滴产生卡托盘放平，枪头以与孔壁成 30°~45° 放入，轻触孔底，约 5s 吸取 40μl，再缓慢地注入 96 孔板相应位置孔内（约 5s），枪头贴近孔壁接近孔底，注意防止乳液挥发，每次弃去已使用过的液滴生成芯片和胶垫。

（9）乳液转移至 96 孔板后，将热封膜有红线标记的一面（反光亮面）朝上置于 96 孔板上并固定好，用预热好的 PX1 热封仪对其进行封膜，推荐的运行程序为：180℃，5s，需确认各样品孔是否密封好，一般情况下无须颠倒方向进行二次封膜。

（10）封膜之后应该在 30 min 内进行 PCR 反应，或者放于 4℃ 冰箱 4 h 之内进行 PCR，可在任意一台 96 孔 PCR 仪上完成，注意升降温速率不高于 2.5℃ /s。

（11）将之前完成 PCR 的 96 孔板放入样品板托盘中组装好，注意板斜角方位。

（12）组装好之后平稳放入液滴读取仪中。

（13）打开数据处理软件，建议每次实验之前做一次普通清洗（flush system），若 1 周以上未使用建议先做一次彻底清洗（prime）。之后对 96 孔板中样品信息进行设置（step），主要是提供实验名称、实验类型（ABS、CNV、RED）及探针信息等，完成后即可运行程序（run），结束后结果会被自动分析（analyze），人工核实修正后保存结果，即完成了一次数字 PCR 实验。

(三) 数字 PCR 的实验参考因素

1. 关于绝对定量

数字 PCR 中的"绝对定量"是指通过统计阳性反应单元相对于全部反应单元的比例及反应体积来确定目标浓度。如果样本被充分稀释，那么大多数的反应单元不会包含样本，而包含样本的反应单元则很有可能只包含单分子样本。如果样本稀释不够，同一个反应单元中同时出现不止一个样本分子的可能性就会增加。当反应腔中样本分子不止一个时，在反应腔中的分布近似服从泊松分布，因此，我们可以利用泊松分布对测定结果进行修正。数字 PCR 检测的动态范围可以超过分析反应单元的数量，但检测精度会相应降低。与之相反的是，qPCR 的检测精度在低丰度时会显著降低。虽然不依赖校准曲线就可以对核酸精确定量是数字 PCR 的主要优势，但数字 PCR 的检测精度还受到其他因素的影响。数字 PCR 只检测样本扩增后的拷贝数，核酸序列降解、扩增反应抑制及低丰度样本难以检测都有可能会影响检测的结果，高的目标分子丢失率在需要绝对计数时就要校正控制。影响样本扩增的其他因素还包括 DNA 完整性 (比如片段长度)、化学改性 (甲醛溶液) 和变性状态 (单链或双链) 等，当测定 RNA 含量时，反转录的有效性也是关键因素。

2. 关于精密度

精密度表示在一定测量条件下，对某一样本的多次测量中各观测量值之间的离散程度，在数学上通常表示为在规定实验条件下的标准偏差 (SD)、方差 (D) 或变异系数 (CV)。数字 PCR 比 qPCR 更精确，这种精度在低浓度下依旧适用。在复杂背景环境下，不依赖于标准曲线而能够高精度地测定极低浓度特定 DNA 序列，这对数字 PCR 而言是巨大优势。然而，数字 PCR 检测的绝对精度受限于有效反应单元数量，同时依赖于每个单元中的分子数 (由初始样本浓度及其预处理方式决定)。此外，数字 PCR 获得最高精度的最佳浓度约为每个反应单元中含有 1.59 个分子。因此，为了获得最高精度，就需要事先估计样本的浓度。

3. 减少对抑制因子的敏感性

数字 PCR 对于抑制因子比 qPCR 更具耐受性。数字 PCR 不依赖于扩增曲线，而 qPCR 中的扩增曲线则会受到抑制因子的影响。但是，数字 PCR 仍旧对大量的抑制因子很敏感，这可能是引物也可能是其他的反应物造成的。特别是需要对样本精确定量检测时，必须设计对照实验保证在数字 PCR 中抑制因子不会影响检测结果。

4. 反应最佳条件

数字 PCR 依赖于大量单分子样本的扩增，其检测需要在精心的实验设计及最佳的实验条件下进行。数字 PCR 实验设计需要考虑的问题与 qPCR 类似，具体包括生物信息学上的引物特异性筛选 (如 BLAST)、避免产生引物二聚体和二级结构及非特异性扩增产生假阳性信号的问题。虽然许多商业化 qPCR 实验都优化得很好，但这对于要重新设计实验的用户而言是不够的。下面给出 qPCR 检测中达到了良好实验效果的设计。

（1）退火温度梯度变化能够用于优化阳性反应与阴性反应之间的差别。

（2）对于结构复杂的模板，增加循环次数也许是很有必要的，如完整的质粒 DNA。

（3）对样本浓度、反应速率及检测灵敏度进行初步评估有助于提高数字 PCR 实验的稳定性。

人们期望这些实验设计在数字 PCR 检测中也能取得同样效果，但这种设想应当进行实验验证。

（四）数字 PCR 的结果解读

1. 基于泊松模型的核酸定量原理

传统的实时荧光定量 PCR 是在扩增过程中实时检测双链 DNA 结合染料 / 探针后产生的荧光信号，求得荧光扩增曲线达到设定的荧光阈值（threshold）时的循环次数（Ct），然后将 Ct 值与标准品的定量曲线相比对，最终确定起始模板中的核酸含量。不同于实时荧光 PCR，数字 PCR 在定量过程中不再依赖实时荧光曲线和标准曲线，而是利用泊松概率模型还原高度稀释的样本起始 DNA 模板浓度。数字 PCR 在实验时往往利用"油包水"液滴或微孔芯片将高度稀释的核酸分子分散到成千上万个等体积的反应单元当中，由于样本浓度较低，因此每个单元中核酸数目很少。然后在最佳的反应条件下对大量反应单元中的 DNA 进行 PCR 平行扩增。数字 PCR 采用终点定量的方法进行分析，就是在扩增结束后对每个反应单元的荧光信号强度进行逐个检测分析。尽管荧光信号的检测方式有芯片面阵式和液滴流式，但其定量原理都是一样的。含有目标 DNA 的反应单元扩增后其荧光信号强度达到一定水平，该反应单元可视为阳性（positive）。DNA 含量为零的反应单元几乎检测不到荧光信号，视为阴性（negative）。如果样本在定量之前被充分稀释，以至于大部分单元只含有 1 个或 0 个起始模板，则通过统计阳性单元的个数即可计算出起始模板浓度。实际操作中，阳性反应单元常含有不止一个起始 DNA 模板，因此仅仅通过统计阳性单元数量来确定起始模板浓度有较大的误差，数字 PCR 利用泊松概率分布对起始模板浓度进行定量。

2. 反应单元阴阳性的界定

数字 PCR 往往利用探针或染料对扩增产物进行标记，然后根据每个扩增单元的荧光强度统计出阴阳性液滴的数量，最后结合泊松概率模型推导起始模板浓度。基于流式荧光检测的 ddPCR 所获取的荧光数据，往往会按时序给出液滴荧光强度的一维点图。在很多 ddPCR 实验结果中，阳性和阴性液滴簇群之间并不存在泾渭分明的分界线，因此如何界定反应单元阴阳性是数字 PCR 研究的重要内容。已有商用数字 PCR 仪器如 Bio-rad 的 QX200™ 在阴阳阈值设定时可以采用手动输入或自动设置，手动设定阈值无疑有较大的随机性，阈值自动设定的算法却并未充分公开。尽管如此，目前已有科研人员开发了开源程序来处理阴阳性界定问题，下面介绍一种数据后续处理方法——Definetherain。

Bio-rad 的液滴式数字 PCR 系统在数据分析环节采用软件 QuantaSoft 确定液滴阴阳性时，需要首先根据实验结果确定一个荧光阈值，所有荧光信号大于该阈值的液滴即被视为阳性。研究人员可以根据经验手动设置阈值大小或者采用系统推荐的默认值。例如，在 QuantaSoft 软件的 "Rare event detection" 模块中，系统的默认阈值明显靠近阴性液滴簇群，这种阈值设置会把模糊区的液滴数目计为阳性，进而有可能出现假阳性。对于阳性液滴占多数的样本中，假阳性的影响可能比较有限；但对于低浓度样本中，假阳性的影响会更严重。Definetherain 作为公开免费软件包提供了不同于 QuantaSoft 软件的数据处理方法，读者可访问网址 http://www.definetherain.org.uk 以使用该软件。Definetherain 首先需要通过拷贝数已知的对照样本的荧光信号作为参考，结合 k 最近邻算法（k-nearest nighbour algorithm）分别确定有效阳性和阴性液滴簇群的荧光强度均值 Mp、M_N 及荧光强度的标准差 SDp、SD_N。在随后的样本检测中，如果液滴荧光强度 F 满足 $M_N+3SD_N<F<_{Mp}.3SDp$，则该液滴划归 rain 区。对于 rain 区中的液滴，在后续数据处理中直接将它们排除。Definetherain 中的反应单元阴阳性界定方法在测量重复性和精确度方面相对 QuantaSoft 分析方法有相对优势，是一种有效的数字 PCR 后续结果分析方法。

第二节　临床应用

（一）数字 PCR 在基因组学研究中的应用

1. 基因表达分析

通过基因表达分析不仅可以判断生物体生理病理的变化，而且对药效评价、临床伴随诊断、液体活检等精准医学领域前沿研究和生物医学等多领域检测应用具有重大意义。数字 PCR 提供了比实时荧光定量 PCR 更精确的基因差异表达研究手段，特别适合靶基因表达差异微小或表达水平低的情况，以及等位基因的不平衡表达，单细胞基因表达分析等。数字 PCR 几乎不受 PCR 扩增效率差异的影响，消除了样品本身及核酸提取过程中引入的 PCR 抑制物对基因表达分析的干扰，使得结果更加真实可信。这让研究者不仅可以直接对不同基因的表达水平进行比较分析，还可以更加深入洞察基因的生理功能和相互间的联系。目前对于低丰度目标序列的检测，定量 PCR、分子杂交、毛细管测序及 NGS 等方法都容易受到背景 DNA 的干扰，使得检测灵敏度及精确度都达不到准确定量的要求（如实时荧光定量 PCR 检测中样本 Cq 值 >30 的情况下，其数据精确度和重复性都急剧下降）。而数字 PCR 技术通过对样本离散化处理，使得稀有的核酸序列与大的背景 DNA 分开，提高了其相对含量，进而提高了检测的灵敏度及重复性。此外，数字化终点荧光检测方式和分子计数的定量手段，还提高了数字 PCR 对于抑制剂的耐受程度，因此可应用于多种复杂体液样品（如血液、尿液、粪便、痰液、脑脊液等）中肿瘤核酸标志物的检测。一般而言，毛细管电泳和实时荧光定量 PCR 的检测灵敏度为 0.1%~1%；NGS 的灵敏度可达 10%；而数字 PCR 的检测灵敏度可达 0.0001%~0.001%。本部分首先对数字 PCR 和荧光定量 PCR 检测重复性误差进行对比实例分析。然后选择慢性髓系白血病（chronic myelogenous leukemia, CML）、高血压的血压自动调节机制、抗癌药物作用靶蛋白基因表达及等位基因不平衡表达对数字 PCR 在基因表达分析中的应用进行介绍。

多项研究表明，实时荧光定量 PCR 在检测临床样品中低丰度的巨细胞病毒（cytomegalovirus, CMV）和人类免疫缺陷病毒（HIV）时，其 CV 值可以达到 20%~30% 甚至更高。有效区分检测结果的变化是源于样品的生物学差异还是方法学的固有偏差，对于治疗方案的选择和制订是非常重要的，这需要在不同实验室间及同一实验室内对原始样本进行多次检测。Strain MC 等对 150 份 HIV 感染的患者样品中 HIV 的 *pol* 基因及 2-LTR 序列分别采用 qPCR 和数字 PCR 进行了分析比较。结果显示，对于 *pol* 基因，数字 PCR 结果的偏差相对于 qPCR，下降至后者的 1/4；对于 2-LTR 序列，数字 PCR 结果的偏差下降至后者的 1/20。对于 CMV 的比较分析显示，在 4log10 copies/ml 浓度条件下，数字 PCR 的 CV 值相较于 qPCR 下降至后者的 1/4，在 3log10 copies/ml 浓度条件下，数字 PCR 的 CV 值相较于 qPCR 下降至后者的 2/3。实验结果表明，数字 PCR 相对于 qPCR 具有更低的检测偏差和更好的重复性。

伊马替尼可以有效帮助很多 CML 患者获得长期生存，其疗效与 *BCR-ABL1* 融合基因转录产物的表达量有关。来自芝加哥大学的 Jennings L J 等采用一步法 ddPCR 对 CML 患者的 *BCR-ABL1* 融合基因转录产物进行测定，数据显示检测结果的检出限可达 0.001%，表明数字 PCR 在检测痕量样本方面具有明显优势。

大脑血管平滑肌细胞能表达有效的血管舒张因子——降钙素基因相关肽（CGRP）和肾上腺髓质素（AM）及相应受体（降钙素受体样受体 Calclr）、受体修饰蛋白（RAMP1/2），但是它们在高血压中脑血压自动调节的作用还不甚明了。瑞士的科学家 Wang、Zhenghui 等发现在平滑肌细胞中过量表达 Calclr 的高血压鼠（CLR-tg，其脑血管系统对 CGRP 和 AM 的自然敏感性更高），其脑血管表现出更好的血压下调活性（相对高血压野生型对照组）。与对照组相比，这伴随着 CLR-tg 鼠大脑中 CGRP 结合位点的增加，但 AM 结合位点数量保持不变。研究人员通过 ddPCR 发现无论是 CLR-tg 鼠还是出现高血压的野生型鼠中，RAMP-1 的表达没有受高血压影响，而两组鼠中 RAMP-2 的表达显著降低了 65%。此外，仅在高血压野生型中检测到 Calclr 表达降低了 70%。值得注意的是文中通过 NRT（no reverse transcription）对照和 gDNA 对所用引物探针进行了测试，未经反转录的 RNA 和 gDNA 均不会产生阳性微滴，排除了

gDNA 对表达量检测的影响。这是很严谨的符合 MIQE 和 dMIQE 的质量控制方法。

5- 氟尿嘧啶（5-fluorouracil，5-FU）作为一种抗癌药物，是一类胸苷酸合成酶抑制药，是尿嘧啶 5 位上的氢被氟取代的衍生物，可以影响 DNA 的合成。此外，5-FU 在体内可转化为 5- 氟尿嘧啶核苷，对其他各期细胞也有作用。南非开普敦大学 Vinayak Singh 等通过化学遗传学和生物化学分析的方式对于抗癌药物 5-FU 应用于结核分枝杆菌（mycobacterium tuberculosis, MTB）的作用机制进行探索。研究人员的实验结果表明 5-FU 抗性的产生与 upp 或者 pyrR 突变有关。为了探讨 5-FU 抗性对 pyrR 及嘧啶生物合成酶 *PyrB*、*PyrC*、*CarA*、*CarB* 和 *PyrE* 编码基因表达水平的影响，研究人员使用了数字 PCR 对这些转录因子进行了定量分析。在 MTB 中发现的 5-FU 介导的代谢变化与 5-FU 掺入到 RNA 和 DNA 中的变化是一致的，5-FU 处理过的细胞内分枝酸——阿拉伯半乳糖肽聚糖（mycolylarabinogalactan peptidoglycan）含量会减少，检测结果和测序结果一致。

来自丹麦的科学家 S.Djurisci 等使用数字 PCR 平台对等位基因不平衡表达进行了初步的探讨，针对人白细胞抗原 -G（human leucocyte antigen-G，HLA-G）14 bp 的插入 / 缺失位点等位基因不平衡性提供了精确的分子证据。HLA-G 是位于人第 6 号染色体短臂上的一群紧密连锁基因群，属于人类一种非经典的主要组织相容性复合体（major histocompatibility complex, MHC）的 I 类分子，选择性高表达于母胎界面绒毛外滋养细胞。在该研究中，研究人员使用数字 PCR 平台对 HLA-G 14 bp 插入 / 缺失位点多态性进行了灵敏且精确的分析。在对杂合样本 RNA 进行分析时，研究人员发现 HLA-G 14 bp 插入 / 缺失位点等位基因不平衡性与 HLA-G 在初级绒毛滋养细胞表面表达量降低有关。数字 PCR 平台可以对基因拷贝数进行精确定量，且能高灵敏度区分核苷酸多态性。研究人员将其与 HLA-G 在初级绒毛滋养细胞表面的表达联系起来，为妊娠过程中子痫前期和妊娠并发症的发病机制的研究提供了十分重要的证据。

2. 基因突变检测

基因突变是指 DNA 序列的各种变异（如替换、插入、删除和重复等），它直接影响到相关基因的表达，从而改变细胞的生化活动，并最终导致个体层次上的千差万别。研究基因突变并对基因进行准确有效的分型具有深远的科学研究意义及广泛的临床医学前景。由此，基因突变检测已引起国内外医学专家的高度重视，如 2007 年成立的国际癌症基因组协会就计划在 10 年内绘制出肺癌、脑癌、乳腺癌和结肠癌等 50 多种癌症的致癌基因突变图谱，这将为癌症的预防、诊断和治疗带来一场革命，开辟癌症治疗个体化的新时代。目前基因突变检测的技术主要包括：传统的双脱氧核糖核酸链末端终止法（Sanger 测序法）、单链构象多态性分析（SSCP）、变性梯度凝胶电泳（DGGE）、毛细管电泳（CESM）和变性高效液相色谱（dHPLC）等。随着突变检测在不同领域中的应用越来越广，对检测通量、灵敏度和成本等综合性能提出了更高的要求。例如，被称为第三代遗传标志的 SNPs 分析，要求达到在数百或上千的碱基序列上能够检测到单个核苷酸变异，也就是要达到 0.1% 的灵敏度，前面提到的这些方法在进行 SNP 分析时都不能完全满足这一要求，而数字 PCR 技术的发展为 SNP 分析和基因突变检测提供了新的思路。拷贝数变异（copy number variation，CNV）是人类个体基因组差异的重要标记，CNV 与肿瘤、神经系统疾病、自身免疫系统疾病及不利的药物反应有关。数字 PCR 通过对样品的离散化处理及分子计数的检测手段，摒弃了通过 Cq 值计算间接定量的方式，而直接获取目标基因的绝对拷贝数，为 CNV 研究提供更高的检测精度和分辨率，这是其他方法诸如 NGS、芯片杂交等无法企及的。因此，采用数字 PCR 能够有效对 CNV 进行检测，并具有成本低、通量高的特点。

本部分分别选择 *BRAF*^{V600E} 突变、*EGFR-TKI* 耐药突变机制及基因 CNV 检测进行实例分析，介绍数字 PCR 技术在基因突变检测中的应用。*BRAF* 突变频繁发生于阳光暴晒引起的黑色素细胞瘤及普通获得性黑色素细胞痣中，在这种痣中的所有新生黑色素细胞都携带 *BRAF*^{V600E} 突变，因此，我们可以利用数字 PCR 的方法对后天获得的痣中携带 *BRAF*^{V600E} 突变的细胞的频率进行评估。Yeh 等利用液滴式数字 PCR 系统对获得性黑色素细胞痣中的 *BRAF*^{V600E} 突变率进行了评测，发现 *BRAF*^{V600E} 突变与 *BRAF* 野生型之比的平均值为 1.01，与免疫组化结果一致，从而表明 *BRAF*^{V600E} 突变是导致黑色素细胞瘤发生的主要因素；Reid 等采用数字 PCR 研究恶性黑素瘤患者循环肿瘤细胞中 *BRAF* 基因 *V600E* 和 *V600K* 突变。研究结果表明数字 PCR 在灵敏度上相比qPCR 提高了 200 倍，其检测下限可达 0.000 5%。

表皮生长因子受体（epidermal growth factor receptor,EGFR）—酪氨酸激酶抑制药（TKI）类分子靶向药物在目前非小细胞肺癌中发挥着重要作用，但几乎所有从 EGFR-TKI 药物获益的肺癌患者最终都会产生耐药性，EGFR 的 T790M 突变是这一耐药性产生的重要原因之一。Isobe 等利用数字 PCR 检测了肺癌术后采用 EGFR-TKI 靶向药物治疗并最终复发的患者所切除的原发灶、复发灶活检样本及血清游离 DNA(cfDNA)中的 T790M 突变，发现对于复发灶 T790M 突变阳性和阴性患者，原发灶 T790M 的突变频率分别为 0.78% ± 0.36% 和 0.07% ± 0.09%，血清 cfDNA 中 T790M 的突变频率分别为 0.018% ± 0.023% 和 0.010% ± 0.014%。

CNV 研究需要极高的定量精度以区别不同拷贝数之间的微小差异，而数字 PCR 具有高精确度的特点，可以通过精确定量目标基因与参照基因（拷贝数为 1 的基因，如 *CEP17* 或 *RNaseP*）并计算它们的比值，从而得到目标基因的拷贝数，对不同拷贝数的分辨精度远高于 qPCR 和测序。Qin 等采用基于数字 PCR 的微流控芯片技术对样本中 *CYP2D6* 和 *ERBB2* 基因的 CNV 进行了检测，结果表明数字 PCR 技术在 CNV 检测上具有很高的分辨率，可以有效地区分低达 15% 的拷贝数差异（如区分拷贝数为6 和 7 时）。

3. 甲基化水平分析

DNA 甲基化作为一种重要的表观遗传修饰方式，是表观遗传学（epigenetics）的重要组成部分，对基因转录表达及染色体构象十分关键。DNA甲基化主要是指在DNA甲基转移酶（DNA methyltransferase, DNMT）的作用下，胞嘧啶被修饰为甲基胞嘧啶的现象。DNMT主要包括DNA甲基转移酶1（DNMT1）和DNA甲基转移酶3A/3B（DNMT3A/3B）。在复制过程中新合成的子链DNA最初是没有经过甲基化修饰的，必须通过DNMT1参照母链DNA甲基化修饰情况，对子链DNA进行正确的甲基化修饰，DNMT3A/3B主要是负责催化CpG位点的重新甲基化。表观遗传异常与疾病的易感性、发生发展、预后具有密切关系。很多肿瘤发生都涉及基因组甲基化的改变，包括抑癌基因的高甲基化和原癌基因的去甲基化。现有的甲基化水平分析方法大都基于亚硫酸氢盐修饰反应，如亚硫酸氢盐化后的克隆测序统计、抗体检测、MSP、实时荧光定量PCR等。这些手段皆因方法学的局限，如回收率不高，会损失大量DNA；转化效率不稳定，转化不彻底或转化过度；DNA的降解和处理中片段化等问题，降低了后续分析的准确度。而微滴式数字PCR系统凭借优异的灵敏度、精确度和对目标因子的绝对拷贝数定量的特性，为甲基化程度的精确分析提供了一种新的方法。

1型糖尿病及其他形式的糖尿病都是由于胰岛B细胞的非正常死亡引起的，而对于胰岛B细胞的死亡数量，目前只能依靠简单而不可靠的功能性研究来估计。胰岛B细胞中的INS DNA是人体中非甲基化INS DNA的主要来源，而在绝大部分体细胞中INS DNA都是以甲基化形式存在，并且不进行转录表达的。基于这一点，Usmani-Brown等利用数字PCR技术对血清中非甲基化INS DNA进行定量检测，其检测范围可达$0.7 \sim 600$ copies/μl，检测值与期望值具有高度的线性关系，从而实现了对胰岛B细胞死亡情况的准确评估。实验结果表明、数字PCR技术在监测B细胞死亡方面相较于其他方法具有更高的特异性和可行性，将有助于临床监测糖尿病的发展情况。

CpG岛甲基化表型（CpG island methylator phenotype, CIMP）结直肠癌最早由日本学者在1999年提出，主要是指一类CpG岛异常甲基化的结直肠癌。CIMP肿瘤具有独特的临床和分子病理特征，如预后较差，对化疗药物5-FU和西妥昔单抗不敏感等。目前主要是通过手术后监测肿瘤组织DNA的甲基化状态进行CIMP分型，而事实上，有$20\% \sim 30\%$的结直肠癌患者需要通过新辅助化疗等方式将肿瘤缩小后再手术，这时因为没有肿瘤组织，如果能利用血浆游离DNA进行分子分型将会具有比较大的临床意义。但是，由于血浆游离DNA含量很低，如何能够在复杂背景下进行准确分析是一个巨大挑战。洪永刚等随机选择了80例直肠癌患者[包括39例CIMP（+）和41例CIMP（-）]，利用液滴式数字PCR技术对抽提的血浆游离DNA进行甲基化水平检测。结果显示，在80例检测病例中，39例肿瘤组织检测为CIMP（+）的病例，其中34例血浆检测也为CIMP（+）；而在41例肿瘤组织检测为CIMP（-）的病例中，全部血浆检测为CIMP（-），两者的一致性为93.4%。利用血浆DNA进行CIMP分型的灵敏度为87.2%，特异性为100%。在该研究中，数字PCR高灵敏度和多元分析能力为临床诊断提供了独特的分析优势。

(二) 数字 PCR 技术在转化医学和精准医疗中的应用

1. 肿瘤个体化诊疗

肿瘤个体化诊疗已经成为业内的共识,基因检测也已在临床实践中得到普及。肿瘤的个体化医疗包括个体化诊断、靶向用药和实时监控 3 个重要环节。以往绝大多数肿瘤分子诊断和研究都是在通过手术获取肿瘤组织的基础上进行的。然而诸多研究证实,大部分肿瘤患者初诊时获取的组织标本并不能实时反映肿瘤的生物学状态,因为在药物、环境等外部因素及肿瘤高度异质性的内部因素影响下,肿瘤的基因组很可能处在不断变化之中,这样的以某个时间点的肿瘤组织基因状态来指导患者在其他时间点动态的治疗方案显然是很不合适的。因此,必须在肿瘤治疗期间持续检测肿瘤动态,监测疾病进程,以避免盲目用药,及时调整治疗方案以使治疗效果最优化。此外,对于因各种原因导致的不能手术的肿瘤患者,也无法通过获取组织样本来进行检测分析。所以,一直以来科研人员都在努力寻找能够更好地反映肿瘤情况且方便检测的生物标志物。本部分选择酪氨酸激酶抑制剂靶向治疗和 EGFR 耐药基因检测等方面介绍数字 PCR 技术在肿瘤个体化诊疗中的应用。TKI 靶向治疗是肿瘤个体化治疗的范例之一,随着个体化治疗的深入,如何改变临床实践来确保最大程度发挥靶向治疗的作用非常重要。这样才能使可能获益的患者应用具有针对性的靶向药物,同时使不适宜靶向药物治疗的患者远离那些药物。Oxnard 等采用数字 PCR 的方法对晚期肺癌、黑色素细胞瘤患者的血浆游离肿瘤 DNA 进行 *EGFR*、*KRAS* 和 *BRAF* 的检测,希望能找到一种特异性好、灵敏度高的方法对患者肿瘤的基因型进行分析,以解决目前常规检测方法烦琐、假阳性率高的问题。由于采用患者的血浆样品,因此,这种方法对患者而言是非侵入性的,更重要的是能够对肺癌患者在接受厄洛替尼治疗后对疗效进行评估,并对可能产生的耐药突变进行检测,如 *T790M* 等。该研究对 9 例接受厄洛替尼一线治疗的患者进行血浆游离肿瘤 DNA 的监测后发现,在其中 6 例患者的血浆中都能检测到耐药的 *T790M* 突变及其随治疗周期延长而导致的浓度增加。此外,发现的 *T790M* 突变在时间上比通过 X 线摄片确认的发生的肿瘤恶化最早可以提前 16 周。该项研究表明,利用数字 PCR 对血浆游离肿瘤 DNA 进行检测对于一线治疗疗效评估、耐药突变检测及肿瘤个体化治疗意义重大。

Hubers 等以数字 PCR 法检测肺癌患者痰液中的基因突变,使用数字 PCR 在 EGFR 突变患者中有 30% ~ 50% 可以在痰液中检测出 EGFR 突变,这与在血液中检出率相似,表明使用数字 PCR 对痰液的检测可代替某些患者的活检。这一种非侵入性检测方法的发展,可以实时监测 EGFR 状态,从而帮助肺癌患者从 TKIs 治疗中获益。另一项研究,对非小细胞肺癌患者肿瘤标本进行 ARMS 和 DNA 测序,发现具有高丰度的 EGFR 突变的肿瘤患者较那些低丰度患者从 TKI 治疗中受益更多,其无进展生存期(progress free survival, PFS)分别为 11.3 个月和 6.9 个月。高丰度 EGFR 突变患者从 TKI 治疗获益，而低丰度 EFGR 突变的治疗策略是重要和值得商榷的，可能综合治疗更为适宜。EGFR 状态及突变丰度均可影响治疗方案，因此，比 ARMS、DNA 测序更灵敏、精准定量的基因检测技术如数字 PCR 对临床个体化药物的选择很有益处。EGFR 突变患者接受一线药物厄洛替尼治疗失效后，检测到血浆中 *L858R* 和 *T790M* 突变有所上升，随即通过影像学检测显示有脑转移灶的出现，接受临床试验化疗后，血浆中 *L858R* 和 *T790M* 突变又有所下降。通过在肺癌者中检测 EGFR T790M 突变状态判断 TKI 耐药状况，这较影像学发现病情进展超前了 16 周，并及时更换治疗方案，引导后续的治疗。这表明，利用液滴式数字 PCR 检测 *cfDNA* 的基因型，可提供优于影像学的疾病状态评估和预测药物反应性的新方法。

2. 疾病超早期诊断——"液体活检"

随着研究的开展，很多实验室发现基于数字 PCR 对诸如血液、痰液、尿液等体液样品中核酸水平的疾病相关标记分子（DNA、mtDNA、miRNA 等）的检测，其发现疾病的时间远早于影像学或其他蛋白类标志物的相关检测，大大提前了疾病发现和治疗的窗口期，更好地实现对疾病的早发现、早治疗。肿瘤是一类多阶段、多基因变异累积导致的复杂病变，正常细胞向癌细胞恶性转化过程需要 10 余年甚至更长时间。在肿瘤形成的超早期，就会出现肿瘤细胞的坏死和凋亡，这些凋亡或坏死的肿瘤细胞会释放其 DNA 进入外周血形成游离的肿瘤 DNA，因此，通过分析循环血液中是否含有肿瘤特异的游离 DNA 可以达到肿瘤早期筛查的目的。利用数字 PCR 技术对外周血中肿瘤游离 DNA 进行检测，对肿瘤的发现要远早于影像学及其他蛋白或多糖类肿瘤标志物的检测手段。被检测者可在肿瘤形成的启动阶段就采取相应的干预措施，阻止和减缓肿瘤的恶化过程。总之，通过高灵敏的检测技术，对肿瘤组织、胸腔积液、腹水、外周血、尿液、痰液等可重复取样的体液标本进行肿瘤标志物的无创检测逐渐受到人们的认可和重视。然而肿瘤的体液样本和组织样本，往往呈异质性，即样本中同时含有正常体细胞 DNA 和癌细胞 DNA，且正常体细胞 DNA 的量是远大于肿瘤细胞 DNA 的，往往会干扰和湮没肿瘤细胞 DNA 的检测信号。数字 PCR 系统通过对样本的分液处理，能在每个微反应单元中有效地降低正常体细胞 DNA 背景的干扰，不仅能实现对肿瘤标志物的有效检测，还能定量监测突变频率变化，量化检测标准。目前已有大量文献和实例报道了数字 PCR 技术成功应用于 *EGFR*、*KARS*、*BRAF*、*PIK3CA*、*DNMT3A* 等各种涉癌基因突变检测及癌症相关的如 *HER2* 基因扩增检测。国内外已有医学检验中心相继开发出以数字 PCR 技术为平台的肿瘤继发性耐药无创检测和恶性肿瘤无创实时监控等检测产品与项目。

随着研究的深入，越来越多的疾病分子标志物被发现，并成为治疗的预后和疗效评价的有效指标。例如，通过数字 PCR 定量分析 BCR-ABL1 融合序列拷贝数以检测慢性髓系白血病 CML 微小残留病，评估疗效和预后；通过数字 PCR 检测 *PIK3CA* 突变，定量分析乳腺癌化疗或手术治疗后微小残留病，以评估复发风险；通过检测器官移植后受体外周血中供体 cfDNA 含量作为早期器官排斥反应的预警指标；通过检测血清中非甲基化状态 *INS* 基因的比例来判断胰岛 B 细胞的死亡情况，从而帮助临床掌握糖尿病的发展情况；病毒抗反转录治疗后残留病毒量的检测等。对于液体活检样本，数字 PCR 不仅能够检测出含量极低的突变，还能精确计算出每一种突变的频率。Day 等就对数字 PCR 超高的突变检测灵敏度在突变等位基因频率检测方面的应用进行了研究和分析。对于每一种肺癌中常见的 *EGFR* 突变（如导致对 TKI 靶向药物敏感的 *L858R* 突变和造成对 TKI 药物产生抗性的 *T790M* 突变），若仅含有 *L858R* 突变而不含 *T790M* 突变的肿瘤组织，传统 sanger 测序（灵敏度为 20% ~ 30%）即可检测出该突变；肿瘤组织常出现含有 *T790M* 突变的局部细胞克隆，这样的稀有突变需要灵敏度更高的检测手段方能检出；另一种可能出现的情况是，肿瘤中存在 3 种局部细胞克隆，但占优势的正常细胞克隆不含有任何 *EGFR* 突变。当前针对上述 3 种情况的癌症普遍采用相同的靶向治疗方案，但是这 3 种肺癌对 EGFR TKI 靶向药物的反应却有很大差异。数字 PCR 技术结合"液体活检"的理念就可以很好地解决上述问题，实现对肿瘤的实时动态基因分型，从而为个体化用药和预后提供必要信息。

慢性粒细胞白血病是一种发生于造血干细胞的增生性疾病，受累的细胞系中可以找到 *bcr/abl* 基因重排，针对 *bcr/abl* 靶点的药物有伊马替尼、达沙替尼等 TKI。白血病患者经过化疗达到完全缓解仍会复发，这是因为髓外某些隐蔽处仍残留白血病细胞，为了彻底治疗白血病，不仅要及时发现，还要对其进行定量检测以指导治疗判断预后。在慢性白血病治疗中，使用实时荧光定量 RT-PCR 是常规临床检查手段，经分子水平检测完全缓解后停用靶向药物，约 60% 患者复发。这是因为实时荧光定量 RT-PCR 对 *bcr/abl* 融合基因检测灵敏度不够高。对 *bcr/abl* 进行 RT-ddPCR 定量分析的研究证实了 RT-ddPCR 较实时荧光定量 RT-PCR 具有更低的检测下限，可以更精细地帮助临床医生把握停止使用 TKI 时间，减少复发概率，并且操作更简单。miRNA 是一类内源性的具有调控功能的非编码 RNA，他们参与调节细胞功能，并且稳定地存在于外周循环中，可发展为癌症早期检测的生物标志物。qPCR 已被广泛用于血液样品 miRNA 的分析测试，但研究人员发现，血清或血浆中的 miRNA qPCR 测量出现了极高的差异性，无法用作稳定的血液生物标志物的检测标准，因此，研究人员寻求一种能获得更可靠结果的新方法。有学者表示，在循环系统 miRNA 诊断领域，数字 PCR 可以帮助他们进行生物标志物研究，直接比较同一实验室跨天多次试验，甚至不同实验室之间的检测结果。对低丰度的血浆 miRNA 的绝对定量是 qPCR 的巨大挑战。一项头对头的研究，分别用 qPCR 和液滴式数字 PCR 量化 36 例肺癌患者和 38 例健康对照血浆中 miRNA21-5p（血浆相对高丰度）和 miRNA-335-3p（相对低丰度）的拷贝数。液滴式数字 PCR 能检测并计数 miR-21-5p 和 miR-335-3p 的拷贝数，而定量 PCR 仅能检测 miR21-5p 的存在，从而表明液滴式数字 PCR 在微量 miRNAs 的检测灵敏性和拷贝数的精确定量有优势。微量 miRNAs 即使在复杂背景中仍然可以被数字 PCR

精确计数。Hindson 等对血清 miRNA 进行 qPCR 和数字 PCR 并列比较检测，他们收集了 20 例晚期前列腺癌患者和 20 例年龄相匹配的男性对照血清样品，分析其中的 miR-141 丰度，miR-141 是一种已被证明的晚期前列腺癌的生物标志物。研究人员分别在不同的时间里准备了用于 qPCR 和数字 PCR 分析的不同稀释浓度的样品，并进行了检测，结果发现数字 PCR 相比于 qPCR，可重复性提高了 7 倍，这在对照研究中也得到了证实，数字 PCR 的结果更为可信（$P=0.0036$ vs $P=0.1199$）。

3. 无创产前检查

产前检查是减少出生缺陷二级预防措施的重要手段，其目标是预防严重缺陷儿的出生，重要性不言而喻。当前 NGS 在无创产前检查领域已有应用，数家第三方检验实验室获批可以提供基于 NGS 的 NIPT 服务。然而要在各大医院建立本地化的基于 NGS 技术的产前检查平台还有不少困难。主要困难有：① NGS 设备价格昂贵，检测运行成本的居高不下。②需要组建大型服务器数据分析平台，执行测序数据分析工作，同时需要编制配备专业生物信息学人员解读数据和结果，因此仍无法在各级医院建设 NGS-NIPT 平台，进而不能覆盖更广大的人群，不能有效提升我国的产前筛查率，社会效益不明显。已有众多文献就数字 PCR 在无创产前检查领域的策略、方法及初步应用进行了研究。数字 PCR 系统能以导致遗传疾病的异常基因为靶标，只需抽取少量母体外周血提取总核酸，克服母体 DNA 背景的干扰，运用多种策略对其中含量极低的游离胎儿 DNA/RNA 标记进行精确定量检测分析，即可达到在基因水平对各种遗传疾病准确检测。数字 PCR 技术应用于 NIPT，具有准确性高于现行常规产前筛查技术、平台建设门槛低、检测时间短、检验人员培训简单易行，数据直观易懂无须复杂数据分析等优点，同时检测费用低廉，远小于 NGS 的花费，适用于绝大多数孕妇的产前检查，具备很大的潜力成为产科常规检测技术，这对于提高地区乃至全国出生人口素质具有重大意义。

利用母体血浆中的胎儿游离 DNA 进行无创产前诊断已经被证明是一种检测非整倍体胎儿（如唐氏综合征）的高灵敏度、高特异性的方法，但是由于母体血浆中的胎儿 DNA 仅占母血 DNA 的 3%～6%，如何从大量母体 DNA 中识别胎儿 DNA（尤其是当胎儿为女性时，缺少可以作为靶向的"Y"染色体）成为一个亟待解决的问题。Wei Gu 等提出了一种基于数字 PCR 的低偏差复合扩增方法来确定母体血浆中的胎儿 DNA 片段，结果表明，即使是痕量的胎儿 DNA 片段或者微量血液样本，利用数字 PCR 都可以从母体血浆中有效地检测出胎儿 DNA。

血友病是一类 X- 连锁遗传性凝血功能障碍的出血性疾病，其共同的特征是活性凝血酶生成障碍，凝血时间延长，终身具有轻微创伤后出血倾向，重症患者没有明显外伤也可发生"自发性"出血，临床上分为血友病 A（hemophilia A,HEMA）和血友病 B（hemophilia B,HEMB）两种主要类型。编码凝血因子Ⅷ的 *F8* 基因和编码凝血因子Ⅸ的 F9 基因突变分别是 HEMA 和 HEMB 的致病原因。目前，对血友病的产前诊断方法主要有羊水穿刺、绒毛膜取样等侵入式检测，但存在约 1% 的流产风险和孕妇接受程度低等问题。Tsui 等提出了一种基于数字 PCR 的无创产前诊断方法，对来自 7 例血友病基因杂合性突变携带孕妇（胎儿均为男性，其中 F9 基因携带者 4 例，F8 基因携带者 3 例）的 12 份血浆样本进行了检测，结果表明该方法能够准确鉴定全部 7 例男性胎儿 F8 基因或 F9 基因的突变状态。此外，该方法将对 F8/F9 基因突变状态的检测时间提前至怀孕第 11 周，这对后期的重复检测以确认检测结果十分有利。该研究同时表明，数字 PCR 技术也可以用于其他 X- 连锁遗传病的无创产前诊断。

镰状细胞贫血（sickle cell anemia）是 HBB 基因（OMIN#141900）突变引起的常染色体显性遗传病，临床表现为慢性溶血性贫血、易感染和再发性疼痛危象以致慢性局部缺血导致器官组织损害，是严重危害母子健康的遗传性疾病，胎儿病死率高达 5%，孕妇病死率高达 4.62%。预防镰状细胞贫血患儿出生的有效方法是对镰状细胞贫血风险孕妇开展无创产前诊断。Barrett 等利用数字 PCR 技术，设计出了针对镰状细胞贫血风险孕妇 cff-DNA HBB 基因突变检测的 TaqMan 探针，并通过 RMD 方法确定胎儿 HBB 基因的突变状态。研究结果表明，数字 PCR 技术能准确确定 87% 的男性胎儿（n=45）和 75% 的女性胎儿（n=20）的 HBB 基因型；尤其是对于 cff-DNA 浓度 >7% 的样本而言，数字 PCR 检测 HBB 基因突变的准确率可达 100%。

22q11.2 缺失综合征（22q11.2 deletion syndrome,22q11.2 DS）是临床最常见的微缺失综合征，是由多基因缺陷所致的先天性多器官发育异常的一组临床综合征，发病率为 1/6000~1/3000，其临床表现为异常面容、先天畸形（先天性心脏病）、甲状腺功能异常、内分泌紊乱、低钙血症和神经发育异常等。该病属于常染色体显性遗传病。且约 93% 的患者的致病原因是新生变异，只有少数（约 7%）22q11.2 微缺失是从亲代遗传下来的。22q 缺失区域存在多个低拷贝重复（low copy repeat,LCR）序列致使 22q11.2 DS 发生新生变异的频率很高。尽管目前存在多种 22q11.2DS 的分子诊断技术，例如，染色体芯片分析（chromosomal microarray, CMA）、多重连接探针扩增技术（multiplex ligation dependent probe amplification, MLPA）、荧光原位杂交技术（fluorescence in situ hybridization, FISH）、qPCR 等，但是上述技术在 LCR 及其邻近区域设计特异性引物方面还存在技术限制，往往很难确定发生缺失变异的断裂点，且 FISH 价格昂贵、操作复杂、特异性太强、分辨率一般在 40 kb 以上，很有可能出现漏诊的情况。

Wang 等应用数字 PCR（ddPCR）技术对 22q11.2 缺失区域的拷贝数变化及缺失断裂点进行了研究，他们使用 8 个 TaqMan 探针对 80 例经 FISH 确认的 22q11.2 DS 进行检测，并针对其中 6 例非典型缺失的 22q11.2DS 设计了 10 个 EvaGreen 探针对缺失断裂点进行了精细作图。实验结果表明，数字 PCR 不仅能够准确地检测出所有 22q11.2 微缺失变异，而且识别了 5 个不同大小及位置分布的缺失片段。研究表明，数字 PCR 技术在 22q11.2 微缺失检测方面具有低成本、准确性好、可靠性高及能获取高分辨率的断裂点信息等优点。

4. 病原微生物检测和其他疾病防控

目前，疾病预防控制中心（包括动物疾病预防控制中心）、出入境检验检疫局系统的实验室主要采用基于 TaqMan 探针法的荧光定量 PCR 体系对病原微生物（如病毒、细菌、支原体等）进行核酸水平的检测。虽然荧光定量 PCR 是目前病毒分子检测方面的"金标准"，具有广泛的应用前景，但由于对核酸分子的定量是依赖 Ct 值进行计算得到的，因此 qPCR 的最大瓶颈在于需要依赖于标准曲线。同时，构成标准曲线的标准品本身又缺乏统一的计量标准，因为标准品本身就是已知浓度或含量的样品。这两方面的因素造成了 qPCR 定量的结果在实验室内部与实验室之间的偏差。数字 PCR 采用绝对定量的手段，无须标准品作为参照，采用分子计数的方法实现核酸精确定量，并且伴随着数字 PCR 商业化试剂的发展，在荧光定量 PCR 上应用的检测体系可以无缝地转移到数字 PCR 仪器系统上，从而满足该类实验室对于检测结果的要求。对于 CMV 和 HIV 的研究表明，病毒载量的微小上升在临床上也具有显著意义。Waggoner 对 22 例 CMV 感染患者的检测显示，病毒水平从 200 copies/ml 以下增加到 200 copies/ml 以上，患者就会出现明显的症状。这种情况下，检测结果的精度对于临床治疗尤其重要。精度越高，越能排除检测技术本身导致的偏差，结果越能反映患者在不同的检测时间（日或周）病毒水平的差异。如果病毒载量的对数差在 50% 以下，qPCR 技术就不能实现有效区分。

数字 PCR 对结果精度的提升还体现在"比例测试"的检测上。例如，对以染色体重组整合方式存在的 HHV-6（人类疱疹病毒 6 型）检测。人群中约 1% 的 HHV-6 病毒通过与人染色体着丝粒区域重组的方式存在，这种情况下 qPCR 不能区分 HHV-6 急性感染和 ciHHV-6 潜伏感染。数字 PCR 采用双重探针检测，可分别检测 HHV-6 的保守区域与宿主细胞的内参基因，最终通过 HHV-6/cell 的数值来判断患者是否是 ciHHV-6 潜伏感染。对经 FISH 验证的 ciHHV-6 感染患者淋巴细胞的检测发现，上述比值的平均值为 0.96，SD 值为 0.03，CV 值仅为 3%。qPCR 进行病毒检测其结果在实验室之间可比性较差，究其原因在于"标准品"没有统一的标准。世界卫生组织（WHO）专门制备了"标准品"供全球的实验室使用，目前对"标准品"的定标采用对不同实验室的结果取平均得到。最近美国国家标准与技术研究院（National Institute of Standards and Technology, NIST）采用数字 PCR 的方法对 CMV（SRM 2366）进行定标（CMV 也是第一个采用数字 PCR 来进行定标的病毒），由于对该标准品给出了绝对的拷贝数，所以能用于实验室之间的校正、方法学的验证、不同实验结果的比较等。Dingle 等专门设计了对比实验，系统比较了数字 PCR 和传统定量 PCR 对 SDS、EDTA、（肝素 heparin）等常见临床样品中 PCR 抑制物的耐受程度。通过比较两种平台的抑制曲线和最大抑制浓度中值（IC_{50}）表明，数字 PCR 对 SDS、肝素的耐受度高于荧光定量 PCR。数字 PCR 的这一特性使得该技术尤其适合于复杂临床样品的检测，如粪便、痰液和组织样品等。数字 PCR 能更加耐受 PCR 抑制剂的机制原因还处于进一步研究中，可能的原因有两个：①数字 PCR 在反应终点对荧光信号进行检测，所以对 PCR 扩增效率的要求大大降低，而荧光定量 PCR 则要求实验的扩增效率必须为 90%~110%;②数字 PCR 的样品离散化过程将 PCR 抑制剂排除在 PCR 反应液的水相环境之外，从而提高了对抑制剂的耐受度。对于其他类型的实验室，也可以利用数字 PCR 灵敏度高的特点，对各种样品中的病原微生物展开广泛的研究。例如，HIV 抗反转录病毒治疗过程中病毒残留量的监控；HBV 耐药突变的检测；HCV 的分子分型；抗甲氧西林金黄色葡萄球菌的院内感染监控等。

HHV-6 是一种普遍存在于人群中的潜伏性人类疱疹病毒，约有 1% 的 HHV-6 以染色体整合的形式（ciHHV-6）存在于人体并可通过生殖细胞传播。随着器官移植的发展和 HIV 患者的增多，HHV-6 的检测变得日益重要。目前广泛使用的 HHV-6 定量 PCR 检测方法无法有效区分上述两种病毒不同的感染方式，从而使得 ciHHV-6 极易误诊为 HHV-6 急性感染，进而导致选择不恰当的治疗方案，有些情况下甚至会引发严重的不良反应。Sedlak 等试图采用数字 PCR 技术对 ciHHV-6 进行检测，希望能够有效区分 ciHHV-6 感染和 HHV-6 急性感染。研究人员采用双重数字 PCR 分别检测 HHV-6 的保守区域与宿主细胞的 *RPP30* 基因。最终通过检测细胞中 HHV-6 的平均含量来判断 ciHHV-6 的状态。首先通过对 Hector-2 细胞系的检测确认了上述实验方案的可行性，并表现出了数字 PCR 结果出色的重复性（SD:0.96,CV:3%）；接着通过对 2 例经过 FISH 验证为 ciHHV-6 阳性的临床患者的白细胞层进行验证，其 HHV-6 的平均含量分别为 1.01 和 1.05;最后对血浆样品进行了测试，对 ciHHV-6 检测的灵敏度可达 100%，特异性可达 82%。该研究展示出数字 PCR 在临床检测 ciHHV-6 的巨大前景与可能性。

肝癌是主要的癌症之一，东亚和非洲 80% 的肝癌患者都伴随有 HBV 感染，所以，及时掌握患者体内 HBV 的水平对于临床的诊断及后续治疗都非常重要。目前对 HBV 的检测以血清学和荧光定量 PCR 方法为主，前者往往由于表面抗原的变异而漏检，后者在病毒载量很低的情况下存在漏检或对结果难以判断的情况。Huang 等以 131 例肝癌患者 FFPE 样品为研究对象（27 例正常 DNA 样品为对照）采用微滴式数字 PCR 对其中的 HBV 含量进行了检测，并探讨了 HBV 含量与肿瘤分期和临床指标之间的关系。研究表明，在 131 例肝癌患者 FFPE 的样品中采用微滴式数字 PCR 都检测到了乙型肝炎病毒（包含 24 例通过血清学检测呈阴性的样本），体现了数字 PCR 这种无须标准品的绝对定量技术在病毒检测方面具有更高的灵敏度；通过采用数字 PCR 确认的患者 HBV 具体含量结合其他临床指标发现，肝癌患者体内 HBV 水平与肿瘤具体的分期及血清内胆碱酯酶的含量呈正相关；最后发现 39 例患者的 FFPE 中还存在能够被数字 PCR 检测到的 HBV 共价闭合环状 DNA（covalently closed circular DNA, cccDNA），并且发现 HBV cccDNA 的水平和肝硬化患者评级、甲胎蛋白的含量呈正相关。虽然预防性接种和抗病毒药物可以抑制 HBV，但却不能完全将其清除。

一旦停止治疗，患者肝中的 HBV 会重新活化。这是因为 HBV 在进入宿主细胞核后，在 DNA 聚合酶作用下形成 cccDNA。cccDNA 是乙型肝炎病毒基因组 RNA 复制的原始模板，虽然其含量较少，每个肝细胞内只有 5~50 个拷贝，但对乙型肝炎病毒的复制及感染状态的建立具有十分重要的意义，只有清除了细胞核内的 cccDNA，才能彻底消除乙型肝炎患者病毒携带状态，这也是抗病毒治疗的目标。

美国福瑞德·哈金森癌症研究中心和华盛顿大学的研究人员提出了全新的 HBV 治疗方案。他们使用了 3 种针对 HBV 3 个不同基因的锌指核酸酶（Zinc finger nuclease, ZFN），利用自互补腺相关病毒载体（scAAV）将其投送至体外宿主细胞，通过 ZFN 介导 DNA 双链断裂（DSB），成功形成导致 HBV 基因失活的突变，即靶向破坏 *HBV* 基因组从而阻断 HBV 的再激活和复制。研究人员运用了 Pacific Biosciences 单分子测序平台验证了 ZFN 介导的失活突变，并使用了 QX100 数字 PCR 系统对 ZFN 处理后宿主细胞中 HBV 受抑制度进行了分析。定量检测结果显示：与对照相比，经 ZFN 3A/B 处理后，即使停止药物治疗，宿主细胞中 HBV 的含量仍无显著增加，证明 ZFN 介导的 DSB 能靶向破坏 *HBV* 基因功能，抑制其复活和复制。

（三）数字 PCR 技术在食品安全检测中的应用

食品安全检测是用来检测食品中的有害物质，主要是对一些有害、有毒成分的检测，如重金属、黄曲霉素等。先进生物检测技术在食品检测中备受关注。由于食品多数来源于动植物等自然界生物，因此自身天然存在辨别物质和反应能力。利用生物材料与食品中化学物质反应，从而达到检测目的的生物技术在食品检验中显示出巨大的应用潜力，具有特异性生物识别功能、选择性高、结果精确、灵敏、专一、微量和快速等优点。应用较广泛的方法有酶联免疫吸附技术、PCR 技术、生物传感器技术及生物芯片技术等。原理上讲，目前在食品安全领域用实时荧光定量 PCR 实现的检测都可以利用数字 PCR 完成。本部分主要从转基因成分和动物源性检测两个方面介绍数字 PCR 在食品安全检测中的应用。

1. 转基因成分检测

在转基因生物研发与安全评价过程中，外源基因整合进入受体基因组的方式（位置、拷贝数和旁侧序列等）会影响目的基因和蛋白的表达及外源基因的遗传稳定性，特别是整合的拷贝数的影响较大。因此，转基因生物外源基因整合的拷贝数分析是食品安全检测的关键步骤之一，同时也是生物安全的重要评价参数。

目前，Southern blot 和实时荧光定量 PCR 是常用的两种外源基因拷贝数分析技术，已广泛用于外源基因拷贝数分析，但这两种方法都存在一定缺陷。例如，Southern blot 方法分析时工作量大、周期长、操作要求高、准确性较差，特别是对于多拷贝基因的分析，结果容易偏小。实时荧光定量 PCR 在分析外源基因拷贝数时必须依赖于标准曲线和已知拷贝数的基因，只是一种相对定量方法，且标准曲线的质量易受到 DNA 纯度、引物和探针的浓度、反应抑制因子等诸多因素的影响；另外，标准曲线必须基于标准物质建立，而标准物质的种类有限和昂贵价格不能适用于所有的研究。数字 PCR 通过极度稀释实现理论上的单分子扩增，然后用终点法 PCR 和泊松分布计算出样品的原始浓度，目前已有众多研究者利用数字 PCR 技术实现转基因成分的检测和鉴定。为确保食品产品符合转基因安全法规及准确标注转基因成分含量的规定，客观上要求能准确定量转基因食品中转入的外源基因的拷贝数。目前在确定转基因作物或成分的含量时通常采取基于定量 PCR 的标准曲线法，这种方法需要依赖于已知浓度的标准品。数字 PCR 绝对定量的方式可以彻底解决这些标准物质的定标工作。此外数字 PCR 不依赖标准曲线的绝对定量能力能彻底消除转基因检测对标准物质的依赖问题。高通量的数字 PCR 系统是稳定可靠的转基因食品产品检测分析平台，符合国际标准。转基因检测所用样本包括经过各种工艺制作的食品材料，其中含有大量 PCR 抑制物，而数字 PCR 对 PCR 效率不敏感，对抑制物耐受度高的特性可以很好地解决这个问题。根据转基因作物检测的计算方式：

$$GMO \text{ 含量}（\%）= \text{转基因含量} / \text{参考基因含量} \times 100\%$$

在数字 PCR 的平台上采用 FAM 通道直接测定转基因的含量（X copies/μl）；用 VIC 通道直接测定参考基因的含量（Y copies/ul）；两者的比值 X/Y 即为转基因作物的质量百分比。数字 PCR 技术的出现使得转基因作物的检测最终可以彻底摆脱对于 CRMCs 标准品的依赖，获得精确度、重复性更好的检测结果，同时检测成本比 qPCR 更低。

Corbisier 等用数字 PCR 分析了提取于 MON810 玉米种子的外源检测基因和 hmg 基因的拷贝数，验证了数字 PCR 的绝对拷贝数比例定量结果和质粒 DNA 做标准物质 qPCR 相对定量比率一致，因此提出数字 PCR 具有计量特性，可以用来测量转基因相关 DNA 拷贝数比率。目前，对于食品及饲料中的转基因成分一般是通过实时荧光定量 PCR 技术进行测定的，但实时荧光定量 PCR 对于痕量 DNA 的定量检测结果并不理想。Dany Morisset 等利用数字 PCR 对 *MON810* 转入基因及玉米 *hmg* 基因（作为内参基因）进行了绝对定量，精度可达 5 拷贝，动态范围超过 4 个数量级。结果表明数字 PCR 在检测低丰度 DNA 时具有更好的可重复性，且对抑制因子更具耐受性，数字 PCR 技术有望成为定量分析食品和饲料中转基因成分或其他物质的常规方法。

2. 动物源性检测

肉制食品掺假是全球共同面临的食品安全热点问题。在肉制食品中掺入配料表中未经标识的肉类成分，以假充真、以廉充贵，是一种极为恶劣的商业欺诈行为。除此之外，在肉制食品生产加工过程中由于共用仓储和加工设备，造成产品无意掺杂未经标识的动物源性成分也是非常普遍的现象。准确区别上述两种不同性质的动物源性成分掺入，直接关系到能否对肉制食品掺假进行有效监管。因此，建立肉制食品中动物源性成分的精准定量检测技术，对防范肉制食品掺假、保障肉制食品安全具有重要作用。现有研究表明，在建立动物源性成分精准定量检测技术区分肉制食品有意掺假和无意掺杂方面，qPCR 无法提供有效的解决办法，而数字 PCR 则可以通过对动物源性成分的拷贝数进行绝对定量，并依据拷贝数含量与质量的相关性，估算动物源性成分的质量百分比，从而可以将有意掺假和无意掺杂区分开来。数字 PCR 为肉类食品掺假的检测提供了新的解决途径。目前主要的技术难题是如何理顺数字 PCR 得到的拷贝数与动物源性成分质量之间的关系。一方面，研究的重点可以放在建立拷贝数与质量相关性上，使得最终利用数字 PCR 得到的数据可以换算出准确的动物源性成分质量百分比。由于不同动物组织的质地、密度、状态差别巨大，肉制食品配方和工艺千差万别，如何建立拷贝数与质量相关性的研究工作，仍然存在许多技术问题。另一方面，为了基于现有技术尽快破解肉制食品掺假的监管难题，也可以考虑直接利用数字 PCR 得到的拷贝数比例数据作为判别有意掺假和无意掺杂的技术依据。采用拷贝数比例这种新的评价指标，舍弃以往质量百分比的评估方式，能够更加精准直观地反映出样品中动物源性成分含量的真实状态。

数字 PCR 已经应用于猪、黄牛、羊、马、鸡成分的定量检测研究中。Floren 等利用线粒体 DNA 与基因组 DNA 设计的引物探针进行动物源性成分定量检测，比较研究它们的准确性。结果发现，线粒体 DNA 由于丰度高且在不同组织部位的含量不一致，容易导致定量结果偏差较大；而基因组 DNA 含量较恒定，适合用于动物源性成分的定量检测，质量百分比定量检测限和定性检测限分别为 0.01% 和 0.001%。CAI 等研究发现，烘干的未经加工的生肉质量和 DNA 的质量、DNA 的质量和 DNA 的拷贝数检测数据都接近于线性关系。实验表明可通过测定肉制食品中特定物种拷贝数含量，为区分有意掺假和无意掺杂提供依据。

(四) 数字 PCR 技术在环境微生物检测中的应用

环境中的病原微生物包括细菌、真菌、衣原体、支原体、螺旋体、病毒等，它们在空气、水和土壤中驻留和传播。随着社会经济的不断发展和人类活动的增多，环境污染特别是水体污染严重，并且日趋加剧，甚至已经影响到的人类的正常生活，带来无数种疾病，并可能成为重大公共卫生事件的暴发源头。监测环境中的遗传物质，判断其是否存在来源于病原体、外来入侵物种或其他生物活性，需要能从复杂的环境样本中检出低浓度靶标核酸分子的检测能力。数字 PCR 凭借全新的核酸定量方式，一方面无须核酸标准品和标准曲线即可实现对病原微生物的绝对定量，有利于不同环境检测机构间的数据比较和分析，为危害公共卫生安全的疾病防控提供量化标准和参考；另一方面对 PCR 抑制物不敏感，能克服环境样本 (如污水、污泥、土壤等) 中大量含有的抑制物的影响，高灵敏地检出可能存在的病原微生物，实现超早期准确预警。传统微生物的鉴定主要是通过研究其形态特征和理化特性。形态特征包括显微形态和培养特征；理化特性包括营养类型、碳氮源利用能力、各种代谢反应、酶反应和血清学反应等。

传统的微生物分离培养、生化鉴定和血清学鉴定的方法越来越难以适应环境、食品、临床标本中微生物的快速、准确检测的要求。PCR、特异性核酸探针杂交、基因芯片、生物传感器、免疫学技术等都是利用微生物生物学特性的检测鉴定技术。随着分析化学技术日新月异，很多仪器分析手段如高效液相色谱（high-performance liquid chromatography, HPLC）、气相色谱（gas chromatography, GC）、气相色谱－质谱联用（gas chromatography-mass spectrometry, GC-MS）、液相色谱－质谱联用（LC-MS）等，逐渐显示了在微生物检测中的潜力。这些分析化学的手段有别于依赖生物学特性的检测方法，主要通过分析微生物的化学组成鉴定微生物，开辟了一个微生物检测和鉴定的新途径。

Ottesen 等使用一个与白蚁和其肠道菌群相关的多级关键酶基因作为诱饵，采用微流体数字 PCR 技术发现了未知的核糖体 RNA（rRNA），并利用这种技术系统地鉴定了复杂生态环境中携带目的基因的细菌，根据 1～2 个目的基因追溯到了其种属。因此，数字 PCR 将为环境微生物研究领域提供新的契机。Tadmor 等采用数字 PCR 方法，通过一个病毒标志基因将单细菌细胞与自然环境相关联，应用这项技术对白蚁后肠微生物群落的研究发现在属的范围感染模式间，存在着巨大的属内选择性，病毒标志物显示了宿主间严格的等位基因混合，揭示了除邻近宿主外的等位基因横向基因转移的限制程度。该方法无须培养宿主细胞或病毒，为研究许多环境细菌与病毒的相互作用提供了有效方法。水、土壤及空气等环境中都存在一定种类和数量的微生物和病毒等，它们与某些传染性疾病的传播和流行密切相关，因此定期性地检测环境中微生物的动态（种类、数量、变化趋势等）具有重要意义。

甲烷菌是广泛存在于人类和动物肠道等缺氧环境中的一类严格厌氧古细菌，其产甲烷作用不仅会影响到人类消化系统健康，还与全球气候变化密切相关。Tae Gwan Kim 等利用数字 PCR 实现了对城市污水污泥中甲烷菌的直接绝对定量，分析总结出了影响甲烷菌丰度的主要因素（水力滞留时间和温度）。

（五）数字 PCR 技术的其他应用

1. 测序文库质控和测序结果验证

NGS 测序文库的定量是确保测序平台准确上样和高效利用的重要前提。基于数字 PCR 方法的测序文库质控，可精确控制测序文库的上样量，实现不同文库的等摩尔混合，确保均匀测序，大大提高 NGS 的成功率与数据质量。通过测序文库定量试剂盒，可简单快捷地实现对 IlluminaTruSeq 测序文库、Ion Torrent AmpliSeq 和 Ion RNA-seq 测序文库的质量控制；可无缝整合进测序工作流程，同时提供对测序文库的定量分析（拷贝／微升）和质量评估信息（接头二聚体和测序片段长度等反映测序文库质量的信息，这是其他测序文库质控方法无法提供的）；数字 PCR 扩增产物可回收的特性，为测序文库的预扩增提供新的手段，有助于减少扩增偏好性的不利影响，增加稀有序列的覆盖度，发现更多信息；对于测序结果的验证，特别是稀有突变、CNV、等位基因差异表达的测序结果，数字 PCR 有极大优势。美国西雅图福瑞德·哈金森癌症研究中心的研究人员发现，微滴式数字 PCR 可作为一种精确的方法，用于 NGS 文库的质量控制。目前的各种 NGS 技术都需要用户将精确的 DNA 文库上样到仪器上，以便优化数据产量。若测序运行时的文库分子过多或过少，都会影响数据的质量，甚至导致测序失败。这不仅浪费宝贵的样品和试剂，也浪费了时间。此外，如果文库分子的长度不适合，未充分利用测序平台，那么测序所得的碱基较少，从而限制了通量。鉴于此，定量文库分子和确定片段的大小范围已成为文库制备中的关键步骤。

为了在数字 PCR 分析中同时定量并确定目标 DNA 的大小分布，Jason Bielas 及其同事利用了微滴荧光强度与扩增子大小之间的关系。他们确认了这种方法应用于 NGS 文库制备的准确性和精确度，并开发出一种新的分析，可同时测定未知可扩增 DNA 模板的绝对浓度和长度，非常适合 NGS 文库的质量控制。NGS 仪器制造商通常建议使用实时定量 PCR 来定量文库，并利用凝胶或毛细管电泳来确定其大小范围。此外，也可以使用 Qubit 荧光计和 Agilent Bioanalyzer，但这些方法都存在一些限制，不是很理想。尽管 qPCR 被普遍认为是文库定量的最佳方法，但它也有一些缺点，包括扩增导致的偏差和需要标准曲线。来自英国癌症研究院的科学家在近期刊发的研究成果中对食管交界腺癌进行了基因组全景分析，该研究使用了 Illumina HiSeq2000 对 8 例食管交界腺癌患者组织样本及对应的胚系 DNA（白细胞）进行了测序分析，最终发现了 117 个在 1 个以上样本中出现的潜在编码改变的基因。同时还发现，有 3 例样本的体细胞突变升高与微卫星的不稳定性相吻合。在进行体细胞突变的验证工作中，研究人员使用了 Sanger 测序、PCR、Ion Proton 测序及 Q × 100 微滴式数字 PCR 平台进行验证。对于一些低频突变，如 *HGF* 突变，科学家使用了 Q × 100 来进行验证，实验结果显示，在 3 例癌症样本内，*HGF* 突变的频率分别为 1.93%、2.84% 和 1.73%。该研究结果表明，在针对发病率上升、致病分子机制不明确或治疗方案有限的一些疾病，可以通过 NGS 联合微滴式数字 PCR 平台进行基因组水平的全景分析，以期更深入地阐释分子病理，寻求更多更有效的基因治疗靶点。这旨在揭示作用于 RNA 的腺苷脱氨酶（adenosine deaminases actingon RNA,ADAR）调控 RNA 编辑、转录稳定性及基因表达的研究中，研究人员对来自 2 个不同个体的人类 B 细胞的 DNA 和 RNA 进行了测序分析，随后进行了 siRNA 敲除和 RNA/ 蛋白免疫共沉淀，结果发现了超过 60 000 个 A-to-G 编辑位点及几千个表达水平受 ADAR 影响的基因。在这些 ADAR 目标基因中，90% 已经被鉴定。实验结果同时揭示了 ADAR 通过与 HuR（ELAVL1）的相互作用调控转录稳定性和基因表达的水平。这些发现进一步揭示了 ADAR 的功能，显示了其与其他 RNA 加工蛋白协同调控人类细胞中转录子的序列和表达。在该研究中，为了对 NGS 结果进行验证，研究人员分别使用了数字 PCR 及 Sanger 测序进行了验证，证实错误发现率为 6.5%。该研究进一步证明了数字 PCR 作为 NGS 结果的验证平台日臻成熟。数字 PCR 技术与 NGS 相结合，通过对未知序列的测定和验证进而发现已知基因的未知功能，可加速对于基因功能的深入研究，朝着基因功能的精细化更进了一步。

2. 基因编辑

基因编辑技术是指能够让人类对目标基因进行"编辑"，实现对特定 DNA 片段的敲除、加入等。而目前人类要实现对特定 DNA 片段的敲除、加入，有赖于设计和制备各种"定制级核酸酶"（designer nucleases, DNs）。DNs 的作用是在 DNA 的特定位置进行切割，产生双链断裂（double-strand breaks, DSB），DSB 可通过细胞内同源定向修复（HDR）或非同源末端连接途径（NHEJ）来修复，修复的结果大致可以归为 3 类：①通过同源重组或 NHEJ 的方式以姐妹染色体为模板进行修复，靶位点无任何变化，理论上无法进行检测；②以供体模板（donor template）为修复模板，通过 HDR 进行修复，达到对靶位点进行编辑的目的，由于供体模板的序列是已知的，因此能够对编辑后的靶位点进行分析；③ NHEJ 在修复过程中容易引入各种插入或者缺失。在过去几年中，以锌指核酸内切酶 ZFN 和类转录激活因子效应物核酸酶（transcription activator-like effector nucleases, TALEN）为代表的序列特异性核酸酶技术是研究人员对基因组进行定点编辑的主要手段。无论是 ZFN 还是 TALEN，这两种人工核酸酶的原理是一样的，都是由 DNA 结合蛋白与核酸内切酶 Fok I 融合而成。2013 年初，出现了一种全新的人工核酸内切酶，即成簇的、规律间隔的短回文重复序列（clustered regularly interspaced short palindromic repeats, CRISPR），进而发展成为继 ZFN 和 TALEN 之后第三代"基因组定点编辑技术"。与前两代技术相比，CRISPR-Cas9 基因编辑技术具有成本低、制作简便、快捷高效的优点，让它迅速风靡于世界各地的实验室，在基础研究、基因治疗和遗传改良等方面展示出了巨大的潜力。在基础研究领域，基因编辑更多地用于确认基因的功能、SNP 及多位点突变对基因造成的影响方面；在临床应用领域，基因编辑已经用于各种疾病的治疗，如 HIV 治疗相关的 CCR5。从 ZFN、TALEN 到 CRISPR/Cas9，基因编辑技术已经引起了人们很高的关注。从理论上讲，现有基因编辑技术已经可以准确地实现对特定基因片段的编辑操作（敲除和加入），但实际的基因编辑效率则有待评估。目前，用于分析基因编辑实验结果的方法主要有大批量亚克隆 PCR 产物 Sanger 测序、HRM 分析及 NGS。然而上述方法均有其缺点，如 Sanger 测序法耗时太久，HRM 分析及 NGS 对设备、样品、实验成本及数据量有较为苛刻的要求。其中，数字 PCR 对靶分子的绝对定量方式，使得定量分析不再需要依赖于标准品，同时也不需要进行传统的细胞计数。甚至可以对外周血、骨髓等样品中经基因编辑的细胞进行长期分析，测定其含量。数字 PCR 分析结果的准确性和灵敏度，使之尤其适合于样品或 gDNA 非常有限情况下的研究。2016 年 2 月，Ulrike Mock 等在 *Nature Protocols* 发表了基于数字 PCR 的 GEF- 数字 PCR 方法来对基因编辑效率进行评估，相较而言，用于评估基因编辑效率的数字 PCR（GEF-

数字 PCR）方法既花费低廉，又具有高灵敏度和高精确度，是上述方法的理想"继承者"。在该研究中，针对不同的靶序列及不同的 DNs，很难准确预测 NEHJ 修复过程中产生的各类插入／缺失突变。作者采用 GEF- 数字 PCR 方法，首先通过测序结合亚克隆的方法明确各种可能的突变情况，在此基础上设计对应的探针。Ulrike Mock 等利用基于数字 PCR 的 GEF- 数字 PCR 方法对 *CCR5* 基因的 TALEN 敲除效率进行了评估，数字 PCR 结果中双阳性液滴（HEX 和 FAM 均为阳性）对应未编辑位点，FAM 信号丢失（HEX 单阳性）及 FAM 信号下降的微滴对应 NHEJ 过程中产生突变的位点，从而得到基因编辑效率（GEF）=（1-FAM 信号对应的分子数／HEX 信号对应的分子数）。实验结果表明，GEF- 数字 PCR 方法对 *CCR5* 基因编辑效率和 *CCR2* 脱靶效率测定的灵敏度可达 0.2%，且与 NGS 得到的数据高度一致，数字 PCR 分析结果的准确性和灵敏度使之尤其适合样本或 gDNA 非常有限的情况下的分析和研究。在建立了上述标准操作流程（standard operating procedure, SOP）的基础上，彭年才等设计了针对 CCR5 受体第一个胞内环状区的 CCR5-Uco-TALEN，敲除人 T 淋巴细胞内的 *CCR5* 基因，并将这些 T 淋巴细胞植入到 Rag2/112rg/ 小鼠内，结果观察到小鼠对 HIV 病毒感染显著的抵抗性。该研究中，采用 GEF- 数字 PCR 方法测定 HIV 感染后不同时间点小鼠体内编辑后 CCR5 基因的比例。采血及 gDNA 纯化后，1 天内即可得到结果。将该方法用于 *CCR5* 基因编辑效率及 CCR2 脱靶效率的测定，灵敏度可达 0.2%，且结果与 NGS 得到的数据高度一致。

参考文献

[1] 彭年才. 数字 PCR——原理、技术及应用 [M]. 北京：科学出版社，2017.

[2] 洪永刚，颜宏利，田兆峰，等. 利用微滴数字 PCR 进行 CpG 岛甲基化表型结直肠癌分子分型 [J]. 中国肿瘤生物治疗杂志，2015,22（4）：465-471.

[3] VOGELSTEIN B, KINZLER K W. Digital PCR [J]. Proc Natl Acad Sci USA, 1999, 96（16）: 9236-9241.

[4] DRESSMAN D, YAN H, TRAVERSO G, et al. Transforming single DNA molecules into fluorescent magnetic particles tor detection an enumeration of genetic variations[J]. Proc Natl Acad Sci USA, 2003, 100（15）: 8817-8822.

[5] STRAIN M C, LADA S M, LUONG T, et al. Highly precise measurement of HIV DNA by droplet digital PCR[J]. PloS one, 2013, 8（4）: e55943.

[6] ISOBE K, HATA Y, TOCHIGI N, et al. Usefulness of nanofluidic digital PCR arrays to quantify T790M mutation in EGFR-mutant lung adenocarcinoma[J]. Cancer GenomicsProteomics, 2015, 12（1）: 31-37.

[7] QIN J, JONES R C, RAMAKRISHNAN R. Studying copy number variations using a nanofluidic platform[J]. Nucleic Acids Res, 2008, 36（18）: e116.

[8] USMANI-BROWN S, LEBASTCHI J, STECK A K, et al. Analysis of β -cell death in type 1 diabetes by droplet digital PCR[J]. Endocrinology, 2014, 155（9）: 3694-3698.

[9] OXNARD G R, PAWELETZ C P, KUANG Y, et al. Noninvasive detection of response and resistance in EGFR-mutant lung cancer using quantitative next-generation genotyping of cell-free plasma DNA[J]. Clin Cancer Res, 2014, 20（6）: 1698-1705.

[10] HUBERS A J, HEIDEMAN D A M, YATABE Y, et al. EGFR mutation analysis in sputum of lung cancer patients: a multitechnique study[J]. Lung Cancer, 2013, 82（1）: 38-43.

第八章 液体活检技术

第一节 概述

一、液体活检技术简介

(一) 定义与特点

早在 1829 年，Recamier 等就报道了对分离肿瘤细胞的初步观察；1869 年，Ashworth 在尸检乳腺癌患者时，在血液中发现了与原发肿瘤细胞相似的细胞而首次提出了循环肿瘤细胞（circulating tumor cell，CTC）的概念。1948 年，Mandel 和 Métais 在人类血液中发现了细胞外的游离 DNA（cell-free DNA，cfDNA）片段，后证实 cfDNA 由坏死或凋亡细胞释放进入体液（见图 8.1.1）。由此，基于患者体液的液体活检（liquid biopsy）技术应运而生，液体活检广义上是指从血液、唾液、尿液、腹水、胸腔积液等体液中以非侵入性方式检测生物标志物的技术，可应用于肿瘤、心脑血管疾病、产前诊断、遗传性疾病以及感染性疾病的精准诊疗等；狭义是指肿瘤液体活检，即利用人体体液作为标本来源检测获取肿瘤相关信息的技术，主要是以患者的体液作为肿瘤活检的样本，捕捉和检测的对象包括体液中的 CTC、循环肿瘤 DNA（ctDNA）、循环 RNA 和外泌体（exosome）等，辅助肿瘤的早期诊断、病情监测、个体化治疗、疗效评估及预后判断等，现已发展成为体外诊断的一个重要分支，并被认为是最有潜力的肿瘤精准医学检测技术。

2. 特点

作为一种非侵入性的检测技术和手段，液体活检技术可以为某些患者省去手术或穿刺活检，通过非介入性的、可重复性的方式获取患者样本，从而获得基因突变信息，为疾病的早期筛查、分子靶向药物的使用、疗效检测、耐药监测、预后判断、危险分层以及治疗方案的调整提供重要的参考依据。与传统组织活检相比，体液活检技术的优点主要体现在以下几方面：①非侵袭性或侵袭性小；②均化肿瘤异质性；③重复性高，可实时、连续地监测疾病的进展；④肿瘤转移潜在风险低。这一新技术为临床疾病的个体化诊疗开辟了新的天地；并分别被《麻省理工学院技术评论》（*MIT Technology Review*）杂志和《科学美国人》评为 2015 年度十大突破技术和 2017 年度全球十大新兴技术。

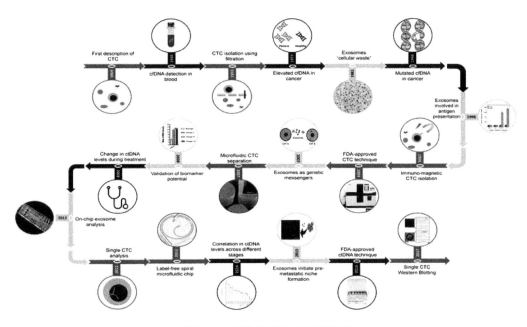

图 8.1.1 液体活检技术的里程碑

注：Cancer diagnosis: from tumor to liquid biopsy and beyon. R Vaidyanathan, RH Soon, P Zhang, K Jiang, CT Lim. Lab Chip.2019, 19, 11-34.

（二）生物标志物

1. 循环肿瘤细胞

CTC 是当前液体活检的重要标志物之一；CTC 是指原发或转移性肿瘤自发脱落或外源因素诱导脱落进入外周血液循环系统中的肿瘤细胞。其实早在 100 多年前澳大利亚著名科学家 Ashworth 教授就发现外周血液循环系统中存在与某特定原发肿瘤细胞相类似的细胞，并首次提出和阐释了 CTC 的概念。研究发现，肿瘤患者外周血液循环系统中的 CTC 常以成簇或单个游离的形式存在，而成簇的 CTC 多为肿瘤转移的"种子"。随着分子诊断技术的日新月异和新型肿瘤标志物的发现，CTC 的优势逐渐得以体现，由于 CTC 具有完整的细胞形态和功能，不但可提供原发灶或转移灶肿瘤的生物信息（如基因突变信息、蛋白质组学和代谢组学信息等），还可为下游的细胞实验和表征分析提供现实基础，因此 CTC 具有广泛的应用前景；CTC 的分选与培养可广泛应用于肿瘤患者的早期筛查、辅助诊断、预后判断、疗效评估、复发转移和耐药评估。CTC 常存在于肿瘤患者的外周血液循环系统中，而在健康人群或其他非肿瘤性疾患者群的外周血液循环系统中不能检测到。来源于肿瘤病灶的 CTC 多与原发肿瘤具有相似甚至相同的病理特征，因此捕获到的 CTC 可直接反映原发肿瘤的病理学特征（见图 8.1.2）。

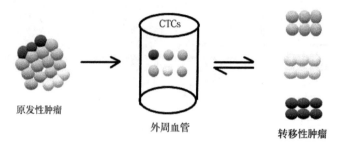

图 8.1.2　CTCs 产生与播散示意图

引自：王丹，陈凤娇，汤青霞，等．在肝癌精准诊疗中的研究进展 [J]. 国际检验医学杂志，2020,9,1116-1122.

近年来，在精准医疗概念的推动下，CTC 逐渐被认为是一种新型的肿瘤标志物，关于 CTC 的临床应用研究呈爆发式增长。大量研究表明，肿瘤患者外周血中 CTC 数量稀少、半衰期短，容易降解，常规分选技术很难捕获到外周血液循环系统中全周期、完整的 CTC；目前基于 CTC 的研究多集中于探寻其特异性标志物以期提高检测的敏感性和特异性。CTC 广泛应用于实体瘤的微转移、术后复发监测、疗效评估、预后判断以及个体化靶向治疗。CTC 检测阳性患者的无进展生存期和总生存期显著低于 CTC 阴性患者，在经过有效治疗后 CTC 数量呈现明显下降趋势，在实时监测肿瘤疗效和复发转移方面具有独特的优势。

肿瘤细胞的脱落、侵袭并进入血液循环是肿瘤转移的最初阶段，并为最终形成肿瘤转移灶提供了可能。进入循环系统的肿瘤细胞大部分在机体免疫识别及杀伤等作用下发生凋亡，有极少数肿瘤细胞在循环系统中存活下来，CTC 数量极其稀少，仅占外周血白细胞数量的 $1/10^7 \sim 1/10^6$，在一定条件下，进入血液循环而未被清除的肿瘤细胞通过迁移、黏附、相互聚集形成微小癌栓，并在一定条件下发展为转移灶，因此在外周血中检测到肿瘤细胞就预示着有发生肿瘤远处转移的可能，同时由于肿瘤细胞异质性的存在，针对 CTC 检测方法的特异性和灵敏度要求较高。如何分离和鉴定外周血液循环系统中的 CTC 成为当前 CTC 检测方法学中的研究热点。目前多采取高效的分离与富集方法来捕获外周血液循环系统中数量极其稀少的 CTC，再将获取的 CTC 进行分析和鉴定，以期为临床的精准诊疗提供重要的参考依据。

即使基于 CTC 的"液体活检"技术还存在不少局限和瓶颈，但是随着新的肿瘤标志物的发现以及分子诊断技术的变革，CTC 的分离鉴定技术在肿瘤的精准诊疗中将逐渐扮演重要的角色。CTC 的分离鉴定一是需要进行多中心、大样本、大周期的临床基础与应用基础研究，以获取 CTC 相关的生物学特征和信息；二是需要整合多种分离鉴定技术和方法，基于肿瘤异质性的特点，单一的分离鉴定方法不能作为肿瘤早期筛查或诊断的常规方法；三是需要对现有的分离鉴定技术和方法进行标准化，目前 CTC 的分离鉴定技术和方法存在种类繁多、操作步骤繁简不一、实验干扰因素较多、结果解读标准不统一等缺点，急需制订相对统一的实验操作规范和结果解读标准，以期为临床肿瘤患者的个体化诊疗提供坚实可靠的保障。

2. 细胞代谢或裂解产物

（1）游离 DNA（cfDNA）。

1947 年，Mandel 和 Metais 首次报道了外周血中存在 cfDNA。生理情况下，血液中的 cfDNA 主要来源于白细胞的坏死和凋亡，在某些疾病和特殊状态下，其他细胞也会释放游离 DNA 入血，包括来源于肿瘤细胞的 ctDNA 和来源于胎儿的 cfDNA 等。血液不是可用于液体活检的唯一体液，如尿液、粪便、脑脊液（CSF）、唾液、胸腔积液和腹水等都是潜在来源，可从中获得 cfDNA。cfDNA 是释放到血浆中的降解的小而均匀的 185~200 bp 小片段 DNA。cfDNA 存在于人体的各种体液中，随组织损伤、癌症和炎症反应等发生浓度变化。母亲和胎儿—胎盘等都会产生 cfDNA，正常人体的 cfDNA 主要通过细胞凋亡过程产生。cfDNA 分子极容易被清除，半衰期为 1 h 或更短。

目前，血浆 cfDNA 的产生机制尚不明确；但普遍认为细胞发生凋亡或者坏死释放的 DNA 片段是 cfDNA 的主要来源，但是不同疾病发生的病理生理进程不同，致病机制和疾病微环境也不同，因此不同疾病导致产生 cfDNA 的过程极为复杂，单一机制不能充分阐明 cfDNA 产生的来源，往往是同时存在这两种产生机制。cfDNA 多以 DNA 和蛋白质结合的复合物形式存在，仅极少数为游离的 DNA 片段。cfDNA 在血浆和血清中都有存在，健康人外周血中 cfDNA 浓度大都小于 100 ng/ml，平均值约为 30 ng/ml。而在肿瘤患者体内，外周血 cfDNA 浓度可高达 1000 ng/ml，平均值约为 180 ng/ml。在其他的一些疾病，包括术后、寄生虫病、心血管疾病等也可见 cfDNA 水平的升高。

我国为出生缺陷的高发国，在每年约 1600 万的新生儿中，先天性致愚、致残缺陷儿占每年出生人口总数的 4%～6%，总数高达 120 万，占全世界每年 500 多万出生缺陷儿童的近 1/5。香港中文大学卢煜明在 1997 年和 1998 年的研究中发现，母体血液中存在着胎儿的游离 DNA。基于这些早期发现，卢煜明展开了一系列前沿工作来研究这些胎儿游离 DNA 的特性，证明了使用胎儿游离 DNA 来诊断遗传性疾病的可行性和实际性，最终开创了利用第二代基因测序来检测唐氏综合征的新途径，并在 90 多个国家得到了应用。仅在中国，每年就有超过 100 万孕妇接受这项测试。这种革命性的方法为全球无数的孕妇提供了无创产前诊断。母体血浆中含有胎儿游离 DNA，胎儿染色体异常会带来母体中 DNA 含量的微量变化，通过深度测序及生物信息分析了检测到该变化，为项目提供理论依据。新一代高通量测序、信息分析平台为深度挖掘母体血浆中胎儿游离 DNA 信息提供技术依据。无创 DNA 产前检测技术的临床应用为我国出生缺陷儿的产前检测做出极大贡献。由于他所开创的无创 DNA 产前检测技术在人类重大出生缺陷防控领域的杰出贡献，卢煜明在 2016 年获得了首届"未来科学大奖"颁发的"生命科学奖"。

（2）血浆游离循环肿瘤 DNA（ctDNA）。

ctDNA 是由原始肿瘤、CTC、肿瘤转移灶及坏死或凋亡的肿瘤细胞释放进入血液循环的游离 DNA 片段，具有含量低、半衰期短、均质性等特点。ctDNA 长度为

134 ~ 144 bp; 半衰期约为 114 min; 总量较少, 约为 500 DNA 拷贝数 /200μl 血浆, 血浆总 ctDNA 量仅占总 cf DNA 浓度的 0.01%。这些极低的浓度发生在癌症的早期阶段, 没有明显的转移。现已证实 ctDNA 可在血液、唾液、尿液、脑脊液等多种体液中检出。ctDNA 具有肿瘤特异性标记的特点, 包括单核苷酸突变、缺失、插入、重排、甲基化改变和拷贝数变异等, 可用于肿瘤的早期筛查、分子分型、疗效监测和预后判断等。

目前主要有两种策略来评估癌症患者血浆样本中的 ctDNA: 一是基于 DNA 的靶向测序技术, 如数字 PCR、基于珠子 – 乳液 – 扩增 – 磁性的 BEAMing 技术、安全测序系统 (safe-SeqS) 和深度测序 (CAPP-Seq) 技术等; 二是标记 – 放大深度测序 (TAm Seq) 技术。ctDNA 检测技术作为一种无创的检测方法, 能够真实地实时反映实体瘤组织中的基因突变图谱与频率, 是疗效评估、耐药监测和预后判断等重要的监测指标。ctDNA 作为一种新的肿瘤标志物, 在肿瘤的筛查、诊断、治疗及预后等方面发挥重要作用, 尤其对于一些不具有典型临床症状、无特异性检查方法和诊断取材困难的肿瘤, 可避免复杂的、具有创伤性的组织活检。失活或凋亡的癌细胞会释放 DNA 到血液中, 但在癌症早期, 肿瘤细胞释放的 DNA 量一般很少, 并且会被进入循环系统的健康 DNA 所掩盖, 从而难以检测到低丰度的 ctDNA。由于血液中 ctDNA 的丰度较低, 对方法学的灵敏度要求较高, 常规检测方法极易导致假阴性产生, 而假阳性结果的可能性要低很多。高效富集血液中低丰度的 ctDNA 技术成为肿瘤患者液体活检的关键所在, 将有利于从宿主健康细胞基因组 cfDNA 中分离和识别出肿瘤细胞 ctDNA, 为绘制肿瘤基因突变图谱提供坚实的保障。

（3）miRNA。

循环 miRNA 是 "液体活检" 的重要组成部分, 包括游离和囊泡中 miRNA, 其中囊泡中 miRNA 能够稳定存在, 是循环 miRNA 的主要来源。外泌体是 30~150 nm 的囊泡, 外泌体 miRNA 被认为是生物标志物的重要来源, 其广泛分布于血液、唾液、乳汁、尿液等人体体液中; 外泌体是 miRNA 的富集体, 几乎囊括了人体所有的 miRNA, 可作为研究 miRNA 的可靠载体。外泌体 miRNA 既可作为新型肿瘤标志物, 又可作为潜在的治疗靶点。与 ctDNA 不同, 外泌体 miRNA 可在循环系统中长期稳定存在, 一是由于外泌体纳米级别的直径大小可以避免被吞噬, 二是外泌体膜上本身携带有 CD47、CD55 和 CD59 等分子, 作为纳米级生物膜结构, 外泌体能较好地保证 miRNA 的完整性及生物活性, 可避免被循环单核 - 巨噬细胞清除而稳定存在, 外泌体 miRNA 有囊泡膜的保护, 可免受体液中的酶类降解。外泌体来源的 miRNA 是肿瘤细胞微环境中信号交流的重要媒介, 几乎参与肿瘤发生发展的全部生物过程, 在肿瘤转移中被称为 "探路者", 确定转移方向、传递转移信号、促进肿瘤细胞迁移、诱导上皮 – 间质转化、营造转移前微环境和传播转移恶性行为, 而外泌体 miRNAs 以前体 miRNA (precursor miRNA, pre -miRNA) 和 (或) 成熟 miRNAs 形式分选入多泡体中, 并通过多种机制被受体细胞接纳, 并在受体细胞中发挥其对靶基因的调控作用。外泌体 miRNA 在肝脏的生理和病理过程中发挥着重要作用，并可作为诊断肝脏疾病的新型生物标志物。

（4）外泌体（exosome）。

外泌体是一种能够被大多数细胞分泌的包含了复杂 RNA 和蛋白质的微小膜泡，具有脂质双层膜结构，直径为 40～100 nm。1987 年，Trams 和 Johnstone 在网织红细胞培养液中分离得到一种囊泡状的结构物质并将其命名为外泌体。最近几年，人们发现这种微小膜泡中含有细胞特异的蛋白、脂质和核酸，能作为信号分子传递给其他细胞从而改变其他细胞的功能，是细胞之间沟通的载体。多种细胞在正常及病理状态下均可分泌外泌体；其主要来源于细胞内溶酶体微粒内陷形成的多囊泡体，经多囊泡体外膜与细胞膜融合后释放到胞外基质中。同时外泌体也广泛存在于体液中，包括血液、眼泪、尿液、唾液、乳汁、腹水等。目前研究发现外泌体中富含核酸（miRNA、lncRNA、circRNA、mRNA、tRNA 等）、蛋白质、胆固醇等。外泌体的表面标志物主要有 CD63、CD81、CD9、TSG101、HSP27 等。研究发现相较于正常细胞，肿瘤细胞释放的外泌体量较大，与肿瘤的发生、发展、转移以及抗药性具有一定的相关性。外泌体携带了参与细胞内信号转导的蛋白、miRNA、lncRNA、cirRNA、mRNA 以及其降解片段，参与细胞活动的重要调控；在肿瘤转移、免疫调控机制、疾病发生发展、阿尔茨海默病和免疫疾病等疑难杂症的治疗方面崭露头角，有望成为多种疾病的早期诊断标志物。近年来研究发现，外泌体包括功能蛋白、脂质成分以及来源细胞的核酸，其中功能蛋白以跨膜蛋白（CD9、CD63、CD81、CD82 等）、热休克蛋白（Hsc70、Hsp90、Hsp60、Hsp20 等）等为主；脂质以胆固醇、鞘磷脂为主；核酸以 mRNA、miRNA 以及 lncRNA 等为主。研究显示，肿瘤外泌体与机体免疫抑制、肿瘤的进展等密切相关。如 PD-L1 外泌体与肿瘤的进展、分期、淋巴结转移密切相关。同时，研究发现高水平 PD-L1 外泌体可下调效应 T 细胞 CD69 的表达，而抗 PD-1 抗体可降低 CD69 的下降程度；说明循环 PD-L1 阳性外泌体具有修饰免疫反应和影响疾病进程的潜能。

（三）标本采集与注意事项

1. CTC

（1）外周血：使用专用采血管（BD、ACD 管）采集 8～10ml。

（2）胸腔积液、腹水样本：使用胸腔积液、腹水专用采集管（BD 管）采集 15.0ml 以上。

（3）脑脊液样本：使用专用采集管（BD、ACD 管）采集 5.0ml 以上。

（4）骨髓样本：使用专用采集管（BD、ACD 管）采集 3.0ml 以上。

2. 血浆 ctDNA

乙二胺四乙酸抗凝管采集 8～10 ml 外周血，2 h 内采用两步离心法分离出血浆和血细胞，血浆做 ctDNA 检测，血细胞（白细胞）做对照检测；从肿瘤患者抽取的血浆中的白细胞数小时内可发生裂解释放出人基因组 DNA，进而稀释血浆中 ctDNA 的浓度，因此临床上采集患者血浆后应尽快离心分离出白细胞防止白细胞 DNA 污染，然而因为凝血等复杂原因常导致肿瘤患者血浆中的 ctDNA 被稀释。从血浆、胸腔积液、腹水等中提取的 cfDNA 要求片段主峰一般为 140~170 bp 且无明显大片段污染，可通过 Agilent 2100 或 Labchip 等微流控毛细管电泳分析系统进行检测。

3. 体液标本选择一般规律

（1）唾液 ctDNA：肺部来源恶性细胞。

（2）尿液 ctDNA：泌尿生殖系统恶性肿瘤。

（3）脑脊液 ctDNA/CTC：中枢神经系统来源的原发 / 转移恶性肿瘤。

（4）胸腔积液、腹水 ctDNA/CTC：胸腔、腹腔，或盆腔来源的原发 / 转移恶性肿瘤。

在非小细胞肺癌中，通常要做诸多分子检测，如 EGFR、ALK、ROS1、NTRK 突变等，这就会导致组织标本的紧缺，大约有 30% 的患者无法再次进行标准的组织 NGS 检测，尤其在晚期肿瘤患者中很难获取（足够的）组织用于分子检测，这时非侵入性的外周血检测就是一个非常好的替代手段。液体活检取样方便、创伤小，且可克服肿瘤异质性缺点；因此在晚期肺癌患者需进行再次活检时，液体活检常作为获取肿瘤基因突变信息的重要手段。胸腔积液是晚期肺癌患者较为常见的并发症之一，发生率高达60%，标本获取比较简单且安全，可作为液体活检的标本来源；且胸腔积液上清液中的 ctDNA 浓度高于血液中 ctDNA 的浓度（即便胸腔积液沉渣中没有找到肿瘤细胞也建议做上清液 ctDNA 检测），可避免血检造成的假阴性；并且与组织标本检测的一致性也较高，能很好地解决肿瘤的异质性问题。在 2017 年 10 月的第 18 届世界肺癌大会（WCLC）上，复旦大学附属中山医院呼吸科暨上海市呼吸病研究所胡洁团队研究证实胸腔积液上清液 ctDNA 具有更高的肿瘤特有突变检出率和敏感性。2019 年 7 月 28 日，该项研究结果正式发表于 *Theranostics* 杂志，通过比较分析胸腔积液上清液、细胞沉渣、组织切片及外周血 4 种不同样本类型的基因图谱，证实了胸腔积液上清液标本进行基因检测的有效性和准确性，并进一步证实胸腔积液上清液标本在临床应用上的可能性。

二、分离技术与方法

1. CTC 的分离技术与方法

目前常采用密度梯度离心技术、过滤技术、免疫磁珠富集技术、流体硅芯片技术、纳米基板技术和微流控技术等从数以亿计的血细胞中分离富集到含量稀少的 CTC后，再对其进行临床病理分析和鉴定，以期为肿瘤的精准诊断和治疗提供重要的依据。

（1）密度梯度离心技术是根据血液中各细胞密度的差异，在外周血中加入特定的分离液后进行离心，CTC 悬浮于分离液上方，从而将血液中的 CTC 分离出来。

（2）过滤技术是指使用肿瘤上皮细胞与外周血液循环系统中的血细胞体积不同的原理，采用 8 μm 孔径的过滤器将外周血中体积较小的淋巴细胞和中性粒细胞过滤掉，而肿瘤细胞因体积较大滞留在过滤器上。

（3）免疫磁珠富集技术是唯一被美国 FDA 批准用于临床检测 CTC 的方法，该方法分为阳性分选和阴性分选。阳性分选方法是将 EpCAM 抗体包被在磁珠上，该磁珠可与表达 EpCAM 抗原的肿瘤细胞进行特异性结合，并在磁场引力作用下可将血液中 EpCAM 表达阳性的肿瘤细胞与 EpCAM 表达呈阴性的非肿瘤细胞进行分离。阴性分选方法是首先采用离心的方法去除大部分血浆和所有红细胞，再将白细胞表面抗原 CD45 包被在分选磁珠上，该磁珠可与剩余血浆中的白细胞结合形成磁珠 - 白细胞复合物，在磁场引力作用下将白细胞去除，从而富集余下的肿瘤细胞。

（4）流体硅芯片技术通过流体力的作用将细胞与柱子对齐，通过流体动力学分选来去除最少的血液成分，然后再使用阳性选择方法去除淋巴细胞，最后收集剩下的目标细胞。

（5）纳米基板技术是指在 CTC 芯片中嵌入尺寸依赖性过滤和可降解的纳米结构基板，由于肿瘤细胞表面存在大量伪足和微绒毛，可大大增加肿瘤细胞的表面积；通过利用肿瘤细胞与纳米材料的强附着力来实现 CTC 的高效捕获和分离。

（6）微流控技术是指在微米级通道内进行流体控制以实现 CTC 的分离富集和筛选，目前微流控技术根据其分离原理分为两大类，一是基于 CTC 物理属性的分离方法，该方法主要是根据 CTC 的体积大小、密度和介电性等存在的差异进行分离和富集；二是基于 CTC 表面标志物的特征设计芯片基底表面的修饰分子，和肿瘤细胞表面的靶标分子进行高效而特异地结合。

上述方法均可用于 CTCs 的分离和富集，但目前仍没有一种方法可以兼具高效、特异和灵敏的特点，筛选到不同肿瘤类型患者不同分期的 CTC; CTC 的分离富集技术具有各自的优缺点（见表 8.1.1）。

表 8.1.1　CTC 分离富集技术对比分析

分离富集技术	优点	缺点
微流控技术（基于物理特性）	高通量、高捕获效率、免细胞标记、低成本	孔道易堵塞、细胞易破裂
芯片技术	高灵敏度、高捕获效率、不改变细胞生物学特性	操作复杂、成本高
免疫磁珠富集技术	高特异性、高纯度	细胞活性受损、仅获得单一特征 CTC、标本量大
纳米基板技术	高灵敏度、高捕获效率、不改变细胞生物学特性	操作复杂、成本高
密度梯度离心技术	操作简单、经济实惠、不改变细胞生物学特性	低灵敏度、低特异性
过滤技术	操作简单、经济实惠、不改变细胞生物学特性	低灵敏度、低特异性

2. ctDNA 的分离技术与方法

ctDNA 在 cfDNA 中的比例波动范围较大，易受肿瘤分期、转移等影响，大部分在千分之几的数量级，导致 cfDNA 中能检测到的肿瘤突变频率很低，有研究表明半数以上突变频率在 0.4% 以下。另外，由于血液中 DNA 酶的存在，使得 cfDNA 在血液中不稳定易被降解，血清中 ctDNA 的浓度是血浆中的 3 ~ 24 倍，但是凝血过程中容易产生 ctDNA 污染，因此血浆 ctDNA 的快速分离和富集是肿瘤患者基因突变分析的关键所在；目前常用于分离和富集 ctDNA 的方法有两种；①离心柱法，该方法利用碱裂解法所获取的 ctDNA 纯度较高，但效率较低；②磁珠法，通过改良碱裂解法获取较高纯度的 ctDNA，且可实现自动化提取。

3. 外泌体的分离与富集

外泌体提取方法目前有很多种，包括超速离心法、密度梯度离心法、超滤离心法、磁珠免疫法和聚合沉降法等。

（1）超速离心（差速离心）法：是最常用的外泌体纯化手段，采用低速离心、高速离心交替进行，可分离到大小相近的囊泡颗粒。超离法因操作简单，获得的囊泡数量较多而广受欢迎，但过程比较费时，且回收率不稳定（可能与转子类型有关），纯度也受到质疑；此外，重复离心操作还有可能对囊泡造成损害，从而降低其质量。

（2）密度梯度离心法：在超速离心力作用下，使蔗糖溶液形成从低到高连续分布的密度阶层，是一种区带分离法。通过密度梯度离心，样品中的外泌体将在 1.13 ~ 1.19 g/ml 的密度范围富集。此法获得的外泌体纯度较高，但步骤烦琐，耗时。

（3）超滤离心法：由于外泌体是一个大小几十纳米的囊状小体，大于一般蛋白质，利用不同截留相对分子质量的超滤膜对样品进行选择性分离，便可获得外泌体。超滤离心法简单高效，且不影响外泌体的生物活性，是提取细胞外泌体的一种新方法。

（4）磁珠免疫法：外泌体表面有其特异性标志物（如 CD63、CD9 蛋白），用包被抗标志物抗体的磁珠与外泌体囊泡孵育后结合，即可将外泌体吸附并分离出来。磁珠法具有特异性高、操作简便、不影响外泌体形态完整等优点，但是效率低，外泌体生物活性易受 pH 值和盐浓度影响，不利于下游实验，难以广泛普及。

（5）聚合沉降法：聚乙二醇（polyethylene glycol, PEG）可与疏水性蛋白和脂质分子结合共沉淀，早先应用于从血清等样本中收集病毒，现在也被用来沉淀外泌体，其原理可能与竞争性结合游离水分子有关。利用 PEG 沉淀外泌体存在不少问题，如纯度和回收率低，杂蛋白较多（假阳性），颗粒大小不均一，产生难以去除的聚合物，机械力或者吐温 -20 等化学添加物将会破坏外泌体等，因此发表文章时易受质疑。

上述方法均可用于外泌体的分离和富集，其中超速离心分离得到的外泌体纯度高、得率大，是最常见的外泌体分离技术之一。

三、鉴定技术与方法

（一）CTC 的分析与鉴定

从数以亿计的血细胞中分离富集到含量稀少的 CTC 后，还须对其进行临床病理分析和鉴定，以期为肿瘤的精准诊断和治疗提供重要的依据。目前主要采取 PCR 技术、免疫荧光技术、流体芯片技术和流式细胞术等 CTC 的分析与鉴定，CTC 分析鉴定技术对比分析。

1. 基于 PCR 技术分析与鉴定 CTC

PCR 方法可以特异性扩增肿瘤患者肿瘤驱动基因的 DNA，并通过 RT-PCR 方法检测肿瘤细胞的 mRNA 表达情况。

2. 基于流式细胞术分析与鉴定 CTC

流式细胞术充分结合了激光、计算机、电物理、光电子测量、细胞荧光化学以及单克隆抗体等技术，该方法将荧光标记的单克隆抗体与肿瘤细胞表面特异表达的抗原进行特异性结合，进而检测肿瘤患者外周血液循环系统中的肿瘤细胞。

3. 基于流体芯片技术分析与鉴定 CTC

流体芯片技术分析与鉴定 CTC 是近年来得到迅猛发展的一项新型分子诊断技术，将大约 8 万个涂有 EpCAM 抗体的微阵列柱分布在标准载玻片上，经 EDTA 处理的肿瘤患者外周血样品通过摇动混匀装置混合后可通过气动泵输入芯片，以此提高捕获效率。使用抗 CK、DAPI 和 CD45 进行免疫荧光标记，并将 CK 阳性、DAPI 阳性和 CD45 阴性的细胞视为 CTC，可实现 CTC 的原位定性及定量检测。

4. 基于上皮细胞免疫斑点技术分析与鉴定 CTC

上皮细胞免疫斑点技术（epithelial immunospot, EPISPOT）是一种基于抗原抗体反应的方法，用于定量检测具有生物活的 CTC。该方法的原理是利用富集的 CTC 在培养基中分泌特定蛋白质，再使用荧光标记的分泌蛋白抗体，与 CTC 进行孵育以使抗体与蛋白质特异性结合，最后通过荧光显微镜观察，每个着色的斑点就代表一个 CTC。

5. 基于免疫荧光染色技术分析与鉴定 CTC

免疫荧光染色技术（immunofluorescence technique, IF）固定富集的细胞后，用抗 CD45、角蛋白荧光抗体和 4，6- 二脒基 -2- 苯基吲哚（DAPI）荧光染料染色细胞，并用荧光显微镜进行分析。

6. 基于荧光原位杂交技术分析与鉴定 CTC

荧光原位杂交技术（fluorescence in situ hybridization，FISH）是 20 世纪 80 年代在放射性原位杂交技术基础上发展起来的一种非放射性分子生物学和细胞遗传学结合的新技术，是以荧光标记取代同位素标记而形成的一种新的原位杂交方法。

但目前仍没有一种方法可以兼具高效、高特异性和高灵敏度的特点，从而鉴定出不同肿瘤类型患者不同分期的 CTC；一是由于肿瘤细胞的异质性，目前仍没有一种分离鉴定的方法可将所有肿瘤患者外周血液循环系统中的 CTC 筛选出来；二是由于肿瘤患者外周血液循环系统中的 CTC 半衰期较短，对血液标本的采集时间和周期要求较高，否则会导致假阴性结果的产生，继而影响疾病的诊断和治疗；三是由于肿瘤细胞易获得间充质干细胞特征发生上皮 - 间质转化（epithelial to mesenchymal transition,

EMT），导致 EpCAM 丢失，产生更大侵袭性和转移能力，促进肿瘤的复发和转移；将导致基于 EpCAM 的 CTC 分离鉴定技术产生假阴性。CTC 的分析鉴定技术具有各自的优缺点（见表 8.1.2）。

表 8.1.2　CTC 分析鉴定技术对比分析

分析鉴定技术	优点	缺点
荧光原位杂交技术	高特异性、高灵敏度、高稳定性	效率低、易受其他因素干扰
流式细胞术	速度快、高通量	低灵敏度、高成本
免疫荧光技术	速度快、高灵敏度、细胞形态完整	异质性高、易受主观因素影响
流体芯片技术	速度快、高灵敏度、细胞功能完整	高成本
PCR 技术	高灵敏度、方便快捷	实验条件要求高、易污染、易假阳性
上皮细胞免疫斑点技术	高特异性、高稳定性	效率低、易受主观因素影响

　　肿瘤在转移过程中会发生 EMT，这是 CTC 与肿瘤转移研究中的一项关键内容。在 EMT 过程中，细胞的上皮标志物（如 E- 钙黏蛋白、细胞角蛋白等）表达量下调，间质标志物（如波形蛋白）表达量上调，从而使得肿瘤细胞侵袭性增强。虽然目前 EMT 在 CTC 中的研究并不充分，但已被证实的是，单独依靠上皮标志物进行 CTC 的分离和鉴定，有可能仅捕获那些表达上皮标志物的 CTC，而那些与肿瘤转移相关性更高的间质型 CTC 可能存在漏检。Krebs 和 Lin 等不同研究组在肺癌患者中直接比较了依赖上皮标志物的 Cell Search 方法和不依赖上皮标志物的 ISET 方法，结果表明 ISET 技术的灵敏度高于 Cell Search 技术。 Harouaka 等证实使用 ISET 技术可以检测到间质型 CTC，这些类型的 CTC 在使用依赖上皮标志物的方法中检出效率很低。事实上，由于 CTC 的异质性，在上皮型和间质型 CTC 之外，还存在更多类型的 CTC。2013 年 Zhang 等利用 HER2、EGFR、HPSE、Notch 1 等 4 种标志物进行乳腺癌 CTC 捕获及鉴定，最终鉴定的 CTC 经过培养，在小鼠模型中表现出强的转移性，这些 CTC 是上皮细胞黏附因子（epithelial cell adhesion molecule, EpCAM）阴性的，无法被依赖 EpCAM 捕获的方法富集。不同类型的 CTC 也会表现出功能上的差异，Yu 等 2013 年对 CTC 的 EMT 研究发现，使用 EpCAM 之外的标志物（如 HER 2、EGFR 等）可以富集到大量间质型 CTC，而且这些间质型 CTC 的比例在化疗过程中会有所上升。实际上，不同亚型 CTC 之间的转换过程十分复杂，经过 EMT 的间质型细胞在转到新部位后，会通过 MET 重新转换为上皮型细胞，并恢复其细胞黏附相关蛋白（如 E- 钙彩蛋白等）的表达，从而在远端组织增殖；而那些未经 MET 的细胞则难以形成远端转移。此外，还存在上皮间质混合型的 CTC，这些 CTC 具有上皮 - 间质可塑性（epithelial-mesenchymal platicity, EMP），可在上皮型和间质型之间转化，被认为是较为重要的一类 CTC。关于 CTC 的 EMT 临床样本研究，目前 Armstrong 等在 2011 年的研究提供了一些结果，在转移性去势难治性前列腺癌患者和转移性乳腺癌患者中，

检出的 CTC 中有 75% 同时表达上皮标志物细胞角蛋白和间质标志物（如波形蛋白、N-钙黏蛋白等），此外大量 CTC 也表达干细胞标志物 CD133。进一步明确这类间质型 CTC 的临床意义，还有待于不依赖上皮标志物的 CTC 捕获技术的不断发展。

尽管 CTC 的应用价值已被多方面所证实，但由于其自身特点以及目前整体方法学的局限性，仍然存在着一些不足。主要体现在两方面，一是缺乏标准化，不同检测方法在不同肿瘤中的检测敏感性和特异性不同，而用不同的方法研究不同肿瘤的不同临床应用方向，得出的更是海量数据和结果，无法得出准确结论，缺乏统一的标准。二是缺乏指向性，肿瘤标志物器官和组织特异性通常较差，目前尚没有一种高度特异性的标志物指向某种肿瘤。CTC 的检测也面临这样的问题，即检测到肿瘤细胞，无法说明是哪个器官组织来源的，不具有明确的指向性。这也为在临床症状不明或其他检测手段显示无异常时，CTC 检测阳性却无法具体指向带来了困惑。

（二）ctDNA 的分析与鉴定

目前 ctDNA 的分析与鉴定方法主要有两大类，一是以 PCR 为核心技术的检测方法；二是以高通量测序为核心技术的检测方法。

2018 年，为科学规范液体活检技术在临床检验中的应用，中华医学会检验医学分会、国家卫生健康委员会临床检验中心共同制订了《液体活检在临床肿瘤诊疗应用和医学检验实践中的专家共识》（以下简称《共识》），《共识》指出目前实验室常用的 ctDNA 检测技术包括扩增阻滞突变体系（amplifcation refractory mutation system, ARMS）、二代测序（next-generation sequencing, NGS）、数字 PCR 和核酸质谱检测等。ARMS 方法是目前获得国家药品监督管理局批准可用于临床 ctDNA 检测的方法，在临床实践中应用相对普及。由于 NGS 方法在技术与成本方面存在瓶颈，使得 ARMS 在检测诸如 EGFR 等已知突变中具有明显优势。针对未知突变的发掘，NGS 方法则具有其他方法无可比拟的技术优势。包括 *Nature Medicine* 、*Lancet Oncology* 及 *New England Journal of Medicine* 在内诸多顶级期刊所报道的多项临床试验结果证实 NGS 在耐药监测中具有重要的临床价值：通过 NGS 监测可有效发掘耐药新突变，及时调整干预措施，切实提高靶向治疗疗效。数字 PCR 和基于质谱的核酸检测仅限于实验室自建，尚缺乏高等级循证医学证据的支持，目前仍难以进入临床实践。基于上述研究结果与临床实际，专家组认为检测已知、单个靶向治疗敏感或耐药型突变时，建议使用 ARMS 方法。检测患者 ctDNA 已知的部分或全部临床药物治疗靶点谱或耐药指示靶点谱，或发现患者基因未知突变、探索临床价值与相关机制时建议使用 NGS 方法。

（三）外泌体的分析与鉴定

由于外泌体的异质性和性能的细微差异，对其的分析需要"量体裁衣"。目前主要依赖以下几个方法。

1. 根据形态学特征

使用扫描电镜（scanning electron microscope,SEM）、透射电镜（transmission electron microscope,TEM）或原子力显微镜对单个 EV 的形貌和粒径进行表征，使用透射电子显微镜，能够对单个 EV 的形貌和粒径进行表征。优势在于能够直接观察结构和形态，鉴别不同大小的外泌体；SEM 可得到表面微观形貌；TEM 可观察材料内部结构和形貌，但是此类方法对样品的预处理和制备要求较高，而且所需设备昂贵。

2. 粒径及浓度分析

动态光散射、纳米粒子示踪分析技术（NTA）、或电阻脉冲传感，能够统计大量外泌体的粒径分布情况。动态光散射测量下限 10 nm，对单分散性粒子敏感度较高；NTA 可直接、实时观测纳米颗粒，对单分散性和多分散性粒子均较准确。但是动态光散射技术是测量光强的波动数据，大颗粒的光强波动信号会掩盖较小颗粒的光强波动信号，不适合大小不一的复杂外泌体样本的测量；而 NTA 的测量下限仅为 70 nm。

3. 外泌体蛋白质分析

包括蛋白质印迹技术（western blot）、流式细胞术、ELISA 或质谱技术可用于分析外泌体所携带的蛋白标志物（CD9、CD63、CD81、HSP90 等）。根据外泌体不同类型的细胞来源，检测的标志物可能有所不同。

4. RNA 和 DNA 分析

分析技术包括 qPCR 、Northern 印迹、NGS 和微阵列技术。对于已知的 RNA 可以通过印迹进行验证，NGS 可以了解外泌体中的 RNA 及 DNA 组成，可用于新序列的发现，但测序可能因为拼接偏倚，导致转录表达错误。而微阵列技术可用于 RNA 含量的表达谱分析，但不能用于发现新序列。

5. 代谢分析

外泌体代谢物包括脂质、糖、氨基酸等小分子，来源细胞的生化状态可通过其代谢物的变化反映出来。

由于外泌体的尺度特点及分析外泌体标志物丰度普遍偏低，原有的分析技术不断受到挑战，为了解决这些挑战，随着技术的进步，不断发展出新的检测方法。例如，结合了瑞利散射和鞘流单分子荧光检测技术的超高灵敏流式检测系统可以对粒径低至 40 nm 的 EV 进行快速表征，可以解决传统流式细胞仪无法测量粒径 <300 nm 的颗粒；新一代的蛋白分析方法如小颗粒流式细胞仪、微磁共振、纳米等离子体外体传感器是为了解决外泌体中蛋白质定量的技术挑战，目前正在开发中。这些方法较之传统的检测方法操作简单且所需样本量更少。由此，根据外泌体的特性"量身定制"分析方法和检测手段，未来会成为常态。外泌体含有丰富的内含物，由于检测技术的发展不均衡，目前针对外泌体 RNA 的报道要多于其他内含物。多学科的交叉，如基于人工智能的多组学算法开发，有望改变传统单一标志物的概念，以组学的、图谱式的方式对标志物进行重新定义。

第二节　临床应用及病例分析

液体活检技术可应用于肿瘤病程的各环节，包括筛查、早诊、疾病分期、分子分型、预后判断、耐药监测和微小残留检测。而在 CTC、ctDNA 和外泌体中，又以 ctDNA 临床应用最为普遍。目前，ctDNA 检测应用最广的领域是辅助靶向治疗决策，在 T790M 耐药突变的检测中应用最为成熟。

一、CTC 的临床应用

近年来，大量临床研究表明 CTC 在肿瘤预后评估、疗效评价、肿瘤分期、复发转移监测等方面都具有重要的临床价值。目前关于 CTC 临床应用的研究主要集中于早期筛查、预后评估、疗效评价及指导治疗等方面；此外，CTC 的分子分型及体外培养，也是非常有潜力的临床应用方向。

（一）CTC 与肿瘤早期筛查

CTC 检测用于实体肿瘤早期筛查的理论依据主要来源于动物模型的研究结果，研究人员利用小鼠模型对乳腺癌进行研究发现，CTC 可以在原发灶形成的早期开始出现。事实上在胰腺癌的小鼠模型中，在实体瘤形成之前，就存在 CTC 进入血液循环中的现象，这些动物模型中的发现提示 CTC 可能用于肿瘤的早期筛查。然而目前的研究发现 CTC 在肿瘤的早期筛查中仍面临两个关键问题。其一是临床研究发现良性疾病患者也存在 CTC 的检出，如 Tanaka 等发现肺良性疾病患者有约12%可以检出 CTC，Pantel 等发现结肠良性疾病患者中有约11%可以检出这些检出的 CTC 到底具有怎样的临床意义，目前还缺乏大样本量的长期随访。其二是早期肿瘤患者的 CTC 检出数量普遍较低，例如，在非转移性乳腺癌中，Search 技术对 CTC 的阈值设定为每 7.5 ml 外周血 1 个 CTC，早期乳腺癌患者出的 CTC 数量与肿瘤体积、肿瘤分型及激素受体状态无相关性，这对检测方法的敏感性提出了更高的要求。尽管 CTC 用于肿瘤早期筛查存在上述问题，仍有研究证实 CTC 在肿瘤早期筛查方面的应用还是有一定潜力的，Ilie 等 2014 年关于慢性阻塞性肺疾病（chronic obstructive pulmonary disease，COPD）CTC 的研究便是具有代表性的一项。这项研究对 168 位 COPD 患者和 77 例非 COPD 对照样本进行 CTC 检测，77 例对照组中没有 CTC 检出，而 168 位 COPD 患者中有 5 例检出 CTC，后续跟踪发现这 5 位检出 CTC 的患者在 1~4 年内均通过 CT 查见肺部结节且经病理活检诊断为早期肺癌。

（二）CTC 与预后评估

2004 年，Cristofanilli 等报道在转移性乳腺癌患者中，患者的无进展生存期

（progress free survival, PFS）和总生存期（overall survival,OS）与血液循环中可检测到的 CTC 数量直接相关：每 7.5 ml 外周血中检测到 5 个或 5 个以上 CTC 的患者，比检测到小于 5 个 CTC 的患者的预后更差，生存期明显缩短。在随后的临床研究中，CTC 的数量与前列腺癌、结直肠癌等肿瘤患者的预后及治疗效果之间的对应关系进一步得到证实。以大量证实 CTC 对于乳腺癌预后临床意义的研究为基础，2010 年的乳腺癌 TNM 分期系统引入了 $cM_0(i+)$ 的概念，即对于临床或影像学没有证明存在远端转移，而其远端淋巴结发生转移或骨髓、血液中存在肿瘤细胞的患者，其分期被定义为 $cM_0(i+)$。

（三）CTC 与疗效评价

现在，越来越多的肿瘤临床研究将 CTC 作为患者疗效评价的一项指标。例如，上述提及的 Cristofanilli 等将 CTC 计数用于转移性乳腺癌跟踪，证实 CTC 可作为 PFS 和 OS 的预后指标。Budd 等 2006 年对 138 位转移性乳腺癌患者在接受治疗前后，进行 CTC 计数及影像学检测，发现每 7.5 ml 外周血中检测到 5 个或 5 个以上 CTC 的患者，比检测到小于 5 个 CTC 的患者，表现出更短的 PFS 和 OS；相比于影像学指标，CTC 能更及时反映预后与疾病状态，而且 CTC 与患者 OS 相关性更加显著。在 mCRPC 患者的 SWOG S0421 双盲Ⅲ期临床试验中，基线期每 7.5 ml 外周血中 CTC 的中位数是 5，CTC 数量与患者基线期 PSA 水平、骨痛、肝脏疾病、血红蛋白及碱性磷酸酶水平显著关联，并与 PSA 以及实体瘤疗效评价标准（response evaluation criteria in solid tumors, RECIST）的变化关联性显著；基线期 CTC 数量超过 5 个的患者总生存期显著缩短（CTC 数量 ≥ 5 个的患者 OS 为 13 个月，CTC 数量 < 5 个的患者 OS 为 26 个月）。基线期 CTC 数量及基于多西他赛方案化疗 3 周内 CTC 数量的动态变化均是患者 OS 的独立预后指标。

（四）CTC 与指导治疗

CTC 计数是否能用于临床治疗方案的指导，目前的循证医学证据尚不充分。Sme rage 等 2014 年报道了 CTC 计数用于更改临床治疗方案的 SWOG 0500 临床研究。接受一线化疗的转移性乳腺癌患者，治疗前 CTC 数量 < 5 个 /7.5 ml 外周血的被分为 A 组，治疗前 CTC 数量 > 5 个 /7.5 ml 外周血，但在一个疗程结束后降为 < 5 个 /7.5 ml 的患者被分为 B 组，治疗前和一个疗程结束后 CTC 数量一直 > 5 个 /7.5 ml 外周血的患者被分为 C 组。其中，C 组患者进一步被随机分为 C1 组和 C2 组，两组患者随机接受原有治疗或改为新一线治疗。该研究结果显示，A 组患者的生存期最佳，B 组次之，C 组最差，这是与既往的研究相一致的。然而，C1 组和 C2 组患者的生存期却不存在统计学差异，提示更改为新一线治疗并未给患者带来获益。基于上述研究结果，2015 年《美国临床肿瘤学会临床实践指南》认为 CTC 计数暂时不能应用于指导转移性乳腺癌患者治疗方案的更改。

然而，上述 SWOG 0500 研究设计中存在两个主要的问题。其一，仅仅以 CTC 数量是否大于 5 个为标准，这是不足取的，因为临床上经常有 CTC 数量出现大幅下降的患者，尽管 CTC 数量的绝对值仍大于 5 个，但是我们有理由相信患者是能够从治疗之中获益的；其二，CTC 的价值在于判断患者的预后及评价刚结束的治疗的效果，也就是说，第一个疗程结束后，CTC 的数量仍然较高，只能说明刚结束的治疗是失败的，患者是需要更改治疗方案的，但是至于更改什么样的治疗方案及更改之后的疗效如何，这不是治疗前 CTC 的数量能够回答的问题。从上述两方面来考虑，目前正在法国进行的 CirCe 01 研究的设计似乎更为妥当。在这项研究中，患者更改治疗的标准定为 CTC 未出现有效降低，至于具体标准是什么，还有待进一步的研究；同时，CTC 的分析将会伴随患者后续的多线治疗，新一线治疗方案的疗效都会由其下一线治疗开始前的 CTC 数量来做评价。这项研究的设计似乎更加符合临床的实际，目前已经公布了前期 56 例患者的初步结果，提示 CTC 非有效降低的标准为 CTC 数量大于 5 个 /7.5 ml 外周血或者降低幅度不超过 70%。根据此标准对三线治疗第二个周期时的患者进行分组，结果发现两组患者在无进展生存期方面存在显著性差异。这项研究目前还在进行之中，关于 CTC 对治疗方案的指导，我们期待该研究能够提供更确凿的证据。

(五)CTC 的分子分型

除了计数之外，CTC 还与外周血中肿瘤来源的 ctDNA 一样，能够被用于肿瘤的液体活检。相比于 ctDNA，CTC 的捕获虽然相对困难，但是由于其具有完整的细胞形态，所以能够包含蛋白质组、转录组及基因组等在内的最完整的遗传信息，同时还可以进行形态学及功能性方面的观察。

目前，在肿瘤患者中应用较为成功的分子标志物检测包括 EGFR 突变、HER2 扩增或过表达及 ALK 融合等，这些标志物在 CTC 的分析上都已经有了很好的应用。在 EGFR 突变检测方面，Maheswaran 等的研究发现，相比于组织标本，CTC 的 EGFR 突变阳性检出（92%，11/12）明显优于 ctDNA（33%，4/12），与患者使用酪氨酸激酶抑制剂（TKI）的疗效有很好的相关性。Sundaresan 等的研究表明，关于 EGFR 的 *T790M* 突变，CTC 与组织学的符合度较 ctDNA 更好，但是两者联合起来可以发现更多组织学是阴性或者临界状态的患者。在 HER2 方面，中国人民解放军第三〇七医院的研究发现，相比于组织学的 HER2 检测结果，CTC 的 HER 2 表达与患者使用抗 HER2 药物治疗效果的相关性更为密切，而且患者 HER2 的末次组织学检测距离 CTC 检测的时间间隔越长，CTC 与组织学的结果出现不一致的可能性更大，这进一步提示了实时分子分型的必要性。而在 ALK 方面，Pailler 等利用 ISET 技术，在 CTC 上面实现了 ALK 的染色体荧光原位杂交检测，而且在接受克唑替尼治疗的患者中，能够观察到携带 ALK 融合的 CTC 会出现动态变化，提示 CTC 的动态检测可以用于患者的治疗监测。

除了利用单个分子标志物的检测来实时指导肿瘤患者的个体化治疗外，还可以利用高通量的二代测序对 CTC 进行多个指标的同时检测，此外还可以进行体外培养、药敏实验及动物体内的功能试验等。例如，Aceto 等人就利用这些技术对 CTC 进行全面的分析，揭示了成团的 CTC 是乳腺癌转移的重要前体。相比于外周血中的 ctDNA，CTC 的应用领域更为广阔，能够帮助临床医生更深入了解患者耐药或肿瘤转移的分子机制，为进一步药物研发提供重要的线索，这是目前国际最前沿的研究领域。

（六）CTC 的培养

对 CTC 进行体外培养并对其功能进行研究是一个重要的应用方向。Zhou 等使用基于 ISET 原理的微流控系统可高效捕获有细胞活性的 CTC，这些研究目前已在小鼠模型中开展。Yu 等在 2014 年发表于 *Science* 的一项研究中，对 36 位转移性乳腺癌患者的 CTC 进行捕获和培养，取得的 5 株 CTC 细胞系中有 3 株在小鼠模型中具有成瘤的能力，通过二代测序，可以对多个基因进行突变分析，并且培养的 CTC 可用于药物敏感性测试。这项研究为 CTC 培养在临床治疗方案指导中的应用提供了支持。

目前 CTC 培养的研究尚不成熟，主要面临两个方面的问题：其一是 CTC 培养条件并不完善，CTC 培养的成功率目前仍然较低，上述 Yu 等的研究从 36 位患者中才取得 5 株 CTC 细胞系；其二是 CTC 培养的成功率依赖于捕获的 CTC 数量。Baccelli 等对乳腺癌患者中捕获到的 CTC 进行研究，发现仅有那些 7.5mL 外周血 CTC 计数超过 1000 个的样本才能成功进行小鼠模型的异种移植。这对 CTC 的培养条件及 CTC 的捕获技术都提出了较高的要求，也是 CTC 培养在临床应用中需要解决的关键问题。

二、ctDNA 的临床应用

（一）ctDNA 检测与肿瘤早期筛查

目前 ctDNA 已可在早期肝癌、结直肠癌、乳腺癌、胰腺癌以及肺癌患者循环中被检出，提示 ctDNA 对于这几种恶性肿瘤具有早期辅助诊断潜能。必须注意的是，特定突变例如 *P53* 突变可在健康人群中被检出；此外，可用于早期诊断辅助 ctDNA 分子谱在不同癌种变异度较大且都未经过大样本临床验证，实际效能仍不明确。因此，需要探索更加特异的 ctDNA 分子谱并设计大规模前瞻性临床试验证实其价值，目前距离真正临床应用还有较大距离。2016 年 4 月，美国 FDA 批准了 Epigenomics 公司以血液为基础筛查结直肠癌的 EpiproColon 技术。EpiproColon（Septin9 基因甲基化检测试剂盒）能检测血液中 *Septin9* 基因 V2 区域发生甲基化的 CpG 岛 bisDNA 序列。临床数据显示 EpiproColon 可检出 68% 的病例。这是 FDA 批准的第一款基于 ctDNA 进行肿瘤筛查的产品。

(二)ctDNA 检测指导临床用药

肿瘤精准治疗可通过检测肿瘤相应的基因信息，选择合适的靶向药物用于后续治疗，故 ctDNA 检测可提供十分重要的参考信息。

需要注意的是，目前 ctDNA 检测仅在非小细胞肺癌中被美国 FDA 批准用于指导 EGFR 酪氨酸激酶抑制剂选择并写入美国国立综合癌症网络（National Comprehensive Cancer Network, NCCN）指南。对于其他药物选择，目前仍处于探索阶段，尤其在检测 T790M 时，对阴性结果应尽可能通过后续的组织检测进行确认。因此，未来还需要更多前瞻性循证医学证据来支撑 ctDNA 的指导作用。ctDNA 在靶向药物伴随诊断中的应用：靶向药物使用过程中实行伴随诊断有助于确保药物安全性与有效性，是执行"精准医疗"理念的核心步骤之一。因此，伴随诊断在临床肿瘤综合管理中的价值愈发显著。未来伴随着更先进技术以及更多临床证据的出现，将会有越来越多 ctDNA 检测用于靶向药物伴随诊断。免疫治疗预测标志探索：在免疫治疗中，已经有研究提示，ctDNA 中的肿瘤突变负荷高于配对的组织活检标本，这就意味着，研究外周血肿瘤突变负荷或新抗原突变量与免疫治疗的相关性是未来的重点。血液中除了 ctDNA 尚包括循环肿瘤细胞和外泌体 PD-L1 的表达、T 细胞受体（TCR）组库以及其他免疫相关因子等研究。因此，基于液体活检的免疫治疗疗效预测、耐药监测研究为其精准化进程提供了无限的可能。

(三)ctDNA 检测与预后评估

1. ctDNA 在耐药机制探索中的应用

ctDNA 在靶向治疗获得性耐药中具有天然优势，通过高灵敏度方法追踪 ctDNA 变异情况，进而绘制肿瘤获得性耐药基因变化演进图谱有助于揭示耐药新机制，发现新的治疗靶点；在发现特定亚克隆与耐药关联性的基础上，深入分析耐药克隆亚群并探究其分子机制，可为逆转获得性耐药提供充分的转化依据。因此，ctDNA 是一种非常理想的耐药机制探索切入点。需要注意的是，目前此领域的研究正处于起步阶段，还不足以引入临床实践。

2. ctDNA 早期预警作用

ctDNA 检测对于包括肺癌、结直肠癌、乳腺癌在内的多种实体瘤进展具有重要预警价值，其丰度改变可早于影像学发现复发/转移灶。这意味着可通过 ctDNA 检测筛选出复发、进展及高风险的患者，为其在临床进展前创造干预治疗的机会。此外，ctDNA 丰度也与肿瘤患者 DFS 以及 OS 密切相关，特定亚克隆 ctDNA 的检出对预测患者预后具有重要预测价值。但是，目前大部分报道为小样本研究，缺乏大样本、多中心、前瞻性设计的临床试验；此外亦缺乏高级别 ctDNA 检测用于靶向药物治疗的证据。循证医学证据支持患者能够从 ctDNA 指导的临床决策中获得比常规肿瘤管理更多的临床收益

（四）ctDNA 与疗效监测

ctDNA 实时疗效监测价值：相比传统的影像学与血清蛋白类肿瘤标志物，ctDNA 在反映疗效方面具有更好的特异性与敏感度，理论上可准确反映机体肿瘤负荷的细微变化。已有小规模队列研究证实连续监测肿瘤患者体内 ctDNA 突变丰度的变化可反映治疗后个体肿瘤负荷变化，及时提示临床更换有效的治疗策略。但是，目前 ctDNA 检测存在重复性不佳、不同实验室间检测结果一致性较差、检测结果在不同实验室间互换性低、缺乏量化 DNA 负荷的最佳单位等缺陷，严重制约了 ctDNA 在临床实践中的应用价值。因此，检测 ctDNA 反映实时肿瘤疗效仍处于临床前阶段，亟待技术进步与大规模 RCT 研究来充分验证其价值。

三、典型案例分析

（一）液体活检在肿瘤中的应用

目前，组织样本仍是临床上肿瘤基因突变检测的首选，由于肿瘤的异质性和动态变化，单次活检往往无法准确指导治疗。由于活检带来的痛苦、手术风险、并发症等原因，多次活检在临床上很难实现。此外，活检本身也增加肿瘤转移的风险。由于这些局限性，临床上开始使用患者血浆中的 ctDNA 进行肿瘤基因突变的检测，即"液体活检"。理论上，"液体活检"可以提供关于患者的完整肿瘤基因信息，为医师提供组织活检所包含的相同诊断和预测信息，且不存在解剖单一部位单个病变活检取样的空间限制，但是目前 ctDNA 的临床有效性尚处在研究阶段。

1. 肺癌

就肺癌而言，肺癌同一瘤体的不同位置、肿瘤细胞的分化与基因型均存在差异，是一种高度异质性的肿瘤。当发生疾病进展、药物耐药或癌细胞转移时，肿瘤细胞的亚克隆不断变化，异质性情况更加多元，组织活检因而难以完全覆盖临床的需求。

肺癌液体活检技术主要包括数字 PCR、qPCR 和 NGS 三种。其中，dPCR 通常用于单位点检测；qPCR 用于单基因多位点检测；NGS 则可同时检测大量基因的不同突变类型。

qPCR 是目前最为成熟的液体活检技术，当前主要应用于检测 ctDNA 中的表皮生长因子受体（EGFR）突变。以新一代 cobas® EGFR 突变检测（cobas® EGFR Mutation Test v2）为例，其采用等位基因特异扩增（ASA），利用 PCR 引物的 3' 端末位碱基必须与其模板 DNA 互补才能有效扩增的原理，设计等位基因特异性 PCR 扩增引物，只有在引物 3' 碱基与模板配对时才能出现 PCR 扩增带，使 ASA 引物在野生型 DNA 上不扩增，减少假阳性率。

一项多中心、开放标签、随机化 III 期研究试验 ENSURE，用于评估厄洛替尼与吉西他滨/顺铂作为 EGFR 19 Del/L858R ⅢB/Ⅳ期非小细胞肺癌（non-small cfii lung carcinoma,NSCLC）患者一线治疗方案的疗效和安全性，结果表明经 cobas® EGFR Mutation Test v2 血浆检出 EGFR 激活突变的晚期 NSCLC 患者一线使用厄洛替尼治疗后，PFS 比化疗有显著提升。

另一项Ⅱ期、多中心研究 AURA2 试验的汇总分析得出，通过 cobas® EGFR Mutation Test v2 检测到血浆 T790M 阳性的晚期 NSCLC 患者可以从一代 EGFR-TKI 药物奥希替尼治疗中获益。

cobas® EGFR Mutation Test v2 可识别 18~21 号外显子区域 42 种基因突变，包括 L858R、19 号外显子缺失、L861Q 等 TKI 敏感性突变和包括 T790M 在内的 TKI 耐药性突变，是市场上覆盖点位最多的 EGFR 检测，有助于临床鉴别出更多能从靶向治疗获益的患者。

此外，NGS 技术可获得 ctDNA 中各个基因的突变信息，有助于进一步避免肿瘤异质性问题，全面分析肿瘤突变情况，同时在用药监测、MRD 监测、血液肿瘤突变负荷（bTMB）监测等方面为临床提供更多的决策依据。

然而，NGS 在实际应用中仍存在一些问题：如从每份血样中提取获得的 cfDNA 都相对较少，样本量有限；cfDNA 中仅有极小的部分是 ctDNA，存在背景噪声；不同研究对象之间的肿瘤特异性突变也有所不同；同时 NGS 文库制备流程复杂，各个环节的 PCR 都可能引入潜在的扩增错误，从而影响检测准确性。

罗氏诊断 CAPP-Seq 深度测序技术通过在文库构建、数据分析等环节的优化，引入单分子标签方案，有效提升了 NGS 技术用于检测 ctDNA 中 EGFR 突变的特异性与敏感性。

基于 AVENIO Surveillance 197 panel 动态监测肺癌 MRD 的临床试验共入组 40 例 Ib Ⅲ期局限性肺癌患者，在治疗结束后 4 个月内首次（MRD 界标点）进行血浆 ctDNA 分析，之后每 3~6 个月动态监测 ctDNA 水平，结果表明，ctDNA 阳性检测可早于 72% 的影像学诊断的肿瘤复发，中位时间提前 5.2 个月。无论在 MRD 界标点，还是全随访病程，ctDNA 阳性患者在 PFS 及疾病特异生存期均显著低于 ctDNA 阴性患者。

在免疫治疗领域，POPLAR 和 OAK 研究回顾性分析均显示，当 bTMB ≥ 16 时，采用 Atezolizumab 治疗的 NSCLC 患者临床获益显著优于化疗，提示 bTMB 可作为一个独立预测生物标志物。

EGFR C797S 突变为肺癌患者接受第三代 EGFR 靶向药物继发性耐药的标志物。2015 年，Thress 等通过监测血浆的 cfDNA，发现获得性 EGFR C797S 突变介导 T790M 阳性突变的 NSCLC 患者对 AZD9291 耐药，并且在体外实验中证实 C797S 变异导致 AZD9291 耐药。随后的多项研究亦证实 EGFR C797S 突变介导的耐药性。C797S 突变介导的耐药为临床意义明确的变异（Ⅱ级，证据等级 B），在不久的将来某些 B 级证据可能会成为 FDA 批准的伴随诊断位点或被纳入专家指南，从而成为 A 级证据。

在肿瘤靶向治疗中，时空异质性及靶向药物的选择性压力致使肿瘤治疗过程中产生耐药性而发生进展。受检者需要连续监测以进行实时监控，在动态监测过程中，往往需要对基线期的数据进行再分析和比较，因此检测机构需要对同一患者的多份数据进行有效保存。

基于既往研究显示，外周血 ctDNA 中 EGFR 突变可以预测 EGFR-TKI 疗效。欧洲药品管理局于 2014 年批准，难以获取肿瘤组织样本的患者可采用外周血作为补充，评估 EGFR 突变状态，并以此筛选可能从吉非替尼治疗中受益的 NSCLC 患者。中国食品药品监督管理总局在 2015 年也批准吉非替尼说明书进行更新，补充了如果无法采用肿瘤标本进行检测，可以使用从血液标本中的 ctDNA 进行评估。对于耐药患者，也有研究证实在 EGFR-TKI 耐药 NSCLC 患者中，检测外周血 EGFR T790M 可以指导后续治疗。同样，对结直肠癌、黑色素瘤患者采用血液监测 ctDNA，可比传统方法提前 5~10 个月发现 KRAS 突变、BRAF V600E 等耐药突变位点。有学者提出，在不久的将来，ctDNA 检测结果有可能作为传统肿瘤 TNM 分期的有力补充，形成新的 TNMB 分期系统，其中的 B 即为 ctDNA 检测结果，但是 ctDNA 的临床有效性目前尚处于研究阶段。

2. 肝癌

(1) 诊断和筛查。

肝细胞癌 (hepatocellular carcinoma,HCC) 是全球第六大常见癌症，但却是癌症相关死亡的第二大原因。HCC 预后不良的一个关键原因早期 HCC 相对无症状，大多数患者在确诊时已是癌症晚期。在这方面，液体活检可用于 HCC 的监测和诊断。Liao 等使用基于扩增子的测序来研究 HCC 患者中涵盖 3 个基因 (*TERT*、*CTNNB1* 和 *TP53*) 上的 22 个热点突变。研究对 41 例 (其中 38 例为 HBeAg 阳性) HCC 患者的血浆样本进行分析，19.5%（8 例）的患者至少携带 1 个肿瘤相关突变；*TERT*、*CTNNB1* 和 *TP53* 基因上热点区域的突变分别仅在 3.9%、7.8% 和 3.9% 的 HCC 患者中被发现，这表明通过扩大靶向区域来检测基因突变可以提高敏感性。然而，当扩大突变的分析范围时，有 6 个对照样本在这 3 个基因上至少携带 1 个突变。这些结果表明，如果想确定一位患者是否仅患有癌症，其检测方法的敏感性和特异性都会面临重大挑战。同时，大多数在克隆性造血过程中发生突变的个体在其一生中可能不会得癌症，与年龄相关的克隆性造血体系突变可能对 cfDNA 突变分析的特异性产生不利影响。

为了提高早期癌症检测整体的敏感性和特异性，Cohen 等将基于 UMI 的突变检测和 8 种常规蛋白生物标志物 (如 CA12-5、CEA、CA19-9、催乳素、肝细胞生长因子等) 整合到风险评估测试 CancerSEEK 中。他们共分析了患有 8 种常见癌症的 1 005 名患者和 812 名健康对照者。8 种常见癌症 (卵巢癌、肝癌、胃癌、胰腺癌、食管癌、结直肠癌、肺癌和乳腺癌) 的中位总敏感性为 70%，特异性为 99%；其中 98%（43/44）的 HCC 患者被检测到。与其他癌症类型相比，这些初步数据表明 CancerSEEK 在检测 HCC 方面表现更好。在慢性乙型肝炎携带者和肝硬化患者中验证该检测的特异性非常重要，因为大多数（70％~80％）HCC 患者与乙型肝炎感染有因果关系。

Chan 等使用全基因组测序表明可在 cfDNA 和配对的肿瘤组织中检测到一致的拷贝数变异（copy number aberration,CNA）和突变。该观察结果表明，由源自肿瘤的突变可用于监测患者的临床进展和治疗后残留病灶的检测。在一项随访研究中，研究者发现 84.4％（76/90）的 HCC 患者在其血浆中 1 号和 / 或 8 号染色体存在（CNA）。这些 CNAs 的检出率在有和没有肝硬化的乙型肝炎携带者中分别为 22.2％和 4.5％。2 名检出 CNA 的肝炎患者，在采血时 HCC 状态未知，但在 3~4 个月后被诊断为 HCC，这表明 CNA 分析可能对 HCC 的监测或筛查有用。

Wong 等使用甲基化特异性 PCR 表明在 HCC 患者血液中容易检测到 CDKN2A（编码 p16）和 CDKN2B（编码 p15）甲基化异常。RASSF1A 高甲基化分析对 HCC 患者检测具有 70％~93％的敏感性。cfDNA 分子中异常的甲基化信号使得能够检测 AFP 阴性的 HCC。最近，研究显示通过更多的甲基化标志物可以提高诊断准确性。Xu 等在 383 个 HCC 和 275 个正常样本的队列中对 1000 个标志物进行分析，发现其灵敏度达到 83.3％，特异性达到 90.5％。Chan 等将全基因组低甲基化与 CNA 相结合，区分可进行手术的 HCC 患者和慢性乙型肝炎携带者，发现其敏感性为 92％，特异性为 88％。

目前可使用诸如蛋白质标志物和各种成像方式对肿瘤进行溯源。但探索"血浆 DNA 组织定位"（plasma DNA tissue mapping）——使用 cfDNA 进行肿瘤的组织溯源有利于将来的研究。对全基因组甲基化组学分析血浆 DNA 组织定位可用作"全身分子成像"的方法，用于鉴定在 cfDNA 中检测到的突变的潜在组织起源。

（2）风险预测。

在 cfDNA 中可以检测到在 HCC 早期阶段发生的癌前基因和表观遗传改变。Wu 等分析了 237 例 HCC 患者及其相匹配的 cfDNA 样本中 6 个基因（*CDKN2A*、*RASSF1A*、*STEAP4*、*TBX2*、*VIM* 和 *ZNF154*）的甲基化水平，发现 cfDNA 中 TBX 甲基化的存在与未来 HCC 发生的风险增加相关，其 *OR*=5.35。除了 cfDNA 外，Huang 等鉴定了一组由 16 种 miRNAs 组成的 miRNA 特征，这组 miRNAs 可以预测慢性丙型肝炎携带者发生 HCC 的风险。

（3）指导治疗决策。

cfDNA 分析的一个重要应用是指导治疗决策，特别是在靶向治疗这一领域。例如，使用液体活检分析 *EGFR* 突变已被广泛应用于指导 EGFR-TKI 的使用。许多研究已证明可以在 HCC 患者的 cfDNA 中使用靶向大规模平行测序鉴定癌症相关的驱动突变。进一步研究显示 cfDNA 的突变特征反映了相应肿瘤组织中的状态。目前，对 HCC 患者的基因突变分析不是指导治疗决策的常规方法，其原因有两个：①只有 7 种批准用于 HCC 全身治疗的药物（包括作为晚期 HCC 一线治疗的索拉非尼和乐伐替尼；作为疾病进展的 HCC 患者二线治疗的瑞戈非尼、卡博替尼、雷莫芦单抗、纳武利尤单抗和帕博利珠单抗);②索拉菲尼和乐伐替尼的治疗反应与特定基因突变无关。当然也不能低估 cfDNA 突变分析用于 HCC 管理的潜力。大多数 HCC 靶向治疗临床试验未能证实结果的显著性或满足其主要终点的一个关键原因是 HCC 患者在病因学和分子病理机制方面的异质性。液体活检为晚期 HCC 患者的突变谱的大规模评估提供了一种非侵入性方法。这可用于鉴定对治疗药物有反应的患者亚组以及更可能发生严重药物不良反应的患者亚组。近期研究已经显示在多种实体瘤中 TMB 能够预测患者对免疫疗法的临床反应。基于 cfDNA 的 TMB 的检测目前已可用于预测非小细胞肺癌患者对 PD-L1 免疫抑制剂阿特珠单抗的治疗反应。无论 PD-L1 表达如何,但基于 cfDNA 的 TMB 是否有助于预测 HCC 患者对免疫治疗的反应仍是一个值得探讨的问题。

(4)预后监测。

癌症衍生的 CNA、突变和甲基化改变可用于监测 HCC 治疗后的疾病进展。在一项涉及 4 名患者的概念验证研究中,Cai 等对手术切除的 HCC 肿瘤组织样本进行了 574 个癌症相关基因的测序,并鉴定了 204～253 个突变,且发现使用捕获测序,相应患者的 cfDNA 中可检测到超过 98% 的这些突变,并且这些突变的丰度与患者的临床状态呈正相关。Garcia-Fernandez 等研究还表明,在肝移植治疗 HCC 患者 cfDNA 中检测到的 p53 突变与肿瘤复发相关。在 Xu 等研究中,基于 10 个甲基化标记的 cfDNA 甲基化评分从 HCC Ⅰ期到Ⅳ期逐渐增加,并且在肿瘤切除后下降。与临床缓解患者相比,在疾病进展的患者中观察到明显更高的评分,表明该方法可潜在地用于监测患者进展和残留病灶检测。

在 HCC 患者的 cfDNA 中越来越多地报道存在与癌症相关的突变,包括单核苷酸突变、CNA 和甲基化异常。最初的探索性研究报道,使用多种标志物或基因和表观遗传方法的组合可以实现检测 HCC 的合理灵敏度和特异性。由于大多数现有研究报道都是回顾性病例对照研究,因此一个重要的考虑因素是对照的选择。在 HCC 发病率高的地区,如东南亚,风险群体是那些患有慢性乙型肝炎/丙型肝炎感染和(或)肝硬化的人群。因此,这些试验在慢性肝炎和(或)肝硬化患者中的特异性是最相关的。此外,需要进一步评估这些测试的应用是否可以改善临床结果。最近,一项关于鼻咽癌筛查的大规模前瞻性试验表明,cfDNA 分析可用于鉴别早期无症状癌症,从而提高生存率。这类研究有助于确定液体活检在 HCC 监测中的作用。由于 HCC 是一种相对异质性的疾病,具有多种病因和致癌驱动事件,使用 cfDNA 突变进行分析也可更好地表征患者,这对于优化患者的治疗和评估药物试验中不同治疗选择的疗效具有重要作用。

3. 乳腺癌

(1)提示预后。

在国外某一项集合了 20 个研究中心、1944 例转移性乳腺癌患者的研究中发现,治疗前 CTC ≥ 5 个 /7.5 ml 的患者的 OS 和无进展生存期(PFS)要明显低于 CTC ≤ 5 个 /7.5 ml 的患者。在非转移性乳腺癌患者中,CTCs 也是 DFS 的独立预测因子,有不同中心的研究表明，CTC ≥ 1 个 /7.5 ml 的患者的 DFS 及 OS 均低于 CTC 检测为阴性的患者。2018 版的美国癌症联合委员会（AJCC）指南也指出临床晚期乳腺癌外周血 CTC ≥ 5 个 /7.5 ml，临床早期乳腺癌外周血 CTC ≥ 1 个 /7.5 ml 均提示提示预后不良，其证据水平为 II 级。

（2）监测疗效。

影像学检查诸如 CT、MRI、PET 等是乳腺癌疗效评估及复查监测的重要手段，但因放射线的损害及价格的高昂也为患者带来了许多经济上的负担及心理上的担忧。在国外一项前瞻性的关于转移性乳腺癌患者的研究中发现，化疗前后动态监测患者的 CTCs 的数目，发现 CTCs 的数目在化疗后 3 ~ 4 周就出现了改变，而影像学的改变需要 9 ~ 12 周。国内某一项纳入了 136 例转移性乳腺癌的研究也发现，化疗后 CTCs 数目下降或不变的患者的预后要好于 CTCs 数目增加的患者。故对于转移性乳腺癌患者的解救治疗，CTCs 数目的变化对疗效及预后具有一定的提示作用。

4. 结直肠癌

结直肠癌（colorectal cancer,CRC）作为全球第三大常见癌症，每年会导致约 80 万人的死亡，严重威胁着人类健康。近年来，随着环境等因素的影响，我国 CRC 的发病率呈现逐年上升及年轻化的趋势。局限期 CRC 患者（I 期和 II 期）五年生存率接近 90%，而伴有远处器官转移的晚期 CRC 患者生存率仅为 13.1%，而且 CRC 起病隐匿，约 1/4 的患者在首次确诊时就已经发生了转移，在这个阶段，只能选择姑息性治疗，生活质量较差且预后不良，治疗相关的经济负担也显著增加。因此，实现 CRC 的早期诊断在疾病诊疗体系中具有重要地位，有助于疾病的早期干预和治疗，可以显著改善患者预后，降低病死率。针对 CRC 人群，目前临床常用的筛查手段主要是肠镜检查、粪便隐血试验、肿瘤标志物检测和影像学检查等。肠镜检查可以直接观察肿瘤的位置及形态、获取病变组织，以及可以进一步行病理学检查，这是目前确诊 CRC 的"金标准"；但是其存在有创性、受术者操作水平的影响，在临床应用过程中仍存在一定局限性。粪便隐血试验及肿瘤标志物对 CRC 的诊断缺乏敏感性和特异性，而影像学检查对微小残留病灶和隐匿性转移瘤难以识别。由此，液体活检应运而生并有望弥补这些检查的不足。

（1）血浆 Septin9 与 CRC。

Warren 等发现 Septin 9 基因的异常表达与 CRC 的发生有着重要关系，外周血液中的甲基化 Septin 9 基因已成为检测 CRC 的一个生物标志物。Tóth 等通过研究证明，Septin 9 对 II ~ IV 期 CRC 患者的诊断敏感性为 100%，并且其诊断的特异性和敏感性均比愈创木脂化学法粪便隐血试验和癌胚抗原（carcino-embryonic antigen,CEA）高，被认为是检查和筛选 CRC 的安全有效标志物。此外，粪便中甲基化的 Septin 9 基因亦可作为 CRC 患者早期诊断的肿瘤标志物。

（2）循环外泌体 miRNAs 在 CRC 诊断中的生物标志物作用。多项综述和荟萃分析阐述了循环 miRNAs 在 CRC 早期检测中的潜在作用。在肿瘤中研究最多的诊断标志物之一为 miR-21。Yu 等人的荟萃分析纳入了 9 项研究，共有 746 例 CRC 患者和 476 例健康者，汇总后发现 miR-21 对 CRC 的诊断敏感性和特异性分别是 72% 和 85%，提示其在 CRC 中具有良好的诊断标志物潜能。多个 miRNAs 作为组合或 miRNAs 联合其他生物标志物用于 CRC 早诊筛查，可以提高其检测效能。一项荟萃分析纳入了 24 项研究包括 1558 名 CRC 患者和 1085 名健康者的循环 miRNAs 的检测结果，使用随机效应模型分析纳入的循环 miRNA 对 CRC 诊断效能的总体水平，这些循环 miRNAs 对 CRC 的诊断敏感性和特异性分别为 81% 和 84%。而将单一 miRNA 和 miRNAs 组合研究纳入亚组分析，结果显示，与单一 miRNA（敏感性和特异性都为 78%）相比，miRNAs 组合在 CRC 中具有更高的诊断敏感性（84%）和特异性（87%）。另一项研究也显示 miRNAs 组合具有更高的准确性，在早期 CRC 患者中敏感性可高达 90%，特异性高于 80%。然而，在探究 CRC 循环外泌体 miRNAs 表达谱时发现 miR-1246 和 miR-23a 的灵敏度可分别高达 95% 和 92%，提示血液中外泌体来源的 miRNAs 可能更具有成为 CRC 的诊断标志物的潜能。此外循环 miRNAs 作为预后生物标志物在早期和晚期 CRC 患者中均有显著价值。有研究分析 I ~ IV 期 CRC 患者血清中 miR-21 的表达，发现其与 CRC 生存率显著相关。Fesler 等在评述中汇总了 miR-92a、miR-92c、miR-21、miR-141、miR-200c、miR-181b 等指标与 CRC 的淋巴转移或远处转移相关，可作为 CRC 的预后指标。

5. 胰腺癌

　　胰腺癌的肿瘤相关纤维细胞构成的复杂微环境阻碍了药物的传递，也造成了复杂的信号转导环境，并通过分泌各种细胞因子影响其生物学行为。尽管 CT、MRI 和超声检查等成像技术能够为胰腺癌的诊断提供依据，但无法在早期癌症筛查中提供有价值的信息。CA19-9 和 CEA 等常用蛋白质生物标志物在早期胰腺癌诊断中也没有足够的灵敏度和特异度，甚至可能产生假阳性结果。传统的组织活检虽然可以提供有价值的信息，但胰腺组织取样困难、有创，无法重复活检，不适合捕捉肿瘤的整个异质性，不适合分析转移性病变等，这大大限制了实时监测和应用个性化药物的机会。为增加胰腺癌患者的存活率并降低患者负担，采用一种精准、微创和经济有效的手段进行早期诊断、预后分层和肿瘤监测显得至关重要。

　　1994 年 ctDNA 被应用于对胰腺癌患者的检测，1996 年 CTC 分析被应用于对胰腺癌患者的检测，2014 年外泌体分析被应用于对胰腺癌患者的检测，使胰腺癌液体活检分析取得了巨大进步。数字聚合酶链反应和下一代测序等新的分析方法的建立进一步促进了液体活检技术的发展，使对胰腺癌基因突变（包括 *k-Ras*、*cdkn 2a*、*tp 53* 和 *smad 4*）的精确识别和定量成为可能。同时微流体技术的发展及其在生物医学研究中的最新应用也在液体活检的进展中发挥了重要作用。ctDNA 在胰腺癌晚期诊断中是一种很有前景的生物标志物，CTC 和 CA19-9 分析能更好地预测晚期胰腺癌患者的预后生存。高水平的 ctDNA 与胰腺癌患者的生存率下降显著相关，也与化疗后或化疗期间胰腺癌的进展风险增加和手术后复发风险增加密切相关。但 ctDNA 分析并不能很好地用于检测早期胰腺癌，主要是由于早期（Ⅰ期、Ⅱ期）胰腺癌 ctDNA 丰度较低，患者血浆中检测到的 ctDNA 不超过 30%，而 CA19-9 对比 ctDNA 在早期胰腺癌检测中更优。因此未来改进液体活检技术将有助于 ctDNA 在早期胰腺癌的诊断应用。

胰腺癌的 CTC 液体活检与胰腺癌的诊断具有显著的临床相关性。CTC 在早期胰腺癌患者中具有高度敏感性，在Ⅰ期、Ⅱ期胰腺癌患者中其灵敏度高达 70%。CTC 的存在与预后也密切相关，能够有效预测生存。荟萃分析显示，与 CTC 阴性患者相比，CTC 阳性胰腺癌患者无进展生存期和总生存期更短。CTC 还可用于预测胰腺癌的肿瘤复发率，血液中 CTC 数量更多的患者术后复发时间明显缩短。门静脉血中 CTC 的丰度也是术后肝转移的重要预测因子。循环血液中 CTC 的丰度是胰腺癌发展阶段的代表性指标，它在胰腺癌晚期会显著增加，因此 CTC 可用于区分转移性和非转移性疾病，并能提供手术切除成功与否的预测信息。CT 扫描结果进一步证实了 CTC 丰度与肿瘤大小的相关性。CTC 还可用于监测胰腺癌患者对化疗和手术的反应和疗效。

外泌体膜蛋白 GPC1 是胰腺癌检测的精确标志物。Melo 等通过检测外泌体将早期胰腺癌患者从健康对照组和良性疾病患者中区分出来。同样，Hu 等通过外泌体 GPC1 mRNA 的扩增检测出早期胰腺癌，灵敏度和特异度均大于 90%。肿瘤源性外泌体是目前已知的利用液体活检进行早期胰腺癌检测的最佳标志物之一。GPC1 也被证明可以作为胰腺癌的预后标志物，GPC1 高表达的患者生存率更低。外泌体还可以反馈肿瘤对手术、化疗或放疗的反应以及胰腺癌的肿瘤负荷状况。肿瘤特异性外泌体数量的增加与远处转移密切相关。外泌体 GPC1 mRNA 表达是肿瘤分期的精准生物标志物，能够显著区分早期和晚期胰腺癌（$P<0.0001$）。

6．口腔相关肿瘤

Inhestern 等通过监测 40 例晚期非转移性口腔癌（38%）和口咽癌（63%）患者化疗周期前、手术前、术后放疗前、治疗结束后血液中 CTC 含量，并评估其与预后的关系，发现 80% 的患者在治疗过程中发现 CTC，且高水平 CTC 与肿瘤在治疗过程中复发密切相关，同时，整个治疗周期中 CTC 始终处于高水平的患者生存率较低。该研究证明，CTC 有成为预后标志物的潜能。

（二）液体活检在优生优育中的应用

卢煜明教授被誉为无创产前诊断的奠基人。早在 1997 年，他的研究小组发现孕妇血浆中存在游离的胎儿 DNA，也正是这项研究产生了更加安全、简单的对唐氏综合征的检测方法——无创产前筛查（non invasive prenatal testing NIPT），即无创性胎儿染色体非整倍体检测，也称为无创产前 DNA 检测。NIPT 是指依托高通量测序技术，通过对母体外周血中胎儿游离 DNA 片段进行深度测序，结合生物信息学分析，检测胎儿染色体数目异常的一项技术。目前 NIPT 技术主要用于检测 21 三体综合征（唐氏综合征）、18 三体综合征（爱德华综合征）和 13 三体综合征（帕托综合征）等常见及多发的染色体病。作为一种最新的筛查手段，通常在孕 12 周至 22 周 +6 天进行，准确率高达 99%，远远超出普通唐氏筛查的 60%。

四、挑战与展望

（一）技术挑战

1. 液体活检仅被作为替补方案，难以抢占传统活检市场份额

患者如何在液体活检和组织活检之间选择，取决于检查的目的是什么。许多肿瘤的 CTC、ctDNA 数量不足或者肿瘤存在明显异质性，导致肿瘤即使突变，液体活检试剂盒也不一定能捕捉到 CTC 或 ctDNA，血液检查结果可能出现假阴性。因此只要患者能够提供足够的组织样本，初始诊断还是优先选择组织活检；如果组织样本不足量，液体活检可以是替补方案。因此，液体活检不会替代其他检查方式，也难以抢占传统活检的市场份额。

2. 液体活检价格偏高

低通量液体活检产品价格低廉，但是检出率也较低，应用前景有限。高通量产品对部分肿瘤的检出率高达 80%～90%，但价格偏高。同时，这类产品尚未纳入医保目录，普通民众较难独立接受如此高昂的价格。

3. ctDNA 产品的可靠性质疑

2018 年初，美国临床肿瘤学会在 *Journal of Clinical Oncology* 杂志发表的综述文章，对 ctDNA 的分析有效性、临床有效性和临床实用性提出质疑。调查结果显示：

以前的部分研究指出，ctDNA 更适合用于晚期癌症的筛查，而非用于临床早期筛查，但是目前看来，即使用于晚期癌症，其有效性和合理性也没有足够的证据来证明；还没有足够的证据能够支持常规使用 ctDNA 检测早期癌症，并以此做出治疗决策、监测治疗效果、寻找残留癌细胞。

液体活检与组织检测经常结果不一致，因此阴性液体活检结果应与肿瘤组织基因分型对比确认。ctDNA 检测结果必须与其他信息结合，才能为患者提供最佳选择。目前结直肠通过 DNA 检测预测患癌的风险成本依然很高，但随着测序技术的不断发展，癌症早期筛查将会变得更加便宜，应用范围更加广泛。

（二）ctDNA 的挑战

尽管 ctDNA 是理想的肿瘤早期筛查生物标志物，但面临的技术挑战也是不容忽视的。首先，需要获得健康人的 cfDNA 染色体倍性基线，cfDNA 有独特的断裂方式，释放到血浆中的 cfDNA 并不是均匀覆盖基因组，因此健康人基线对于灵敏检测非常关键。其次，为获得合理的测序深度和染色体结构变异算法，需要不断的技术优化。最后，每种癌症突变图谱都不同，能否检测到特异的染色体结构变异并以此作为肿瘤早筛的分子标记，尚需要积累更多样本并借助大数据来积累更多的证据。

(三) 外泌体的挑战

细胞分泌产生外泌体，不仅是细胞排除物质的一种方式，更是肿瘤微环境中细胞之间交流的途径。外泌体作为细胞间通信的重要介质，参与肿瘤微环境中多种细胞之间的生物信号传递及肿瘤发生和发展过程。虽然外泌体应用的前景广阔，但目前仍处于研究阶段，其提取、纯化的技术难度较高，还缺乏更加经济有效的外泌体分离技术。同时，外泌体标志物的确定仍旧有赖于大量的临床试验支持。

目前，研究外泌体的作用机制均在体外实验体系中完成，且细胞培养上清液抽取与定量外泌体的实验方法尚未得到一致的结论，因而对外泌体相关功能的研究只是模拟一个近乎体内的环境，况且个体差异性也会导致外泌体的功能呈现异质性。外泌体作为目前研究的热门领域，其形成与分泌机制还需做更进一步的深入探索。

(四) CTC 的应用展望

由于肿瘤的异质性，肿瘤的精准医疗离不开实时动态的分子检测和分析。在这方面，以 ctDNA 和 CTC 为代表的液体活检技术无疑具有最为广阔的应用前景。其中，CTC 因为具有完整的细胞形态、全面的遗传学信息及生物功能活性等优势而被广泛关注。近年来，随着 CTC 下游分析技术的不断发展成熟，CTC 检测技术的瓶颈效应越来越凸显，如何获取质量和数量能够满足下游分析要求的 CTC，这是目前大家所关注的焦点。

未来能够更好满足临床需求的 CTC 检测技术应该满足以下几个方面的要求。①更高的富集效率：这可能需要新颖独特的策略或者几种策略的联合，CTC 的数目越多，后续的分析就越容易开展，所获得的信息量也会越充分。②特异的验证策略：要从功能和表型上证实所捕获的目的细胞就是真正的 CTC，因为只有这些 CTC 才是最具有临床意义的。③准确性和重复性：要尽可能采用自动化仪器，避免人为影响因素干扰，同时人工的节省也可以保证在短时间内完成更多的检测。④可操作和可推广性：如果整个体系能够做到简单实用，对硬件和技术人员没有过高的要求且具有相对容易接受的收费价格，这些都将会有利于在更广泛的人群之中进行推广，让更多的患者从中获益。⑤充分考虑异质性：不同亚型 CTC 的临床意义不同，如果检测体系能够对这些 CTC 进行区分的话，对临床的指导意义会更大。⑥循证医学的证据：现有的 CTC 检测技术有很多，但是不管是什么技术，都应事先经过严谨的临床试验来证实其效果，然后方可在临床进行推广和应用。不管某项技术采用的具体策略和形式是什么，一切都应该以解决临床问题为根本出发点，这是考验该技术的最终标准。

（五）CTC、ctDNA 与外泌体的比较

CTC、ctDNA 和外泌体虽然都是液体活检的检测对象，但各有优势。从本质上来说，CTC、ctDNA 和外泌体三者的特征和用途有较明显差异，可以相互补充。例如，CTC 能提高诊疗的精确性，而 ctDNA 侧重于靶向用药和耐药性指导。外泌体目前还没有成熟的产品，但是外泌体稳定性强，且适用范围广。单一使用 CTC 的临床意义将不断降低，CTC 的价值将更多展现在与 ctDNA 的综合应用。未来，液体活检各种技术的联合使用将是大趋势。

参考文献

[1] WAN J C M,MASSIE C,GARCIA-CORBACHO J, et al. Liquid biopsies come of age: towards implementation of circulating tumour DNA.[J].Nat Rev Cancer, 2017, 17(4): 223-238.

[2] ABBOSH C,BIRKBAK N J,WILSON G A,et al. Phylogenetic ctDNA analysis depicts early-stage lung cancer evolution[J].Nature, 2017, 545(7655): 446-451.

[3] TONG L, DING N, LI J, et al. Tumor-derived DNA from pleural effusion supernatant as a promising source for NGS-Based mutation profiling in lung cancer[J]. J Thorac Oncol, 2017, 12（11）: S1891.

[4] TONG L, DING N, TONG X,et al. Tumor-derived DNA from pleural effusion supernatant as a promising alternative to tumor tissue in genomic profiling of advanced lung cancer[J]. Theranostics,2019, 9（19）:5532-5541.

[5] GANDARA D R,PAUL S M,KOWANETZ M,et al. Blood-based tumor mutational burden as a predictor of clinical benefit in non-small-cell lung cancer patients treated with atezolizumab[J].Nat Med, 2018, 24(9): 1441-1448.

[6] 中华医学会检验医学分会，国家卫生健康委员会临床检验中心 . 液体活检在临床肿瘤诊疗应用和医学检验实践中的专家共识 [J]. 中华检验医学杂志，2018, 41(10):10.

[7] 王晶晗 . 液体活检在口腔癌中的研究进展 [J]. 全科口腔医学电子杂志 ,2019（9）:28-29.

[8] ESMAEILSABZALI H, BEISCHLAG TV, COX M E,et al. Detection and isolation of circulating tumor cells: principle sand methods[J].Biotechnol Adv, 2013, 31(7): 1063-1084.

[9] PATERLINI-BRECHT P,BENALI N L. Circulating tumor cells（CTC）detection: clinical impact and future directions[J].Cancer Lett, 2007, 253（2）: 180-204.

[10]ASHWORTH T. Case of cancer in which cells similar to those in the tumours werseen in the blood after death[J].Australian Med J, 1869(14): 146-149.

[11] 黄子凌，宇小婷，易祥华. 循环肿瘤细胞检测技术的研究进展 [J]. 同济大学学报（医学版）,2018,39（3）:123-127.

[12] 龚春梅，徐远飞，周继昌. 外泌体分离与鉴定方法的研究进展 [J]. 生命科学,2018,30（3）:319-326.

[13] 张灏，赵立波，叶国栋. 外泌体研究、转化和临床应用专家共识 [J]. 转化医学杂志,2018,7（6）:321-325.

[14]ZHANG W, XIA W, LV Z, et al, Liquid biopsy for cancer: circulating tumor cells, circulating free dNA or exosomes[J].Cell Physiol Biochem ,2017（41）:755-768.

[15] LANMAN R B, MORTIMER S A, ZILL O A, et al. Analytical and clinical validation of a digital sequencing panel for quantitative, highly accurate evaluation of cell-free circulating tumor DNA[J]. PLoS ONE,2015,10（10）:e0140712

[16]MELO S A, LUECKE L B, KAHLERT C, et al. Glypicanl identifies cancer exosomes and facilitates early detection of cancer[J].Nature,2015,523（7559）:177-182.

[17]FONG M Y, ZHOU W, LIU L, et al. Breast cancer-secreted miR-122 reprograms glucose metabolism in premetastatic niche to promote metastasis[J]. Nature cell biology,2015,17（2）:183-194.

[18]LIM C, SUNG M, SHEPHERD F A, et al. Patients with advanced non-small cell lung cancer: are research biopsies a barrier to participation in clinical trials[J]. Thorac Oncol, 2016, 11（1）: 79-84.

[19]JAMAL-HANJANI M, WILEN G A,GRANAHAN M C N,et al.Tracking the evolution of non small cell lung cancer[J]. N Engl J Med, 2017,376(22): 2109-2121.

[20]LEE G, LEE H Y,PARK H,et al. Radiomics and its emerging role in lung cancer research, imaging biomarkers and clinical management: state of the art[J].Eur J Radiol,2017(86): 297-307.

[21]PANTEL K, ALIX PANABIèRES.Liquid biopsy and minimal residual disease latest advances and implications for cure[J]. Nat Rev Clin Oncol, 2019,16(7):419-424.

[22]CORCORAN R B, CHABNER B A.Application of cell-free DNA analysis to cancer treatment[J].N Engl J Med,2018,379(18): 1754-1765.

[23]CHAUDHURI A A, CHABON J J, LOVEJOY A F, et al. Early detection of molecular residual disease in localized lung cancer by circulating tumor DNA profiling[J]. Cancer discovery, 2017, 7（12）: 1394-1403.

[24]GANDARA D R,PAUL SM,KOWANETZ M,et al.Blood-based tumor mutational burden as a predictor of clinical benefit in non-small-cell lung cancer patients treated with atezolizumab[J]. Nat Med,2018,24（9）: 1441-1448.

第九章 光谱技术

第一节 拉曼光谱技术

1928 年，印度科学家拉曼（Raman）发现了拉曼散射效应。当一定频率的单色光照射到物质表面，分子和光子发生非弹性碰撞产生的光散射效应称为拉曼散射效应。拉曼效应是所有物质分子的共性，不受分子自身形态的影响。拉曼光谱是基于拉曼散射效应的分子光谱，其产生于光和材料内化学键的相互作用，能够准确获得样品的化学结构、相和形态、结晶度以及分子相互作用的详细信息，可实现实时、原位、无损、免分离的快捷简便分析。利用拉曼光谱我们还可以把处于红外区的分子能谱转移到可见光区来进行观测。因此，拉曼光谱作为红外光谱的补充，是研究物质分子结构的一种强有力武器。

随着科学技术的不断发展，拉曼光谱技术已衍生出表面增强拉曼光谱、共聚焦显微拉曼光谱及共振增强拉曼光谱等多种分支技术，并广泛应用到工业生产、考古、地质勘探及生物医学药学等高精密分析领域，为各行业的发展提供了更多的分子结构方面的信息。拉曼光谱在医学诊断中的价值日益增高，细胞或组织中可能引起疾病的生物化学变化可导致拉曼光谱的显著改变，拉曼光谱可以在分子水平检测这种生物化学变化，从而实现疾病诊断的目的，并具有高特异性、高分析效率及对各种复杂样品（如各种体液、组织）无须染色或标记等特征。与其他成熟的医学成像技术（如超声、MRI 等）相比，拉曼光谱能以相对低的成本实时提供分子信息和高分辨率成像，故成为疾病诊断、预后评价及新疗法开发的有力工具。

一、拉曼散射光谱检测原理

（一）拉曼散射原理简介

拉曼散射是分子对光子的一种非弹性散射效应。如图 9.1.1 所示，当一定频率的单色光束照射到样品表面时，在光子与分子的碰撞过程中，光子只改变了运动方向而未发生能量交换，此时光子频率不变，即发生弹性散射（又称瑞利散射）。而另一部分光子与分子碰撞的过程中产生了能量交换，光子的方向及频率均发生改变，即发生非弹性散射（又称拉曼散射），其中，光子的一部分能量传递给分子的非弹性散射称为斯托克斯拉曼散射（stokes Raman scattering），而分子的振动和转动能量传递给光子的散射称为反斯托克斯拉曼散射（anti-stokes Raman scattering）。散射光相对于激发光频率的变化称为拉曼位移。通常来说，拉曼散射的强度约为入射光的 $10^{-6} \sim 10^{-8}$，而瑞利散射的强度大约为入射光的 10^{-3} 倍。

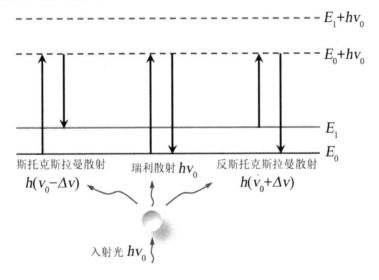

图 9.1.1　拉曼散射原理示意图

（二）拉曼散射光谱的特点

随着科学技术的不断发展，拉曼散射光谱理论研究不断完善，拉曼光谱技术的实际应用也得到了广泛关注。与其他光谱技术相比，拉曼光谱技术具有快捷、实时、无损伤的定性定量分析优势。此外，拉曼光谱作为一种分子振动光谱，可以提供物质分子的结构信息，因此常用于化学物质结构识别、物质组成成分分析等。与目前最常用的红外光谱相比，拉曼散射光谱的主要优势如下：

（1）拉曼散射产生的频率位移只取决于物质分子本身的结构特性以及基团的振动方式，与激发光频率无关，单色光源的频率可以根据样品的自身特点而有所改变，因此拉曼光谱也被称为是"指纹光谱"。

（2）由于水分子的拉曼散射效应非常微弱，测试时对样品的含水量没有严格要求，因此拉曼光谱较其他光谱技术而言更适用于液相样本的检测（如生物样本的原位检测、水体系成分分析等），拉曼光谱的样品池等载物元件可以选择玻璃或石英材料。

（3）拉曼光谱可在短时间内对样品一次性完成 $200 \sim 4000 cm^{-1}$ 范围内的检测，而红外光谱覆盖相同区间则必须改变光栅、光束分离器、滤波器等。

（4）拉曼光谱以单色激光为激发光源，激光具有高方向性、高亮度、高相干性以及高单色性，使其具有很好的集束性、适用于微量样品的分析，如粉末、溶液、薄膜及气体等。

但是在拉曼散射光谱的实际应用方面，由于分子固有的拉曼散射面积很小，导致常规拉曼散射效率极低，拉曼光谱信号很弱，难以直接进行测定，而且对于一些含有共轭结构的分子，通常在 532 nm 波长的激光激发下极易产生荧光，其荧光信号远强于拉曼散射信号，从而造成拉曼散射信号被湮灭，不能达到准确检测的目的。以上这些不足限制了拉曼散射光谱技术的应用。近年来，伴随着高质量检测器的开发应用，以及激光技术、纳米技术的快速发展，使得拉曼散射光谱技术打破了技术瓶颈、迎来了第二个春天。随之，拉曼光谱技术在生物医学、食品快速检测、环境监测等人类最关注的前沿问题上的应用得到了进一步发展。

二、常用拉曼光谱分析技术

1970 年以来，伴随着可调谐激光技术、纳米技术的快速发展，极大程度上解决了拉曼散射信号弱、荧光背景信号强等问题，拉曼光谱技术已发展为成熟的光谱分析技术，并衍生出多种不同的分支技术，主要包括表面增强拉曼光谱（surface-enhanced Raman spectroscopy, SERS）、共聚焦显微拉曼光谱（micro-Raman spectroscopy）、共振拉曼光谱（resonance Raman spectroscopy, RRS）以及后续发展出的针尖增强拉曼光谱（tip-enhanced Raman spectroscopy, TERS），这些技术能够将样品的普通拉曼信号增强几个数量级，大大克服了拉曼光谱灵敏度低的问题，上述拉曼光谱分支技术的特点详见表 9.1.1。

表 9.1.1　拉曼光谱亚分支技术的优劣势分析

技术类型	优势	增强因子	缺点	适用领域
SERS 技术	灵敏度高；样本无须预处理；可实现痕量检测	$10^5 \sim 10^{10}$	需要借助增强基底实现信号增强，并且增强基底的制备及储存要求较高，成本较高	主要用于分子的理化研究、病例分析及药物分析
共聚焦显微拉曼光谱技术	灵敏度高，所需样品量少，样品无须特殊制备，空间分辨率高，信息量大		受荧光干扰	主要用于电化学研究，宝石中细小包裹体的测量、微量样本检测、司法鉴定等领域
RRS 技术	灵敏度高，选择性较好，所需样品量少	$10^2 \sim 10^6$	受荧光及热效应干扰；非共振增强带在共振增强光谱峰的强度下可能消失。	主要用于低浓度及微量样品检测，药物、生物大分子检测等领域，如色素蛋白的研究
TERS 技术	空间分辨率高，灵敏度高	10^{10}	针尖极易损坏、不能重复，并且针尖的制备成本大	主要用于单分子物理化学性质的研究

（一）SERS 技术

1974 年，Fleischmann 等人在利用电化学氧化还原对银电极进行粗糙化处理后，获得了吡啶吸附在粗糙银电极表面上的高强度的拉曼光谱图。1977 年，Jeanmaire 和 Albrecht 等人证实了粗糙银表面对吡啶分子的拉曼信号放大程度可达 10^6 倍，并将这一粗糙金属表面的增强效应命名为表面增强拉曼散射光谱效应 SERS。20 世纪末，Nie 等人研究报道了 SERS 在单分子及单纳米粒子中的检测，其拉曼信号增强因子可达 10^{14}。

经过 40 多年的发展，SERS 在理论研究及实验领域都取得了较为深入的发展。物理增强和化学增强机制是被普遍认可的两种 SERS 解释机制（见图 9.1.2）。其中，物理增强又称为电磁场增强，即电磁波与比波长小很多的等离子体（如 Au、Ag）纳米结构的相互作用会引起金属表面自由电子的集体振荡；当入射光的频率与金属中自由电子固有的振荡频率相匹配时，局域表面等离激元共振就会发生，从而导致入射光场的增强，现有研究表明电磁场增强因子可达 10^{11} 左右。另一种增强机制是化学增强，是一种电荷转移增强，需要分析物直接吸附或者通过化学键结合在粗糙金属表面，并与金属表面存在电荷转移，当入射光子的能量与电子在金属基地及吸附物之间的转移能量差相等时将产生共振，从而使体系的有效极化率增加，拉曼散射信号增强，研究表明化学增强因子为 10 ~ 1 000。通常认为 SERS 效应的产生是由上述两种增强机制共同作用的结果。

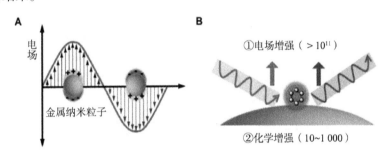

图 9.1.2　SERS 原理示意图

总体来讲，SERS 检测方法必须借助外源基底的增强作用，其增强效应取决于待测物分子与 SERS 基底的接触方式及角度。经理论计算，纳米颗粒的粒径在 20 ~ 100 nm 的贵金属材料增强效果最好。并且，研究证实只有分子垂直于 SERS 基底表面时，振动模式才得以增强。

（二）共聚焦显微拉曼光谱技术

共聚焦显微拉曼光谱是将拉曼光谱技术与显微分析技术结合起来的一种光谱分析技术，（见图 9.1.3）辅以高倍光学显微镜，样品分析时将入射光通过显微镜聚焦到样品上，使光源、样品、探测器达到三点共轭聚焦，从而可以在不受周围物质干扰的情况下，精确获得所照样品微区的拉曼光谱信息。共聚焦显微拉曼光谱技术具有微观、原位、多相态、稳定性好、空间分辨率高等特点，通过对样品待测区域的选择分析，可以得到样品体积很小及不同深度的光谱信息。

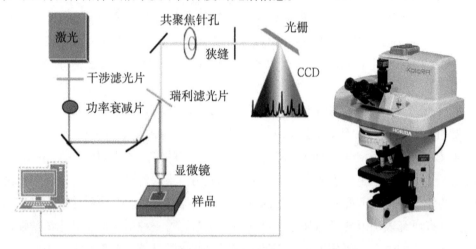

图9.1.3　共聚焦显微拉曼光谱技术原理示意图

(三) RRS 技术

拉曼散射中，当激发光频率与待测分子的某个电子吸收峰接近或重合时，由于电子跃迁和分子振动的耦合，这一分子的某个或几个特征拉曼谱带强度陡然增加，从而产生共振拉曼散射效应 RRS。与常规拉曼光谱相比，RRS 收集的光谱峰较少，但谱峰的分辨率较高，同时，由于激发波长和电子跃迁吸收波长的重叠，RRS 显著提高了灵敏度和选择性。因此，RRS 可以选择性地分析复杂体系中相对较少的分子，为混合物中的单个组分提供更多的指纹信息。

共振拉曼散射取决于激发波长：首先，激发光源的频率必须在分子电子吸收带波长附近；其次，光源单色性好；而且激发光要尽可能强和会聚。在产生共振拉曼散射效应过程中，当激发频率接近或重合于分子的电子跃迁频率时，要得到拉曼光谱图会遇到一系列的困难，主要有：散射与吸收过程之间的竞争、热透镜效应、样品的热分解，以及荧光和光解问题。这些问题通常采用以下方法和技术来解决：①对拉曼谱带与样品自身吸收的校正，尽可能地将激光聚焦到靠近激光束出口的样品表面上，甚至掠过样品表面入射以减小激光在样品中的光程来降低吸收；②采用使样品与激光光束之间有相对运动，或用激光扫描样品表面来避免热透镜效应和热分解；③在共振条件下常会有宽的荧光带出现，荧光增高了背景，使谱带畸变，信噪比变劣。采取的荧光抑制方法有：荧光淬灭法、光漂白法、紫外及红外光激发法、移频激发法、小波变换法等。

（四）TERS 技术

常规 SERS 技术局限于空间分辨率无法满足显微分析的要求，20 世纪初开始，许多研究者分别尝试将扫描探针显微镜（scanning probe microscope, SPM）与拉曼光谱联用，希望获得具备分子水平分辨率的 TERS。目前，TERS 技术的实验装置大体归纳为两种类型：垂直入射和收集方式、以 60° 入射和收集方式，如图 9.1.4 所示，将一根曲率半径为几十纳米的非常尖的 Au 或 Ag 针尖 [根据扫描探针显微技术的不同，可以是原子力显微镜（AFM）、扫描近物光学显微镜（SNOM）或者 STM 针尖]，通过扫描探针显微技术的控制系统将针尖控制在和样品非常近的距离（约 1 nm）。此时，将合适波长的激光以合适的偏振方向照射在针尖的最尖端处，就可在针尖和样品之间的间隙激发出局域化的等离子体，使得该区域内的电磁场得到极大的增强。TERS 技术的出现，使得拉曼光谱在单分子水平的分辨率得以实现，可用于原位拉曼光谱研究物质化学结构信息的研究。

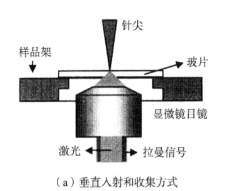

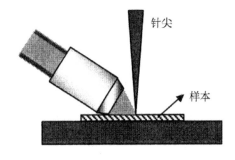

（a）垂直入射和收集方式　　　　　　　　（b）60° 入射和收集方式

图 9.1.4　TERS 技术原理图

在 TERS 技术研究中，正是因为利用的是针尖的增强效应，对基底和吸附分子没有特殊要求，因而利用 TERS 可以研究包括单晶和一些简单基底（如玻璃基底）的物质。目前的理论预测 TERS 可增强 $10^3 \sim 10^9$ 倍，具体取决于针尖的曲率半径、样品与针尖的间距以及针尖材料等。TERS 技术所提供的高检测灵敏度及其所具备的高空间分辨率构成了其显著不同于其他拉曼光谱技术的优势，使其在单分子吸附结构、单分子电导性能、纳米表界面局部相互作用以及核酸碱基的研究中已经取得了较为理想的成果。然而，TERS 技术成本高（比如针尖难制备且极易损坏），用于样品成分定性及定量分析时，往往只能提供样品极微小区域局部信息，需要结合其他技术手段及对操作人员要求较高，种种原因使得目前 TERS 技术较多局限在理论研究水平。

三、拉曼光谱技术在生物医学领域中的应用

进入 21 世纪以来，光谱分析技术的快速发展，对生物医学的研究进展起着极大

的推动作用。光谱学方法在研究蛋白质、核酸和其他生物分子的组成、结构和性质等方面发挥着极其重要的作用。紫外可见光吸收谱、傅里叶变换红外光谱、荧光发射光谱等已经成为现代分子生物学研究中不可缺少的手段。拉曼光谱作为一种非破坏性、无放射性、高分辨率且可重复的快速检测技术，同时适用于水环境体系极大地引起了医学界的广泛关注。在过去的 20 多年间，拉曼光谱技术应用于核酸、蛋白质、细胞、组织、病原微生物等的研究成果不断被报道，其中，表面增强拉曼光谱技术因其高灵敏度、痕量检测、多元检测等优势，较多地被单独或联用于生物医学领域。众多研究证实，拉曼光谱技术已成为现代分子生物学研究中的一种强大的分析技术。

众所周知，每一种分子都有其特定的振动和转动能级，其都有对应的特征谱。红外光谱光子能量主要与分子中原子间的振动相关，而分子内单个原子的弯曲振动或伸缩模式恰好与近红外和中红外频段相对应。不同原子基团的特征吸收在该频段振动中可以体现，但是其对整个分子的构型、构象的变化不够敏感。拉曼散射光谱反映了谱峰的数量、强度、峰宽和位移等多种信息，这些丰富的谱峰信息与待测物质分子的振动及转动能级密切相关。每种物质都有其专属的拉曼光谱，通过对比分析即可得到待测物质的组成信息，达到定性分析的目的。拉曼光谱在生物医学样本的检测与分析方面具有独特的技术优势：① 对待测样本的形态、大小要求低，可以省去复杂的样本预处理环节；② 样本需求量少，适用于微量及痕量样品的检测；③ 可实现快速检测，一般在 30 s 内即可完成一个样本的检测；④ 由于水的拉曼散射信号很微弱，使得拉曼光谱非常适用于液体样本的检测；⑤ 拉曼光谱的"指纹图谱"特性，使其非常适合用复杂生物样本的同时、快速多元分析检测。

(一) 拉曼光谱技术在核酸检测中的应用

1.理论基础及技术类型

核酸是以核苷酸为合成单位形成的生物大分子化合物，是生命最基本的遗传物质，在生命体生长、遗传、进化等一系列重大生命现象中占据着决定性作用。开展核酸分子诊断对人类健康医疗的发展具有重要意义。常见的基于表面增强拉曼光谱的核酸检测技术，根据是否使用探针标志物，可分为无标记直接检测及标记型间接检测两种类型。在无标记检测方法中，待测样本直接吸附于金属纳米结构表面，利用拉曼光谱检测技术直接获取生物样本自身的拉曼指纹图谱，该方法需要结合特制的纳米基底结构及光谱分析技术，用于区分不同状态下的核酸分子的光谱信息。标记型间接检测通常是依赖拉曼报告分子修饰的金属纳米颗粒，通过检测拉曼报告分子强烈而独特的拉曼信号达到检测目的。当前，基于标记型检测技术的核酸检测方法主要包括："夹心法""信号开关法"以及链式杂交反应 (hybridization chain reaction, HCR) 引起的信号放大。相比而言，"夹心法"检测策略灵敏度最高，可实现较好的定量检测分析，并且可以达到多元检测，是开展标记型间接检测 DNA/RNA 最常用的方法。

2.拉曼光谱在核酸检测中的应用实例

（1）核酸的定量分析。在复杂生物样本中实现对核酸的定量检测，对检测方法的灵敏度、特异性及多元分析具有较高要求。增强基底中金属核的成功制备，是保证拉曼光谱技术实现高性能检测的关键之一。在金属核的结构及形态方面，伴随着纳米材料制备技术的迅猛发展，不拘于早期的单一球形金属纳米颗粒，现在已经成熟应用的还有纳米棒、多面体形、星形、树枝形和花形等。

Zhou 等人在构建"夹心"SERS 标签的基础上，研发了一种以细菌为模板的 Ag 微球作为信号放大基底，如图 9.1.5 所示，该方法设计了 3 种分别结合了不同拉曼信号分子（44DP、4-ATP、DTNB）的"夹心"SERS 标签，通过捕获探针将 SERS 标签结合在 Ag 微球表面，通过对 SERS 标签的检测成功实现了同时检测 3 种肝癌肿瘤标志物 miRNA-21、miRNA-122、miRNA-223 的目的，检测限 10 fmol/L。Li 等人以银纳米粒为核、包裹二氧化硅壳，连接上载有拉曼报告分子的标记探针，以此作为 SERS 探针，利用光刻技术在硅圆片上形成三角状金纳米膜作为 SERS 活性检测基底，实现了乙型肝炎病毒 DNA 的检测，检测限达到 50 amol/L。

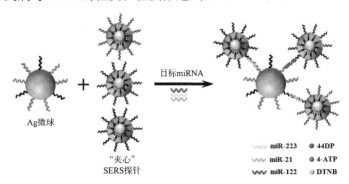

图 9.1.5　"夹心法"SERS 探针高通量检测 miRNAs 示例图

（2）DNA/RNA 的点突变检测。在标记型 SERS 光谱技术的核酸检测过程中，对方法学评价特异性指标起决定性作用的是捕获探针。通过稳定的 DNA 捕获探针与触发链（即靶序列）的特异性杂交反应，可有序保证对目标序列的特异性检测，有效排除 DNA/RNA 的点突变影响。例如，"夹心法"检测中，通过捕获探针与靶序列的特异性结合，成功构建实现拉曼信号放大的"三明治"SERS 探针结构；"信号开关法"检测中，DNA 捕获探针巧妙地设计为"发夹型"结构，通过发夹结构中环序列与靶序列的特异性结合，实现发夹探针环序列的打开，从而改变拉曼信号分子与纳米颗粒的距离，产生拉曼信号的大幅变化。

Qian 等人研发了一种无拉曼标签的无标记 SERS 检测 DNA 的光谱技术，如图 9.1.6 所示，以普通玻片为反应基底，在玻片表面修饰茎环结构的肽核酸（peptide nucleic acid, PNA）作为捕获探针进行目标 DNA 的检测，在靶 DNA 与 PNA 探针杂交后，DNA 骨架可以吸附带负电荷的银离子，在化学还原条件下银纳米粒子可以在

DNA 骨架表面生长到 10 nm 的尺寸。沿 DNA 骨架生长的银纳米粒子产生"SERS"热电效应，从而在 736 cm^{-1} 处产生了敏感的拉曼信号。该方法的特异性评价实验中，不相关序列、two-base 突变序列、single-base 突变序列及目标序列较空白对照组的信噪比分别为 1.4、1.5、2.5 及 55.4，这足以证明该方法中搭建的 DNA 生物传感器具有较高的特异性。

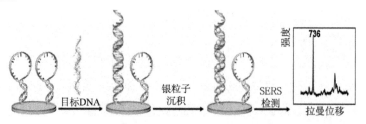

图 9.1.6　用于 DNA 检测的无标记和无拉曼染料 SERS 策略的示意图

Liu 等人采用链式杂交反应的信号放大联合银纳米颗粒形成"热点"效应，在微阵列硅基底上成功实现了单细胞的 miRNA-21 检测，该策略采用 DB-DT（4,4'-biphenyldithiol）作为拉曼信号分子并连接形成间隔距离为 1 nm 的 AgNP 二聚体，从而形成典型的 SERS"热点"，产生超强的拉曼信号；实验结果显示，该方法特异性好，对单碱基突变及双碱基突变序列的检测信号点分别仅为 12.4% 及 4.6%（定义对目标序列 miRNA-21 的检测信号点为 100%）。

为了证明针尖增强拉曼光谱技术的亚纳米级别的空间分辨率，He 等人利用 TERS 技术对噬菌体 ssDNA（M13mp18）进行了核酸测序。如图 9.1.7 所示，首先利用 Mg^{2+} 吸附及气体压力将 ssDNA（M13mp18）沉积于金基底表面，将银针尖与金基底的间隙控制在 1 nm 以内（以保证处于可激发局域等离子体共振的有效范围），针尖的移动间隙设定在 0.5 nm（现有报道两个相邻 DNA 碱基间距为 0.4～0.6 nm），实现了对 ssDNA 的实时结构分析（成像及测序），该方法在证明了 TERS 的亚纳米分辨能力的同时，显现了较好的重复性及碱基突变检测能力。验证了 TERS 有望成为下一代 DNA、RNA 测序方法，并可同时应用于其他重要的生物聚合物（如多糖、多肽及糖肽结合物）的结构分析。

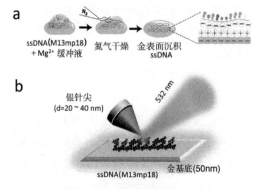

图 9.1.7　针尖增强拉曼光谱技术的 ssDNA 检测示意图

（3）循环肿瘤 DNA 的检测。循环肿瘤 DNA（circulating tumor DNA, ctDNA）是存在于外周血中游离的 DNA 片段。来源于肿瘤微环境中的凋亡和坏死肿瘤细胞，或者从溶解的 CTC 中释放出来，长度 100~200 bps（30~60 nm）。最近的研究发现，体液中存在的这些 ctDNA 与肿瘤的发生、复发、治疗反应和耐药性密切相关，为肿瘤诊断、治疗效果监测和预后预测提供了新的标志物。此外，ctDNA 半衰期小于 2 h，非常适用于动态的癌症基因分型及治疗反应的实时监测。应用于 ctDNA 检测的拉曼光谱技术主要是 SERS 技术，包括酶联信号放大联合 SERS 光谱检测及"触发式" SERS 光谱检测。Wee 等人构建了一种基于 PCR/SERS 联合多元检测黑色素瘤 3 种 ctDNA 点突变的拉曼检测方法（BRAF V600E、c-Kit L576P 和 NRAS Q61K）。在该方法中，经过 PCR 扩增后的产物，分别与 SERS 标签分子（MBA、MMC、MNBA）结合，耦联磁珠后通过磁珠富集形成二次信号放大，该方法实现了高特异性的多元 ctDNA 耦检测，具有较好的临床应用价值。

（二）拉曼光谱技术在蛋白质检测中的应用

1. 理论基础及技术类型

在过去的几十年里，癌胚抗原、甲胎蛋白等血液中的蛋白类肿瘤标志物已广泛用于癌症的诊断、药物治疗及预后检测。研究表明，在影像学诊断前的数月时间内，血液中的大量蛋白类标志物的表达量已显著异常，因此，对蛋白类肿瘤标志物的监测可以有效提高肿瘤患者的初诊准确率及最佳诊疗方案的准确实施。与传统 ELISA 中广泛使用的酶标抗体相比，SERS 标记抗体通常具备更好的检测灵敏度，并能够实现多靶标的多元高通量检测，有助于提高疾病初诊的准确率。现有的 SERS 检测蛋白肿瘤标志物的方法主要包括："三明治"夹心法、信号开关法、酶诱导的 SERS 信号放大法及目标分子结合诱导的拉曼频移等。

2. 拉曼光谱在蛋白质检测中的应用实例

（1）蛋白质的组成结构分析　拉曼光谱可提供关于碳链或环的结构信息，在确定异构体（单体异构、位置异构、几何异构和空间立现异构等）的研究中，拉曼光谱可以发挥其独特作用。田悦等人通过研究发现二硫键 S-S 伸缩振动的频率对它所处的构象非常敏感，因此拉曼光谱可作为二硫键构象研究的重要方法。实验表明，对于研究高分子物质的空间结构，拉曼光谱作为重要研究结构生物学的手段，又因为其在研究二硫键和巯基领域的独特优势，将被越来越多地应用于蛋白质分子的结构研究，拉曼光谱研究蛋白质构象为人们了解生物分子反应过程机制、自组装等现象提供了渠道。

一直以来，人们对于蛋白质的印象都是线性多肽链在空间折叠成特定的三维空间结构。然而，在过去 10 年的研究中发现，在细胞中许多缺乏独特卷曲、折叠的天然非折叠蛋白质同样发挥着重要生理功能。这类蛋白质由于缺乏独特结构，采用常用分析方法难以进行特征描述，而拉曼光谱分析能够弥补这方面的缺陷。卷曲、折叠很好的蛋白质二级结构可以采用氨基化合物Ⅰ（amide Ⅰ）和氨基化合物Ⅲ（amide Ⅲ）振动参考光谱位置确定。由于天然非折叠蛋白不具有球蛋白的构型，套用球蛋白而来的拉曼经验常数到天然无折叠蛋白质将导致错误的结果。因此，有必要建立适合天然非折叠蛋白质的拉曼标记。Maiti 等人的研究发现，amide Ⅰ 的 3 个拉曼振动谱带对确定天然非折叠蛋白质的构型特征大有帮助，通过拉曼光谱方法对典型的天然非折叠蛋白质突触核蛋白在不同溶液条件下形成的不同二级结构进行了特征分析。用拉曼特征谱带 amide Ⅰ 的 1653 cm^{-1}（α–螺旋）、1667 cm^{-1}（β–片层）、1674～1685 cm^{-1}（聚脯氨酸 polyproline Ⅱ）结构确定了二级结构的存在及相对变化，并由此推断其他天然非折叠蛋白质卵黄高磷蛋白（phosvitin）、酪蛋白（casein）、酪蛋白 p 的二级结构，发现天然非折叠蛋白质的 amide Ⅰ 拉曼光谱较折叠蛋白质简单，其主要原因在于天然非折叠蛋白质回旋结构少和疏水核心的缺失。

（2）酶联免疫识别的检测分析　大多数 SERS 检测技术中，目标分子的浓度是根据 SERS 信号的强度达到定量分析的目的。在 Olivo 等人的研究中发现，修饰有拉曼信号分子的抗体，其与特异性抗原结合后发生了显著的拉曼频移，该频移的产生归因于在抗原抗体结合过程中拉曼信号分子的结构改变，这项研究结果意味着与抗体结合的单个拉曼报告分子可以实现纳米生物传感分析。Tang 等人同样设计了一种 SERS 频移免疫分析方法，用于检测盐水溶液中肝癌生物标志物 α–甲胎蛋白和 Glypican-3 的浓度，如图 9.1.8 所示，以 Ag 纳米薄膜作为 SERS 基底，采用微接触印刷法检测吸附于基底上的拉曼信号分子的结构变化，结果显示，免疫反应前后拉曼信号分子发生了响应性频移。

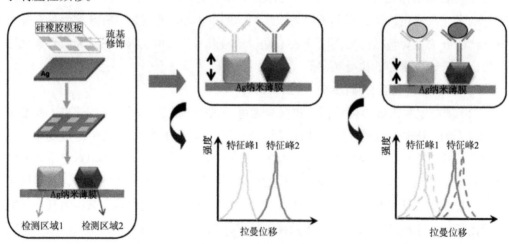

图 9.1.8　在 AgNPs 上化学吸附拉曼信号分子 MBA 及 DSNB，分别与抗 AFP 抗体及抗 GPC3 抗体共价结合，通过特异性捕获抗原 AFP 及 GPC3 产生拉曼频移

（3）蛋白质的定量检测　蛋白肿瘤标志物的定量检测在疾病筛查、诊断和疗效评价等方面具有较大实用价值，如何快速、精确进行定量分析是现代临床检验科学面

临的重要课题之一。在前列腺癌的临床诊断中，患者血清总前列腺特异性抗原（total prostate specific antigen,t-PSA）、游离前列腺特异性抗原（free prostate-specific antigen,f-PSA）、结合前列腺特异性抗原（complexed prostate-specific antigen,c-PSA）的检测可用于鉴别前列腺癌和良性前列腺疾病。Cheng 等人的研究中，使用分别修饰了 MGITC 及 XRITC 的 Au NPs 作为 SERS 标签，分别与抗 f-PSA 抗体和抗 c-PSA 抗体结合，与修饰有抗 t-PSA 抗体的磁珠形成"三明治"夹心结构，如图 9.1.10 所示，该检测方法的检测限为 f-PSA 0.012 ng/ml、c-PSA 0.15 ng/ml。此外，通过 30 例临床样本的检测分析，SERS 检测方法与电化学发光法的检测结果相符，但 SERS 方法需要的样本体积更小（<10 μl）、检测时间更短（<1 h）并且操作更为简单，因此在临床诊断中更具应用价值。

（三）拉曼光谱技术在肿瘤细胞检测中的应用

1. CTC 检测的理论基础及技术类型

CTC 是一种循环癌细胞，从肿瘤组织中脱落到血管中，在血液中循环侵入其他器官。人外周血中的 CTC 是大多数癌症患者死亡的主要原因。CTC 的检测对早期诊断、快速评价治疗效果、体内耐药检测、个体化治疗、肿瘤复发检测和生存时间判断等具有重要的科学意义和临床应用价值。然而，CTC 在外周血中的浓度极低（平均每 50 亿红细胞中有 1~100 个 CTC），极大地限制了 CTC 检测技术的应用发展。拉曼光谱技术作为一个高度敏感的细胞分析平台，可以实时检测癌细胞中发生的微小生理化学变化，第一时间获取癌细胞生物学信息并且可以在细胞形态变化前对疾病作出早期诊断。用于 CTC 检测的理论依据是特异性识别 CTC 表面生物标志物（表皮生长因子受体、叶酸受体、转铁蛋白受体等），通过构建靶向识别探针达到捕获并检测 CTC 的目的。

2. 拉曼光谱在肿瘤细胞检测方面的应用实例

（1）CTC 的精准识别 肿瘤细胞通常会表达与正常细胞不同的特殊蛋白质，或者引起某种蛋白质含量出现显著差异，称之为肿瘤细胞的生物标志物。细胞表面常见的生物标志物有表皮生长因子受体、叶酸受体等，可作为细胞靶向识别的目标物。SERS 技术的 CTC 靶向识别检测技术主要包括 CTC 富集后的 SERS 检测及无须富集的 SERS 检测。2008 年，Sha 等人首次尝试了磁珠富集联合 SERS 技术实现 CTC 的快速检测。如图 9.1.9（A）所示，该方法制备了表面修饰 anti-EpCAM 抗体的纳米磁珠及修饰拉曼标签分子的 Anti-HER2 抗体；在特异性识别乳腺癌细胞的过程中，将磁性 anti-EpCAM 抗体及带有 SERS 标签的 Anti-HER2 抗体加入血液样本中，通过特异性识别形成了"磁珠 -CTC- 拉曼标签"组合而成的"三明治"结构，从而达到快速检测 CTC 的目的，该方法检测限为 50 cells/ml。

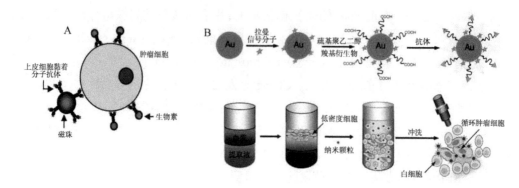

图 9.1.9　CTCs 富集后的拉曼光谱检测（A）和无富集 CTCs 的拉曼光谱检测（B）

由于外周血中 CTC 极其稀少，并且有大量血细胞的干扰，因此大多数 CTC 检测技术都需要进行 CTC 的富集。然而，SERS 作为一种高灵敏的"指纹光谱"技术，可以排除非靶标物质分子的影响，实现单个粒子的检测。Wang 等人研发了一种外周血中 CTC 的直接检测方法。如图 9.1.9（B）所示，在 60 nm 的 AuNPs 表面修饰拉曼报告分子后，使用聚乙二醇对纳米颗粒表面进行封闭，封闭的作用在于有助于增加纳米颗粒的稳定性，并减少与血细胞的非特异性相互作用，而特异性识别 CTC 的捕获分子依然选择的是与 PEG 上羧基结合的表皮生长因子。该方法的 CTC 检测限为 5～50 cells/ml，并成功实现了 19 例头颈部鳞状细胞癌患者血液中 CTC 的筛选。

（2）肿瘤细胞的诊疗一体化和光热治疗中的应用　化疗是癌症治疗的一个重要手段，药物治疗的关键是如何把药物定向输送到癌细胞而不损伤正常细胞。纳米载体靶向给药是一种很有应用前景的现有癌症治疗手段的替代方法，该方法最重要的优势在于防治抗癌药物对健康细胞的伤害，整体提高癌症疾病的治疗效果。因此，大量研究者们都在尝试开发针对各类癌症疾病的靶向给药系统。近年来发展起来的基于纳米技术的 SERS 载药探针有望解决靶向给药这一关键问题。

SERS 载药探针通过表面修饰的生物分子靶向识别目标细胞，在细胞内酸性微环境下，通过 pH 响应特性释放药物。Jiang 等人设计了一种金属有机骨架材料包被的银色金核壳纳米棒用于拉曼成像及药物传递，拉曼信号分子 4-ATP 吸附在银包金核壳纳米棒上构建的 SERS 探针可产生强烈的拉曼信号，从而进行拉曼成像分析，在银包金核壳纳米棒上进一步包覆 ZIF-8，在提高 SERS 探针稳定性及生物相容性的同时，为抗癌药物阿霉素（Dox）提供了较高的负载能力。通过 SERS 探针与叶酸的结合，研究者们成功进行了 HeLa、mcf-7、LNCaP、qgy-7703、hct116 和 MDA-mb-231 细胞的拉曼成像，并进一步应用于人结肠癌肿瘤组织成像。体外细胞毒性试验证实，与游离药物相比，该研究构建的 SERS 探针药物传递体系具有潜在的治疗效果。该研究使得集诊断与治疗于一体的生物相容性纳米系统的研发成为可能。

光热治疗是近年来发展的一种微创肿瘤治疗方法，一般是通过激光将肿瘤局部升温来杀死肿瘤细胞，可以实现定点杀伤而降低了全身的系统毒性。因此，光热治疗被看作是治疗肿瘤的非常有应用前景的手术替代技术。拉曼技术在光热治疗中的应用主要是 SERS 探针，首先设计位于近红外区域的 SERS 探针并靶向到病变细胞，在共振波长的激光照射下，SERS 探针中的纳米金属颗粒吸收大量光能并转换成热能，达到局部热疗对病变细胞进行杀伤的效果。Shen 等人结合化疗和光热疗法，基于介孔 SiO_2 包覆的 Au 纳米棒构建了一种新型的肿瘤热疗 - 化疗联合治疗靶向药物递释系统。该系统能够同时发挥热疗 – 化疗的联合治疗效果，利用介孔 SiO_2 的孔道高效负载药物，经过 PEG 和多肽（RGD）修饰后的纳米载药系统具有很好的生物相容性，一方面利用金纳米颗粒高的热消杀伤肿瘤细胞，另一方面通过载药系统加快药物释放，进一步改善了靶向药物治疗的效果。

（3）拉曼成像技术应用于活细胞成像 拉曼光谱成像（Raman spectroscopic imaging, RSI）技术是通过采集一定样品区域中的拉曼信号来获得样品的详细化学图像的一种探测方法，该技术作为拉曼光谱和成像的混合模式，既能获得化学物质的空间分布，又能获得生物样本的空间分布拉曼光谱信息。由于 RSI 具有化学特异性高、无创检测能力强、对水敏感性低、无特殊样品制备工艺等优点，已成为临床医学实验室诊断中极具优势的辅助诊断技术。

细胞是生物体的基本结构和功能单位，分析其内部化学结构和成分信息对于疾病的诊断具有重要意义。在细胞的生物学检测中，无标签的活细胞膜化学成像可以揭示细胞膜功能的分子基础及其在病理条件下的改变。Rusciano 等人为了准确检测出血红细胞上细胞膜与 Ag 基底间等离子体共振产生的拉曼光谱信息，研究者进行了两组实验，第一组试验中，红细胞置于玻璃腔体内，以 z 轴方向重复扫描红细胞内不同高度位置的拉曼光谱时，光谱信息主要来自细胞内的血红蛋白；第二组试验中，将分离的红细胞置于 Ag 基底上，以同样的方向进行拉曼光谱扫描，结果发现，在 z=0 处的拉曼谱峰强度达到最大值，并且信号随着 z 的增大而迅速减弱，因此，研究者们相信在第二组试验中，z=0 处的拉曼光谱信息完全来自红细胞的细胞膜上的脂质、氨基酸及糖类。在更一步的研究中，研究者对血红细胞在 X-Y 平面范围内进行了 SERS 扫描成像，采用狭缝宽度为 200 nm，结果显示 SERS 光谱的变化取决于细胞膜的位置，散射信号随着扫描区域的变化呈现出较好的敏感性，SERS 扫描成像与普通光学成像具有很好的相关性。

（四）拉曼光谱技术在细菌检测方面的应用

1. 理论基础及技术类型

细菌的常规检测方法主要包括细菌培养分析、代谢测试法、核酸体外扩增技术等，但检测过程耗时长，不适用于现场快速检测。随着生物学的发展，无标记检测方法广泛兴起，如质谱法已较多应用于多肽及蛋白分子的测定及纯度评价，其检测灵敏度高，分析速度快，近几年逐步应用于细菌的分型鉴定，但质谱法需要高纯度和高浓度样本，在检测前需要进行增菌培养。拉曼光谱技术因其无须标记、样本预处理简单、非侵入式及快速检测等优势，已成为微生物学领域的研究热点，在细菌检测中具有巨大的应用前景。目前应用于细菌检测的拉曼光谱主要有两种方式：无标记直接检测及标记型间接检测。无标记检测方法是获取细菌自身的拉曼图谱，建立可靠的数据库，然后根据统计学分裂方法将所获得的细菌拉曼图谱进行分类鉴定等研究；该方法受激发波长、细菌生长阶段及外部环境因素影响较大。标记型检测方法是通过拉曼信号分子、目标捕获分子及等离子纳米颗粒组装，形成放大的特征拉曼信号，用于间接检测目标物质，该方法灵敏度高、特异性好且可以实现多组分在线同时检测，所以在拉曼光谱的细菌检测方面应用范围最广。

2. 拉曼光谱在细菌检测方面的应用实例

（1）细菌的分类与鉴定。拉曼光谱在细菌分类中的应用，主要是区分不同种类的细菌以及同种细菌的不同菌型。拉曼光谱信息丰富，细菌菌体内的核酸、蛋白质、脂类及糖类的分子频率不同，在拉曼图谱上表现出各自独特的谱峰，从而产生"全生物指纹图谱"，可作为细菌分类与鉴定的依据。高玮村等人以原位包覆纳米银为基底，利用 SERS 技术检测 5 种食源性致病菌，在 10 min 内实现了大肠埃希菌 O157∶H7、鼠伤寒沙门菌、福氏志贺菌、布鲁菌 S2 株以及金黄色葡萄球菌的快速鉴别，且增强方法稳定性高，重复性较好（见图 9.1.10）。在拉曼光谱区分同种细菌的不同菌型方面，Yang 等人报道了一种快速、简单有效的方法，使纳米颗粒在尽可能多的点和尽可能近的部位与细菌表面接触。该团队使用单因素实验方法对培养条件、振动速度、时间和温度等进行优化，得到最佳实验条件 100 r/min、3 h、37℃。运用该条件区分 3 株大肠埃希菌 DSM 菌株（1116/498/5695），从 45 批样品（每个菌株有 15 批代表）中获得 3 个菌株的拉曼光谱。为便于观察，所有 SERS 光谱都已归一化为 0 ～ 1 的范围，采用判别分析法对 3 株大肠埃希菌进行分类，成功地鉴别了这 3 种菌株。

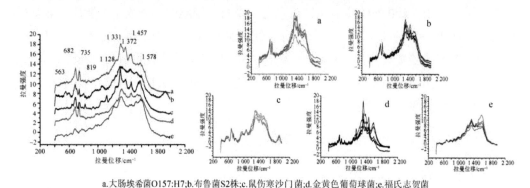

a.大肠埃希菌O157:H7;b.布鲁菌S2株;c.鼠伤寒沙门菌;d.金黄色葡萄球菌;e.福氏志贺菌

图 9.1.10　SERS 光谱技术检测 5 种致病菌

拉曼光谱检测细菌的"群检"方式中，将培养菌液滴加在样品池内进行的拉曼图谱采集，如果待测样本中有干扰物或非目标菌，不同的拉曼光谱叠加，将难以有效识别细菌种类。采用共聚焦拉曼检测方法，可以实现单个细胞的拉曼光谱检测。Lee 等提出一个全自动的微流控平台 RACS 平台，使用微流控装置来捕获与移动微生物细胞，通过共聚焦拉曼显微镜进行拉曼光谱测量及细胞分选（三维微流道技术）。该平台具有较高的通量，可根据功能对细胞进行分选从而用于后续的培养、微宏基因组以及单细胞基因组分析。与以往技术相比，该平台不需要细胞含有能增强拉曼光谱检测敏感度的化合物，适用于更大范围的细菌和真核细胞。

Chen 等人介绍了一种基于 SERS 的细菌感染诊断方法。如图 9.1.11 所示，通过采用带正电的 AgNPs 对耐甲氧西林金黄色葡萄球菌（MRSA）进行鉴定，AgNPs 通过静电聚集在细菌表面可形成优良的 SERS 信号增强基底。为了验证该方法对金黄色葡萄球菌及其他菌种的鉴别效果，研究者们对金黄色葡萄球菌 29213 及 25923、白念珠菌、蜡样芽孢杆菌、大肠埃希菌及铜绿假单胞菌这 6 个标准菌株进行了测试。为了进一步论证该方法对 MRSA 临床样本的检测，采用 52 株甲氧西林敏感金黄色葡萄球菌（MSSA）及 215 株 MRSA 作为测试样本。该方法可在 45 min 内采用 3μl 样本实施快速检测，所需样本量少。该方法在 730 cm^{-1} 及 1325 cm^{-1} 拉曼位移处显现出增强的拉曼信号，并且通过 PLS-DA 分析，成功地鉴别了上述 6 种标准菌株。观察到金黄色葡萄球菌在 730、1154、1325 和 1457cm^{-1} 处的典型拉曼峰，分别归属于细菌细胞壁组分（730 cm^{-1}- 腺嘌呤、糖苷环模式、1154 cm^{-1}- 不饱和脂肪酸、1325 cm^{-1}- 腺嘌呤、聚腺嘌呤和 1457 cm^{-1}-COO- 拉伸）。此外，通过 PLS-DA 分析还成功鉴定了 52 株 MSSA 分离物和 215 株 MRSA 分离物。与标准肉汤微稀释法相比，其准确度接近 100%。该方法高度证实拉曼光谱技术为细菌抗生素耐药性的鉴定以及一般抗生素耐药性的研究提供了有力的工具。

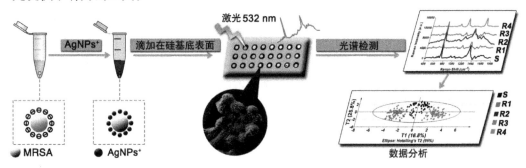

图 9.1.11　用带正电荷的 AgNPs 对微生物进行 SERS 检测的原理图

注：　AgNPs 通过静电吸附在细菌细胞壁上。采用 PLS-DA 的方法对 SERS 光谱进行分析，以鉴定耐甲氧西林金黄色葡萄球菌

（2）细菌的定量检测。根据文献调研，传统的无标记拉曼检测技术采用细菌直接与纳米材料混合的方式，其检测限通常在 10^6 cell/ml 的水平。标记型间接检测方法通过结合磁珠、微流控芯片、介电电泳等技术实现对细菌的超灵敏检测，通常可达到单个细菌的检测水平。Wang 等人开发了一种 Au 包覆磁性纳米粒子的新型拉曼基

底，将 $MnFe_2O_4$ 纳米颗粒在超声作用下均匀组装到聚乙烯亚胺层上，再通过静电作用吸附金纳米颗粒形成金纳米壳，该结构具有极强的 SERS 活性和强磁响应性，将金黄色葡萄球菌抗体负载到纳米结构表面，可用于细菌的捕获和检测。在激发光（波长 785 nm）照射下，1330 cm^{-1} 处会产生极强的拉曼信号，从而实现对低浓度细菌的检测，检测限可达 10 CFU/ml。Andreia 等人设计了一种高灵敏度且可重复利用的 SERS 传感方法，用于检测尿液中的大肠埃希菌，该方法中的 SERS 标签包括十六烷基三甲基溴化铵包覆的 AuNRS 及大肠埃希菌表面 I 型菌毛抗体，以氢化非晶硅薄膜作为反应基底，通过抗体特异性捕获样本中大肠埃希菌，获取了该菌种的指纹图谱，并实现了 10 CFU/ml 的检测限。此外，该方法中将 CH_3O-PEG750 结合到氢化非晶硅薄膜上，使传感界面具有有效的抗污染特性。

（3）生物过程的监测与代谢分析。细菌对环境一些触发因素所作出的应答，通常是释放一类称作自体诱导因子的小分子来实现细胞之间的基础通信，该过程称为群体感应，自体诱导因子可以促进群体基因的表达，据推测，机制是其可以诱导具有抗生素抗性的基因的表达。Bodelon 等人报道了单独的铜绿假单胞菌和紫色杆菌（C. violaceum）混合培养中群体感应分子的分布图，探索了 3 种用于监测群体感应的 SERS 活性基底体系结构，包括了嵌入的水凝胶 AuNPs，涂覆了 TiO_2 的 2D AuNPs，以及是有序的微米尺寸的 AuNPs 涂覆在二氧化硅，如图 9.1.12 所示，多孔基质可以隔离细菌，但是绿脓菌素可以在其中自由扩散，绿脓菌素是铜绿假单胞菌在群体感应中释放的自体诱导物。通过 SERS 来追踪监测群体感应绿脓菌素的特征，并在空间上映射其分布。当前的技术手段必须进行细菌样品制备，但该 SERS 技术的运用代表了实时监测原生状态下细菌群体感应过程的革命性进步。此项工作是通过化学映射进一步探究群体感应小分子紫色菌素和绿脓菌素的分布和相互作用，SERS 活性基底是由嵌入琼脂平板底部的 AuNPs 组成，群体感应分子可以扩散到并依次被检测到，绿脓菌素和紫色杆菌素的拉曼特征峰分别在 544cm^{-1} 和 727cm^{-1} 位置处，根据特征峰来映射其各自在 SERS 基底上的分布，紫色杆菌和铜绿假单胞菌共培养时，可以抑制产生绿脓菌素必备的 β - 淀粉样蛋白表达，铜绿假单胞菌的存在对紫色杆菌的生长产生抑制，紫色杆菌生产紫色杆菌素是针对铜绿假单胞菌干扰采取的防御措施。这项工作证明了 SERS 在原位研究均质或非均质样品中的细菌之间相互作用具有潜力。

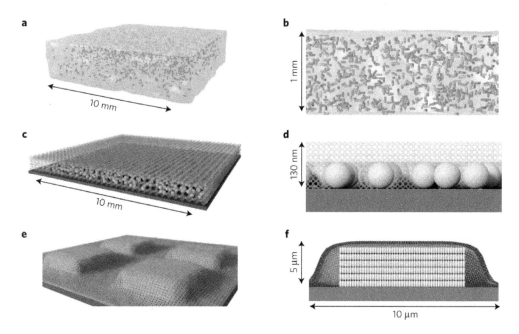

图9.1.12　纳米结构多孔基底的结构示意图及用于铜绿假单胞菌生物膜中等离子体原位检测及群体感应信息的成像

　　注：　a/b: 嵌入 Au 纳米棒的 Au@pnipam 水凝胶（绿色）。c/d: Au 纳米球上覆盖介孔 TiO_2 薄膜形成的 Au@TiO_2 复合介孔衬底。e/f: 在包覆了介孔 SiO_2 的微米级基座结构上阵列分布 Au 纳米棒，形成 Au@SiO_2 超晶阵列（b，d，f 表示横截面图）。

四、展望

　　拉曼光谱技术所具有的非侵入性、无放射性、高分辨率等优点，使其在生物医学领域的应用方兴未艾，但要成为一项临床常规诊断工具仍面临着巨大的挑战。这有赖于更多的基础研究及临床验证来提供坚实的理论支撑及安全保障；依赖于仪器及光谱技术自身的发展来实现更加实时、安全、有效的测量；依赖于统计模型的优化来实现数据快速分析以协助临床诊疗。从近几年的研究进展可以看出，拉曼光谱技术已在临床医学诊断方面取得了突破性的进展。未来拉曼光谱技术的临床引用发展方向主要致力于以下方面：①用于拉曼信号增强的纳米金属传感器的优化；②拉曼光谱技术与微流体技术、生物芯片技术的联用，有助于进一步实现临床样本的准确定量检测；③加速生物样本拉曼光谱数据库的完善，可极大缩短疾病诊疗时间，提高诊断效率及准确率；④便携式、手持式拉曼光谱仪具有体积小、检测方便、更易普及的优势，拉曼光谱仪如何进一步小型化、灵敏化、低成本、现场化检测是其未来发展的重要方向，也是将拉曼光谱技术转化为生物医学检测实际应用的关键。所以，拉曼光谱技术在医学领域具有广阔的应用前景，其应用重点终将是从实验研究转向临床常规诊疗

第二节 太赫兹技术

太赫兹（terahertz, THz）波一般指的是频率在 0.1 ~ 10 THz 间的电磁波，波长范围 0.03 ~ 3 mm，位于微波和红外线之间（见图 9.2.1），是电子学和光学的过渡区域。由于生物大分子之间／内的弱相互作用力（氢键、范德华力）、骨架振动和偶极子旋转等正好处于太赫兹频谱范围内，并且太赫兹脉冲具有良好的时间分辨率（皮秒量级），使得太赫兹光谱技术和太赫兹成像技术近年来生物医学中的研究工作广泛应用，如生物大分子光谱研究，乳腺、皮肤等组织的肿瘤成像研究等，展示了太赫兹光谱技术和成像技术在生物医学领域的广阔前景。

一、太赫兹光谱检测原理与技术

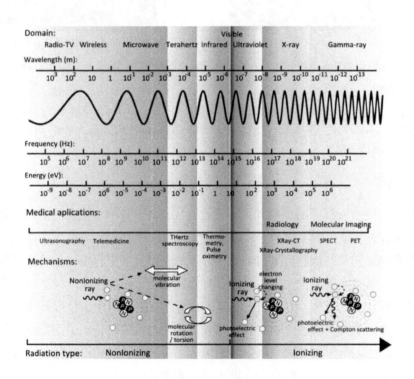

图 9.2.1 太赫兹波在电磁波谱中的位置

(一) 太赫兹源和探测器

1. 太赫兹源

太赫兹源可以分为脉冲太赫兹源和连续太赫兹源。脉冲太赫兹源在时间上是一个长度在皮秒（ps, 10^{-12} s）量级的脉冲信号，在频域上是一个宽谱信号，而连续太赫兹源在时间上是一系列振荡的连续信号，在频域上一般是一个单频信号。

生物医学研究常用的脉冲太赫兹源根据产生原理不同分为光电导天线、光整流以及气体等离子体三类。光电导天线采用光纤飞秒激光器作为泵浦源，体积小，易于集成，可制成全光纤系统，是目前主流商用太赫兹时域光谱使用的太赫兹源，广泛应用于生物医学太赫兹光谱分析和成像研究。基于光整流的飞秒激光泵浦电光晶体产生的太赫兹脉冲宽谱太赫兹源是另一种重要形式的太赫兹源，能够产生最强单脉冲能量，可用于生物非热效应的研究，且光谱宽度可达 0.1 ~ 100 THz，覆盖整个太赫兹波带。气体等离子体太赫兹源是另外一种常见的脉冲宽谱太赫兹源，它是通过高能量飞秒激光电离气体形成等离子体，而后辐射出超宽带太赫兹脉冲辐射。

连续太赫兹源则主要包括基于自由电子激光的太赫兹源，太赫兹气体激光器，基于半导体技术的量子级联激光器，返波管和耿氏二极管振荡器等。

2. 太赫兹探测器

由于太赫兹脉冲是非常快的电场信号，为皮秒量级，常用的光电探测设备没有这么快的响应，难于探测太赫兹脉冲信号，因此需要研制专门的太赫兹探测设备。

太赫兹光谱探测是目前最常用的太赫兹波探测技术，能够同时实现太赫兹脉冲信号和光谱的检测。该方法通常是基于飞秒激光泵浦时探测原理实现的，其中光电导天线探测法和电光采样探测法的是两种目前最常用的太赫兹光谱探测方法，此外还有等离子气体 ABCD 相干探测和迈克尔逊干涉太赫兹探测。

太赫兹直接探测通常只能探测太赫兹辐射的功率和能量，主要包括辐射热计、热释电探测器、高莱管、肖特基二极管以及阵面探测器。

（二）太赫兹光谱检测原理及技术

1. 太赫兹时域光谱技术

太赫兹时域光谱系统主要有透射式和反射式两种，它既可以做透射探测，也可以做反射探测。在实际应用中，可以根据不同的样品，不同的测试要求采用不同的探测方式。例如，对于低吸收系数的材料，太赫兹波穿透后衰减很小，可以使用透射式太赫兹时域光谱技术。而对于高吸收系数的材料，由于受到太赫兹时域光谱系统的功率和动态范围的限制，透射式方法得到的结果很不理想，则可使用反射式太赫兹时域光谱技术。

2. 透射式太赫兹时域光谱技术

透射式太赫兹时域光谱技术是目前最常用的太赫兹波检测系统，适合于对太赫兹波吸收较弱物质的探测。从透射式太赫兹光谱中提取物质光学参数的算法较为成熟，因此太赫兹透射式时域光谱技术在各个领域的应用已十分广泛。如图 9.2.2 所示为一个典型的透射式太赫兹时域光谱结构示意图。太赫兹波通常由脉宽在百飞秒量级的飞秒激光器产生。使用分束器将飞秒脉冲分为两部，一部分用于产生太赫兹脉冲，另一部分用于探测太赫兹脉冲。两路光的光程差必须精确一致，以保证脉冲必须同时触发探测器。太赫兹脉冲时域波形通过改变探测器与源之间的时间差来采集。由于空气中水蒸气在太赫兹波段有强烈吸收，通常将太赫兹光路用干燥气体或氮气密封罩起来。

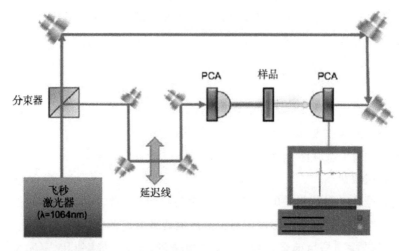

图 9.2.2　典型的透射式太赫兹时域光谱系统

由于太赫兹波的波长较长，在传播时衍射效应较大，一般采用抛物面反射镜或透镜实现对太赫兹波的收集、准直与再聚焦，结合锁相放大技术，探测信号可以达到 60 dB 的信噪比。太赫兹光谱可通过快速傅里叶变换计算得到，因此其光谱分辨率由时间扫描范围的倒数决定。例如，为了达到 100 GHz 的频谱分辨率，需要 10 ps 的时间扫描。通过参考信号和样品信号的测量，可以提取出不同频率下样品的光学常数（如折射率和吸收系数 α）。此外，通过样品纵向的二维移动，就可以实现逐点的太赫兹光谱的测试，从而实现对样品的太赫兹成像。

3. 反射式太赫兹时域光谱技术

对太赫兹吸收强烈的物质，如果仍然使用太赫兹透射式时域光谱系统测量的话，则需要将样品的厚度控制在很薄的范围，这给制样带来了很大的难度。因此，太赫兹反射式时域光谱系统非常适合测量这类物质的光学参数。反射式太赫兹时域光谱系统原理与透射式类似，只是结构上有所不同，如图 9.2.3 所示，分别为太赫兹波以一定角度和垂直入射到样品并被反射的光路，其中垂直入射时使用了半透半反镜（硅片）将反射的太赫兹波耦合出来。对于分层样品，反射式太赫兹时域光谱系统还可实现飞行时间信号的测量。除了样品表面反射的太赫兹信号以外，太赫兹波还会进入样品内部，并在分层处发生反射。若各层样品的折射率已知，则可以根据太赫兹脉冲之间的时间差计算出各层的实际厚度，从而实现表层一定厚度范围内的内部结构成像。

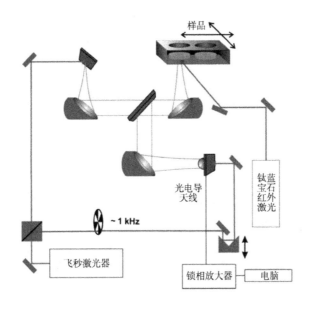

图 9.2.3　典型的反射式太赫兹时域光谱系统

二、太赫兹光谱分析在生物医学应用中的研究进展

(一) 太赫兹光谱技术在生物大分子检测中的应用

每一种分子都有各自特定的振动和转动能级。太赫兹波所处频段位于毫米波与红外波段之间，从能量的角度看，分子之间弱的相互作用（如氢键、范德华力）、大分子的骨架振动（构型弯曲）和晶体中晶格的低频振动吸收及大量的生物分子的振动和转动能级所对应的频率正好位于太赫兹频带范围之内，因此太赫兹波能够与所探测的生物分子产生共振吸收，获得其特征谱线，进而对其分子结构和构象特征有了更精确的了解。

1. 太赫兹光谱技术在核酸检测中的应用

核酸是重要的生物大分子，是生命的基本物质之一，可分为 DNA 和 RNA 两大类。近年来，太赫兹光谱技术广泛地应用于核酸分子的构象研究及无标记检测研究，相应报道屡见不鲜，展示了广阔的应用前景。闫慧等人利用太赫兹时域光谱获得了胞嘧啶和胸腺嘧啶在 0.1 ~ 3.5 THz 的吸收谱，发现胞嘧啶在 1.55 THz、2.53 THz、2.72 THz 和 3.25 THz 处有明显吸收峰，而胸腺嘧啶吸收峰则位于 1.30 THz、2.25 THz、2.86 THz 和 3.43 THz 处，并进一步证明了胞嘧啶的太赫兹光谱特性响应主要得益于分子间形成的氢键的集体振动，为太赫兹光谱技术应用于核酸定性分析奠定了基础。Bolivar 等以 pcDNA（长 5.4 kb）为研究对象，测得其变性样品和杂交样品的太赫兹光谱差异极大，提示利用太赫兹光谱技术可以分析基因的结合状态。有研究人员利用太赫兹时域光谱在 0.3 ~ 1.2 THz 频率范围内对水溶液中 PCR 扩增的 DNA 样品进行无标记定量检测，结果显示随着 DNA 浓度的增高，太赫兹吸收系数反而降低，并且在

0.8～1.0 THz 的频率范围内呈现良好线性关系，这是因为吸收系数高的水分子被吸收系数低的 DNA 分子所取代，导致整体吸收下降。并且该方法可实现 DNA 水溶液的定量检测，检测限为 0.1 ng/ml。

Tang 等利用太赫兹时域光谱技术，首次对水溶液中 DNA 分子的点突变进行了研究，通过对 4 种仅有 1 个碱基差异的单链 DNA 水溶液进行测试，发现各样本在 586 GHz 和 878 GHz 处透射率比值的差异，可用于区分发生点突变的 DNA 样本，表明太赫兹技术有望用于 DNA 分子单碱基突变的无标记分析。

目前，核酸的太赫兹光谱研究尚处于起步阶段。由于水的强吸收干扰，核酸的特征吸收峰的检测还仅限于固相条件。如何克服水的干扰，实现太赫兹波对生理环境核酸的定性定量分析仍是科研工作者努力的方向。

2. 太赫兹光谱技术在氨基酸和多肽检测中的应用

氨基酸是构成生物体蛋白质并同生命活动有关的最基本的物质，是生物体内不可缺少的营养物质之一。氨基酸之间可以通过肽键缩合成肽，其中 10~50 个氨基酸组成的肽成为多肽，是人体重要的生理调节物质，具有重要的生物学功能。现有的氨基酸及多肽检测方法主要包括化学分析法、电化学方法、分光光度法，随着太赫兹光谱技术的发展，有人将太赫兹技术应用于氨基酸的研究，发现了 20 种必需氨基酸在太赫兹波段的特征性吸收峰并建立了数据库（见表 9.2.1），为太赫兹光谱技术应用于蛋白质检测奠定了基础。

表 9.2.1　20 种氨基酸的太赫兹特征吸收峰

氨基酸	测量范围 /THz	特征吸收峰 /THz
谷氨酰胺	0.2～2.6	1.70、2.14、2.42
谷氨酸	0.2～2.8	1.23、2.03、2.46、2.64
苏氨酸	0.2～2.6	1.41、2.14、2.58
丝氨酸	0.2～2.8	2.01、2.40、2.71
天冬酰胺	0.2～2.6	1.64、2.26
天冬氨酸	0.2～2.8	1.35、2.58
缬氨酸	0.2～2.8	1.11、1.70、2.12、2.22、2.52、2.64
亮氨酸	0.2～3.0	0.68、0.85、1.64、2.14、2.56、2.96
赖氨酸	0.2～2.8	1.26、1.79、2.25、2.60
甘氨酸	0.2～2.8	2.30、2.53
丙氨酸	0.2～2.8	2.23、2.56、2.73
异亮氨酸	0.2～2.8	1.08、1.40、1.70、2.40、2.70
组氨酸	0.2～2.6	0.88、1.65、2.24
精氨酸	0.2～2.8	0.99、1.47、2.02、2.60
半胱氨酸	0.2～3.0	1.40、1.70、2.33、2.61、2.94

氨基酸	测量范围 /THz	特征吸收峰 /THz
蛋氨酸	0.2 ~ 3.0	1.06、1.88、2.70、2.94
色氨酸	0.2 ~ 2.6	0.91、1.20、1.43、1.82、2.25、2.57
脯氨酸	0.2 ~ 2.8	1.69、2.08、2.64
苯丙氨酸	0.2 ~ 2.8	1.23、1.99、2.52、2.72
酪氨酸	0.2 ~ 2.8	0.97、1.90、2.08、2.70

Li 等人进一步研究发现，L- 天冬氨酸和 L- 天冬酰胺的太赫兹吸收峰是由于其氢键网格的极度扭曲引起的，揭示了氨基酸在太赫兹波段吸收峰的可能机制。Zhao 等人利用太赫兹吸收光谱和分子动力学模拟研究了混合溶液中 MUC1 肽和抗 MUC1 适配体结合诱导的氢键网络集体振动的变化，结果表明，在定制的微流控芯片中，混合溶液太赫兹吸收系数的变化可以灵敏地反映结合引起的氢键数的变化，最低检测浓度为 1 pmol/μl。

3. 太赫兹光谱技术在蛋白质检测中的应用

蛋白质的生物功能与其氨基酸残基的空间构象密切相关，这些构象易受到环境影响而发生变化，而太赫兹光谱能实现对物质的高灵敏、无损伤检测。并且分子之间弱的相互作用，大分子的骨架转动，偶极子的旋转和振动跃迁以及晶体中晶格的低频振动吸收恰好对应太赫兹波段范围。这些振动所反映的分子结构及相关环境信息在太赫兹波段内表现为吸收峰位置和强度的不同，因而通过采用太赫兹光谱技术来研究蛋白质的构象变化是可行的。

已经有许多学者利用太赫兹技术进行了蛋白质相关的研究。例如，Chen 等人利用微流控装置，在 0 ~ 2.4 THz 范围利用太赫兹吸收光谱研究了细胞色素 c 蛋白的氧化状态，结果表明其氧化态与太赫兹吸收系数之间存在一定的相关性。Markelz 等利用太赫兹时域光谱研究了肌血球素、溶菌酶、噬菌调理素等蛋白分子构象变化和构象柔性，发现太赫兹时域光谱对生物分子种类、构象和突变都非常敏感。Born 等使用太赫兹吸收光谱研究了蛋白质柔性对溶剂化动力学变化的影响。

太赫兹在检测抗原抗体结合以及蛋白质定量检测方面也有广泛应用。Chen 等利用太赫兹时域光谱技术在水溶液的环境下来快速检测鸡蛋清溶菌酶和 N- 乙酰葡糖胺结合的过程，结果表明太赫兹时域光谱技术可以快速监测蛋白—配体的结合过程。Sun 等使用太赫兹光谱研究了 H9 亚型 A 型流感病毒的 HA 蛋白（H9 HA）周边水化层以及 H9 HA 与广谱中和单克隆抗体结合的情况，观察到 H9 HA 具有显著的浓度依赖性非线性响应，揭示了 H9 HA 分子周围水化壳层的形成过程。此外，该研究还表明，H9 HA 的太赫兹介电特性受单克隆抗体 F10 存在的强烈影响，并且太赫兹介电损耗正切可以用来检测比标准 ELISA 检测更低浓度的抗原抗体结合。在蛋白质检测方面，滕学明用太赫兹时域光谱分析技术研究了 3 种奶粉、杏仁粉和白砂糖共 5 种样品的光学性能和光谱特性，结果表明，在太赫兹波段，样本的吸收系数和折射率与蛋白质含量正相关，提示可以利用样品在太赫兹波段的吸收系数与折射率有效地判定营养品中蛋白质的含量。

4. 太赫兹光谱技术在糖类中的应用

糖类是生命细胞结构的主要成分及主要供能物质，起着调节细胞活动的重要作用。糖在低频波段的吸收特征主要源于晶格振动或声子模式，并且不同的糖分子在太赫兹波段的吸收表现是不同的，这是由它们的分子结构及构象不同以及形成的分子内、分子间氢键不同引起的。

2006 年，Liu 等首次利用太赫兹光谱技术研究了无水和含结晶水的葡萄糖的吸收特性，发现它们的吸收光谱有显著的区别，并详细分析了其水合物脱水的动力学过程。Song 等人对不同浓度的葡萄糖水溶液和果糖水溶液的太赫兹和红外特征吸收光谱进行了测量和研究，发现室温下它们的红外吸收特征没有明显差异，而太赫兹吸收光谱却存在明显差异，表明太赫兹特征吸收谱更适合于葡萄糖和果糖水溶液的检测和鉴定。

（二）太赫兹光谱技术在细胞检测中的应用

细胞是构成生物体的基本单位，是具有完整生命力的最简单的物质的集合，各种组织都是以细胞为基本单位构成并执行特定的功能，整个机体的新陈代谢活动都是以细胞为单位协调地进行。因此，细胞的组成、结构及功能的解析对于探究组织、器官以及更高层次生命体的生理、病理生理演变十分重要，是生命科学研究的核心问题之一。

1. 太赫兹光谱用于细胞检测的优势及挑战

现有的细胞检测技术主要是基于有标记检测，即采用了各种化学和生物标记技术，如荧光、核素、生物素等，已经广泛应用于生物医学领域，彰显了重要的价值。这种方法虽然具有灵敏度高的优点，但是样本制备复杂，对离体或在体细胞均有一定的损害性，通常检测的是生物大分子或细胞的群体反应。而太赫兹光谱技术的出现则给细胞的无标记检测带来了希望。生物大分子内的旋转及振动频率正好处于太赫兹波段，且穿透力强，能量低，不会造成电离损害，特别适合于活细胞的检测，具有极大的发展及应用前景。

尽管如此，但仍然需要清醒地认识到目前仍然存在的几个急需解决的问题：

1）根据瑞利判据，可分辨率不超过 $\lambda/2$，而太赫兹波长在 0.03 ~ 3 mm，存在分辨率与检测需求尺度失匹配的问题。近年来兴起的太赫兹近场技术可以突破衍射极限，有望解决这一问题。

2）太赫兹波的水敏感性是另一个技术瓶颈。一层 1 mm 厚的水层足以使 1 THz 的辐射能量衰减约 10^9 倍，生物样本富含水，不可避免引起强烈的太赫兹波吸收。因此，太赫兹光谱检测活细胞及其活性受到了明显的限制。

3）THz 波的检测特异性受到检测环境条件复杂性的限制：生物样本通常存在不同性状的活细胞，细胞内及细胞外也存在大量生物大分子的相互干扰。这些不同性状的细胞和大量非靶分子在太赫兹 波无标记检测状态下会产生大量，甚至比较严重的信号干扰，导致靶细胞和靶分子的检测信号被干扰与湮没。

2. 太赫兹光谱用于肿瘤细胞的检测

肿瘤仍然是目前世界上导致人类死亡的主要疾病之一，早期诊断对于肿瘤患者的预后显得尤为重要。除了诊断肿瘤的"金标准"病理学检查外，人们一直在探索准确度高、损害小的新的诊断技术。太赫兹技术的快速发展使得太赫兹光谱技术有望成为一种全新的无损肿瘤诊断工具。

Yang 等人在微流控装置中使用氟油作为光透明剂置换活细胞周围的水，用太赫兹光谱技术检测了化疗药物处理后的肿瘤细胞活性，发现肿瘤细胞的平均存活率和太赫兹响应幅值都随着药物浓度的增加而降低，这主要归因于活细胞和死细胞对太赫兹波的响应不同，为细胞毒理学评价、抗肿瘤药物筛选提供了新的途径。Cao 等人应用太赫兹时域 - 衰减全反射技术对两种大肠癌细胞系（DLD-1 和 HT-29 细胞）进行了表征，基于 6 种不同浓度癌细胞样品吸收系数的非线性变化，研究了太赫兹光谱技术对两种不同癌细胞水化状态的探测能力。研究发现，由于细胞组成不同，DLD-1 和 HT-29 细胞呈现不同的水化状态，表明该技术具有检测液体癌细胞株的潜力。在此基础上，提出了基于敏感参数的判别模型（见图 9.2.4），利用主成分分析提取 5 个参数的系数用于癌细胞识别，结果表明，吸收系数和介电损耗正切对癌细胞的识别具有较好的检测能力（见表 9.2.2）。

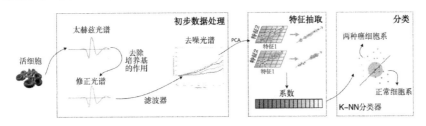

图 9.2.4 基于太赫兹光谱敏感参数的癌细胞系鉴别算法流程图

表 9.2.2 基于不同参数模型的结果预测

参数	准确率 (%)	敏感性 (%)	特异性 (%)
吸收系数	88.9	93.9	75.0
折射系数	84.4	91.0	66.7
复介电常数实部	82.2	87.9	66.7
复介电常数虚部	84.4	87.9	75.0
接电损耗正切	86.7	91.0	75.0

3. 太赫兹光谱用于细菌的检测

感染性疾病的早期准确诊断对于控制感染、改善预后尤为重要，经典的检测技术主要依赖于病原菌的分离培养鉴定，整个过程耗时长，对检测人员素质要求高，尤其难以在基层医疗机构广泛开展。

太赫兹光谱技术自应用于生物医学以来便一直致力于病原体的快速诊断研究。Yang 等人首先对常见的 4 种细菌的太赫兹光谱特性进行了研究，发现 4 种细菌的光谱特性显著不同（见图 9.2.5），并分别测量了 4 种细菌的不同状态在 1 THz 处吸收系数值（见图 9.2.6），发现菌粉的吸收系数至少比活菌或死菌低一个数量级，这是由于菌体中水的吸收造成的。而活菌和死菌的吸收系数的差异可以用细胞成分（包括蛋白质和核酸）在细菌死亡过程中不可逆转化导致的频率振动模式改变来解释，此外，细胞脂多糖的丢失和膜结构解体导致的细胞内物质外漏也可能另外一个重要因素。随后，他们设计了一种整合了滚环扩增（rolling circle amplification, RCA）和太赫兹光谱检测技术的液相检测体系，解决了临床病原菌直接检测缺乏特异性的难题，实现了病原菌 DNA 的有效检测，该方法可有效检测到 0.12 fmol 的合成细菌 DNA 和 0.05 ng/μl 的基因组 DNA。该方法为太赫兹技术用于核酸片段的高灵敏检测提供通用型方案。

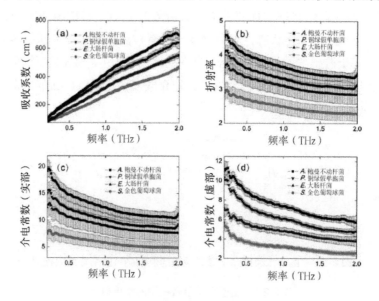

图 9.2.5　细菌种特异性太赫兹光学常数

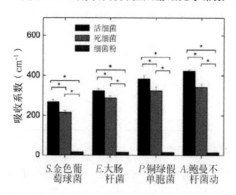

图 9.2.6　4 种细菌在 1.0 THz 处的吸收系数值（*$P<0.05$）

太赫兹生物传感器的应用也实现了细菌的定量分析。Mazhorova 等人基于纤芯周围衰逝波和纤芯上细菌层的相互作用的原理设计了太赫兹光纤，实现了在 $10^4 \sim 10^9$cfu / ml 的浓度范围内对大肠埃希菌的定量检测。Park 等人通过在超材料开口谐振环微尺寸间隙上包被特异性捕获大肠埃希菌抗体，实现了细菌的特异性分离，并利用共振峰的频移对不同密度的大肠埃希菌进行了区分（见图 9.2.7）。由于超材料内间隙的大小和细菌大小尺寸相匹配，使得太赫兹超材料技术在高灵敏度和高选择性的微生物传感器方面展示了巨大的潜力。

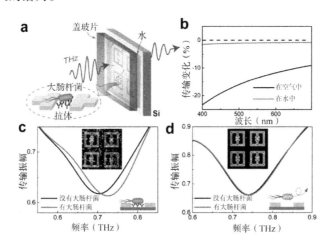

图 9.2.7　太赫兹超材料检测细菌

无标记检测是太赫兹光谱技术一直努力的方向，Yoon 等人测量了多种微生物压制的薄膜的介电常数（见图 9.2.8），并利用有效介质理论提取了单个微生物的介电常数，测得真菌的介电常数为 1.24 ~ 1.85，细菌的介电常数为 2.75 ~ 4.11，酵母菌的介电常数达到 5.63 ~ 5.97，甚至高于水的介电常数。并且这些值与在水环境中使用微流控超材料进行低密度测量的结果是一致的。通过与细菌、真菌、酵母的细胞壁主要成分（肽聚糖和几丁质、α - 葡聚糖、β - 葡聚糖）的介电常数比较，发现细胞壁的成分差异是不同类型微生物介电常数差异的主要原因，揭示了一种新的鉴定活的微生物的方法，有望用于高灵敏度的生物传感器。

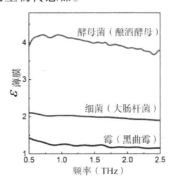

图 9.2.8　不同微生物的介电常数

（三）太赫兹成像的生物医学应用

图谱合一是太赫兹光谱成像技术的独特之处，除了通过解析图像的强度和相位信息获得成像物体的吸收强度和三维构造差异，还能同时获得成像物体的光谱学信息。此外，与X射线成像技术相比，太赫兹波长更短，因此空间分辨率更高；与红外成像技术相比，散射效应更弱。光子能量低也是太赫兹应用于成像的另一个优势。目前，太赫兹成像技术主要用于肿瘤的研究，并取得了一系列突破。

1.太赫兹成像在乳腺肿瘤中的应用

乳腺癌是发生在乳腺上皮组织的恶性肿瘤，全球乳腺癌发病率自20世纪70年代末开始一直呈上升趋势，已成为当今社会重大的公共卫生问题。因此，乳腺癌的早期发现、早期诊断，是提高疗效的关键。

太赫兹成像和光谱技术能明显区分乳腺正常组织和肿瘤组织之间的差别，尤其是癌组织和脂肪组织的差别，这主要是乳腺肿瘤组织和正常组织在折射率对比上存在较大差异，显示出在不使用造影剂的情况下检测切除组织中癌的潜力。太赫兹成像技术能很好地区分润性导管或小叶癌、纤维腺（健康结缔组织）和脂肪组织，并且与病理学图像密切相关（见图9.2.9）。研究显示切除更大的范围并不能显著降低乳腺癌复发的风险，而术中使用太赫兹成像判断切缘耗时仅几分钟，展示了巨大的应用潜力。Vohra等人提出了一种使用脉冲太赫兹成像和光谱学技术来处理、表征和成像新鲜切除的人乳腺肿瘤的标准化流程，术中使用该方法可快速评估切除组织的切缘是否包含癌组织，这对于术中快速判断切除效果十分有用。之前的研究者主要使用太赫兹光谱技术对乳腺癌组织和正常组织进行对比定性研究，Chavez等人开发出一种网格变形算法，将太赫兹图像与病理学图像校准，使用组织病理学图像的单一性映射来调整排列、形状和分辨率，以匹配太赫兹图像中组织的外部轮廓。结果表明，与现有算法相比，网格变形算法能够提供更有效、更准确的太赫兹成像评价。

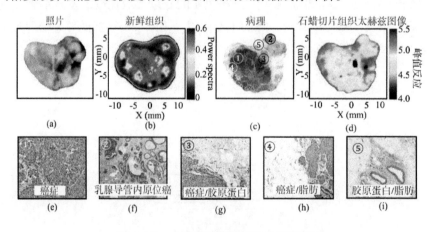

图9.2.9 人类乳腺癌组织的太赫兹图像

2. 太赫兹成像在皮肤肿瘤中的应用

皮肤组织位于人体外表面，可排除体内水吸收强烈干扰，因此皮肤肿瘤具备太赫兹成像研究的独特优势，其主要原理是基于肿瘤组织与正常组织成分差异和含水量差异导致的局部吸收系数、介电常数、折射率等参数的差异。

基底细胞癌是最常见的皮肤恶性肿瘤，其位置表浅，是太赫兹成像技术最早研究的对象之一，研究表明太赫兹脉冲成像技术具有从正常皮肤组织区分基底细胞癌的能力（见图9.2.10），开启了太赫兹脉冲成像技术在医学领域关于皮肤肿瘤的研究应用。Li等人采用透射模式下的太赫兹时域光谱技术对含有黑色素瘤的小鼠皮肤组织切片进行成像，显示黑色素瘤在 0.6 ~ 1.8 THz 的频率范围内被明确识别（见图9.2.11），黑色素瘤比正常皮肤组织具有更高的折射率和吸收系数，推测这很可能是由于肿瘤和正常组织的成分不同所致。Cheon 研究发现，太赫兹辐照下 DNA 可发生去甲基化，且去甲基化程度随太赫兹辐射的增加而增加，通过试验优化了对提取的 DNA 去甲基化的辐照功率、暴露时间和基因位置，证实黑色素瘤细胞颗粒的甲基化程度降低了 10% ~ 15%，提示太赫兹去甲基化有可能发展成为治疗黑色素瘤的一种手段。

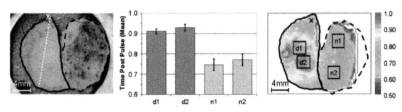

图 9.2.10 基底细胞癌的可见光图像和太赫兹脉冲成像

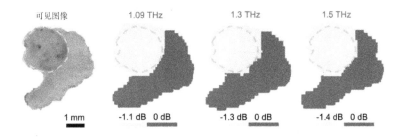

图 9.2.11 黑色素瘤的可见光图像和太赫兹图像

3. 太赫兹成像在胃肠道肿瘤的应用

胃肠道恶性肿瘤是临床较为常见的肿瘤。目前，有多种成像方法用于消化道癌症的诊断、分期和治疗，如常规结肠镜/内镜、X线、CT、MRI、光学相干断层扫描（OCT）和正电子发射断层扫描（PET）。

近年来，消化道内镜检查及治疗已成为诊疗胃肠道肿瘤和癌前病变极为有效的手段，这主要得益于消化道具有自然腔道这个优势，即便是内镜下手术，也具有创伤小、恢复快和美观的优点，而太赫兹成像技术的日臻成熟拓宽了消化道肿瘤的检查手段。

Jie 等人采用太赫兹反射成像和光谱分析，研究了食管、胃、大肠和小肠组织，结果显示食管鳞状上皮的折射率和吸收系数比大肠和胃腺上皮小，提示该技术诊断食管癌的准确性可能比胃肠癌高。在另一项研究中，对进展期胃腺癌的 21 个石蜡切片进行了太赫兹光谱分析，结果显示肿瘤组织中折射率和吸收系数较正常组织升高。Reid 等人使用传统的太赫兹时域光谱系统对来自 30 名患者的正常肿瘤和发育不良结肠样本进行了研究。研究显示，区分正常和肿瘤组织的敏感性和特异性分别为 82% 和 77%，区分正常和发育不良组织的敏感性和特异性分别为 89% 和 71%。

4. 近场太赫兹成像的研究进展

目前广泛用于成像研究的远场太赫兹时域光谱受衍射极限的限制，其成像的空间分辨率（毫米量级）不能满足高分辨率成像检测的要求，如对癌症边界的精确检测。而太赫兹近场成像技术可以突破光学衍射极限，获得亚微米甚至是纳米级的高分辨图像。近年来，随着太赫兹近场技术的发展，已有不少关于近场太赫兹组织、细胞成像的研究报道。

孙卫东等人利用搭建的基于光电导微探针的近场太赫兹系统对新鲜猪肉组织切片进行了成像检测研究，结果发现近场太赫兹成像可以很好地区分猪肉组织中的脂肪组织区域和肌肉组织区域（见图 9.2.12），其成像效果明显优于传统远场太赫兹时域光谱成像系统。Geng 等人也用该系统对小鼠脑组织进行了成像研究，结果显示能够区分胼胝体区域和大脑区域（见图 9.2.13），分辨率为 5 μm，这表明该系统具有对其他生物样本进行成像、检测的潜力，且性能可靠。这些研究充分展示了近场太赫兹技术在生物医学领域内的良好应用前景。

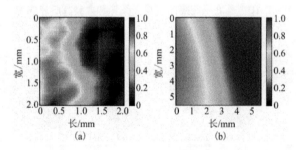

图 9.2.12　A. 猪肉组织切片的近场太赫兹成像; B. 同一猪肉组织切片的远场太赫兹成像

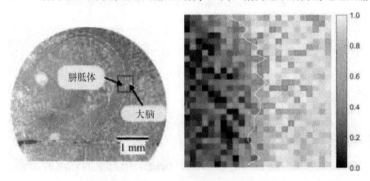

图 9.2.13　小鼠脑组织切片的光学图像;(5x) 和近场太赫兹成像 (成像范围为左图红色方框内区域)

三、前景和展望

太赫兹技术的生物学应用是一个新兴研究领域，得益于太赫兹波本身所具有的非电离性、与生物大分子的振动频率一致以及对人体较低的穿透性等，使得太赫兹技术在医学应用上实现了物质的无标记检测和组织的快速成像，尽管目前太赫兹技术在医学检测和诊断方面的应用还处于发展阶段，但已有的研究成功展现了太赫兹技术在医学领域广阔的发展前景。尽管如此，目前仍有很多问题需要解决。例如，太赫兹系统的信噪比、灵敏度和稳定性需要进一步提高；理论模型建立和模拟计算技术需要进一步发展；样本处理步骤需要标准化，以保证检测结果的准确性和重现性；生物样本在太赫兹波段的强烈水吸收问题需要解决。

随着国内外先进的太赫兹仪器的相关理论和应用研究不断发展，基于扫描探针显微镜的近场超空间分辨指纹光谱技术迅速发展，其中便包括了散射式的扫描近场太赫兹光谱技术，极大地提升了系统的空间分辨率，最高可达纳米级水平，在疾病检测和诊断领域有着特殊的优势。此外，超材料的出现为太赫兹器件研发提供了新的思路，通过检测待测物质沉积于超材料表面后的介电环境变化，可用于核酸、蛋白质、细胞等方面的检测。基于超材料的太赫兹传感器为太赫兹技术在生物医学领域的应用带来了希望的曙光。

参考文献

[1] RAMAN C V, KRISHNAN K S. A new type of secondary radiation [J]. Nat., 1928,121(3048):501-502.

[2] CLARK R J H . Rayleigh, ramsay, rutherford and raman--their connections with, and contributions to, the discovery of the raman effect.[J]. Analyst, 2013,138(3):729-734

[3] CAO Y C, JIN R C, MIRKIN C A. Nanoparticles with Raman spectroscopic fingerprints for DNA and RNA detection[J]. Sci, 2002, 297(5586): 1536-1540

[4] LIN S, HASI W L. Rapid and sensitive SERS method for determination of rhodamine b in chili powder with paper-based substrates [J]. Anal. Methods-UK, 2015,7(12): 5289-5294.

[5] FLEISCHMANN M P, HENDRA P J, MCQUILLAN A J . Raman spectra of pyridine adsorbed at a silver electrode[J]. Chemical Physics Letters, 1974, 26(2):163-166.

[6] ALBRECHTl M, CREIGHTON J A. Anomalously intense raman spectra of pyridine at a silver electrode [J]. Cheminform, 1977, 8(44): 5214-5217.

[7] SHUMING N, STEVEN R E. Probing single molecules and single nanoparticles by surface-enhanced raman scattering [J]. science, 1997, 275(5303): 1102-1106.

[8] GUILLAUME G, CHEN X, JIANG S, et al. In situ electrochemical tip-

enhanced raman spectroscopy with a chemically modified tip[J]. Journal of Physical Chemistry Letters, 2018（9）:3825-3828.

[9] VERMA P T. Tip-enhanced raman spectroscopy: Technique and recent advances[J]. Chem Revi, 2017, 117（9）: 6447-6466.

[10]MAHAPATRA S，LI L，SCHULTZ J F，et al. Tip-enhanced raman spectroscopy: Chemical analysis with nanoscale to angstrom scale resolution[J]. The Journal of Chemical Physics, 2020, 153(1):10902.

[11]ZHANG Z, SHENG S, WANG R, et al. Tip-enhanced raman spectroscopy[J]. Analyti Chem,2016,88（19）, 9328–9346.

[12] AUNER G W,KOYA S K,HUANG C, et al. Applications of Raman spectroscopy in cancer diagnosis[J]. Cancer Metastasis Rev, 2018, 37(4):691-717.

[13]LIM S,CUSHING S K, LIANG H, et al. Plasmonic nanorice antenna on triangle nanoarray for surface-enhanced Raman scattering detection of hepatitis B virus DNA[J]. Analyti Chem, 2013, 85(4): 2072-2078.

[14]ZHOU W，TIAN Y F，YIN B C，et al. Simultaneous surface-enhanced raman spectroscopy detection of multiplexed MicroRNA biomarkers[J]. Analytical Chemistry, 2017, 89(11):6120-6128.

[15]LIU H，LI Q，LI M，et al. In-Situ Hot-Spot Assembly as a General Strategy for Probing Single Biomolecules[J]. Analytical Chemistry, 2017, 89(9):4776-4780.

[16]HE Z, HAN Z, KIZER M, et al. Tip-enhanced raman imaging of single-stranded DNA with single base resolution[J].Am.Chem.Soc,2019,141(2):753-757.

[17]WEE E J, WANG Y, TSAO S C, et al. Simple, sensitive and accurate multiplex detection of clinically important melanoma DNA mutations in circulating tumour DNA with SERS nanotags[J]. Theranostics,2016, 6(10): 1506-1513.

[18]MAITI N, APETRI M M, ZAGORSKI M G, et al. Raman apectroscopic characterization of secondary structure in natively unfolded proteins: alpha-synuclein[J]. Journal of the American Chemical Society,2004, 126（8）: 2399-2408.

[19]KHO K W, DINISH U S, OLIVO M. Frequency shifts in SERS for biosensing[J]. ACS Nano,2012; 6(8): 4892-4902.

[20]TANG B, WANG J, HUTCHISON J A, et al. Ultrasensitive, multiplex Raman frequency shift immunoassay of liver cancer biomarkers in physiological media[J]. ACS Nano,2016, 10(1): 871-879.

[21]CHENG Z, NAMHYUN C N, WANG R, et al. Simultaneous detection of dual prostate specific antigens using surface enhanced Raman scattering-based immunoassay for accurate diagnosis of prostate cancer[J]. ACS Nano,2017, 11(5): 4926-4933.

[22]PLAKS V,KOOPMAN C D,WERB Z.Cancer,circulating tumor cells[J]. Science,2013, 341(6151): 1186-1188.

[23]SHA M Y, XU H, NATAN M J, et al. Surface-enhanced Raman scattering tags for rapid and homogeneous detection of circulating tumor cells in the presence of human whole blood[J]. J Am Chem Soc,2008, 130(51): 17214-17215.

[24]WANG X, QIAN X, BEITLER J J, et al. Detection of circulating tumor cells in human peripheral blood using surface-enhanced Raman scattering nanoparticles[J]. Cancer Res,2011, 71: (5)1526-1532.

[25]JIANG P , HU Y , LI G . Biocompatible Au@Ag nanorod@ZIF-8 core-shell nanoparticles for surface-enhanced Raman scattering imaging and drug delivery[J]. Talanta, 2019（200）:212-217.

[26]SHENS S, TANG H, ZHANG X, et al. Targeting mesoporous silica-encapsulated gold nanorods for chemo-photothermal therapy with near-infrared radiation[J]. Biomaterials,2013, 34（12）: 3150-3158.

[27]YANG D, ZHOU H, HAISCH C, et al. Reproducible E.coli detectionbased on label-free SERS and mapping[J]. Talanta, 2016（146）: 457-463.

[28] LEE K S, PALATINSZKY M, PEREIRA F C, et al. An automated Raman-based platform for the sorting of live cells by functional properties[J]. Nat Microbiol, 2019, 4（5）: 902-903.

[29]CHENG X,TANG M,LIU Y, et al. Surface-enhanced Raman scattering method for the identification of methicillin-resistant Staphylococcus aureus using positively charged silver nanoparticles[J]. Microchimica Acta, 2019, 2（186）: 102.

[30]WANG T,WU J F,WANG X Z, et al. Facile synthesis of au-coated magnetic nanoparticles and their application in bacteria detection via a SERS cethod[J]. ACS Appl Mater Interfaces, 2016, 8（31）:19958–19967

[31]ANDREIA A,MORAILON A, LAU S, et al. Rapid and sensitive identification of uropathogenic Escherichia coli using a surface-enhanced-Raman-scattering-based biochip[J]. Talanta, 2020(219): 121174.

[32]府伟灵，罗阳.太赫兹技术及其生物学应用 [M].北京：人民卫生出版社，2017.

[33]HARING B P, BRUCHERSEIFER M, NAGEL M, et al. Label-free probing of genes by timedomain terahertz sensing[J]. Phys Med Biol, 2002, 47（21）: 3815-3821.

[34]ARORA A, LUONG T Q, KRüGER M, et al. Terahertz-time domain spectroscopy for the detection of PCR amplified DNA in aqueous solution[J]. Analyst, 2012, 137（3）: 575-579.

[35]TANG M, HUANG Q, WEI D, et al. Terahertz spectroscopy of oligonucleotides in aqueous solutions[J]. J Biomed Opt, 2015, 20(9) : 95009.

[36]WANG W N, HONG-QI L I, ZHANG Y, et al. Correlations between terahertz spectra and molecular structures of 20 standard α-Amino acids[J]. Acta Physico-Chimica Sinica, 2009, 25(10) : 2074-2079.

[37]LI Y, LUKáCS A, BORDáCS S, et al. The effect of the flexibility of hydrogen bonding network on low-frequency motions of amino acids. Evidence from Terahertz spectroscopy and DFT calculations[J]. Spectrochim Acta A Mol Biomol Spectrosc, 2018 (191) : 8-15.

[38]ZHAO X, ZHANG M, WEI D, et al. Label-free sensing of the binding state of MUC1 peptide and anti-MUC1 aptamer solution in fluidic chip by terahertz spectroscopy[J]. Biomed Opt Express, 2017, 8(10) : 4427-4437.

[39]CHEN J Y, KNAB J R, CERNE J, et al. Large oxidation dependence observed in terahertz dielectric response for cytochromec[J]. Phys Rev E Stat Nonlin Soft Matter Phys,2005, 72(4 Pt 1) : 40901.

[40]MARKERLZ A, WHITMIRE S, HILLEBRECHT J, et al. THz time domain spectroscopy of biomolecular conformational modes[J]. Phys Med Biol, 2002, 47 (21) : 3797-3805.

[41]BORN B, KIM S J, EBBINGHAUS S, et al. The terahertz dance of water with the proteins: the effect of protein flexibility on the dynamical hydration shell of ubiquitin[J]. Faraday Discuss, 2009, 141:161-173.

[42]CHEN J Y, KNAB J R, YE S, et al. Terahertz dielectric assay of solution phase protein binding[J]. Appl Phys Lett, 2007, 90(24) : 28103.

[43]SUN Y, ZHONG J, ZHANG C, et al. Label-free detection and characterization of the binding of hemagglutinin protein and broadly neutralizing monoclonal antibodies using terahertz spectroscopy[J]. J Biomed Opt, 2015, 20(3) : 37006.

[44]LIU H B, ZHANG X C. Dehydration kinetics of D-glucose monohydrate studied using THz time-domain spectroscopy[J]. Chem Phys Lett, 2006, 429(1-3) : 229-233.

[45]SONG C, FAN W, DING L, et al. Terahertz and infrared characteristic absorption spectra of aqueous glucose and fructose solutions.[J]. Sci Rep, 2018,8(1):8964.

[46]DUPONCHEL L, LAURETTE S, HATIRNAZ B, et al. Terahertz microfluidic sensor for in situ exploration of hydration shell of molecules[J]. Chemometr Intelli Lab, 2013(123): 28-35.

[47]YANG K, YANG X, ZHAO X, et al. THz Spectroscopy for a rapid and label-free cell viability assay in a microfluidic chip based on an optical clearing agent[J]. Anal Chem,

2018, 91（1）: 785-791.

[48]CAO Y, CHEN J, HUANG P, et al. Inspecting human colon adenocarcinoma cell lines by using terahertz time-domain reflection spectroscopy[J]. Spectrochim Acta A Molr Biomole Spectrosc, 2019(211): 356-362.

[49]YANG X, WEI D, YAN S, et al. Rapid and label-free detection and assessment of bacteria by terahertz time-domain spectroscopy[J]. J Biophotonics, 2016, 9（10）: 1050-1058.

[50]YANG X, YANG K, ZHAO X, et al. Terahertz spectroscopy for the isothermal detection of bacterial DNA by magnetic bead-based rolling circle amplification[J]. Analyst,2017,142(24): 4661-4669.

[51]MAZHOROVA A, MARKOV A, NG A, et al. Label-free bacteria detection using evanescent mode of a suspended core terahertz fiber[J]. Opt Express, 2012, 20(5):5344-5355.

[52]PARK S J, HONG J T, CHOI S J, et al. Detection of microorganisms using terahertz metamaterials[J]. Entific Reports, 2014（4）:4988.

[53]YOON S A, CHA S H, JUN S W, et al. Identifying different types of microorganisms with terahertz spectroscopy[J]. Biomed Opt Express, 2020, 11（1）: 406-416.

[54] El-SHENAWEE M, VOHRA N, BOWMAN T, et al. Cancer detection in excised breast tumors using terahertz imaging and spectroscopy[J]. Biomed Spectrosc Imaging, 2019, 8(1-2): 1-9.

[55]VOHRA N, BOWMAN T, BAILEY K, et al. Terahertz imaging and characterization protocol for freshly excised breast cancer tumors[J]. J Vis Exp, 2020（158）:10.

[56]CHAVEZ T, BOWMAN T, WU J, et al. Assessment of terahertz imaging for excised breast cancer tumors with image morphing[J]. J Infrared Millim Terahertz Waves, 2018, 39（12）: 1283-1302.

[57] WALLACE V P, FITZGERALD A J, SHANKAR S, et al. Terahertz pulsed imaging of basal cell carcinoma ex vivo and in vivo[J]. Br J Dermatol, 2004, 151（2）: 424-432.

[58]LI D, YANG Z, FU A, et al. Detecting melanoma with a terahertz spectroscopy imaging technique[J]. Spectrochim Acta A Mol Biomolecular Spectrosc, 2020（234）: 118229.

[59]CHEON H, YANG H, CHOI M, et al. Effective demethylation of melanoma cells using terahertz radiation[J]. Biomedi Opt Express, 2019,10(10): 4931-4941.

[60]JI Y B, KIM S H, JEONG K, et al. Terahertz spectroscopic imaging and properties

of gastrointestinal tract in a rat model[J]. Biomedi Opt Express, 2014, 5(12) : 4162-4170.

[61]REID C B, FITZGERALD A, REESE G, et al. Terahertz pulsed imaging of freshly excised human colonic tissues[J]. Phys Medicine Biol, 2011, 56(14) : 4333-4353.

[62]GENG G, DAI G, LI D, et al. Imaging brain tissue slices with terahertz near - field microscopy[J]. Biotechnol Prog, 2018, 35(2) : e2741.

第三部分 项目应用举例

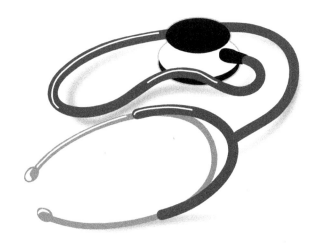

第十章　乙型肝炎病毒感染诊疗的个体化检测

第一节　乙型肝炎病毒概述

一、生物学特性

乙型肝炎病毒（hepatitis B virus，HBV）属嗜肝 DNA 病毒科，是有包膜的 DNA 病毒，基因组长约 3.2 kb，为部分双链环状 DNA。其基因组编码乙型肝炎表面抗原（HBsAg）、乙型肝炎核心抗原（HBcAg）、乙型肝炎 e 抗原（HBeAg）、病毒聚合酶和 HBx 蛋白。

HBV 的抵抗力较强，能耐受低温、干燥和紫外线，75% 乙醇等一般消毒剂不能灭活。病毒在 30～32℃可存活 6 个月，在 −20℃可存活 15 年。病毒浓度较高时，65℃中 10 h、煮沸 10 min 或高压蒸气均可灭活 HBV。环氧乙烷、戊二醛、过氧乙酸和碘伏对 HBV 也有较好的灭活效果。HBV 的感染性并非与其抗原性和免疫原性相一致，在一些能够灭活 HBV 感染性的条件下，其抗原性和免疫原性仍可较好保留。

二、HBV 流行病学特征

HBV 感染呈世界性流行，但不同地区 HBV 感染的流行强度差异很大。据 WHO 报道，全球约有 2.57 亿慢性 HBV 感染者，其中非洲地区和西太平洋地区占 68%。全球每年约有 88.7 万人死于 HBV 感染相关疾病，其中肝硬化和肝细胞癌的病死率分别占 52% 和 38%。东南亚和西太平洋地区一般人群的 HBsAg 流行率分别为 2%（3900 万例）和 6.2%（1.15 亿例）。亚洲 HBV 地方性流行程度各不相同，多数亚洲地区为中高流行区，少数为低流行区。据估计，目前我国一般人群的 HBsAg 流行率为 5%～6%，所以有慢性 HBV 感染者 7000 万例，其中慢性乙型肝炎（chronic hepatitis B，CHB）患者有 2000 万～3000 万例。

2014 年，中国疾病预防控制中心对全国 1～29 岁人群乙型肝炎血清流行病学调查结果显示，1～4 岁、5～14 岁和 15～29 岁人群 HBsAg 流行率分别为 0.32%、0.94% 和 4.38%，与 1992 年比较，分别下降了 96.7%、91.2% 和 55.1%。

HBV 经母婴、血液（包括皮肤和黏膜微小创伤）和性接触传播。在我国以母婴传播为主，占 30%～50%，多发生在围生期，通过 HBV 阳性母亲的血液和体液传播。母亲的 HBV-DNA 水平与新生儿感染 HBV 风险密切相关，HBeAg 阳性、HBV-DNA

高水平的母亲，其新生儿更易发生母婴传播。成人主要经血液和性接触传播。有注射毒品史、应用免疫抑制剂治疗的患者，既往有输血史、接受血液透析的患者，丙型肝炎病毒（hepatitis C virus，HCV）感染者、人类免疫缺陷病毒（human immunodeficiency virus，HIV）感染者、HBsAg 阳性者的家庭成员、有接触血液或体液职业危险的卫生保健人员和公共安全工作人员、囚犯，以及未接种乙型肝炎疫苗的糖尿病患者等均有较高的 HBV 感染风险。由于对献血员实施严格的 HBsAg 和 HBV-DNA 筛查，采取安全注射措施，经输血或血液制品传播已较少发生。HBV 也可经破损的皮肤或黏膜传播，如修足、文身、扎耳环孔、医务人员工作中的意外暴露、共用剃须刀和牙具等。与 HBV 感染者发生无防护的性接触，特别是有多个性伴侣者、男同性恋者，其感染 HBV 的危险性高。HBV 不经呼吸道和消化道传播，日常学习、工作或生活接触，如在同一办公室工作（包括共用计算机等）、握手、拥抱、同住一宿舍、同一餐厅用餐和共用厕所等无血液暴露的接触，不会传播 HBV。流行病学和实验研究未发现 HBV 能经吸血昆虫（蚊和臭虫等）传播。

三、HBV 基因型

(一) 分型

基因型是指根据不同个体基因序列之间的规律性而分成的不同类型，可用来描述基因本身。目前，根据 HBV 全基因组核苷酸序列差异 ≥ 8%，或 S 基因序列差异 ≥ 4%，可鉴定出至少 10 种基因型（A ~ J 型），并根据全基因序列异质性 ≥ 4%，且 ≤ 8% 将 HBV 同 1 种基因型再分为不同的亚型。基因型 A 包含 7 种亚型 A1 ~ A7；基因型 B 有 6 种亚型 B1 ~ B6；基因型 C 有 16 种亚型 C1 ~ C16；基因型 D 有 10 种亚型 D1 ~ D10；基因型 F 只有 4 种亚型 F1 ~ F4；基因型 I 可分为 I1 和 I2 两个亚型；其他基因型目前还未发现亚型存在。

(二) 流行病学分布

HBV 基因型的分布具有一定的区域性，A 型主要分布于北欧；B 型和 C 型分布于东亚和远东；D 型主要分布于地中海地区，亚洲少数地区也有发现；E 型主要分布于非洲撒哈拉沙漠地带；F 型主要分布于美国，G 型发现于法国和美国；H 型已在尼加拉瓜、墨西哥、美国的加利福尼亚州等地发现。

我国是 HBV 高流行区，主要流行的是 B 和 C 基因型，其中长江以北以 C 型较为常见，长江以南以 B 型为主，这些地区也发现了少量的 A 型、D 型和混合型。D 型多见于少数民族地区（如新疆、西藏、宁夏等）。这些基因型的分布会随着人口流动性的增加而发生改变。

1. A 基因型及其亚型

A 基因型 HBV 的 C 基因的羧基端有一个 6 nt 的核苷酸插入，基因组全长 3221 bp。A 基因型可分为 A1 或 Aa[A1（a）]、A2 或 Ae[A2/（e）]、A3 或 Ac[A3/（c）]、A4、A5、A6 和 A7，共 7 个基因亚型。A 基因型主要分布于西北欧、撒哈拉沙漠以南非洲、北美地区的国家，以及日本、菲律宾和印度等。

2. B 基因型及其亚型

B 基因型 HBV 的基因组全长为 3215 bp。B 基因型可分为 B1、B2、B4、B5、B6 和一个准亚基因型 B3，共 6 个亚基因型。B1 主要在日本流行；B2 在亚洲多国流行，如中国、泰国和越南等；B3 主要分布于印度尼西亚、菲律宾和中国等；B4 主要分布于越南、柬埔寨和法国等；B5 主要是生活在格陵兰岛的因纽特人所特有；B6 常在加拿大北极地区、格陵兰岛和阿拉斯加地区的土著人群流行。

3. C 基因型及其亚型

C 基因型 HBV 的基因组全长为 3215 bp。C 基因型是最古老的 HBV，它的亚型也最多，高达 16 个。其中 C1 亚型主要分布于泰国、缅甸和越南；C2 亚型主要分布于中国、日本和韩国；C3 亚型主要分布于太平洋岛国波利西尼亚和新厄里多尼亚；C4 为澳大利亚土著所特有；C5～C12 主要分布于菲律宾和印度尼西亚；C13～C16 主要分布于印度尼西亚。

4. D 基因型及其亚型

D 基因型在 preS1 区域的氨基端缺失了 33 个核苷酸，基因组全长 3182 bp。D 基因型可分为 D1～D10 共 10 个亚基因型。D 基因型主要分布于非洲国家、欧洲国家、地中海沿岸国家和南亚的印度。其中，D1 主要分布于中东和中亚地区，在日本也有报道；D2 主要分布于欧洲，以及亚洲的黎巴嫩；D3 在全世界各地都流行；D4 主要分布于澳大利亚和巴布亚新几内亚；D5 主要流行于印度；D6 主要分布于印度尼西亚、肯尼亚、俄罗斯以及波罗的海沿岸国家；D7 主要分布于摩洛哥和突尼斯；D8 和 D9 则主要来源于尼日尔和印度；D10 则在埃塞俄比亚有报道。

5. E 基因型

E 基因型在 preS1 区域的氨基端缺失了 3 个核苷酸，基因组全长为 3212bp。E 基因型没有其他的亚型，是非洲地区所特有，主要分布于西非和中非。

6. F 基因型及其亚型

F 基因型 HBV 的基因组全长为 3215 bp。F 基因型可分为 F1～F4 四个基因亚型。F1 主要流行于阿根廷、哥斯达黎加和萨尔瓦多，在墨西哥也曾流行过；F2 主要分布于尼加拉瓜、委内瑞拉和巴西；F3 主要分布于委内瑞拉和哥伦比亚；F4 主要流行于阿根廷。

7. G 基因型

G 基因型在 1905 位核苷酸 3′端插入了 36 个核苷酸，在 preS1 区域的氨基端缺失了 3 个核苷酸，在 preS1 区域的 2 位和 28 位核苷酸突变为终止密码子，从而不能表达 HBeAg 蛋白。G 基因型 HBV 的基因组全长为 3248 bp。G 基因型没有其他亚型，只有和其他基因型的 HBV 混合感染，依赖其他基因型（如 A 基因型）提供的 HBeAg 蛋白才可能造成慢性感染。G 基因型常在男同性恋者之间传播，主要流行于美国、墨西哥、德国、意大利、英国和法国等国家。

8. H 基因型

H 基因型 HBV 的基因组全长 3215 bp，它与 F 基因型 HBV 亲缘关系较近，该基因型没有其他的亚型。H 基因型主要在男同性恋者之间传播，主要流行于墨西哥、日本、尼加拉瓜和美国。

9. I 基因型及其亚型

I 基因型 HBV 的基因组全长为 3215 bp。I 基因型是 A、C、G 基因型重组而成，可分为 I1 和 I2 两个亚型。I1 基因型主要流行于越南、老挝和中国，I2 主要分布于老挝、印度和越南。

10. J 基因型

J 基因型在 preS1 区域的氨基酸缺失 33 个核苷酸，基因组全长为 3182 bp。J 基因型是从琉球群岛一个患者身上分离的，目前没有发现其他的亚型。J 基因型由 C 基因型和长臂猿 HBV 的 S 基因重组而成，与其他基因型 HBV 的序列差异为 10.7% ~ 15.7%。目前还没有在其他地区发现 J 基因型的 HBV。

（三）检测方法

检测 HBV 基因型有助于预测干扰素疗效，判断疾病预后，因此 HBV 分型对乙型肝炎发病机制研究和临床防治具有重要意义。随着分子生物学技术的发展，HBV 基因分型方法也在逐渐完善。目前，检测 HBV 基因分型的方法有基因测序法，限制性片段长度多态性分析法、基因型特异性引物 PCR 法、基于杂交的方法（线性探针反向杂交法、PCR 微型板块杂交 - 酶联免疫吸附法、寡核苷酸芯片法）、实时定量 PCR-解离曲线分析法。

1. 基因测序法

主要包括全基因测序和 S 基因测序，直接测序方法是目前临床上最常见，最直接，最广泛应用的检测方法，是 HBV 基因型检测的"金标准"。对 HBV 全基因测序发现，不同基因型之间 S 区段异质性最大，而同种基因型内 S 区段的异质性最小。根据 S 基因序列异质性 ≥ 4% 的标准代替全序列进行基因分型，减少了全序列测定带来的烦琐的流程。基因测序法的优点在于可直接获知病毒基因序列信息，实现抑制突变位点的检测。缺点在于操作烦琐，费时且费用高，不适合流行病学调查和临床广泛开展。并且能用于临床的商品化试剂盒较少，部分实验室只能用自制的试剂进行基因型检测。

2. 聚合酶链反应—限制性片段长度多态性基因分型法

结合 PCR 技术和 RFLP 技术，使来源于 PCR 扩增的目的片段在合适的限制性内切酶水解作用后，通过琼脂糖凝胶电泳，不同的基因型片段呈现出不同长度的条带，从而加以区分，是临床上常用的有效检测方法。RFLP 的限制性内切酶是根据不同 HBV 基因型序列而选择的各种不同的限制性内切酶，常用于检测 A ~ F 基因型。此方法的优点在于方法简单且易于操作，适用于流行病学调查研究，不需对酶切产物进行杂交和测序。缺点在于只有限制酶识别序列内的突变才会被识别；若限制酶消化待测序列不彻底或遇混合基因型时出现的复杂条带会导致结果不好解释。

3. 基因型特异性引物 PCR 法

基因型特异性引物 PCR 法又称为巢式聚合酶链反应，对 HBV 各型别全序列或某目标序列（S 基因及前 S 区基因等）进行对比分析，找出每种基因型别区别于其他型别的独特序列，据此设计各基因型别的独特引物进行待测标本引物扩增，通过琼脂糖凝胶电泳鉴别不同型别。该方法设计两套通用巢式引物，对各基因型 HBV 均具有较高的扩增效率，采用两步法分段扩增，第一轮 PCR 反应把 HBV 的所有基因型扩增出来。第二轮 PCR 反应是在一个反应体系中将区分各型的引物混合进行扩增，得到不同长度的相应基因型产物，经过琼脂糖凝胶电泳分析确定各基因型。此方法的优点在于简单、快速、特异，适用于较低病毒拷贝数标本的 HBV 分型，可应用于临床感染诊断和大规模的流行病学调查。

4. 基于杂交的方法

（1）线性探针反向杂交法（INNO-LiPA）：作用原理为生物素标记的 HBV-DNA 扩增产物与以平行方式固定在尼龙膜上的寡核苷酸探针杂交，未杂交的 DNA 被冲洗掉；然后加入碱性磷酸酶标记的链霉菌亲和素与生物素标记的杂交产物结合；最后将 BCIP/NBT 加入尼龙膜上观察颜色的变化。此方法的优点在于可比较灵敏快速地检测 HBV 基因型，尤其是对混合基因型检测的灵敏度高。

（2）PCR 微型板块杂交—酶联免疫吸附分型法：此方法将基因扩增、核酸分子杂交和酶联免疫显色 3 种诊断技术融为一体，集中了核酸分子杂交技术的特异性高，PCR 检测技术灵敏度高和酶联显色检测方便的优点。方法原理为 PCR 提取血清样品中 HBV-DNA，然后与两个特异性探针杂交。其中一个探针用于捕获 HBV-DNA，另一种是 5' 端生物素标记的基因分型探针，然后通过酶联免疫显色判断结果。此方法的优点在于杂交时间短、分型准确可靠、特异性强、灵敏性高、操作简单、自动化程度高的特点，可大规模进行 HBV 基因分型；有利于探讨 HBV 的流行病学、了解 HBV 各基因型毒力的强弱和致病性的关系。

（3）寡核苷酸芯片法：此法是基于反相杂交的原理，使 Cy5 标记的扩增子与固定在微板上的特异性类型寡核苷酸杂交。

5. 实时定量 PCR- 解离曲线分析法

将传统 PCR 检测模式中的 PCR 扩增和检测相结合，即在同一个密闭容器中将 PCR 扩增反应与荧光标记探针检测结合在一起，检测目的核酸的方法称为"实时" PCR，表示 PCR 扩增产物可被实时检测。准确地说，"实时"是指在每一个 PCR 循环后检测扩增产物，当 PCR 扩增反应结束后，可以得到每个样品的 PCR 扩增产物变化曲线。通过分析这些反应曲线，不但可以得到病原体的定性检测结果，还可以对病原体的数量进行精确定量。与 RFLP 分型方法相比，该方法可准确分型 99% 的标本，且速度更快，可鉴别混合基因型感染。

（四）标本类型

HBV 基因型检测的标本来源于血液、尿液、精液、肝组织和白细胞。临床实验室检测 HBV 各项指标通常采用血液标本。血清、血浆或全血，具体采用哪种标本需参考试剂说明书对标本类型的要求。所采集的血液标本不宜在常温下保存（常温中病毒只能存活几天），可在 2～8℃保存数天，在 −70℃可长期保存，但避免反复冻融。

（五）临床意义

基因型是影响 HBV 感染结果的主要决定因素之一。不同基因型的致病性有所差异，并且与临床表现、预后、治疗应答均有关系。

1. HBV 基因型与肝脏疾病

HBV 感染不仅可引起急、慢性病毒性肝炎，而且还与肝硬化和 HCC 的发生、发展有密切关系。HBV 感染引起的肝损害主要通过免疫介导机制，且主要的靶抗原是 HBcAg。基因型和病毒变异等因素可以影响病毒的抗原表达，因此不同基因型可能导致不同临床表现。既往对于 HBV 基因型与临床关系的研究表明，与 B 基因型相比，C 基因型病毒感染更容易发生重症肝病、肝硬化、肝癌等肝脏疾病；D 基因型的预后比 A 基因型要好。相对于 B 基因型，C 基因型 HBV 的 HBeAg 阳性率高，病毒复制活跃，免疫清除较晚，不易发生 HBeAg 血清转化。

2. HBV 基因型与抗病毒疗效

抗病毒治疗的疗效既可能与感染者自身的免疫状况有关，也可能与病毒的基因特性有关。近年来 HBV 基因型对干扰素疗效的影响日益受到重视，不同基因型对抗病毒治疗药物的反应存在着相当大的差异。在使用干扰素治疗的患者中，A 型疗效最好，其次是 D 型，然后是 B 型，最难治疗的是 C 型。

近年来，抗乙肝病毒药物如拉米夫定、替比夫定、阿得福韦酯、恩替卡韦等有着显著的疗效，其中拉米夫定能有效抑制 HBV 的复制，亦可减轻肝脏的坏死和炎症；在使用拉米夫定治疗的患者中，A 型感染者中拉米夫定耐药发生率较高，B 型的发生率最低，其次是 C 型和 D 型。替比夫定是一种人工合成的胸腺嘧啶脱氧核苷类似物，与拉米夫定相比，替比夫定有着更好的治疗效果。阿得福韦酯是开链核苷酸类似物，安全性虽好，但增加剂量或可致肾毒性；恩替卡韦是环戊基鸟苷类似物，一种抗HBV新药，此类药物有较低的耐药率，适合最初诊断为HBV感染者使用。此外还有中药与西药结合的方式治疗乙肝的报道，通过增强免疫力，促进肝细胞的修复和再生，抑制病毒的复制。

3. HBV基因型与血清亚型的关系

依据HBV包膜蛋白上的一个共同抗原决定簇 "a" 和两个亚型决定簇 "d/y" 和 "w/r"，将HBV血清型分为4个亚型：ayw、adw、ayr、adr，又将W分为w1～w4，q分为q+和q-，使其扩展为aywl、ayw2、ayw3、ayw4、ayr、adr、adw、adrq+、adrq-和adw4q- 共10个血清亚型。研究发现不同血清亚型可属于同一基因型，而同一血清亚型也可分布于不同基因型，但HBV血清亚型和基因型之间存在一定的相关性：A型（adw2、ayw1）、B型（adw2、ayw1）、C型（ayr、adrq、adrq、adw2）、D型（ayw2、ayw3）、E型（ayw4）、F型（ayw4、adw2、adw4q-）、G型（adw2）、H型（adw3）；即adr和ayr亚型与C基因型相关，ayw2和ayw3与D基因型相关，ayw4与E基因型相关，adw4和F基因型相关，然而血清亚型与基因型间的相关性并非绝对相对应，在A、B、C基因型中均可出现adw2。

4. HBV基因型与自然史

慢性HBV感染的自然史根据自然病程一般可划分为4个期，即免疫耐受期（慢性HBV携带状态）、免疫清除期（HBeAg阳性CHB）、免疫控制期（非活动HBsAg携带状态）和再活动期（HBeAg阴性CHB）。并非所有慢性HBV感染者都经过以上4个期。青少年和成年时期感染HBV，多无免疫耐受期，直接进入免疫清除期。免疫清除期患者可出现自发性HBeAg血清学转换，年发生率为2%～15%。年龄 < 40岁、ALT升高、A基因型和B基因型者的发生率较高。

未经抗病毒治疗CHB患者的肝硬化年发生率为2%～10%，危险因素包括宿主（年龄较大、男性、发生HBeAg血清学转换时 > 40岁、ALT持续升高），病毒（HBV-DNA > 2000 IU/ml，HBeAg持续阳性，C基因型，合并HCV、丁型肝炎病毒（hepatis Dvirus，HDV）或HIV感染，以及合并其他肝损伤因素（如嗜酒或肥胖等）。

HBV基因型一直是HBV基础和临床研究方面的热点问题。在病毒-宿主相互作用的进程中，HBV为了逃避宿主的免疫压力而不断变异，进化出不同基因型的HBV。不同基因型HBV具有不同的生物学特性和临床致病性，对抗病毒药物的敏感性、耐药性也不同。HBV基因型是病毒为了适应宿主环境，长期变异进化形成的，不同的基因型与亚型的流行病学特点、临床特征与病毒变异、抗病毒疗效之间存在的相关性，还需更多、更全面的研究来证实。

我国人口基数很大，HBV感染者人数众多，而诊治的覆盖率又不高，因此我国面临HBV感染流行的现实压力依然很大。我国要实现在2030年将 "HBV相关疾病死亡率降低65%"这一宏伟目标，除了已出台和实施的一系列防控 HBV 感染的政策外，还应加强 HBV 的病毒学、HBV 诱发肝硬化和肝癌的作用机制方面的基础研究。研究清楚不同基因型 HBV 的变异规律及其致病性，有助于研发高耐药屏障的新型抗乙肝病毒药物，同时也有助于为不同基因型的 HBV 感染患者提供最优的治疗策略，降低患者的痛苦及经济负担。

第二节　乙型肝病毒核酸定量检测

HBV 定量检测主要用于评估 HBV 感染者病毒复制水平，是抗病毒治疗适应证选择及疗效判断的重要指标。在抗病毒治疗过程中，获得持续病毒学应答可显著控制肝硬化进展和降低肝细胞癌发生风险。HBV-DNA 定量采用实时定量聚合酶链反应法，检测下限值因不同生产厂商的试剂而异。

一、HBV 的结构特点

(一) 形态结构

在 HBV 感染患者的血液中，可见 3 种不同形态与大小的 HBV 颗粒。

(1) 大球形颗粒。又称 Dane 颗粒，是完整的感染性病毒颗粒，呈球形，直径 42 nm，具有双层衣壳。外衣壳由脂质双层与蛋白质组成，镶嵌有 HBsAg 和少量前 S 抗原。病毒内衣壳是直径为 27nm 的核心结构，其表面是 HBcAg，核心内部含有 DNA 和 DNA 聚合酶。用酶或去垢剂作用后，可暴露出 HBeAg，血液中检出 Dane 颗粒标志着肝内病毒复制活跃。

(2) 小球形颗粒。乙型肝炎患者血清中常见的颗粒，其直径 22 nm，成分为 HBsAg 和少量前 S 抗原，不含 HBV-DNA 和 DNA 聚合酶，无感染性，由组装 Dane 颗粒时产生的过剩病毒衣壳装配而成。

(3) 管形颗粒。成分与小球形颗粒相同，直径 22 nm，长 100~700 nm，由小球形颗粒连接而成。

(二) 基因组

HBV 基因组是不完全闭合环状双链 DNA，长链即负链，完全闭合，具有固定的长度，约有 3200 bp，其 5' 端有一寡核苷酸帽状结构，可作为合成正链 DNA 引物。长链和短链 5' 端的黏性末端互补，使 HBV 基因组 DNA 形成部分环形结构。在正、负链的 5' 端的互补区的两侧有 11 个核苷酸构成的直接重复序列 DR1 和 DR2，其中 DR1 在负链，DR2 在正链。DR 区在 HBV 复制中起重要作用。

HBV 含 4 个部分重叠的 ORF，即前 S/S 区、前 C/C 区、P 区和 X 区。前 S/S 区编码大、中、小 3 种包膜蛋白；前 C/C 区编码 HBeAg 和 HBcAg；P 区编码聚合酶，依赖 DNA 的 DNA 聚合酶、依赖 RNA 的 DNA 聚合酶、反转录酶和 RNA 酶 H 活性；X 区编码 X 蛋白，具有抗原性。

二、病毒体内复制特点

HBV 尽管是 DNA 病毒，但其复制方式与一般 DNA 病毒不一样，其以 RNA 前病毒介导复制 DNA。当病毒进入肝细胞后即脱去病毒蛋白，脱去外膜的核心颗粒转运至核膜小孔，基因组 DNA 成为松弛环状 DNA（relaxed circular DNA, rcDNA），然后以核蛋白复合体转运至胞核内。短正链延长，缺口闭合成为共价闭合环状 DNA（covalently closed circular DNA, cccDNA），此时，即开始 HBV-DNA 复制周期，cccDNA→转录 3.5 kb 前基因组 RNA（pregenome, pgRNA）并转运至胞质→反转录为负链 DNA→再合成正链 DNA→双链 rcDNA→cccDNA。从上述复制周期可见，肝细胞胞质的 rcDNA 转移至核内成为 cccDNA，经 cccDNA 产生 pgRNA 和编码病毒蛋白的 mRNA，然后才出现单链 DNA（single strand DNA, ssDNA）。HBV cccDNA 是最早的复制中间体。机体感染 HBV 后，肝细胞内出现 cccDNA 标志着已经感染，外周血循环中 HBV-DNA 的水平取决于肝细胞内的 HBV cccDNA 的含量。HBV-DNA 负链和正链的合成过程是连续的，在以 pgRNA 为模板反转录合成负链 DNA 的同时，pgRNA 被 RNA 酶 H 降解，新生的负链 DNA 可作为模板即时进行正链合成。

在病毒复制过程中，所有 HBV-RNA 转录成熟后，在 X-ORF 下游产生聚 A 基序（*UAUAAA* 基序），得到各基因的全长 RNA。这种全长 HBV-RNA 与血清 HBV-DNA 含量和肝实质病变均密切相关。与肝细胞染色体整合的 HBV-DNA，可以转录 HBV RNA，但无 *UAUAAA* 基序，为各基因的截短 RNA。慢性 HBV 感染时，随着病毒复制由活跃转为相对静止，血循环中病毒复制标志物如 HBeAg，HBV-DNA 浓度逐步降低，乃至检测不到，而与肝细胞染色体整合的 HBV 将长期存在，在所有血清病毒标志物检测不到时，截短 RNA 仍可检出。

三、HBV-DNA 检测方法

目前，多种核酸扩增技术如 PCR 技术、TMA 技术等在核酸检测技术中广泛应用，可将低拷贝的靶核酸序列进行对数级扩增；同时多种检测技术（如实时荧光技术，电化学发光技术等）也应用于核酸检测技术，使得核酸检测方法的灵敏度提高。现阶段我国乙肝病毒载量的检测采用两种方法：PCR-酶联免疫吸附技术（PCR-ELISA）方法和实时荧光定量 PCR 法，主要是实时荧光定量 PCR 法。

(一) PCR-ELISA

以罗氏的 COBAS AMPLICOR 为代表，该系统利用荧光标记的特异性单克隆抗体定量检测 HBV-DNA 的 PCR 产物，并将标本处理、PCR 扩增、ELISA 检测 3 个过程实现一体化，在实时荧光定量 PCR 方法还未广泛应用之前，COBAS AMPLICOR 是 HBV-DNA 定量检测的"金标准"。该方法的优点在于灵敏度高、特异性强、稳定性高等。

(二) 实时定量 PCR 法

1. 原理

以外参或内参为标准，通过对 PCR 终产物的分析或 PCR 过程的监测，对 PCR 起始模板量进行定量。目前，以 TaqMan 荧光标记探针为基础的实时荧光 PCR 技术应用最为广泛。TaqMan 荧光标记探针是一段寡核苷酸探针，荧光基团在 5' 末端，淬灭基团在 3' 末端，其原理为 PCR 扩增时在加入一对引物的同时加入一个特异性的荧光探针，探针完整时，报告基团发射的荧光信号被淬灭基团吸收。PCR 扩增时，Taq 酶的 5'-3' 外切酶活性将探针酶切降解，使报告荧光基团和淬灭荧光基团分离，从而荧光监测系统可接收到荧光信号，即每扩增一条 DNA 链，就有一个荧光分子形成，实现了荧光信号的累积与 PCR 产物完全同步。常用的荧光基因是 *FAM*、*TET*、*VIC*、*HEX*。

2. 引物和探针的设计原则

选择 HBV 基因组的高保守区域，以保证特异性。在 HBV 基因组中，S、C、P、X 编码区基因均有高度保守区域。设计多对引物，筛选出检测灵敏度最高的引物进行使用。

3. 基线、阈值和 Ct 值的概念

使用荧光定量 PCR 仪实时检测荧光信号，根据荧光信号与扩增循环数之间的关系，扩增仪配置的软件系统可自动计算得到图 10.2.1 中的扩增曲线。基线是在 PCR 扩增反应的最初几个循环数 (前 15 个循环) 里，荧光信号变化不大，接近一条直线。荧光阈值是样本的荧光背景值和阴性对照的荧光值刚好进入指数期所对应的荧光强度 (突破背景荧光后的荧光值)。自动设置是 3~15 个循环的荧光信号的标准偏差的 10 倍。高于阈值的荧光信号被认为是真实信号，用于定义样本阈值循环数 Ct 值。如有需要，可手动设置阈值，应位于指数期，大于样本的荧光背景值和阴性对照的荧光最高值。Ct 值实时监测扩增过程的荧光信号达到指数扩增时的循环数，每个模板的 Ct 值与该模板的起始拷贝数的对数存在线性关系起始拷贝数越多，Ct 值越小。

4. 商品化试剂盒比较

之前 HBV-DNA 实时荧光 PCR 检测的商品化试剂盒采用的是煮沸法从血清中提

取核酸，但血清或血浆样本中存在血红蛋白、免疫球蛋白、核酸酶等 PCR 抑制物，会对 HBV-DNA 的结果产生影响。目前，绝大多数实验室已经不再采用煮沸法提取 HBV-DNA，而采用柱提法或者磁珠法提取 HBV 核酸。国内外的 HBV-DNA 检测的商品化试剂盒在检测灵敏度及线性范围方面是不尽相同，进口试剂盒的线性范围为 $10 \sim 10^9$ IU/ml，国产试剂盒的线性范围约为 $10^3 \sim 10^9$ IU/ml。与进口试剂盒相比较，灵敏度偏低，检测范围偏小。

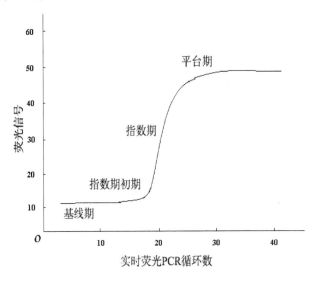

图 10.2.1　实时荧光定量 PCR 扩增曲线

四、HBV-RNA 检测方法

HBV-cccDNA 只存在于感染的肝细胞核内，现有的抗病毒治疗药物对 cccDNA 无直接破坏作用，停药后往往发生高比例的病毒学反弹和疾病复发。有研究表明由于 cccDNA 的存在，CHB 很难达到临床治愈，然而 cccDNA 的检测需要进行肝组织穿刺，属于侵入性检查，在临床中并不适用。HBV-DNA 的消失仅仅代表了病毒的反转录过程被有效抑制，并不能反映 cccDNA 的转录活性状态，因此临床上急需找到能够代替 cccDNA 的新的血清学标志物。近年来研究发现了 HBV 感染者血清或血浆中存在 HBV 前基因组 RNA（HBV-RNA），HBV-RNA 由感染肝细胞核内的 cccDNA 转录产生，其血清中的水平能够反映 cccDNA 的表达水平及其转录活性状态。

HBV-RNA 检测采用 HBV-RNA 测定试剂盒（PCR- 荧光探针法），运用实时荧光定量 PCR 方法，在荧光定量 PCR 仪上检测。

五、标本类型

HBV 核酸检测多采用血清标本，如采用血浆，其抗凝剂应为枸橼酸盐或者乙二胺四乙酸，不能采用肝素抗凝的血浆标本（肝素可与 DNA 结合，从而干扰 Taq DNA

聚合酶作用，导致 PCR 假阴性）。标本应在采集后 6h 内处理，24h 内检测。若长期保存，应置于 −70℃低温冰箱中。

六、临床意义

HBV-DNA 定量检测主要用于评估 HBV 感染者病毒复制水平，是抗病毒治疗适应证选择及疗效判断的重要指标。在抗病毒治疗过程中，获得持续病毒学应答可显著控制肝硬化进展和降低 HCC 发生风险。HBV-DNA 定量采用实时定量聚合酶链反应法，检测下限值因不同生产厂商的试剂而异。

1. HBV 感染者复制水平的判断

血清中 HBV-DNA 含量高，反映病毒复制活跃。若 HBV-DNA ≥ 20 0000 000 IU/ml（相当于 10^9 拷贝 / 毫升），则在日常生活中密切接触中即具有较强的传染性。若 HBV-DNA 在 20 000 ~ 200 000 IU/ml 之间（相当于 10^5 ~ 10^6 拷贝 / 毫升），则在日常生活中密切接触中传染性较小。若 HBV-DNA< 20 000 IU/ml（相当于 10^5 拷贝 / 毫升），则在日常生活中密切接触中几乎没有传染的危险性。但是血液中只要有 3 ~ 169 个病毒就会引起输血后感染。HBsAg 通常在感染后 2 ~ 4 个月出现，平均为 56 天左右，而 HBV-DNA 检测将 HBV 窗口期提前 6 ~ 15 天。

2. 抗病毒治疗适应证选择及疗效判断

依据血清 HBV-DNA、ALT 水平和肝脏疾病严重程度，同时需结合年龄、家族史和伴随疾病等因素，综合评估患者疾病进展风险，决定是否需要启动抗病毒治疗。《慢性乙型肝炎防治指南》（2019 年版）推荐抗病毒治疗的适应证包括以下几点：

（1）血清 HBV-DNA 阳性、ALT 持续异常（> ULN）且排除其他原因所致者，建议抗病毒治疗。

（2）对于血清 HBV-DNA 阳性的代偿期乙型肝炎肝硬化患者和 HBsAg 阳性失代偿期乙型肝炎肝硬化患者，建议抗病毒治疗。

（3）血清 HBV-DNA 阳性、ALT 正常，有下列情况之一者建议抗病毒治疗：① 肝组织学检查提示明显炎症和 / 或纤维化 [G ≥ 2 和 / 或 S ≥ 2]；② 有乙型肝炎肝硬化或乙型肝炎肝癌家族史且年龄 > 30 岁。③ ALT 持续正常、年龄 > 30 岁者，建议肝纤维化无创诊断技术检查或肝组织学检查，存在明显肝脏炎症或纤维化。④ HBV 相关肝外表现（如 HBV 相关性肾小球肾炎等）。慢性乙型肝炎的抗病毒治疗过程中，需持续对 HBV-DNA 进行监测。动态评估 HBV-DNA 比单次检测更有临床意义。

七、抗病毒治疗药物

慢性肝炎最根本的治疗方法是抗病毒治疗，抗病毒治疗的药物主要分为以下两类：

（一）干扰素（interferon, IFN）

干扰素具有广谱抗病毒和免疫调节的作用，可以抑制乙肝病毒的 DNA 复制、RNA 合成、蛋白质的合成和转运，从而抑制病毒颗粒的成熟和分泌。干扰素治疗包括普通 IFN-α（2a、2b 和 1b）和长效干扰素 α（2a 和 2b）。干扰素 α 的主要优点是无耐药、有免疫介导的控制 HBV 感染的潜在作用，从而使治疗结束时患者有机会得到持久的病毒学应答及 HBsAg 消失，这些患者可维持检测不到。干扰素 α 的半衰期较短，药物代谢快，在用药期间有时会处于有效血药浓度以下，体内病毒又重新复制，不能持久地抑制病毒。长效干扰素 α，若采用聚乙二醇修饰法将无生物活性的 PEG 与干扰素连接成的聚乙二醇（peginterferon alfa, PEG IFN-α），可改变药物代谢动力学特性，延长半衰期。

普通 IFN-α 治疗 CHB 患者具有一定的疗效。PEG IFN-α 相较于普通 IFN-α 能取得相对较高的 HBeAg 血清转换率、HBV-DNA 抑制及生物化学应答率。多项国际多中心随机对照临床试验显示，HBeAg 阳性的 CHB 患者，采用 PEG IFN-α 每周 180 μg/周治疗 48 周，停药随访 24 周时 HBeAg 血清学转换率为 32%~36%，其中基线 ALT 2~5×ULN 患者停药 24 周 HBeAg 血清学转换率为 44.8%，ALT 5~10×ULN 患者为 61.1%；停药 24 周时 HBsAg 转换率为 2.3%~3%。研究结果显示，对于 HBeAg 阳性的 CHB，应用 PEG IFNα-2b 也可取得类似的 HBV-DNA 抑制、HBeAg 血清学转换和 HBsAg 清除率，停药 3 年 HBsAg 清除率为 11%。

对 HBeAg 阴性 CHB 患者（60% 为亚洲人）用 PEG IFNα-2a 治疗 48 周，停药随访 24 周时 HBV-DNA <2000 IU/ml 的患者为 43%，停药后随访 48 周时为 42%；HBsAg 消失率在停药随访 24 周时为 3%，停药随访至 3 年时增加至 8.7%，停药 5 年增加至 12%。有研究结果显示延长 PEG IFN-α 疗程至 2 年可提高治疗应答率，但考虑延长治疗带来的更多不良反应和经济负担，从药物经济学角度考虑，现阶段并不推荐延长治疗。

（二）核苷（酸）类药物

核苷类似物药物的作用靶点均为 HBV 聚合酶的反转录酶区。这些药物在体内经磷酸化转变为三磷酸核苷类似物后，发挥抗病毒作用，抑制 HBV-DNA 多聚酶的反转录活性，并与正常的核苷竞争性插入病毒的 DNA 链，终止 DNA 链的延长和合成，起到直接抑制病毒 DNA 复制的作用，但没有直接作用于共价闭合环状 DNA 复合体，所以持续地给药会造成 HBV 变异。核苷类药物有 3 类：L- 核苷类（拉米夫定、替比夫定和恩曲他滨）、脱氧鸟苷类似物（恩替卡韦）和开环磷酸核苷类似物（阿德福韦酯和替诺福韦酯）

1. 恩替卡韦（entecavir,ETV）

恩替卡韦是环戊酰鸟苷类似物，成人每日口服 0.5 mg 能有效抑制 HBV-DNA 复制。大量研究数据显示，采用恩替卡韦治疗可强效抑制病毒复制，改善肝脏炎症，安全性较好，长期治疗可改善乙型肝炎肝硬化患者的组织学病变，显著降低肝硬化并发症和 HCC 的发生率，降低肝脏相关和全因病死率。在初治 CHB 患者中，恩替卡韦治疗 5 年的累积耐药发生率为 1.2%；在拉米夫定（lamivudine）耐药的 CHB 患者中，恩替卡韦治疗 5 年的累积耐药发生率升至 51%。

2. 阿德福韦酯（adefovir dipivoxil, ADV）

ADV 是阿德福韦的前体，在体内水解为 ADV 发挥抗病毒作用。口服 ADV 可明显抑制 HBV-DNA 复制，服用本药较大剂量时有一定的肾毒性。国内外随机双盲临床试验表明，HBeAg 阳性 CHB 患者口服 ADV 可明显抑制 HBV-DNA 复制、促进 ALT 复常、改善肝组织炎症坏死和纤维化。对 HBeAg 阳性患者治疗 1、2、3 和 5 年时，HBV-DNA< 1 000 拷贝 /ml 者分别为 28%、45%、56% 和 58%，HBeAg 血清学转换率分别为 12%、29%、43% 和 48%；耐药率分别为 0%、1.6%、3.1% 和 20%。对 HBeAg 阴性患者治疗 5 年，HBV-DNA <1000 拷贝 / 毫升者为 67%、ALT 复常率为 69%；治疗 5 年时的累积耐药基因突变发生率为 29%。

3. 富马酸替诺福韦酯（tenofovir disoproxil fumarate, TDF）

TDF 与 ADV 结构相似，但肾毒性较小。应用 TDF 治疗 CHB 患者的多中心临床研究结果显示，可强效抑制病毒复制，耐药发生率低。采用 TDF 治疗 8 年的研究数据显示，共有 41 例次病毒学突破，其中 29 例次（70%）的原因是依从性问题，59% 发生病毒学突破的患者继续 TDF 治疗仍然获得病毒学应答，进一步的核酸序列测定未发现 TDF 相关的耐药。TDF 长期治疗显著改善肝脏组织学，降低 HCC 发生率。

4. 拉米夫定（lamivudine,LAM）

拉米夫定是最早上市的核苷类药物，在国内应用已经超过十几年了。国内外随机对照临床试验结果表明，每日口服 LAM 100 mg，可明显抑制 HBV-DNA 水平；HBeAg 血清学转换率随治疗时间延长而提高，治疗 1、2、3、4 和 5 年时分别为 16%、17%、23%、28% 和 35%。随机双盲临床试验表明，CHB 伴明显肝纤维化和代偿期肝硬化患者经 LAM 治疗 3 年可延缓疾病进展、降低肝功能失代偿及 HCC 的发生率。失代偿期肝硬化患者经 LAM 治疗后也能改善肝功能，延长生存期。但是长期使用 LAM，患者发生耐药变异的比例增加，从而限制此药的长期应用。部分患者停药后会出现 HBV-DNA 和 ALT 水平增高的现象。

5. 替比夫定（telbivudine, LdT）

LdT 为 HBV 强效抑制剂，肾毒性小，是唯一的 FDA 批准的妊娠 B 级核苷类似物，在阻断母婴传播中具有良好的效果和安全性。LdT 可改善 eGFR，但总体耐药率仍偏高。LdT 国内Ⅲ期临床试验的 52 周结果，以及全球多中心研究 104 周结果均表明，

LdT 抗病毒活性优于 LAM，且耐药发生率低于 LAM，但总体耐药率仍然偏高。基线 HBV-DNA<10^9 拷贝 / 毫升及 A ≥ 2×ULN 的 HBeAg 阳性患者，或 HBV -DNA<10^7 拷贝 / 毫升的 HBeAg 阴性患者，经 LdT 治疗 24 周时如达到 HBV-DNA <300 拷贝 / 毫升，治疗到 1 年或 2 年时有更好的疗效和较低的耐药发生率。

国外的指南均推荐 TDF、ETV 和 PEG IFN- α 为初治 CHB 患者的一线药物。

国内的《慢性乙型肝炎防治指南》未明确区分一线和二线抗病毒药物，但强调最好选择抗病毒能力强且耐药发生率低的核苷类药物。

八、HBV-DNA 定量检测时间

根据 HBV-DNA 定量检测结果定义的病毒应答成为评价抗病毒疗效的主要指标。病毒学应答（virological response）是指治疗过程中，血清 HBV-DNA 低于检测值下限。病毒学突破（virologic breakthrough）是指核苷（酸）类药物 治疗依从性良好的患者，在未更改治疗的情况下，HBV-DNA 水平比治疗中最低值升高 > 1 lgIU/ml，或转阴性后又转为阳性，并在 1 个月后以相同试剂重复检测确证，是否出现 ALT 升高。目前 HBV 抗病毒药物治疗的病毒学应答主要分为以下几种（见表 10.2.1）。

表 10.2.1　HBV-DNA 抗病毒药物治疗的病毒学应答

病毒学应答	定义
完全应答	HBV-DNA<60 IU/ml
非理想应答	治疗 12 周时 HBV-DNA 水平自基线下降 >1 log10 拷贝 / 毫升，但 <3 log10 拷贝 / 毫升
部分应答	治疗 24 周时 HBV-DNA 水平在 60 ~ 2000 IU/ml
不充分应答	治疗 24 周时 HBV-DNA 水平 >2000 IU/ml
原发性治疗失败 (无应答)	治疗 24 周，HBV-DNA 水平下降幅度 <2 log10 拷贝 / 毫升
继发性治疗失败 (病毒学突破)	抗病毒治疗后，HBV-DNA 水平下降比获得应答后的最低值的上升大于 1 log10 拷贝 / 毫升 (10 倍)，且 1 个月后重新检测得以确认

应用 PEG IFN- α 治疗的患者和核苷（酸）类药物治疗的患者监测 HBV-DNA 的时间不一致，达到的理想结果也不尽相同（见表 10.2.2）。

表 10.2.2　抗病毒治疗患者 HBV-DNA 的监测时间

患者类别	监测时间	持续监测	理想状态
聚乙二醇干扰素 α 治疗的患者	12 周 和 24 周 评 估 HBV-DNA 水平以验证初始应答	治疗 24 周、48 周后	HBeAg 血清转换，HBV-DNA 低于 2000 IU/ml
核苷类似物治疗的患者	12 周时监测 HBV- DNA 水平以确定发生病毒学应答	每 12 ~ 24 周监测一次	HBV-DNA 降低至检测下限 (低于 10 ~ 16 IU/ml)

CHB 的指标目标是最大限度地长期抑制 HBV 复制，减轻肝细胞炎症坏死及肝脏纤维组织增生，延缓和减少肝功能衰竭、肝硬化失代偿、HCC 和其他并发症的发生，改善患者生活质量，延长其生存时间。对于部分符合条件的患者，应追求临床治愈。临床治愈（或功能性治愈）是停止治疗后仍保持 HBsAg 阴性（伴或不伴抗 -HBs 出现）、HBV-DNA 检测不到、肝脏生物化学指标正常。但因患者肝细胞核内 cccDNA 未被清除，因此存在 HBV 再激活和发生 HCC 的风险。

第三节　乙型肝炎基因突变与耐药

HBV 基因型具有独特的结构，它是一个长约 3200 碱基的双链共价闭合环状 DNA，双链的长度不对称，较长的一条链可以与病毒 mRNA 互补为负链，较短的一条链为正链。HBV 基因组负链含有 4 个部分重叠的开放读框（open reading frame, ORF），分别为 S 基因区、C 基因区、P 基因区和 X 基因区。产物为含末端蛋白、间隔区、反转录酶区 RNA 酶 H 区 4 部分的 HBV 聚合酶。由于 HBV 特殊的基因组结构，HBV 的变异率高，在由共价闭合环状 DNA 反转录过程中因 DNA 聚合酶和反转录酶缺乏校正活性，就不能去除错误掺入的碱基。核苷类似物抗病毒作用靶点为 HBV 聚合酶和反转录酶，长期给药的 HBV 患者，在药物选择性压力下将导致多聚酶区产生耐药性突变。

HBV 对抗病毒药物的耐药（drug resistance）分为表型耐药和基因型耐药。在抗病毒治疗过程中，检测到与 HBV 耐药相关的基因突变，称为基因型耐药（genotypic resistance）。体外实验显示，抗病毒药物敏感性降低，并与基因耐药相关，称为表型耐药（phenotypic resistance）。针对 1 种抗病毒药物出现的耐药突变对另外 1 种或几种抗病毒药物也出现耐药，称为交叉耐药（cross resistance）。至少对 2 种不同类别的核苷（酸）类药物耐药，称为多重耐药（multidrug resistance）。

一、核苷酸类似物的耐药突变

抗 HBV 病毒药物靶位氨基酸替代是耐药突变的基础。目前，我国用于治疗乙型肝炎的核苷（酸）类药物主要有 LAM、LdT、ADV 和 ETV 四种，但抗病毒治疗的耐药问题较为严重。在核苷（酸）类药物治疗中，可能会存在单药随意序贯、短期频繁换药或加药，以及耐药后不合理换药或加药等治疗方式。

（一）与 LAM 耐药相关的变异

LAM 属于 L- 构型核苷，是目前用于临床最广、时间最长的核苷类似物。它能与 HBV-DNA 多聚酶 YMDD（酪氨酸 - 蛋氨酸 - 天冬氨酸 - 天冬氨酸）序列特异性结合，从而起到抑制病毒复制，降低 HBV-DNA 水平的作用，从而使患者肝功能恢复和肝脏组织学改善。HBV 对 LAM 最常见的耐药变异就是 YMDD 变异。在 LAM 初次治疗时，1 年、2 年、3 年、4 年和 5 年 YMDD 突变的发生率约为 23%、46%、55%、65% 和 71%。

LAM 主要的耐药突变位点是 rtM204V/I（YMDD 变异），rtM204V 变异通常与其补偿突变 rtL180M 联合出现，rtM204V/I 株较野生株复制能力低，而 rtLl80M 的出现使突变株 HBV 的复制接近野生株的水平圈。目前报道发现的与 LAM 相关的主要耐药突变有 rtM204V、rtM204I 和 rtL180M，其他的突变位点有 rtL80V/I、rtI169T、rtV173L、rtTI84S 和 rtQ215S。这些 HBV 耐药突变株常以准种的形式存在，当使用 LAM 治疗后，突变株可成为主要病毒猪。LAM 耐药的分子机制目前推断可能是 rtM204 位点参与形成了 LAM 与聚合酶的结合部位，rtM204 位点发生突变后主要产生了两方面的影响：①使 dNTP 结合位点甲基化，从而产生空间位阻降低了 LAM 与 dNTP 底物的亲和力；②降低使 LAM 三磷酸根结合到正在复制的病毒 DNA 的催化活性，这些原因导致 rtM204 位点突变株的复制力降低，且与 LAM 的结合力低于野生株，从而降低了 LAM 的抗病毒作用。

（二）与 ADV 耐药相关的变异

ADV 属于无环嘌呤类核苷酸类似物，ADV 是阿德福韦的前体，它的二磷酸结构形式能直接抑制 DNA 聚合酶，进而抑制 HBV 复制。其抗病毒作用位点不同于 LAM，这也是 HBV 对 ADV 与 LAM 不具有交叉耐药的理论基础。与 LAM 相比，在使用 ADV 初次治疗时，1～5 年基因耐药变异的概率分别为 0%、3%、6%、18%、29%，耐药发生的时间和概率都远低于 LAM。然而，在已产生了 LAM 耐药的患者中，单独改用 ADV 治疗 1 年和 2 年，基因耐药变异率分别升高为 6.4% 和 25.4%，ADV 联合 LAM 治疗可降低耐药突变发生率，对于产生 LAM 耐药的患者，加用 ADV 为首选。

与 LAM 单点突变不同，ADV 相关的耐药突变多为多点突变，目前得到学界公认的主要耐药位点有 rtA181T、rtA181V 和 rtN236T。另外 rtA181T 突变也在长期使用 LAM 患者的 *HBV* 基因中检测到，但是该突变并未合并 rtM204I/V 的突变。有认为这是因为 rtAl81V/T 突变能改变 rtM204 密码子的位置，导致一个间接的催化位点空间位阻，从而使 LAM 的敏感性下降。

（三）与恩替卡韦耐药相关的变异

恩替卡韦是一种脱氧嘌呤核苷酸类似物，三磷酸结构形式的恩替卡韦主要通过抑制病毒聚合酶的启动、从前基因组到负链的反转录和 DNA 正链合成，发挥抗病毒作用。恩替卡韦对初治患者很少发生耐药，1～5 年的累积耐药发生率分别为 0.2%、0.5%、1.2%、1.2% 与 1.2%。恩替卡韦可抑制 LAM 病毒株的复制，但 LAM 耐药株对恩替卡韦的敏感性低于野毒株，对原有 LAM 耐药的患者改用恩替卡韦，治疗 15 年后的临床耐药率分别为 6%～7%、15%～16%、36%、46% 和 51%。因此，恩替卡韦 在 LAM 失效患者中的耐药发生率明显增加，产生 LAM 耐药的患者不推荐首选恩替卡韦。这是因为 恩替卡韦的耐药变异需要在 rtM204+rtL180 位突变的基础上，再联合 rtT184、rtS202、rtM250 和 rtI169 位点上 1 个或多个的氨基酸突变。有体外试验证实，rtM250 位点突变可引起 恩替卡韦的敏感性下降，单独 rtI169 位点的突变只对 ETV 只低度耐药，但 rtI169 联合 rtM250 位点突变则可阻止 DNA 链延伸，从而降低 ETV 敏感性；rtT184 和 rtS202 位点的突变可以改变 YMDD 附近的核苷酸聚合酶结合带的几何构象，影响 C 区的两个催化性天冬氨酸残基的编码，从而导致对药物的敏感性下降。恩替卡韦需多个位点的突变才能出现耐药，表明它的高基因屏障。由于恩替卡韦抗病毒治疗的有效性及低耐药性，被推荐为乙肝肝硬化失代偿期的一线用药。

(四) 与 LdT 耐药相关的变异

LdT 与 LAM 同属于 L- 构型核苷，耐药基因屏障低，在基线病毒水平高和治疗 24 周后仍能检测到病毒的患者中，病毒耐药发生率高，与 LAM 耐药基序相似，都发生在 YMDD 区。对初治患者的第 1 与第 2 年累积耐药发生率分别为 4% 与 22%，而且 LdT 出现的耐药突变位点仅有 rtM204I，尚未发现 rtM204V 变异。也有文献报道 LdT 相关的耐药突变还可发生在 rtL80、aLl80、rtL181、aL229 等位点，其意义还有待进一步明确。

(五) 与 TDF 耐药相关的变异

TDF 是一种新型核苷酸类反转录酶抑制剂，国外已批准该药用于治疗 HIV 和 CHB。在 Ⅲ 期临床试验中，TDF 治疗 2 年以上还未被证实有基因型耐药发生，但是此临床试验在治疗 72 周时对血清仍能检测到病毒者都增加使用了恩曲他滨，所以不能确定 72 周后单一使用 TDF 治疗的耐药发生率。有报道称 rtA194T 变异与 TDF 耐药相关，能够改变 DNA 模板与 dNTP 底物的结合位点，从而影响 DNA 合成。体外实验发现，rtA181/I 或 rtN236T 突变的 ADV 耐药株对 TDF 的敏感性下降 3～4 倍；若此位点与 rtL180M+rtM204V 联合出现，则能增加 TDF 半数抑制浓度 10 倍以上。

二、HBV 病毒基因组的突变

(一) HBV 前 C/C 区的基因突变

前 C 区和基本核心启动子（basic core promoter，BCP）的变异可产生 HBeAg 阴性变异株。前 C 区最常见的变异为 G1896A 点突变，形成终止密码子（TAG），不表达 HBeAg。BCP 区最常见的变异是 A1762T/G1764A 联合点突变，选择性地抑制前 C mRNA 的转录，降低 HBeAg 合成。CHB 患者中可出现前 C 区缺失突变引入终止密码子，使变种不能产生 HBeAg。在病毒复制活跃的个体中，通过病毒前 C 区和 BCP 的变异引起的 HBeAg 分泌合成减少，可以发生 HBeAg 转阴，但并不代表病毒复制处于低水平。LAM 可导致 HBV BCP 突变的快速发展，但这种突变在停药后可恢复为野生型。研究数据表明，带有 BCP 双重突变的 HBV 比野生型病毒具有更强的复制能力和对干扰素更低的敏感性。在儿童中，HBeAg 血清转换有一半是由于前核心区 1896 突变造成的，高病毒含量的患者比低病毒含量的患者更易出现前 C 突变。与基因型 C 相比，前 C 区 G1896A 点突变更易发生于基因型 B 中，基因型 B 在核苷酸 1809～1817 位更易发生突变。与基因型 B 相比，基因型 C 更易发生 C1753T/A1762T/G1764A 联合点突变。HBV 病毒载量和 BCP 中 T1762/A1764 突变在肝癌形成过程中是发挥重要作用的，BCP 突变是 HCC 发生的危险因素。

(二) HBV 前 S/S 区的基因突变

前 S 基因的缺失突变与肝炎的进展程度有关，与 BCP 基因突变共同存在时更易使肝病恶化，在进展性肝病中更容易出现前 S 基因的缺失突变。缺失往往发生在前 S1 的 3 端和前 S2 的 5 端，前 S 基因的缺失突变对 S 基因启动子会造成影响。S 基因变异可导致隐匿性 HBV 感染，表现为血清 HBsAg 阴性，但仍可有 HBV 低水平复制。常见的 G145R 突变可以影响 S 抗原的分泌和稳定性，导致循环病毒量的低水平。S 基因在 "a" 决定簇中发生的突变主要在氨基酸位点：F/Y134、M133、D144、G145，这些 HBs 抗原中主要亲水环的改变会改变抗体结合位点，影响免疫反应和诊断分析，使之成为免疫逃避突变株。"a" 决定簇以外的基因位点突变 P 120 S、T 123 N、M 161 T 也会影响突变株 HBsAg 与单克隆抗体的结合。免疫压力下和药物诱导下都可以出现 S 基因突变，拉米夫定治疗中 HBsAg 血清学清除可能不预示着病毒的清除，很可能是由 S 基因点突变引起的，导致 HBsAg 和抗 HBs 抗体结合能力的减弱和检测的失败。在 HBV 多重耐药株中存在 sP120S 突变和 sC107 终止密码子突变，导致免疫逃避突变株的形成。在 HBsAg 和抗 HBs 抗体同时存在的 CHB 患者中出现 S 基因突变的频率大约是 HBsAg 阳性患者的 2.7 倍，而且变异主要发生在主要亲水性区域 "a" 决定簇中。值得注意的是，S 基因与聚合酶基因（P 基因）重叠，因此 S 基因的突变可产生重叠 P 基因的变化，同样 P 基因的突变也可导致 S 基因的变化。

(三) HBV P 区的基因突变 P 基因变异

主要见于 POL/RT 基因片段。在 LAM 治疗中，最常见的是酪氨酸 - 蛋氨酸 - 天冬氨酸 - 天冬氨酸（YMDD）变异，即由 YMDD 变异为 YIDD（rtM204I）或 YVDD（rtM204V），并常伴有 rtL180M 变异，且受药物选择而逐渐成为对 LAM 耐药的优势株。rtV173L+L180M+M2O4V 的联合突变表现了很强的 LAM 抗性和很高的复制能力，

rtLl80M+$202G+M204V 的联合突变复制能力不是很高，但耐药性很强。有研究表明，rt 区域的多位点氨基酸替代可能与 LAM 耐药病毒引起的重症肝炎有关。聚合酶突变株 N236T 对 ADV 具有耐药性，但 rtN236T 突变株对 LAM 却是敏感的。对 LAM 耐药的 rtM204I 突变株在体内对 ADV 敏感，但在有些患者中 ADV 治疗 1 年后会重新出现 rt 区野生型的病毒。rtL180M+ M204V 和 rtN236T 突变的联合会损伤 HBV 复制，在体外同时对 LAM 和 ADV 产生耐药性。

(四) HBV X 区的基因突变

X 基因的变异与肝脏癌变形成相关，在 HBV 相关性肝细胞癌的分子发病机制中起重要作用。X 基因表达 HBV 调控蛋白 HBx，作为反式作用因子可调节许多转录因子，HBx 在刺激 HBV 转录和复制的过程中起重要作用，它对转录的反式作用功能在 HBV 复制中是关键的。HBx 在 HBV 相关的肝脏疾病包括 HCC 的发病过程中起重要作用，HBx 也与 HBV 感染细胞的信号转导和凋亡有关。因此，X 基因突变可导致病毒调控蛋白延长表达，解除了细胞转录程序和增殖的控制，使肝细胞癌变。最近的研究有力地证实了 HBx 可通过克服活跃的致癌基因 RAS 诱导的衰老而导致肿瘤形成，N 端区域的突变对于癌变起重要作用。试验证明 HBx 蛋白羧基端 27 个氨基酸的缺失突变明显促进肝细胞增殖，X 基因的多种类型突变可能在肝癌形成的复杂过程中发挥重要作用。

三、HBV 基因突变的检测方法

(一) 基因测序法

基因测序法是检测基因突变最直接最可信的方法，不仅可以确定突变的部位，而且还可确定突变的性质，分为双脱氧测序法与焦磷酸测序法，是将 HBV 基因组的反转录酶区进行扩增后直接进行测序分析的方法。该方法的优点在于可检测已知和可能的未知耐药变异位点，是最常用的基因型耐药检测方法之一。有学者认为 PCR 产物直接测序的方法应作为基因型耐药检测的 "金标准"。缺点在于灵敏度较差，只有当变异株超过 HBV 准种池的 20% 时才能被发现。有新近报道发现巢式 PCR+ 焦磷酸测序的方法较普通测序法有更好的灵敏性，尤其在低病毒拷贝数时差异明显，这尚有待于临床应用的验证。

(二) 聚合酶链反应 – 限制性片段长度多态性 (PCR-RFLP)

PCR-RFLP 用特异性引物 PCR 扩增目的 DNA，再用限制性内切酶消化切割扩增产物，然后通过凝胶电泳分辨不同 HBV 突变类型产生的由不同片段长度构成的多态性来判断有无基因耐药变异。该方法的优点在于比较简便，能有效地鉴定野生株和变异。曾被国内外众多实验室应用于 LAM 耐药变异的检测工作中，近来国内也建立了基于该技术的 ADV 耐药变异检测方法。其缺点在于 PCR-RFLP 只能检测单位点突变，仅用于少数耐药变异位点监测，并且所需的限制性内切酶类型较多，有些耐药突变很难找到合适的限制性内切酶。随着多种 NA 的相继问世和 HBV 耐药变异位点的不断出现，该方法将难以胜任对多位点变异的检测。

(三) 聚合酶链反应 – 逆向点杂交技术 (PCR–RBD)

PCR-RBD 技术可实现一次检出十余种至几十种突变位点。首先设计带标记的靶序列扩增引物和检测各种耐药突变位点的特异性探针，将各探针固化在尼龙膜上，制成能够检测所有耐药相关 SNP 突变位点和类型的检测膜条；然后用 PCR 对检测区域的 HBV-DNA 片段进行扩增，并将扩增产物与检测膜条进行杂交，通过加入四甲基联苯胺进行显色，便可直接判断有无基因耐药突变和突变的类型等结果。有文献报道利用该技术建立了 LAM、ADV、ETv 3 种核苷类药物相关的 10 个耐药位点上的突变检测，检测结果与直接测序法一致。

(四) 实时荧光 PCR 技术

实时荧光 PCR 技术是在 PCR 反应体系中加入带有荧光基团的突变位点检测探针，利用荧光信号积累实时监测整个 PCR 进程的每一个循环，最后通过 Ct 值和标准曲线对样品中 DNA 的起始浓度进行定量的方法。采用相同的正向引物和探针以及 3 条不同的反向引物 C、V、I，在不同反应管中进行 YMDD、缬氨酸 (YVDD) 和异亮氨酸 (YIDD) 检测。该方法的优点在于操作简便，可检测变异发生率低于 10% 的耐药变异。其缺点为仅能检测已知位点，同样难以实现一次进行多个耐药突变位点的检测；并且针对每个位点的不同变异均需合成相应的探针。随着 NA 耐药位点的增多，相应合成探针的费用增高。国内已有经 SFDA 批准的实时 PCR 试剂盒用于 rtM204V/I 变异的临床检测。

(五) 基因微阵列技术

基因微阵列技术又称基因芯片技术，是一种高通量的检测新技术，其基本原理是将大量特定的基因片段或寡核苷酸片段作为探针有序和高密度地排列、固定在玻璃或膜等载体上，然后与待测有标记的样品核酸按碱基配对的原则杂交，然后检测结果。基因芯片技术往往使用荧光标记来代替酶标记，将酶催化的化学显色改为荧光扫描观察，通量更高，可实现高达成千上万种 SNP 的检测。具有快速、高效、敏感、平行化和自动化等优点，可检测已知变异位点。另外，随着基因芯片高通量测序技术的进展，还可用于检测未知变异位点。目前国内用于核苷类似物耐药临床检测的芯片正在研发中。该方法的缺点是有一定的假阳性和假阴性率，实验数据不容易解释，检测不出新位点的变异。

（六）质谱技术

质谱分析是分析化学中已广泛使用的技术方法，其基本原理是分析样品在特定条件下转变为高速运动的离子，这些离子根据质量/电荷比的不同在静电场和磁场的作用下得到分离，用特定的检测器可以记录各种离子的相对强度并形成质谱，与标准质谱图对比，从而确定检测物质的结构。基质辅助激光解吸电离飞行时间质谱法（MALDI-TOF MS）可同时检测 4 种核苷类药物的多个耐药位点，检测灵敏度比基因测序法高，有文献报道其最低可检测出 1% 的耐药病毒株。

四、HBV 耐药突变检测的时间

治疗前，应检测患者的具体的基因型，以制订相应的治疗方案。在最初治疗的 2 年，对轻微肝病的患者每隔 6 个月检查一次。2 年后每 3 个月检测一次。此时耐药的可能性升高。

五、HBV 基因突变检测的临床意义

对于耐药的患者，应及时改变治疗方案，启动补救疗法，应该用抗病毒作用最强的药物，使多重耐药病毒株产生的风险降至最低。因此，加用无交叉耐药的第二种药物是唯一有效的策略。LAM 耐药的患者可加用 ADV 或换用 TDF/ 恩替卡韦。ADV 耐药的患者可加用或换用 LAM、LdT、恩替卡韦、TDF。LdT 耐药患者可加用 ADV 或换用 TDF。恩替卡韦耐药的患者加用 ADV。HBV 主要的耐药基因如表 10.1.3 所示。

表 10.1.3　HBV 耐药基因检测

药物	耐药位点
拉米夫定	L180、M204V/I
替比夫定	180M、204V、202G
恩替卡韦	L180、M204V/I
阿德福韦酯	A181T/V、N236T
替诺福韦	A194T
恩曲他滨	L180M、184G、M204V

HBV 突变株流行病学监测至关重要，专家呼吁应建立世界范围的 WHO 监控网络。需要世界各地更多的 *HBV* 基因型和突变株流行病学数据，共享这些研究信息，以便建立快速、简约的筛查突变株的血清学方法。

病例分析：患者，男性，21 岁，因"发现乙肝 4 年余，胸闷，乏力 8 天，肝功异常 1 天"入院。

（1）主要表现：①入院前 4 年患者于体检时发现乙肝标志物 HBsAg、HBeAg 和

HBcAg 阳性，其余阴性。当时无乏力、纳差、黄疸等，予口服药物半年后自行停药。后未规律随访。②1年前患者于我院门诊查乙肝标志物乙肝表面抗原阳性，乙肝核心抗体阳性，其余阴性。乙肝病毒 DNA 含量 4.79×10^7 IU/ml，肝功转氨酶升高，予 LdT600 mg，每日1次抗病毒治疗，后患者自行停药。③8天前，患者感到胸闷、乏力、无发热、恶心、呕吐、气促、腹泻等不适，未引起重视。患者自觉症状加重，可于我院门诊就诊，乙肝标志物：HBsAg 阳性，HBeAg 阳性，HBcAg 阳性，其余阴性。乙肝病毒 DNA 含量 1.22×10^7 IU/ml，肝功提示 ALT 634 U/L，AST 211 U/L，门诊以"肝功能不全，慢性乙型病毒性肝炎"收入我院。

（2）既往史及家族史：父亲有乙肝病史。

（3）查体：T 36.5℃，P 82次/分，R 18次/分，BP 109/77 mmHg。神志清楚，精神尚可，皮肤黏膜及巩膜无黄染，颈软，对称，颈静脉无怒张，气管居中，甲状腺无肿大，听诊双肺呼吸音清，双肺未闻及明显干湿啰音，心率82次/分，心律齐，各瓣膜区未闻及明显病理性杂音，腹平坦，无压痛，反跳痛及肌紧张，肝脾肋下未触及，移动性浊音阴性，肠鸣音正常，双下肢无水肿。

（4）辅助检查：2016年3月4日乙肝标志物：HBsAg 阳性，HBeAg 阳性，HBcAg 阳性，其余阴性。HBV-DNA 1.22×10^7 IU/ml，肝功提示 ALT 634 U/L，AST 211 U/L。腹部彩超示：肝回声密集，提示脂肪肝，胆胰脾双肾未见确切异常。肝脏硬度值：6.2kPa。

（5）初步诊断：慢性乙型病毒性肝炎。

治疗过程：2016年3月7日患者送检 HBV 基因分型和 HBV 耐药基因检测，结果显示 HBV 基因型为 B 型，LAM 耐药，LDT 耐药，恩替卡韦中敏，ADV 耐药，TDF 中敏，恩曲他滨敏感。根据其检查结果，更换治疗药，改为中度敏感的恩替卡韦，1周后，患者的 HBV-DNA 下降（1.45×10^5 IU/ml），肝功能好转，遂办理出院，院外坚持口服恩替卡韦1片，1次/天，并定期随访肝肾功能情况。

参考文献

[1]中华医学会感染病学分会，中华医学会肝病学分会.慢性乙型肝炎防治指南（2019年版）[J].实用肝脏病杂志，2020，23（1）：S9-S32.

[2]TERRAULT N A, LOK A S F, MCMAHON B J, et al. Update on prevention,diagnosis, and treatment of chronic hepatitis B: AASLD 2018 hepatitis B guidance[J]. Hepatology, 2018, 67(4): 1560-1599.

[3]谢碧霞，江家骥.HBV 基因型、亚型及其临床关系 [J].中国人兽共患病学报，2006，22(12):1153-1155.

[4]VELKOV S, OTT J, PROTZER U. The global hepatitis B virus genotype distribution approximated from available genotyping data[J]. Genes, 2018, 495(9):1-14.

[5]KRAMVIS A. Genotypes and genetic variability of hepatitis B virus[J].

Intervirology, 2014, 57(3-4):141-150.

[6]POURKARIM M R, AMINI-BAVIL-OLYAEE S, KURBANOV F, et al. Molecular identification of hepatitis B virus genotypes/subgenotypes: revised classification hurdles and updated resolutions[J]. World J Gastroenterol, 2014, 20(23):7152-7168.

[7]KRAMVIS A, KEW M, FRANCOIS G. Recent advances in the research of hepatitis B virus-related hepatocellular carcinoma: epidemiologic and molecular biological aspects[J]. Vaccine, 2005, 23 (19): 2409-2423.

[8]刘伟. 乙型肝炎病毒基因分型方法学比较分析 [J]. 中国药物与临床，2016, 16（1）：22-25.

[9]易永祥. 乙型肝炎病毒的分子流行病学研究进展 [J]. 新发传染病电子杂志，2020, 5（1）：1-7.

[10]马艳红. 乙型肝炎病毒基因分型特征及对抗病毒疗效的影响 [J]. 肝脏，2015,20（6）：489-490.

[11]石光英，潘玉洁，蒋凯，等. 慢性乙型肝炎病毒基因分型经不同抗病毒治疗后疗效及预后影响因素 [J]. 世界华人消化杂志，2016, 24(35): 4704-4709.

[12]邵君，王伟佳. 乙型病毒肝炎实验室诊断的分析和研究进展 [J]. 国际检验医学杂志,2014,35（20）: 2801-2804.

[13]LUCIFORA J,XIA Y,REISINGER F,et al.Specific and nonhepatotoxic degradation of nuclear hepatitis B virus cccDNA[J]. Science, 2014;343:1221-1228.

[14]WANG J, XU Z W, LIU S, et al. Dual gRNAs guided CRISPR/Cas9 system inhibits hepatitis B virus replication[J].World J Gastroenterol,2015;21:9554.

[15]JANSEN L, KOOTSTRA N A, VAN D K A, et al. Hepatitis B virus pregenomic RNA is present in virions in plasma and is associated with a response to pegylated interferon alfa-2a and nucleos tide analogues[J]. J Infect Dis, 2016(213):224–232.

[16]WOODDELL C I, YUEN M F, CHAN H L Y, et al. RNAi-based treatment of chronically infected patients and chimpanzees reveals that integrated hepatitis B virus DNA is a source of HBsAg[J]. Sci Transl Med, 2017(9):112.

[17]WANG J, SHEN T, HUANG X, et al. Serum hepatitis B virus RNA is encapsidated pregenome RNA that may be associated with persistence of viral infection and rebound[J]. J Hepatol, 2016(65):700–710.

[18]常静霞，汪茂荣. 乙肝病毒基因耐药变异研究进展 [J]. 实用肝脏病杂志，2013，16(5)：467-470.

[19]黄象艳，沈茜. 乙型肝炎病毒基因突变研究进展 [J]. 国际检验医学杂志，2009,30（5）：472-476.

第十一章　丙型肝炎病毒感染诊疗的个体化检测

第一节　丙型肝炎病毒概述

一、丙型肝炎病毒及基本结构

丙型肝炎病毒（hepatitis C virus, HCV）于 1989 年被正式命名，属于黄病毒科（Flaviviridae）肝炎病毒属（Hepacivirus genus），在此之前被称为肠道外传播的非甲非乙型肝炎病毒。HCV 是一种有包膜的 RNA 病毒，病毒体为 30~60 nm 的球状颗粒，包膜表面有刺突结构，HCV 基因组是单股正链 RNA，基因组长度约 9.6 kb，编码单一的开放读框（open reading frame, ORF）。在 HCV ORF 两侧分别有一个 5′ 非编码区和 3′ 非编码区，均具有复杂的二级结构。5′ 非编码区可直接与 40S 核糖体亚单位结合，启动 HCV 前体蛋白的翻译。

HCV 对一般化学消毒剂敏感，甲醛熏蒸等均可灭活 HCV；100℃ 5 min 或 60℃ 10h、高压蒸气等物理方法均可灭活 HCV。

HCV 有 10 余个编码蛋白，由宿主细胞的信号蛋白酶和 HCV 自身编码的蛋白酶加工合成。HCV 编码蛋白可分为结构蛋白（由宿主细胞的信号蛋白酶加工）和非结构蛋白（由 HCV 自身编码的蛋白酶介导）两种。其中，结构蛋白包括有：核心蛋白（Core）、包膜蛋白（E1、E2）和 p7 蛋白；非结构蛋白包括：NS 2、NS 3、NS4A、NS4B、NS5A 和 NS5B），NS 3/4 A、NS 5 A 和 NS 5 B，非结构蛋白是目前直接抗病毒药物的主要靶点（见图 11.1.1）。

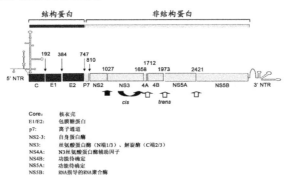

图 11.1.1　*HCV* 基因组结构及编码蛋白

注： 阿拉伯数字代表各成熟蛋白的第一位氨基酸残基位置；细箭头所指处由宿主细胞的信号蛋白酶切割；实心粗箭头所指处由 HCV NS 2~3 自身蛋白酶切割；空心粗箭头所指处由 HCV NS3/4A 丝氨酸蛋白酶切割。其中 NS 3~4A 间的连接为顺式切割，而 NS4A~NS5B 为反式切割。

二、丙型肝炎病毒基因型

（一）HCV 基因型的命名

目前至少有 4 种不同的 HCV 基因型命名系统。

1. Okamoto 命名系统

以日本学者 Okamoto 等为代表的学者使用罗马数字对 HCV 基因型进行命名。其中，Kobara 等将 HCV 分为 2 种基因型，命名为： Ⅰ 型和 Ⅱ 型。Houghton 等根据 HCV 全基因组序列比较结果，将 HCV 分为 3 种基因型，命名为： Ⅰ 型、Ⅱ 型和 Ⅲ 型。Okamolo 等根据 HCV C 区核苷酸变异情况，将 HCV 分为 5 种基因型，命名为： Ⅰ 型、Ⅱ 型、Ⅲ 型、Ⅳ 型和 Ⅴ 型。

2. Cha 命名系统

将 HCV 分为 5 种基因型，这 5 种基因型既有关联，又各具特征。命名为： G Ⅰ 型、G Ⅱ 型、G Ⅲ 型、G Ⅳ 型和 G Ⅴ 型。即在罗马数字前加上一个" G "，意为基因型（genotype）。

3. Kanazawa 命名系统

Enomoto 等根据 HCV 基因组 NS5 变异情况，将 HCV 分为 5 种基因型。命名为：P T 型、K1 型、K2a 型、K2b 型和 K3 型。

4. Chan 命名系统

即用阿拉伯数字对 HCV 基因型命名。根据 HCV 基因组非编码区（5′—NC）的变异情况，将 HCV 分为 4 种基因型，命名为：1 型、2 型、3 型和 4 型。按照这种命名系统后来又发现了更多的基因型和基因亚型。

上述 4 种 HCV 基因型命名系统在 HCV 基因组核苷酸序列比较部位、基因分型标准等方面都存在明显差异，因而分型结果之间的可比性较差。同时，由于研究的不断深入和发展，新发现的 HCV 基因型不断增多，迫切需要制订统一的 HCV 基因型命名系统。来自全球范围不同国家或地区从事 HCV 基因型研究的 64 位专家联名倡议，推荐使用一种统一的 HCV 基因型命名系统，称之为 Simmonds 命名系统。该命名系统是根据 HCV 分离株基因组核苷酸序列同源性进行 HCV 分类，序列变异的大类称为 HCV 基因型，不同 HCV 基因型之间核苷酸同源性为 55%~72%；同一基因型内密切相关的称为 HCV 基因亚型，不同 HCV 基因亚型之间核苷酸同源性为 75%~86%; HCV 的基因型以发现的先后次序用阿拉伯数字（如：1，2，3 …）表示，HCV 基因亚型也按发现的先后次序用英文字母以下角的方式表示。

(二) HCV 基因分型

根据现有 HCV 分离株的数据，HCV 基因分型原则为：各分离株 HCV 基因组的核苷酸序列的变异 >30% 时确定为基因型；核苷酸变异 15% ~ 30% 为不同的基因亚型；核苷酸变异 <15% 为同一亚型；核苷酸变异 >10% 时称为分离株。根据 HCV 核酸序列变异程度，按国际通行的 Simmonds 命名系统分类方法，HCV 目前至少可分为 6 种主要基因型和 11 个主要亚型，命名以发现的先后顺序用阿拉伯数字表示 HCV 基因型，以小写的英文字母表示基因亚型（如 1a、2b、3c 等）。HCV 基因型与聚乙二醇干扰素（PEG IFN）α 联合利巴韦林（RBV）方案（PR），以及直接抗病毒药物（directly acting antivirals, DAAs）的治疗应答存在相关性。

HCV 基因型具有典型区域分布特征，我国以 HCV 1b 和 2 a 基因型较为常见，其中以 1b 型为主（56.8%），其次为 2 型（24.1%）、3 型（9.1%）和 6 型（6.3%），未见 4 和 5 基因型的报告；在西部和南部地区，基因 1 型比例低于全国平均比例，西部的 2 型和 3 型基因型比例高于全国平均水平，南部（包括中国香港和澳门地区）和西部地区，基因型 3 和 6 的比例高于全国平均比例。混合基因型少见（约为 2.1%），多为基因 1 型混合 2 型。

三、与丙型肝炎疗效相关的人类基因多态性基因

目前发现白细胞介素（IL）-28 B 的单核苷酸多态性（SNPs）与 1 型和 4 型 HCV 感染者的治疗效果密切相关，相关基因型主要有 3 种：SNP rs1297860、SNPrs8099917、SNPrs12980275。我国以 rsl2979860 C C 型为主（84.1%），而该基因型对（PEG IFN- α）抗病毒治疗应答较好。

四、流行病学

据 WHO 统计，全球 HCV 的感染率约为 2.8%，约有 1.85 亿人感染 HCV，每年因 HCV 感染导致的死亡病例约为 35 万例。2006 年我国血清流行病学调查显示：1 ~ 59 岁人群抗 -HCV 流行率为 0.43%，在全球范围内属 HCV 低流行地区，据测算我国 HCV 感染者达 560 万 ~ 1000 万例。全国各地抗 -HCV 阳性率有一定差异，以长江为界，北方（0.53%）高于南方（0.29%）；抗 -HCV 阳性率随年龄增长而逐渐上升，1 ~ 4 岁组为 0.09%，50 ~ 59 岁组升至 0.77%；男女间无明显差异。

五、自然史

暴露于 HCV 后 1 ~ 3 周在外周血中可检测到 HCV-RNA，急性 HCV 感染者出现临床症状时，仅 50% ~ 70% 出现抗 -HCV 阳性，3 个月后约 90% 患者抗 -HCV 阳转，约 50% 的急性 HCV 感染者，大多数在出现症状后的 12 周内可自发清除病毒；病毒血

症持续 6 个月仍未清除者为慢性 HCV 感染，丙型肝炎慢性化率为 55%～85%，病毒清除后，抗 -HCV 仍可阳性。HCV 感染进展多缓慢，感染后 20 年，儿童和年轻女性肝硬化发生率为 2%～4%，中年因输血感染者为 1%～30%，单采血浆和输血细胞感染者为 1.4%～10%，一般人群为 5%～15%。感染 HCV 时年龄在 40 岁以上的嗜酒男性、合并感染 HIV 并导致免疫功能低下者可促进疾病进展。肥胖、胰岛素抵抗、合并 HBV 感染、非酒精性脂肪肝、肝脏高铁载量、合并血吸虫感染、肝毒性药物和环境污染所致的有毒物质、遗传因素等也可促进疾病进展。基线是肝组织炎症坏死程度以及纤维化分期是进展为肝硬化的最佳预测因素。HCV 相关的原发性肝细胞癌 HCC 发生率在感染 30 年后为 1%～3%，主要见于肝硬化和进展期肝纤维化患者，一旦发展成为肝硬化，HCC 的年发生率为 2%～4%。输血后丙型肝炎患者的 HCC 发生率相对较高，肝硬化和 HCC 是慢性丙型肝炎患者的主要死因。肝硬化失代偿的年发生率为 3%～4%，一旦发生肝硬化，10 年生存率约为 80%，如出现失代偿，10 年的生存率仅为 25%。

六、病毒学应答

HCV 治疗中病毒学应答是评价 HCV 疗效的重要指标，不同治疗时间的 HCV RNA 水平可反映病毒学应答效果，HCV RNA 结果可作为 HCV 疗效转归的预测指标和对治疗方案调整的实验室指标（见表 11.1.1）。

表 11.1.1　相关术语及定义

病毒学应答	定义
HCV 感染	HCV 在体内活跃复制。其标志是血液中 HCV–RNA 阳性
慢性 HCV 感染	感染 HCV 后，感染持续 6 个月或更长时间
快速病毒学应答	治疗 4 周 HCV RNA 阴性
早期病毒学应答	治疗 12 周，HCV RNA 水平较基线下降 ≥ 2 log，或 HCV RNA 阴性。
治疗后应答	治疗 24 周或 48 周后，HCV RNA 阴性
持续病毒学应答	治疗终止后 24 周后，HCV RNA 阴性，认为 HCV 感染被治愈
病毒学突破	治疗期间血液中检测不到 HCV RNA，但在随后治疗过程中又检测到 HCV RNA，且不是由新的 HCV 感染引起的
复发	治疗结束时血液中检测不到 HCV RNA，但在治疗结束后 12 周或 24 周内又检测到 HCV RNA
无应答	治疗 24 周后，仍检测到 HCV RNA 阳性
完全无应答	治疗 24 周后，血中 HCV RNA 浓度下降 <2 log
部分无应答	治疗 24 周后，血中 HCV RNA 浓度下降 >2 log，仍检测到 HCV RNA 阳性
初治	既往未经过任何抗病毒药物治疗

续表

病毒学应答	定　义
聚乙二醇干扰素 α 联合 RBV 或者联合索磷布韦经治（PRS-experienced）	既往经过规范的聚乙二醇干扰素 α 联合 RBV 抗病毒治疗，或者再同时联合索磷布韦治疗，或者索磷布韦联合 RBV 治疗，但是治疗失败
DAAs 经治	既往经过规范的 DAAs 药物抗病毒治疗，但是治疗失败，包括含 NS5A 抑制剂的 DAAs 经治和不含 NS5A 抑制剂的 DAAs 经治
耐药相关替代突变	可导致 DAAs 耐药的基因位点置换（氨基酸替代）

第二节　丙型肝炎病毒诊疗的个体化实验室检查

一、HCV 血清学检测

（一）抗体检测

抗 -HCV 检测方法包括：酶联免疫法、化学发光法、胶体金法和免疫荧光试验等。以化学发光免疫分析法和酶免疫法为常用方法，检测设备不足的基层单位常用胶体金试验作为初筛试验。

抗 -HCV 检测主要是用于 HCV 感染者的筛查，是为进一步检测 HCV RNA 来确定是否有 HCV 现症感染提供指引，血清抗 -HCV 浓度越高，HCV RNA 越可能检出。抗 -HCV 检测时应注意假阳性和假阴性的干扰。例如，少数自身免疫性疾病患者可出现抗 -HCV 假阳性；血液透析和免疫功能缺陷或合并 HIV 感染者可出现抗 -HCV 假阴性；急性期丙型肝炎患者也可能因抗 -HCV 浓度处于检测窗口期未能检出。

1. 化学发光免疫分析法

（1）原理。

化学发光免疫分析（chemiluminescence immunoassay，CLIA）是将化学发光测定技术与免疫反应相结合的方法，同时具备化学发光测定的高灵敏度和免疫反应的高特异性，以及线性范围较宽，操作简便等优点。根据标记发光剂不同，又可分为：化学发光微粒子免疫分析（chemiluminescence microparticle immunoassay，CMIA）、化学发光酶免疫分析法（chemiluminescence enzyme immunoassay CLEIA）和电化学发光免疫分析法（electro-chemiluminescence immunoassay，ECLI）。

1）CMIA ：是用化学发光剂直接标记抗原或抗体的免疫分析方法。常用于标记的化学发光物质有吖啶酯类化合物（acridinium ester，AE），是有效的发光标志物，通过起动发光试剂作用而发光，其化学反应简单、快速、无须催化剂。

CMIA 检测抗 -HCV 的原理为双抗体夹心法，将待检标本加入抗 HCV 抗体包被的磁粒子，孵育后洗脱；再加入吖啶酯类示踪剂，通过孵育使之与标本中抗体结合，洗脱后加入预激发液由固相释放标志物，再加入磁性分离微粒激发液，然后通过荧光检测仪从液相中读取光强度，以此测定标本中 HCV 抗体。

2）CLEIA：以酶标记生物活性物质（如酶标记的抗原或抗体）进行免疫反应，然后让复合物上的酶与具有发光剂的底物反应，在信号试剂的作用下诱使底物发光，最后使用发光信号专用测定仪检测荧光强度。

CLEIA 根据标志物的不同，可分为 3 类：①用辣根过氧化物酶（HRP）标记的 CLEIA：常用的底物为鲁米诺或其衍生物，如异鲁米诺。②增强发光酶免疫分析（enhanced luminescence enzyme immunoassay，ELEIA）：在发光系统中加入增强发光剂，增强发光信号，并较长时间的保持样本的稳定，进一步提高了检测的灵敏度和准确性。③用 AP 标记的 CLEIA：用环 1,22 二氧乙烷衍生物作为底物，通过芳香基团和酶作用后产生发光基团。

3）ECLI：在电极表面由电化学引发的特异性化学发光反应，用电化学发光剂三联吡啶钌 [Ru（bpy）3]2+ 标记 Ab，通过 Ag-Ab 反应和磁珠分离技术，根据三联吡啶钌在电极上发出的光强度对待测的 Ag 或 Ab 进行定量 / 定性检测。

（2）化学发光免疫分析结果判断。

质控结果在控情况下，以检测样本信号值（signal）/ 临界值（cutoff）大于或等于试剂厂家给出 S/CO 值判定为抗 -HCV 阳性，否则判定为阴性。如果检测结果以定量表示时，检测结果大于或等于试剂厂家给出 Cut-off 值时判为抗 -HCV 阳性，否则判定为阴性。如是全自动分析系统会自动给出判断结果。对弱阳性或不能确定的结果应按复检规则进行重新检测或补充试验后再判断。

2. 酶联免疫吸附试验（enzyme linked immunosorbent assay,ELISA）

（1）原理。

间接酶联免疫法是抗 -HCV 检测常用的筛查方法。基本原理是以 HCV 抗原包被固相载体，用 HRP 标记的抗人 IgG 与被检标本中的抗 -HCV 反应，以邻苯二胺（OPD）或 3,3'，5,5' —四甲基联苯胺（TMB）等底物显色后，用酶标仪检测吸光值，通过 S/CO 值判定抗 -HCV 检测结果。

（2）主要检测程序。

1）试剂中的重组抗原与固相载体连接形成的固相抗原。

2）加入标本，经 37℃孵育后样本中的抗 -HCV 与抗原结合，形成固相抗原抗体复合物。

3）洗涤：用 PBS 缓冲液洗涤固相载体，洗去未结合的杂质。

4）加入酶标抗抗体与固相复合物中的抗体结合，从而使该抗体间接地标记上酶。经 37℃孵育后洗涤，固相载体上的酶含量与特异性抗体量成正比。

5）加底物显色。

ELISA 通常用聚苯乙烯为固相载体，有微孔板、小管、小珠、微粒、磁性微粒等类型；硝酸纤维素膜、活化滤纸、硅片、尼龙、高分子材料合成的各种固相微粒等也可作为 ELISA 固相载体。不同形式的固相载体要求不同的洗涤装置，并有其特殊的分析系统。目前采用基因工程制备的重组蛋白作为包被抗原的抗 -HCV ELISA 试剂法较为常用。

（3）酶联免疫试验结果判断。质控结果在控情况下：S/CO 值≥试剂厂家给出的 Cut-off 值判定为抗 -HCV 阳性，否则判定为阴性。如果检测结果以定量表示时，检测结果大于或等于试剂厂家给出参考低限判为抗 -HCV 阳性，否则判定为阴性。如是全自动分析系统可自动给出判断结果。对弱阳性或不能确定的结果应按复检规则进行重新检测或补充试验后再判断。

3. 胶体金法试验

（1）原理。

胶体金法检测（gold immunochromatography assay，GICA）试验是一种固相标记免疫测定方法，是在酶免疫试验基础上，用微孔滤膜作为载体，包被已知的 HCV 抗原或抗体，待检标本在滤膜毛细管作用下，其抗体或抗原与微孔滤膜中抗原或抗体相结合，然后通过胶体金免疫检测。通常抗 -HCV 检测是以间接法检测标本中的抗 -HCV。即：在硝酸纤维膜上预包被金标小鼠抗人 IgG 抗体，在硝酸纤维素膜上检测线和对照线处分别包被重组丙肝混合抗原（Core、NS3、NS4、NS5）和人 IgG 抗体。血清样本中 HCV-Ab 与胶体金标记鼠抗人 IgG 抗体结合形成复合物，由于层析作用复合物沿纸条向前移动，经过检测线时与预包被的抗原结合形成"胶体金标记小鼠抗人 IgG 抗体 - HCV-Ab-HCV Ag"夹心物而凝聚显色（阳性结果），游离胶体金标小鼠抗人 IgG 抗体则在对照线处与人 IgG 抗体结合而富集显色形成质控线。阴性标本则仅在对照线处显色。

该方法操作简单、检测快速、特异性好、灵敏度较高、无须特殊的实验条件及仪器设备，可用于检测设备不足的基层单位，或急诊时的抗 -HCV 筛查。此外，一些以纳米磁微粒作为标志物的新型抗 -HCV 快速检测试剂也开始投入使用。

（2）试验方法。

胶体金试验通常有试纸条或检测板两种方法。

1）检测板：根据试剂说明书取规定量的待检标本加入检测板的标本孔或标本池中，再滴加入缓冲液。

2）试纸条：将试剂条箭头所指方向插入标本收集器内，待检标本液面直到标记线上后，取出试剂条，放置规定时间后观察结果。

（3）胶体金试验结果判断。

1）阳性反应（+）：两条紫红色条带出现。一条位于测试区（T）内，另一条位于质控区（C）。

2）阴性（－）：仅质控区（C）出现一条紫红色条带，在测试区（T）内无紫红色条带出现。

（3）无效：质控区（C）未出现紫红色条带，表明不正确的操作过程或试剂条已变质损坏。

4. 抗 –HCV 抗体检测的结果报告和解释

根据抗 -HCV 筛查和补充试验结果进行报告的原则：

（1）对筛查试验阴性结果，无须做进一步检测，可报告为"抗 -HCV 阴性"。

（2）对筛查试验阳性样本，应根据复检规则重新测试，或直接进行补充试验。试验仍为阳性反应的标本，可报告"抗 -HCV 阳性"。

5. 抗 –HCV 抗体检测的意义

抗 -HCV 检测在临床上作为对 HCV 感染高危人群的筛查，其检测结果的敏感性和特异性均较高，抗 -HCV 假阳性较少。但对 HCV 感染率低的人群中（如献血员、普通人群、卫生保健从业人员等），假阳性率较高，阳性预期值较低。

抗 -HCV 产生假阳性的主要原因：①高 IgG 血症，目前国内外的抗 -HCV 试剂均采用间接酶联免疫检测原理，间接法的一个重要影响因素是血清中所含的高浓度的非特异性 IgG，IgG 对聚苯乙烯有较强的吸附力，非特异性 IgG 可吸附到固相载体上或包被的抗原上造成假阳性；②类风湿因子的干扰，类风湿关节炎患者血清或血浆中的类风湿因子为巨球蛋白 IgM，可非特异性地吸附到固相载体上或包被的抗原上造成假阳性；③用于试剂制备的 HCV 抗原不纯，用于生产抗 -HCV 的抗原主要有 HCV 核心区、NS3、NS4 及 NS5 区蛋白，均为基因工程产物，如抗原的纯度太低，可产生非特异性反应。

基于以上原因，不能单独依靠抗 -HCV 阳性反应结果来判断是否感染 HCV。因此，筛查试验阳性反应的标本需应用具有更高特异性的补充试验进行确证分析，如免疫印迹试验。如果要评估是否为现症感染还需做其他试验确认，如 HCV 抗原检测确认、HCV-RNA 检测等。

（二）核心抗原检测

HCV 抗原定量检测主要用于慢性 HCV 感染者的实验室诊断，是 HCV 现症感染的实验室指标，用于 HCV 治疗效果的评价与预后判断，是在缺乏 HCV RNA 检测条件时确定 HCV 现症感染的替补试验。检测方法与抗 -HCV 相似，化学发光免疫分析法（CIA）和酶免疫法（EIA）为其常用方法。

1. ELISA 法检测 HCV 核心抗原

通常 HCV 抗原检测的是标本中游离核心抗原以及与抗 HCV- 抗体结合的核心抗原，因此在试验前需加入尿素、盐酸及去垢剂等，以解离标本中的核心抗原—核心抗体免疫复合物。操作程序与 ELISA 基本相同。

2. 化学发光法检测 HCV 核心抗原

化学发光法检测 HCV 核心抗原可实现完全自动化，大大减少了对实验者的操作要求，提高了检测的精密度和准确性。

3. HCV 抗原检测的结果报告和解释

（1）初次检测抗原阴性标本判定为"阴性"。结果的解释：目前抗原检测试剂的灵敏度通常相当于 500 IU/ml 水平的 HCV RNA，因此阴性的结果不能完全排除 HCV 现症感染的可能。

（2）初次检测抗原阳性反应标本，需双孔复检。如果双孔复检结果均为阴性，判定为"阴性"；如果双孔检测结果至少有一份结果为阳性反应，则判定结果为"阳性"。结果的解释：HCV 抗原阳性仅作为 HCV 感染的辅助诊断依据，特别是对处于"灰区"的阳性结果，需要结合临床表现及 HCV-RNA、抗 -HCV 等检测结果来进行综合评估和解释。

4. HCV 抗原检测的意义

（1）HCV 抗原定性检测可作为 HCV 筛查的补充试验。对 HCV 感染窗口期患者、HCV 抗体检测结果不确定患者或 HCV 阳性母亲所生婴儿是否感染丙型肝炎的诊断，有助于对免疫受损或先天性免疫缺陷群体如 HIV 感染者、长期透析的肾病患者、器官移植患者或先天性免疫功能缺陷患者等 HCV 感染的筛查。

（2）HCV 抗原定量检测可用于 HCV 抗病毒治疗的监测与疗效判断。

（三）HCV RNA 定量检测

在 HCV 急性感染期，血浆或血清中的病毒基因组水平可达到 $10^5 \sim 10^7$ IU/ml。在 HCV 慢性感染者中，HCV RNA 水平在不同个体之间存在较大差异，变化范围在 $5 \times 10^4 \sim 5 \times 10^6$ IU/ml 之间，但同一患者的 HCV RNA 水平相对稳定。HCV RNA 定量检测常采用实时荧光定量 PCR 法，其具有灵敏度和特异性高、线性范围宽等优点，适用于 HCV 现症感染的确认、抗病毒治疗前基线病毒载量分析，以及抗病毒治疗过程中及治疗结束后的疗效评估。

1. 实时荧光定量 PCR 检测法

（1）原理。

荧光定量 PCR 基于荧光共振能量转移（fluorescence resonance energy transfer, FRET）的原理，当某个荧光基团的发射谱与另一荧光基团的吸收光谱发生重叠，且两个基团距离足够近时，能量可以从短波长（高能量）的荧光基团传递到长波长（低能量）的荧光基团。目前应用最多的是 TaqMan 荧光标记探针的定量 PCR 法，其原理：在探针两端耦联一个短波长的荧光基团（报告基团）和一个长波长的荧光淬灭基团，这两个基团位置靠近，荧光基团不发荧光；Taq 酶有 5'→3' 方向聚合酶活性的同时，还具有 5'→3' 方向的外切酶活性，可使探针降解，荧光淬灭基团从而解离、远离荧光基团，荧光基团发出荧光，荧光的强度与 PCR 产物的量有关，通过 Ct 值与定值标准计算得出 HCV RNA 核酸定量结果。

Ct 值是实时荧光 PCR 的重要概念和参数，即 C 代表 PCR 扩增循环（cycle），T 代表阈值（threshold）。Ct 值是指每个反应管内的荧光信号到达设定的阈值时所经历的循环数；荧光阈值的默认设置是 3～15 个循环的荧光信号的标准差的 10 倍。每个模板的 *Ct* 值与该模板的起始拷贝数的对数存在线性关系，起始拷贝数越多，Ct 值越小；利用已知起始拷贝数的标准品可做出标准曲线，只要获得未知标本的 Ct 值，即可从标准曲线上计算出该标本的起始拷贝数。

（2）常用检测程序。

1）选择检测试剂。

目前 HCV RNA 定量检测多采用成熟的商品试剂盒，操作方法和检测条件各厂家试剂略有差异，试剂选择时应进行性验证和评价，选择灵敏度、特异性和线性好的试剂。由于 HCV 的高度变异性，还应注意所选试剂的引物和探针是否包含了 HCV 基因组中的保守序列，应以 5'-UTR 为主。

2）HCV-RNA 提取。

A. 改良酚 - 氯仿法（案例 1）。

取 50 μl 血清，加入 150 μl 裂解液（含 4mol/L 异硫氰酸胍盐），用加样枪反复吹打混匀，加 50 μl 氯仿，漩涡振荡 5 s，13 000 r/min 离心 15 min；取出上清液，加入等量的异丙醇，1 3000 r/min 离心 10 min，弃上液，加入 600 μl 70% 乙醇，充分混匀，13 000 r/ min 离心 10 min，将乙醇吸取后弃用，70℃ 1 min 烤干沉淀，加 20 μl 去核酸酶的水复溶。此法由于核酸提取的效率和纯度都不太理想，目前临床不常使用。

B. 离心柱提取法（案例 2）。

在 1.5 ml 无 RNA 酶的 Ep 管中加入 200 μl 裂解工作液（将裂解液加 1 ml 至助沉剂混匀为工作液），加入 200 μl 样本吹打混匀 5 次，再加 40 μl 去抑制剂振荡混匀，瞬离后 70℃孵育 10 min；取出瞬时离心后加 220 μl 无水乙醇，振荡混匀瞬时离心后，将全部液体转移到对应编号的离心柱（套离心管）中，对离心管 13 000r/min 离心 /min；去掉离心管内液体，将离心柱放回加 700 μl 洗涤液 A 加盖；对离心管 13 000r/min 离心 1 min，弃去离心管内液体，将离心柱放回；加 700 μl 洗涤液 B 加盖，对离心管 13 000r/min 离心 1 min；取出离心柱，弃去离心管中液体，放回离心柱盖盖 14 000r/min 离心 5 min；取出离心柱放入编号一致的新离心管中，对准离心柱中央加 50μl 洗脱液，静置 1 min，将离心管 13 000r/min 离心 1 min；取出离心管，弃去离心柱，离心管内即为 HCV 核酸扩增反应模板。

C. PCR 扩增（案例 2）：

a. 准备 PCR 反应液：主反应液 + 酶混合物 + 探针（11.2∶8∶0.8）依次加入充分混匀

b. 准备相应 8 联管，PCR 反应液 20μl+20μl 模板，瞬时离心上机扩增。

c. PCR 扩增程序 (案例2)：

步骤 1：50℃ 25 min；

步骤 2：94℃ 2 min；

步骤 3：94℃ 10 s → 55℃ 15 s → 72℃ 15 s（5 个循环）；

步骤 4：94℃ 10 s → 60℃ 45 s（42 个循环）荧光收集。

步骤 5：40℃ 30 s。

注：不同的试剂盒采用不同的引物和探针及反应缓冲液，PCR 参数设置应严格按厂家给出参数设置。反应结束后自动保存结果，分析的基线、阈值等参数按实时 PCR 分析通用规则。

D. 结果分析和计算 (案例2)。

PCR 扩增反应结束后，根据分析后图像，点击 "Noise Band" 调节噪声线位置，选择 "Analyze"，调节 "Threshold" 值。点击 "Calculate" 分析结果。标准曲线满足 "Error<0.2，slope：3～4，Intercept：40～50" 表示本次试验有效。

2. HCV-RNA 定量检测的时机

在 HCV 慢性感染者治疗前，治疗后 4、12、24 周和 48 周，以及治疗终止后 24 周进行 HCV-RNA 定量检测，治疗过程中的其他时间，临床医生可根据临床情况进行 HCV -RNA 定量检测，以便了解患者 HCV-RNA 水平的动态变化。

3. HCV-RNA 定量检测结果报告

（1）HCV-RNA 定量检测报告单位常用国际单位（IU/ml）表示，少见用拷贝／毫升表示。HCV-RNA 定量检测报告中应注明：检测方法（如荧光定量 PCR）、单位及参考范围。

（2）阴阳性质控扩增曲线良好，阴阳性质控结果在控。① 检测样本扩增曲线良好，直接发报告；② 样本未出现扩增曲线，则报告小于检测下限；③ 结果高于检测上限，用 HCV 阴性的混合血浆稀释后重新检测后出报告（临床需要时），或直接报告大于检测上限；④ 对不确定的结果（扩增曲线异常、前后结果差异较大、与其他相关检查结果不符等）应按复检规则进行复查。

4. HCV-RNA 定量检测的临床意义

HCV-RNA 定量检测主要用于抗病毒治疗的疗效判断。抗病毒治疗 24 周后 HCV RNA 低于检测限的持续病毒学应答（SVR），是 HCV 抗病毒治疗的目标；而治疗过程中快速病毒学应答（RVR），即 4 周 HCV RNA 低于检测限和早期病毒学应答（EVR），即治疗 12 周 HCV-RNA 定量检测小于检测限，或降低 2 个数量级以上。因此 HCV- RNA 定量检测是 SVR 的预测工具，能帮助更合理地进行个体化治疗；更优化的治疗方案是根据治疗中的应答来改进用药方案，即应答指导治疗（response guided therapy，RGT）策略。

HCV-RNA 水平与肝脏损害的严重程度及纤维化无关，也不能预测感染的自然史和疾病预后，因此，临床上除了抗病毒治疗监控外，患者常规处理和监测并不需要短期反复检测 HCV-RNA。

(四) HCV 基因分型检测

慢性丙型肝炎不同基因型或亚型感染的地理分布、抗病毒治疗的效果及疾病严重程度等均存在差异。如 1 型和 4 型对治疗的耐药性比 2 型和 3 型高；1b 型 HCV 所引起的肝损伤更严重，病程进展更快。目前 *HCV* 基因分型已列为丙肝抗病毒治疗必要检测项目之一。

HCV 基因分型的方法有分子生物学和血清学两大类，前者包括实时荧光探针 PCR 法、核酸测序后构建进化树分析法、型特异性引物扩增法、特异性探针杂交法、基因芯片法、特异性片段长度多态性法等；后者是合成 HCV 特异性多肽来检测其特异性的抗体，可区分基因型，但不能区分亚型，且分型的准确性较分子生物学低。HCV 基因分型检测的主要用途是为 PR 抗病毒治疗提供更可靠的依据。临床资料显示，在 1 型、2 型或 3 型 HCV 基因患者中，不同基因型患者的 RVB 用量，以及 RGT 调整策略都存在较大差异。*HCV RNA* 基因分型方法较多，不同检测分类方法的临床应用价值也存在较大的差别，国内外在抗病毒疗效应用中以 Simmonds 等 1 ~ 6 型分型法最为广泛。

HCV-RNA 基因分型结果有助于判断治疗的难易程度及制订抗病毒治疗的个体化方案，因此 HCV 基因分型通常应当在抗病毒治疗前进行。HCV 基因型及亚型的检测也是选择不同直接抗病毒药物 (direct-acting antiviral agents, DAAs) 治疗方案的基础，但随着泛基因型药物的组合应用，基因型对治疗方案的选择影响将会逐渐减少。

1. 直接测序法

通过将 HCV 代表性的基因片段 (如 5′-UTR、C-E1 和 NS5B) 进行 PCR 扩增，然后测定其核苷酸序列，将测序结果与已知基因型序列进行比较分析得到 HCV 分型型别，此法为 HCV 分型公认的 "金标准"。但测序法的费用相对较高，对实验设备、实验室环境和操作人员要求较高，并且在检测混合感染方面也不如其他方法好，故其临床应用受到限制，主要用于其他方法检测结果的验证参考依据。

案例 1：焦磷酸测序法。

(1) 病毒核酸纯化柱试剂盒 (德国 Qiagen 公司)，焦磷酸测序试剂盒 (德国 Qiagen 公司)，荧光定量 PCR 仪 (美国 ABI 公司)，焦磷酸测序仪 (Pyro Mark Q24 MDx, 德国 Qiagen 公司)。

(2) 设置 Pyro Mark Q24 运行文件：点击新建程序按钮，输入运行的参数，设置测序板面板，从 "Tools" 菜单中选择 "Pre Run Information"，打印测序信息表，关闭运行菜单，拷贝到一个 USB 盘中。

(3) 将 PCR 产物结合到链霉亲和素 Beads：将 2 μl 磁珠加 40 μl 结合缓冲液，再加 28 μl 无 RNA 酶的双蒸水配置用于核酸亲和反应的 Master mix，加入 70 μl 的 Master mix 到 8 联管中，按照设定的 Pyro Mark Q24 程序加入 10 μl HCV RNA 的 PCR 产物到每一个孔中，用 PCR 8 联盖密封 8 联管，1400 r/min 摇动 10 min。

（4）测序引物退火缓冲液的配制：按照每孔 2.5μl 测序引物加 22.5 ul 的退火缓冲液进行足量配制，按照设定的 Pyro Mark Q24 程序加 25μl 稀释的测序引物到 Pyro Mark Q24 测序板的孔上。

（5）单链 DNA 模板的制备：在真空工作站中，1 号槽加入 70% 乙醇 50 ml，2 号槽加入变性缓冲液 40 ml，3 号槽加入洗液 50 ml，4 号槽加入无 RNA 酶的双蒸水 50 ml，5 号槽加入无 RNA 酶的双蒸水 70 ml。打开真空泵，将真空工具在 5 号位清洗 15 s，移动到 PCR 8 联管吸附磁珠 15s，依次在 1、2 和 3 号位清洗 5~10 s。

（6）引物杂交：将真空工具真空阀关闭，放入含有测序引物的 Pyro Mark Q24 测序板中，充分摇动释放磁珠，在 80℃杂交 2 min，室温冷却 10 min。

（7）运行 Pyro Mark Q24 进行测序：按照 Pre Run 运行报告将核酸、酶、底物分别按照合适的体积加入卡夹，打开测序板模块，放入卡夹和测序板，插入 USB 选择主菜单中的 "Run"，按 "OK"。

2. 特异性探针杂交法（LiPA）

通过反转录 HCV RNA 为 cDNA，将生物素或荧光素标记型特异性探针固化在膜或芯片上与 PCR 扩增产物进行杂交显色后，经匹配的扫描仪扫描判读出 *HCV* 基因型。该分型法的区段通常为 5′-UTR 和 Core 区，该区域在 HCV 进化过程中最为保守而且极少变异，因此，该方法对于 HCV 某些亚型的检测能力不足。基因芯片法与型特异性探针杂交法原理相似。

3. 型特异性引物扩增法

以 *HCV* 基因型的核苷酸序列差异为依据进行区别，根据其特异性进行针对性引物的设计，再以引物及探针将扩增产物进行处理，主要为将其进行再次扩增，然后根据扩增结果进行分型。但是该方法需要制作多组引物，实验步骤较烦琐，特异性和敏感性不如其他分型方法。

4. 特异性片段长度多态性法（PCR-RFLP）

对 HCV 5′-UTR、CE1 和 NS5B 等特定区域进行反转录 PCR 扩增后，利用限制性酶（常用：Hea Ⅲ、Rsa Ⅰ、Mva Ⅰ、Hinf Ⅰ及 Scrf Ⅰ）识别型特异的切割位点，将其分解成长短不同的片段，对酶切的片段进行电泳，根据电泳片段大小和多态性进行 *HCV* 基因分型（可分出 6 个基因型）。该方法结果稳定、重复性好，具有经济快速的优点，但由于仅利用少数几个内切酶，可用于内切的位点较少，检测基因型别有限，且不能发现新的基因型。

5. 特异引物延伸分析法（PSEA）

在引物 3′末端发生错配时对其采用 Tag 酶进行处理，并将错配峰进行检测，将其出现的频率为依据进行分型的区别，因此对于分型的检测准确度相对较高，在检测 *HCV* 混合基因型感染方面有优势，特别可用于区分低比例的（3% 以上）混合基因型。

6. 荧光共振能量转移探针的解离曲线分析法

根据荧光共振能量转移的原理为 HCV 基因组型特异性区域设计荧光定量 PCR 引物及探针，然后将其扩增后的产物进行处理。即将荧光共振能量转移探针专用酶对其进行切割处理，然后将处理的荧光信号进行采集，根据此结构进行解离曲线处理，以达到分型的目的。

7. 基因芯片技术

其原理是将大量特异性的寡核苷酸片段进行有效处理排列于支持物上，再将其进行扩增，并将扩增样品与碱基配对进行杂交处理，可在支持物上面形成特异性荧光，再扫描芯片，通过计算机分析产生的荧光信号，从而得出分型结果。本技术方法的优点在于其灵敏度、特异度及准确度均相对较高。

8. 遗传系统进化树分析法

对 HCV 核苷酸序列中的特异性区域（如 5′UTR、Core、E1 和 E2、NS5B 等）进行基因测序，将序列互相比较，分析各序列的进化距离，应用计算机软件分析，建立遗传系统进化树，再与已发布的 HCV 核苷酸序列比较，区别各 HCV 基因型。

9. 实时荧光探针 PCR 法

通过设计 HCV 常见型的引物和荧光探针，配以 RT-PCR 反应液，在 Taq 酶作用下对靶区域进行扩增，同时利用 Taq man 荧光探针技术实时监测荧光产物和积累，通过对不同荧光检测通道的 PCR 反应曲线分析，可对 HCV 特异性 RNA 核酸片段进行分型。并通过设计内标质控体系用于监控反应体系中可能存在的抑制因素，内标探针选择的是与靶标探针没有冲突的另一通道（内标模板与靶基因无同源性）。可根据已知的 HCV 分型区域来设计相应引物和荧光探针。该方法操作简便、快速、结果稳定、重复性好、与直接测序法一致性高，具有经济快速的优点，但不能发现新型和未设计探针的型，存在对少见型漏检风险。

案例 1（商品化试剂盒）。

（1）HCV-RNA 提取：采用柱提取法，操作参照"实时荧光定量 PCR 检测"的提取方法。

（2）取 HCV 1b 型 PCR 反应液、HCV 2a/6a 型 PCR 反应液、HCV 3a/3b 型 PCR 反应液各 35 µl 分别置于 PCR 反应管中，然后将 HCV 1b 阳性、弱阳性及阴性对照品、待测样本的核酸提取模板各 15 µl，HCV 2a/6a 型阳性、弱阳性及阴性对照品、待测样本的核酸提取模板各 15 µl，HCV 3a/3a 型阳性、弱阳性及阴性对照品、待测样本的核酸提取模板各 15 µl 加入对应 PCR 管中，盖紧管盖，避免产生气泡，瞬时离心后立即进行实时荧光 PCR 反应。

（3）PCR 扩增程序。

以 ABI 7500 荧光定量 PCR 为例：

A. HCV-1b、3a、6a 亚型选 FAM 通道，HCV-2a、3b 亚型选 FAM 通道，内标为

CY5 通道。

B. 反应条件设置：

步骤 1：50℃，30 min。

步骤 2：95℃，3 min。

步骤 3：95℃，15 s→62℃，35 s（40 个循环）荧光收集。

步骤 4：25℃，10 s。

C. 反应结束后自动保存结果，对各亚型的曲线和相应内标曲线进行分析，分析的基线、阈值等参数按实时 PCR 分析通用规则。

（4）结果判读：内标通道出现 S 曲线，且 Ct 值≤28，阴阳性质控结果在控时，HCV 分型报告按以下方式报告（见表 11.2.1）。

表 11.2.1　HCV 分型的结果报告

序号	分型体系 PCR 反应液的反应曲线及 Ct 值情况	HCV 分型结果报告
1	靶基因 PCR 反应液的 FAM 或 VIC 通道均无 S 型扩增曲线	HCV–1b/3a/6a/2a/3b 型阴性
2	待检样本在 HCV 1b 型 PCR 反应液的 FAM 通道有 S 型扩增曲线，且 Ct 值≤36	1b 型
3	待检样本在 HCV 2a/6a 型 FAM 通道有 S 型扩增曲线，且 Ct 值≤36	6a 型
	PCR 反应液的 VIC 通道有 S 型扩增曲线，且 Ct 值≤36	2a 型
4	待检样本在 HCV 3a/3b 型 FAM 通道有 S 型扩增曲线，且 Ct 值≤36	3a 型
	PCR 反应液的 VIC 通道有 S 型扩增曲线，且 Ct 值≤36	3b 型
5	若待测样本检测结果的某两个检测反应液（体系）均有扩增曲线，且 Ct 值≤36，相应阴性对照为阴性，排除交叉别污染的可能，则可判断该标本可能为混合感染。	报告扩增曲线对应的所有型
6	待测样本 Ct 值在 36～40 之间，扩增曲线正常，重新提取核酸复查后	Ct 值 >40，报告为阴 Ct 值 <40，报告对应型别为阳性
7	出现扩增曲线异常，应重新提取核酸复查后	按正常扩增曲线情况出报告

（5）质量控制：① 内标通道出现 S 曲线，且 Ct 值≤28。② HCV 阴性质控品的靶基因 FAM 和 VIC 通道均无 Ct 值，内标通道出现 S 曲线，且 Ct 值≤28。③ HCV 1b 型阳性及弱阳性对照在 HCV 1b 型 PCR 反应液的 FAM 通道有 S 型扩增曲线，且阳性 Ct 值≤30；弱阳性 Ct 值≤36。内标通道出现 S 曲线，且 Ct 值≤28。④ HCV 2a/6a 和 3a/3b 型阳性及弱阳性对照在 HCV 2a/6a 和 3a/3b 型 PCR 反应液的 FAM 通道和 VIC 通道均有 S 型扩增曲线，且阳性 Ct 值≤30；弱阳性 Ct 值≤36。内标通道出现 S 曲线，且 Ct 值≤28。

以上条件必须在同一次实验中全部满足，否则本次结果无效。

案例2（商品化试剂盒）。

（1）HCV-RNA 提取：采用柱提取法，操作参照"实时荧光定量 PCR 检测"的提取方法。

（2）分别取 5μl 核酸提取液（HCV-RNA 模板）、阳性对照 A、阳性对照 B 和无 RNA 重蒸水至 HCV 核酸荧光 PCR 检测混合液 A 管和 B 管中，盖盖瞬时高心后实时荧光 PCR 扩增（按试剂盒给出条件设置参数）。

（3）结果判读：① 如 A、B 管 Ct 值均显示 UNDET 或 40，结果判读为 HCV RNA 低于分型检测下限；② 如 A、B 管 Ct 均 ≤ 35，且混合液 A 的 Ct 值减去混合液 B 的 Ct 值的绝对值 ≤ 3.5，结果判读为 HCV Ⅰ 型；③ 如 A、B 管 Ct 值均 ≤ 35 且混合液 A 的 Ct 值减去混合液 B 的 Ct 值的绝对值 > 3.5，结果判读为 HCV 非 Ⅰ 型；④ 如 A 管 Ct 值 ≤ 35、B 管 Ct 值显示 UNDET 或 40，结果判读为 HCV 非 Ⅰ 型。

（4）质量控制：无 RNA 重蒸水检测结果 Ct 值显示 UNDET 或 40；阳性对照 A 在 A 管的检测结果 Ct 值 ≤ 35，在 B 管的检测结果 Ct 值显示 UNDET 或 40；阳性对照 B 在 A 和 B 管的检测结果 Ct 值均 ≤ 35，否则实验结果无效。

10. HCV 的血清学分型

血清学分型方法主要针对 NS4 区多肽诱发的基因型特异性抗体进行检测。其优点在于检测方式简单，且操作污染相对较低，因此对于大样本的检测价值较高，更适用于疾病的筛查工作。特别是当患者体内的 HCV 已经消失而只有抗 HCV 存在时，或血清标本中 HCV RNA 在保存期间遭受破坏的时候，血清学分型方法是重要的手段，用血清学方法常可检测出 HCV 1~6 种基因型。但是由于 HCV 各基因亚型的抗原性相似，缺乏敏感性和特异性，对于区分基因亚型和基因型混合感染的检测敏感性低（只可区分基因型，不能区分亚型），且分型的准确性较分子生物学低，所以不能取代分子生物学的基因分型方法。

（五）HCV 耐药相关基因检测

DAAs 单药治疗容易导致耐药的发生，目前检测耐药相关基因突变的方法有测序法，包括 PCR 产物直接测序法、新一代深度测序方法，以及体外表型分析法，即测定抑制病毒复制所需的药物浓度，如 EC 50、EC 90。目前已确认的耐药相关突变位点主要有：①与 NS3/4A 靶点相关的 V36M、T54A、Q80K、R155K、A156T 和 D168V。②与 NS5A 靶点相关的 M28T、Q30E / H / R、L31M、H58D 和 Y93H / N。③与 NS5B 靶点相关的 S282T、C316N / H / F、M414T、A421V、P495L / S 和 S556G 等。

1a 型 HCV 感染患者如果在基线时存在 Q80K 耐药突变株，对 NS3/4A 蛋白酶抑制剂司美匹韦（Simeprevir）联合 PR 治疗应答不佳。因此，对于 1a 型 HCV 感染者采用上述联合治疗时建议在治疗前检测耐药突变基因；但对于未采用司美匹韦联合 PR

治疗的 1a 型 HCV 感染者，及其他基因型感染者，目前认为没有必要在抗病毒治疗前进行病毒的耐药检测，因研究结果显示，即使有耐药株的存在也不会对 DAAs 治疗效果有显著影响。

HCV 耐药相关基因的检测，可通过对 HCV NS5A 区氨基酸 24~93 位点进行测序，从而评估 HCV 对 NS5A 抑制剂的耐药性。检测应该基于种群测序。将耐药相关替换（resistance-associated substitutions, RAS）报告为"存在"或"无"，或截断值为 15% 的深度测序（必须 15% 以上的生成序列存在 RAS，才考虑为耐药突变）。

对于使用 NS5A 抑制剂抗病毒治疗的丙型肝炎患者，在抗病毒治疗中检测到 HCV RNA 的变化，如果 HCV RNA 达到低于检测水平后重新增高或者较最低水平上升 1 个数量级，应考虑检测 HCV 耐药基因型。

（六）与丙型肝炎疗效相关的人类基因多态性检测

在含 PEG IFN α 的治疗方案中宿主 *IL-28B* 基因的多态性与持续病毒学应答（SVR）相关，特别是在感染了基因 1 型或 4 型病毒的患者中更加明显，基因 2 和 3 型病毒感染者中的作用还不完全明确。目前发现与 1 型和 4 型 HCV 感染者的治疗效果密切相关的 IL-28b SNPs 主要有 3 种：*SNP rs1297860*（*CC* 基因型）、*SNPrs8099917*（*TT* 基因型）、*SNPrs12980275*（*AA* 基因型），这些基因主要与 HCV 感染的自发清除和干扰素治疗应答具有良好的相关性。

1. *IL28b* 基因多态性检测方法

常用的 IL-28 B 基因分型检测方法，主要有直接测序法、高分辨率熔解曲线法、杂交探针法、Invader 法、Taqman SNP 基因型检测法和基因芯片法，以前两种方法应用较多。

2. *IL28b* 基因多态性检测的标本类型

全血 / 血浆，具体需参考试剂盒说明书对标本类型的要求。

第三节 丙型肝炎病毒个体化诊疗检测的标本采集、运输、保存

HCV 个体化诊疗检测最常用的标本是血液，包括血清、血浆和全血。标本采集除按临床标本采集标准操作规程要求外，还应保证采集时所用材料无菌、无 RNA 酶、无核酸污染。标本采集时，需要注意生物安全，防止生物安全意外暴露。

一、标本采集

（1）用于抗原 / 抗体检测：标本为血清 / 血浆，使用无菌真空促凝采集管采血。标本采集量通常约 3 ml（可根据不同检测方法增减）。

（2）用于 HCV RNA 检测：通常为血浆标本，用含 EDTA-K_2 或枸橼酸钠抗凝剂并含分离胶的真空采集管采集（不能使用肝素抗凝），采集管应保证无菌、无 RNA 酶、无核酸污染。标本采集量通常约 3 ml（可根据不同检测方法增减）。

（3）用于 *IL-28B* 基因检测：用含 EDTA-K2 真空管采集全血 / 血浆 / 血清（根据检测方法要求采集）。

二、标本保存与运输

（一）标本保存

（1）用于抗原 / 抗体检测的标本短期内（1 周）进行检测时，可离心分离血清 / 血浆存放于 2~8℃；更长时间应将血清 / 血浆放 −20℃保存。

（2）用于 HCV RNA 检测的标本应及时离心分离血清或血浆，1 天内检测可放 4℃保存；否则应放 −20℃冻存（2 周内）；更长时间保存（超过 2 周）应置于 −80℃冻存。

（3）用于 *IL-28B* 基因检测的全血标本应尽快检测，如不能检测可放于 2~8℃保存 1 周（血浆 / 血清可参照 HCV RNA 检测标本保存）。

（4）保存的标本不能反复冻融。

（二）标本运送

标本采集后应尽快将标本送到实验室进行离心分离血清 / 血浆及时检测，如不能及时送检应在标本采集处离心分离血清 / 血浆暂放 2~8℃保存（1 天内送至实验室）。标本院内送检可在室温下运送；长途运输或气温较高时，需在加冰或干冰条件下运送。

三、标本的接收

标本接收人员收到标本后查看标本的状况，如是否有溶血、脂血，全血标本是否有凝集，有无污染，标本量是否符合要求，标本信息和申请项目是否符合等。如标本符合要求，接收人员和送检人员应通过信息系统与送检人员当面签收登记；标本不合格当面拒收，并做好相关记录。

第四节　丙型肝炎病毒个体化诊疗检测的室内质控和室间质量评价

HCV 个体化诊疗检测的室内质控是保证检测结果重复性和准确性的必要措施。HCV 个体化诊疗的定量检测项目通常采用统计学原理进行室内质量控制，其中以 Levey-Jennings 质控图结合 Westgard 多规则质控法最为常用。定性实验以预期阴阳性质控检测结果来控制，具体操作步骤如下。

一、HCV 个体化诊疗检测的质控品

(一) 外部质控品

外部质控品主要用于监控检测的重复性和稳定性，以及试剂盒批间差异。实验室使用的多为商品化质控品 (血清 / 血浆)；如无商品化质控品，实验室可以用患者混合血清 (浆) 自制质控品。

(二) 内部质控品

由试剂盒内提供的阳性和阴性对照，主要用于对检测试剂的有效性控制。

(三) 质控品的选择

1. 基体
应尽量选择与待检患者标本具有相同基体的质控品。质控品中添加剂和调制物的数量应尽量少。但应注意，某些以人血清为基体的质控物，虽然其基体与患者的血清标本基本相同，但是在制作过程中，可能进行多种处理，如添加其他材料、消毒剂、防腐剂等，使分析物所在基体发生了变化，形成了新的基体差异。

2. 稳定性
通常长效质控品在实验室保存的有效期应在 1 年以上。

3. 瓶间差
质控品的瓶间差应尽量地小。

二、质控要求

每批次实验均须使用外部对照质控品，质控品的成分应与患者样本的基质相似或相同。质控水平至少包含高、低两个水平；如果为定性应设阴性质控和阳性质控 (必要时可增加弱阳性质控)。

三、质控检测

按患者标本操作程序同时检测，检测结果可用定量和定性表示 (与检测结果表述一致)。

四、室内质控程序

(一) 设定靶值和控制限

1. 稳定性较长质控品的靶值和控制限设定
新批号的质控品应与当前使用的质控品一起进行测定。根据 20 批或更多批获得

的质控测定结果，进行离群值检验（剔除超过 3S 外的数据），计算出均值和标准差，作为暂定靶值和标准差；以此暂定靶值和标准差作为新室内质控图的靶值和标准差进行室内质控；一个月结束后，再次累积均值和标准差，依此类推，重复上述操作过程，连续 3～5 个月。在此基础上计算出常用的累积均值和标准差。

2. 稳定性较短质控品的靶值和控制限设定

在 2～4 天内，每天进行 2～3 次重复测定。收集数据后，计算均值、标准差和变异系数。对数据进行离群值检验（剔除超过 3S 的数据）。如果发现离群值，需重新计算余下数据的均值和标准差。以此均值作为质控图的均值。采用以前累积的变异系数（CV%）来估计新的标准差，即标准差等于均值乘以累积 CV%，以此估计的标准差作为质控图的标准差。

3. 控制限

通常以均值和标准差的倍数表示。

4. 更换质控品

更换新批号的质控品时，应在"旧"批号质控品使用结束前与"旧"批号质控品一起测定，重复本节"四、室内质控程序"中"1. 稳定性较长质控品的靶值和控制限设定"的过程，设立新的靶值和控制限。

(二) 绘制质控图及记录质控结果

根据质控品的靶值和控制限绘制 Levey-Jennings 控制图（单一浓度水平），定量控制图至少有 5 条控制限，包括 X、+2S、+3S、-2S 和 -3S。将原始质控结果记录在质控记录表上，并保留原始质控记录。

(三) 质控规则的应用

定量检测可选取下列质控规则：

1_{3s}：1 个质控品测定值超过 X ± 3s 控制限，判定为失控。

2_{2s}：2 个连续的质控品测定值同时超过 X+2s 或 X-2s 控制限，提示系统误差，判定为失控。

R_{4s}：在同一批检测中，两个质控结果之差值超过 4 s；提示严重随机误差，判定为失控。

1_{2s}：1 个质控品测定值超过 X ± 2s 控制限，常作为警告界限。

4_{1s}：4 个连续的质控品测定值同时超过 X+s 或 X-s，提示系统误差，常作为警告界限。

10X：10 个连续的质控品测定值落在均值的一侧，提示系统误差，常作为警告界限。

定性检测以阴、阳性结果为质控判断规则：阴、阳性质控品的检测结果分别为阴性和阳性时，即表明结果在控，相反则为失控。

(四) 失控及失控后处理

1. 失控原因分析

失控信号的出现受多种因素的影响，包括操作上的失误，试剂、校准品或质控品的失效，仪器维护不良以及采用的质控规则、控制限范围、质控物的水平数等。

2. 误差类型

(1) 系统误差：试剂、校准、仪器和人员问题、质控品变质等。

(2) 随机误差：试剂瓶或管道中有气泡，试剂没有充分混匀，温度或电压不稳，操作人员不熟练等。

(3) 偶发性灾难事件：很难用质量控制方法控制。

3. 常规分析思路

(1) 检查控制图，确定误差的类型（1_{3s} 和 R_{4s} 规则指示随机误差增大造成的失控，4_{1s}、$10\times$ 指示系统误差作为警告）。

(2) 判断误差类型和失控原因的关系。

4. 纠正措施的分析思路

(1) 用同一质控品和新开质控品重测，查明是否有人为误差或偶然误差，或质控品是否失效。

(2) 检查试剂是否被污染，贮存是否合适，更换新试剂重新检测。

(3) 重新校准仪器，重测失控项目（是否系统漂移）。

(4) 进行仪器维护后，重测失控项目（是否仪器问题）。

(5) 请专家帮助，或求助厂家技术支持。

5. 原因分析

找到失控原因，并针对性纠正后（质控在控）才能出报告，并记录处理过程。

五、室间质量评价

应按照《个体化医学检测质量保证指南》等相关要求参加相应的能力验证 / 室间质评。对于尚未开展能力验证 / 室间质评的检测项目，可以通过与其他实验室（如已获认可的实验室、使用相同检测方法的实验室、使用配套系统的实验室）以比对的方式进行替代评估实验项目，以评估实验室检测质量。在进行替代评估实验时，建议满足如下要求：

1. 比对实验室及检测系统选择原则

为保证检验结果的准确性和检测样本运输的安全性和及时性，优先选择同级或相近的、物流可以尽快到达的医疗机构临床检测实验室进行；不同生物参考区间的检测系统间不宜进行比对。

2. 样品数量

对于定性检测项目，至少 5 份标本，包括正常和异常水平或不同常见基因突变或基因型；对于定量检测项目，至少 5 份标本，浓度水平应覆盖测量区间。

3. 比对频率

每年至少 2 次。

4. 判定标准

比对结果符合性 ≥ 80%。

第五节　丙型肝炎病毒诊疗的个体化检测策略

HCV 实验室相关检查是诊断 HCV 感染的重要指标，也是抗 HCV 治疗评估疗效的重要指标，在 HCV 感染及诊治过程中发挥着不可替代的作用，实验室检查项目主要包括：HCV 抗原抗体检测、HCV RNA 定性和定量检测，以及基因分型检测等。实验室对 HCV 的检查主要用途包括：对 HCV 的筛查、诊断、个体化治疗方案的制订、疗效及预后的评估、疾病监控等。以发现、确认 HCV 感染者为目的的检测包括：HCV 筛查试验、确诊试验、HCV 病毒载量检测、HCV 不同特征的基因、与宿主相关基因检测等，实现对 HCV 个体化诊疗的目的。对于 HCV 感染者的筛查，可以通过抗 -HCV 检测来实现。如果要确诊是否为现症感染，还需进一步进行 HCV RNA（或 HCV 核心抗原）检测；血清抗—HCV 滴度越高，HCV RNA 检出可能性就越大，HCV RNA 定量检测是抗 HCV 治疗的基线指标。

一、临床诊断相关的检测策略

（一）初筛试验（抗 –HCV 检测）

使用高敏感性筛查试剂对抗 -HCV 进行检测初筛，结果呈阴性反应，报告抗 -HCV 阴性；结果呈阳性反应，进入复检试验。

（二）复检试验

对初筛呈阳性反应的样品用原有试剂双孔或原有试剂加另一种不同原理（或厂家）试剂进行复检试验。如均呈阴性反应，报告抗 -HCV 阴性；如均呈阳性反应或一阴一阳反应，则进入补充试验进行确证。

（三）补充试验

1. 根据试剂 S/CO 比值"的方案进行确证

（1）对高 S/CO 值的初筛及复检阳性结果，不用再做补充试验，可直接报告为抗 -HCV 阳性。（注：高 S/CO 值是指，与补充试验结果的阳性符合率 ≥ 95% 时的特定

S/CO 比值）。

（2）对低 S/CO 值的初筛及复检阳性结果，应进一步做免疫印迹补充试验。补充试验结果为阴性时，报告抗 -HCV 阴性；结果阳性者，报告抗 -HCV 阳性；结果可疑者，报告"可疑"并进行随访（注：低 S/CO 值是指，与补充试验结果的阳性符合率 <95％时的特定 S/CO 比值）。

2. 直接进行补充试验确证

（1）对复检试验阳性反应标本，进行免疫印迹试验。结果阴性者，报告抗 -HCV 阴性；结果阳性者，报告抗 -HCV 阳性；结果可疑者，报告"可疑"并进行随访。

（2）对复检试验阳性反应标本，进行核酸检测。结果阳性者，报告"HCV 阳性"，并报告病毒载量值；核酸检测结果阴性的样本，须做免疫印迹试验确证。检测策略流程如图 11.5.1～图 11.5.3 所示。

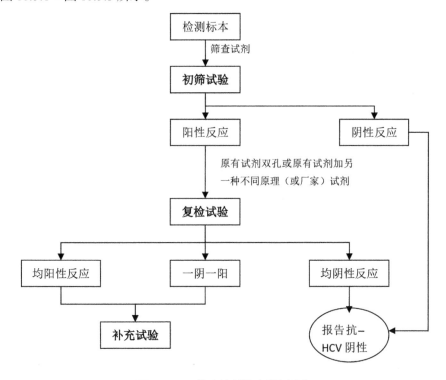

图 11.5.1　临床诊断筛查检测流程

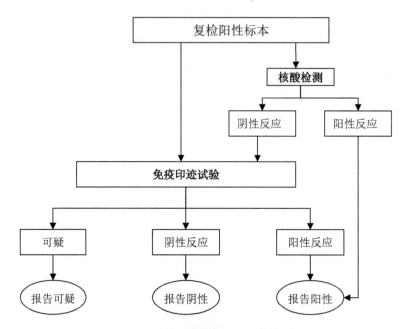

图 11.5.2　直接进行补充试验检测流程

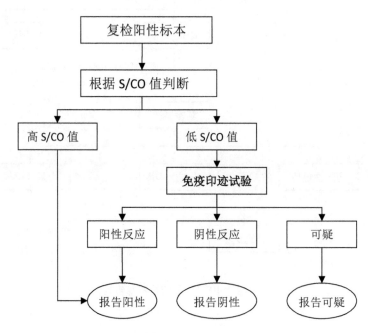

图 11.5.3　"根据试剂 S/CO 比值"的确证检测流程

（四）HCV 筛查检测结果的解释及临床意义

HCV 筛查检测结果的解释及临床意义如表 12.5.1 所示。

表 12.5.1　HCV 筛查试验结果报告的解释（结合补充试验）

抗—HCV 筛查结果	补充试验 结果	报告	解释
筛查试验阴性	不需检测	抗—HCV 阴性	未感染 HCV，除非怀疑最近被感染或存在其他证据提示感染 HCV
筛查试验阳性，且 S/CO 比值高	不用再做	抗—HCV 阳性	可能提示既往感染或现在感染了 HCV；未做血清学补充试验。高 S/CO 比值的样本常被确证为阳性（≥ 95%），但尚有 <5% 的样本可能为假阳性；可在患者要求下进行特异性更好的补充试验
筛查试验阳性	免疫印迹阳性	抗—HCV 阳性	提示既往感染或现在感染 HCV
筛查试验阳性	免疫印迹阴性	抗—HCV 阴性	未感染 HCV，除非怀疑最近被感染或存在其他证据提示感染 HCV
筛查试验阳性	免疫印迹可疑	抗—HCV 可疑	不能确定抗 –HCV 结果及 HCV 感染状态；应在 1 个月后再采集样本复查抗 –HCV 或 HCV—RNA
筛查试验阳性	核酸检测阳性	抗—HCV 阳性 HCV RNA 阳性	提示活动性 HCV 感染
筛查试验阳性	核酸检测阴性 免疫印迹阳性	HCV RNA 阴性 抗—HCV 阳性	存在抗—HCV，提示既往感染或现在感染 HCV；由于某些 HCV 慢性感染患者的 HCV—RNA 间隙阳性，因此一次 HCV—RNA 阴性结果不能排除活动性感染
筛查试验阳性	核酸检测阴性 免疫印迹阴性	HCV RNA 阴性 抗—HCV 阴性	未感染 HCV
筛查试验阳性	核酸检测阴性 免疫印迹可疑	HCV RNA 阴性 抗—HCV 可疑	抗—HCV 筛查结果可能是假阳性，在这种情况下，提示未感染 HCV

二、实验室检测策略

精准检测是 HCV 精准治疗的基石，随着 DAAs 在临床的广泛应用，基于精准检测的精准治疗给 HCV 感染者带来了福音。通过精准的 HCV 检测，可以使抗—HCV 的治疗方案更加优化，保障 HCV 感染者的全程管理，使疾病的危害降到最低，减少肝硬化、肝癌的发生。DAAs 与以往的 PEG IF 联合利巴韦林（RBV）方案（PR）相比，在临床应用中需要关注和解决的问题都有了很大变化。在 PR 方案中，HCV 的基因型仅仅与疗程有关；而 DAAs 方案对 HCV 基因型有着直接关联性，不同的基因型患者对 DAAs 方案药物的选择、疗程，以及治疗中和治疗后对患者的管理均有不同，意味着在 HCV 的 DAAs 治疗时代，对疾病的管理，全程都离不开精准检验来支持。

（一）HCV 治疗前的个体化检测策略

HCV 基因型是确定患者治疗方案最重要的基线指标，不同基因型患者抗病毒治疗疗程、利巴韦林剂量、病毒学应答均不相同。尽管已有 DAAs 的联合临床应用，但检测 HCV 的基因型及亚型仍是目前制订 DAAs 治疗方案的基础，只有依据 HCV 病毒基因型以及亚型制订出的个体化治疗方案，才能使患者最大可能获得持续性病毒学应答（SVR）。因此，HCV 基因分型检测应在抗病毒治疗之前；同时，对于最终治疗疗程的确定还应结合患者肝纤维化程度或有无肝硬化及肝硬化程度。

HCV 感染宿主一段时间后可出现变种，可能会影响 DAAs 治疗的敏感性或导致治疗的失败。对于经 PEG IFNα 联合 DAAs 治疗失败的患者，应筛查相关耐药位点，慎选治疗方案。同时，因 DAAs 的单药治疗容易导致耐药的发生，对于经治患者治疗前筛查预存耐药位点更具有一定的临床指导意义，尤其对于既往治疗失败患者，通过对相关耐药位点的筛查，以便制订更优化的治疗方案。目前已经明确，某些 1a 型 HCV 感染者可能在基线时存在 Q80K 耐药突变株，这将引起对某些 DAAs 联合 IFN 和利巴韦林治疗应答不佳，若应用上述联合治疗 1a 型 HCV 感染者时，需在治疗前进行耐药突变的检测。

IL28-B 可预测患者的自愈率以及对 PEG IFN-α 和利巴韦林联合治疗的 SVR 率。应用 PR 治疗方案前，可测定患者的 *rs12979860* 或 *rs8099917* 基因型，研究显示携带上述基因的患者对抗 HCV 治疗效果较好。IL-28B 的 *rs12979860* 的 *CC* 基因型、*rs8099917* 的 *TT* 基因型以及 *rs12980275* 的 *AA* 基因型与 HCV 感染的自发清除和 IFN 治疗应答良好具有相关性。但在 DAAs 治疗方案中，宿主 *IL-28B* 基因的多态性对治疗应答反应没有预测价值。

（二）HCV 治疗中的个体化检测策略

在 PEG-IFN 治疗方案中，患者治疗过程中应在治疗基线的第 4 周、第 12 周和治疗结束时，治疗结束后 12 周或 24 周检测 HCV-RNA。如果用灵敏试剂（检测下限 < 15 IU/ml），在治疗第 4 周、第 12 周或第 24 周时，还可检测到 HCV-RNA，应停止治疗，更换为另一种 DAAs 并含 IFN 的治疗方案，或者不包括蛋白酶抑制剂的无 IFN 治疗方案。在确定 DAAs 治疗方案后，仅需在 2 个时间点检测 HCV-RNA，即在治疗前和停止治疗后 12 周。这种调整主要是基于应用 DAA 方案进行抗 HCV 治疗时，疗程明显缩短，SVR 率明显提高，可达到 90% 甚至 95%。患者在治疗早期即可使 HCV-RNA 低于检测水平。因此，在 DAAs 时代，除了基因 3 型患者需要观察在治疗 2 周时 HCV RNA 阳性可能预测复发，其他基因型感染者已不需要通过监测治疗早期

HCV RNA 的变化来预测 SVR 及停药后复发；同时，DAAs 应用中的停药原则仅仅适用于含有 IFN 的方案。这些优点也是 PR 疗法无法比拟的。

(三) HCV 治疗后的个体化检测策略

HCV 抗病毒治疗获得 SVR 的患者，如无进展期肝纤维化，在治疗结束后无须更多的随访；对于抗病毒治疗未获得 SVR 的患者，需要每年至少 2 次进行与肝纤维化及 Hcc 相关的检查；对于进展期肝纤维化及肝硬化的患者，需要监测食管胃底静脉曲张及 Hcc 发生的可能。如果患者存在 HCV 持续感染的风险或者存在其他无法解释的肝功能异常，需要监测 HCV 的复发和再感染。在这种情况下，建议进行 HCV RNA 定量检测而非抗—HCV 血清学检测。对于获得 SVR 并且正在接受免疫抑制剂治疗（如激素、抗代谢药、化疗等）的患者，不用常规监测 HCV 的复发。

参考文献

[1] SIMMONDS P，BUKH J，COMBET C，et al. Consensus proposals for a unified system of nomenclature of hepatitis C virus genotypes[J]. Hepatology，2005(42)：962 -973.

[2] MAJOR M E，FEINSTONE S M. Themolecular virology of hepatitis C[J]. Hepatology，1997，25(6)：1527 -1538.

[3] 张瑞，杜绍财. 丙型肝炎病毒基因分型的研究进展 [J]. 中华检验医学杂志，2006(29)：469 -471.

[4] 苏迎盈，刘慧鑫，汪宁. 中国丙型肝炎病毒基因型分布 [J]. 中华流行病学杂志，2013，34(l) : 80-81.

[5] ZHOU Y，WANG X，MAO Q，et al. Changes in modes of hepatitis C infection acquisition and genotypes in southwest China[J]. J Clin Virol，2009，46(3)：230-233.

[6] GE D，FELLAY J，THOMPSON A J，et al. Gentic variation in IL-28B predicts hepatitis C Creatment-induced viral clearace[J]. Nature，2009，461(7262)：399-401.

[7] MOHD H K，GROEGER J，FLAXMAN A D，et al.Globalepidemiology of hepatitis C virus infection: new estimates of age-specific antibody to HCV seroprexalence [J]. Hepatology，2013，57(4)：1333-1342.

[8] LAVANCHY D. The global burden of hepatitis C[J]. Liver Int，2009，29(Suppl 1)：74-81.

[9] FARCI P，ALTER H J，WONG D，et al. Along-term study of hepatitis C virus replication in non-A,non-B hepatitis[J]. NEJM，1991，325(2)：98-104.

[10] COREY K E，MENDEZ-NAVARRO J，GOROSPE E C，et al. Early treatment improves outcomes in acute hepatitis virus infection: ameata-analysis[J]. J Viral Hepat，2010，17(3)：201-207.

[11] CHEN S L, MORGAN T R. The natural history of hepatitis C virus (HCV) infection[J]. Int J Med Sci, 2006, 3(2): 47-52.

[12] 中华医学会肝病学分会, 中华医学会感染病学分会. 丙型肝炎防治指南 (2019 年版)[J]. 中华临床感染病杂志 ,2019,13(1):1-18.

[13] 中华人民共和国国家卫生健康委员会. 丙型病毒性肝炎诊断标准（WS213- 2018) [S]. 北京, 2018.

[14] 李艳, 李金明. 个体化医疗的临床分子诊断 [M]. 北京：人民卫生出版社, 2013.

[15] LAGUNO M, CIFUENTES C, MURILLAS J, et al. Randomized trial comparing pegylated interferon alpha-2b versus pegylated interferon alpha-2a, both plus ribavirin, to treat chronic hepatitis C in human immunodeficiency virus patients[J]. Hepatology, 2009, 49: 22-31.

[16] 施英娟, 张冬雷, 王跃国, 等. 基因芯片检测血清标本的丙型肝炎病毒基因型 [J]. 南通大学学报 (医学版), 2005, 25(2): 92-96.

[17] LEARY T P, GUTIERREZ R A, MUERHOFF A S, et al. A chemiluminescent, magnetic particle-based immunoassay for the detection of hepatitis C virus core antigen in human serum or plasma[J]. J Med Virol, 2006(78): 1436-1440.

[18] BARON E J, MILLER J M, WEINSTEIN M P, et al. A guide to utilization of the microbiology laboratory for diagnosis of infectious diseases: 2013 recommendations by the Infectious Diseases Society of Amer- ica (IDSA) and the American Society for Microbiology (ASM)[J]. Clin Infect Dis, 2013, 57(4): e22-e121.

[19] BUSTIN S A, BENES V, GARSON J, et al. The MIQE guidelines: minimum information for publication of quantitative real-time PCR experiments[J]. Clin Chem, 2009, 55(4): 611-622.

[20] OMATA M, KANDA T, YU M L, et al. APASL consensus statements and management algorithms for hepatitis C virus infection[J]. Hepatol Int, 2012, 6(2): 409-435.

第十二章 结核分枝杆菌感染诊疗的个体化检测

第一节 结核分枝杆菌的耐药检测

一、结核分枝杆菌和结核病

(一) 结核分枝杆菌

德国细菌学家科赫（Robert Koch, 1843—1910）于1882年发现结核分枝杆菌（mycobacterium tuberculosis, MTB）。该病原菌主要包括鼠型结核分枝杆菌、非洲型结核分枝杆菌、牛型结核分枝杆菌及人型结核分枝杆菌4种类型。结核分枝杆菌对干燥、冷、酸、碱等环境的适应能力均较强。该病菌在干燥的环境中可生存数年，在潮湿阴暗的环境中可生存数月。结核分枝杆菌对湿热、光线等较为敏感。浓度为5%的苯酚及浓度为70%的乙醇溶液均可杀灭结核分枝杆菌。结核分枝杆菌为细长略带弯曲的杆菌，大小为（1~4）μm×（0.2~0.5）μm，两端略钝，细胞壁脂质含量较高，可影响染料的穿入，一般用抗酸染色法，再用亚甲蓝复染，染色后分枝杆菌呈红色，而其他细菌和背景中的物质为蓝色，即抗酸染色阳性。结核分枝杆菌的菌体成分较为复杂，主要包括多糖类、类脂质和蛋白质。其中类脂质可引起患者体内单核细胞、上皮样细胞及淋巴细胞的浸润，进而形成结核结节；蛋白质可导致患者发生变态反应；多糖类可导致患者发生免疫反应（如凝集反应）。结核分枝杆菌为专性需氧的一类细菌，无鞭毛，有菌毛，有微荚膜但不形成芽孢，其细菌壁既没有革兰阳性菌的磷壁酸，也没有革兰阴性菌的脂多糖。最适温度为37℃，生长缓慢。罗氏培养基培养2~4周可见菌落呈颗粒、结节或花菜状，乳白色或米黄色，不透明液体培养基培养较为迅速。

(二) 结核病

结核病（tuberculosis）是由结核分枝杆菌引起的慢性感染性疾病，可累及全身多器官系统，最常见的患病部位是肺，主要是由于吸入带结核菌的飞沫而传播，占各器官结核病总数的80%~90%。当带菌的结核病患者在公共场所吐痰、讲话、咳嗽、唱歌或者大笑时，由其产生的飞沫排出结核分枝杆菌，带菌飞沫可以在室内空气中飘浮几小时，直径<5μm的飞沫残留可经呼吸道到达正常人的肺泡造成感染，因此传染机会较高。人体吸入结核分枝杆菌后是否患病主要与吸入结核菌的数量、毒力和人体

的抵抗力等多种因素有关。

全球结核分枝杆菌潜伏感染人群约17亿，占全人群的1/4左右。2018年，全球新发结核病患者约1000万，近几年每年新发病例基本持平。全球平均结核病发病率为130/10万，各国结核病负担差异较大，发病率分布在低于5/10万到部分国家高于500/10万之间。成年男性患者占全部新发患者的57%，小于15岁的儿童患者与合并艾滋病病毒感染的患者分别占新发患者的11%和8.6%。

30个结核病高负担国家的新发患者占全球新发患者数的87%，其中印度（27%）、中国（9%）、印度尼西亚（8%）、菲律宾（6%）、巴基斯坦（6%）、尼日利亚（4%）、孟加拉国（4%）和南非（3%）等8个国家的新发患者约占全球的2/3。中国的估算结核病新发患者数为86.6万（2017年为88.9万），估算结核病发病率为61/10万（2017年为63/10万），在30个结核病高负担国家中估算结核病发病率排第28位，高于俄罗斯（54/10万）和巴西（45/10万）。

目前，结核病临床诊断主要根据病史、胸片、实验室检测结果进行综合判断。实验室检测方法包括痰厚涂片抗酸染色法、涂片荧光染色法、结核分枝杆菌分离培养、免疫学诊断技术等。但由于部分方法存在特异性差、耗时长、灵敏度低等缺点，易造成结核病的误诊或漏诊。近年来，随着分子生物学技术的高速发展及结核分枝杆菌耐药机制的不断发现，基于基因检测的多种分子生物学快速诊断方法应运而生，如实时荧光定量PCR、基因芯片、线性探针技术、Gene Xpert MTB/RIF检测系统、高分辨率熔解曲线技术、DNA测序等。

二、结核分枝杆菌的耐药检测

（一）结核治疗进展和现状

20世纪60年代以前，由于缺乏治疗肺结核的有效药物，治疗该病的主要方法为卫生营养疗法。20世纪60年代以后，化学药物被广泛应用于肺结核的治疗当中且成为控制肺结核患者病情发展的常用药物，卫生营养疗法逐渐被化学药物疗法取代。随着化学药物的广泛应用，虽然部分结核分枝杆菌逐渐出现了耐药性，但化学药物疗法仍是临床上控制肺结核的主要方法。

治疗肺结核的化学药物主要包括链霉素、吡嗪酰胺、乙胺丁醇、利福平、异烟肼等。临床上将肺结核患者的治疗过程分为强化治疗阶段和巩固治疗阶段。对患者进行上述治疗时主要遵循"早期、适量、规律、全程、联合用药原则"以提高其治疗效果，防止其体内的病原菌产生耐药性。

相比药物敏感结核，耐药结核病（drugresistant tuberculosis，DR-TB）治疗难度更大，同时对患者、医务工作者及医疗服务带来了重大的挑战。在过去10年中，WHO已经制订并发布了一系列针对DR-TB患者治疗和关怀的循证指南性文献。WHO致力于将所有结核病相关的技术性指南进行整合。2019 年，WHO 发布了第一版《耐药结核病治疗整合指南》，就 MDR/RR-TB 治疗、管理和关怀提出了建议。指南覆盖了结核病及 DR-TB 并扩展到患者从暴露于耐药结核菌株，到发生感染，到发展为活动性疾病，直至患者被医疗机构发现、转诊并开始抗 DR-TB 治疗的全过程。2020 年 6 月 15 日，WHO 又发布了最新的《耐药结核病治疗综合指南》，提供了循证医学证据，对新的全口服药方案、抗结核新药的适应证进行了扩展。

(二) 耐药结核病

近年来由于抗结核药的不合理使用、耐药菌的传播、人类免疫缺陷病毒（HIV）的流行、免疫抑制剂的使用等原因，结核疫情死灰复燃，据 WHO 发布的 2017 年结核病报告显示：2016 年 60 万新发结核患者耐利福平，对最有效的一线药物利福平耐药的患者占 5.8%（60 万），其中 49 万是耐多药结核病（multidrug-resistant tuberculosis,MDR-TB）患者。DR-TB 病例 47% 发生于印度、中国和俄罗斯。2016 年我国新发结核病患者 89.5 万，MDR/RR-TB 发生率是 5.2%。

DR-TB 包括单耐药结核病、多耐药结核病、MDR-TB、广泛耐多药结核病（extensively drug-resistant TB，XDR-TB）。单耐药结核病患者感染的结核杆菌体外被证实对一种一线药物抗结核药物耐药。多耐药结核病患者感染的结核杆菌体外被证实对不包括异烟肼、利福平在内的一种以上的一线抗结核药物耐药。MDR-TB 患者感染的结核杆菌体外被证实至少对异烟肼、利福平耐药。XDR-TB 患者感染的结核杆菌体外被证实除了至少对两种主要一线抗结核药物异烟肼、利福平耐药外，还对任何氟喹诺酮类抗生素 (如氧氟沙星) 产生耐药，以及 3 种二线抗结核注射药物 (如卷曲霉素、卡那霉素、阿米卡星等) 中的至少一种耐药。

由于耐药结核特别是 MDR-TB 具有治疗费用高，治疗时间长，治疗药物毒副作用大，慢性排菌易造成 MDR-TB 传染源的特点。因此，快速、高效、可靠的实验室诊断以及药敏检测对耐药结核病的传播控制和患者的早期化疗极其重要。

(三) 结核分枝杆菌的耐药检测

1. 结核分枝杆菌的耐药检测意义

对耐药结核，特别是 MDR-TB 病的防控是传染病中的难题之一。由于实验室诊断能力有限，MDR-TB 患者只有很少一部分被诊断出来。MDR-TB 患者可能接受不合理的治疗，而且会加重 MDR-TB 的流行情况，同时 MDR-TB 的治疗困难，疗程长，医药费用昂贵，因此 MDR-TB 的治疗对个人、家庭及社会均造成巨大的经济压力。结核病的准确耐药检测是 MDR-TB 传染控制的关键，也是有效治疗的前提。医生可根据每个患者抗结核治疗史和药敏试验结果来因人制宜地制订个体化治疗方案，以确保化疗顺利完成及提高 MDR-TB 痰菌的阴转率。

2. 结核耐药机制

耐药结核菌的耐药机制尚未完全研究清楚，但已发现下列机制：①药物作用靶标或药物代谢酶改变：这是大多数耐药结核菌耐药的分子机制。②药物外排泵（efflux pumps，EPs）：EPs 过表达导致活性增高或 EP 基因的转录调节子表达激活均会导致结核分枝杆菌耐药。③细胞壁渗透性改变或细胞壁缺陷，如 L 型也可能是耐药产生的原因。④双组分系统（two-component system,TCS）：可能通过调控 EPs 或细胞壁渗透性而导致耐药。

（四）DR-TB 实验室诊断方法

DR-TB 的临床诊断目前主要是基于实验室检查。

1. 药物敏感试验

传统固相药物敏感试验包括绝对浓度法、抗性比率法和比例法，目前仍是结核菌药物敏感性检测的"金标准"，当耐药菌比率超过 1% 时即可诊断耐药。目前已有商业化的产品。该方法简单、经济，适用于基层；其缺点是培养时间长，通常需 1～2 个月时间。同时检测结果受细菌活性和培养条件影响，检测重复性因药物种类而异，不完全与患者临床治疗结果一致。

（1）传统固相药物敏感试验：很多年以来，基于固相培养的传统耐药检测一直被作为一项标准技术沿用至今，比例法固相培养在许多国家是结核耐药检测的参考方法。比例法具体做法：将菌悬液接种在含临界浓度的药物培养基和无药培养基上，比较各培养基生长的菌落来判定其对药物的敏感程度，一般认为若耐药菌占整个菌群的 1% 时，数月内将可发展成主要菌群，按照此观点 37℃ 培养 4 周后观察结果并计算耐药百分比，耐药百分比为含药培养基上菌落数 / 对照培养基上的菌落数 ×100%，<1% 为敏感株，≥ 1% 为耐药株。绝对浓度法：根据《结核病诊断细菌学检验规程》制备抑制素含药培养基。接种 10^3cfu，若在含临界药物浓度药物的斜面上生长出 20 个菌落以上的临床野生株，否则定此分离株为该药的耐药菌。

传统固相耐药检测是一种准确且价格低廉的方法，不需要特殊设备，在世界范围内广泛应用。同时由于结核菌生长慢的特性决定了该方法需较长时间，需培养 3～4 周才可获得结果。优点是可同时检测十几种一线和二线抗结核药物的单药和两种药物联合的耐受水平。WHO 推荐使用罗氏培养法进行二线药物的耐药检测，但是由于二线药物的临界浓度还不太清楚，因此标准化程度不高。WHO 建立的超国家参考实验室，不同实验室间于 1994～2002 年的测试显示，该法对乙硫异烟胺、环丝氨酸、对氨基水杨酸异烟肼等的耐药检测一致性不尽如人意。该实验标准化尚不完善，重复性不令人满意，且不同药物间的可靠性相差较大，需要做进一步标准化和质量控制。

（2）商业化快速液态培养耐药检测：传统的分枝杆菌标本分离培养、菌型鉴定、药物敏感试验检测周期长、阳性检出率低、不易标准化等缺点。20 世纪 70 年代末，

BD公司研制成功全球第一台专业的全自动分枝杆菌培养鉴定仪BACTEC 460 TB，使快速分离结核分枝杆菌成为现实。1996年，BD公司又成功研制了460 TB换代产品，BACTEC MGIT 960。BACTEC MGIT 960是美国BD公司在BACTEC 460 TB基础上技术不断完善的新一代荧光检测系统，其使用在全球获得广泛认可。该系统采用7H9液体培养基，在该培养基中加入一定浓度的抗结核药物，则可进行分枝杆菌直接或间接药敏试验。BACTEC MGIT 960系统通过检测液体培养基中消耗氧气的量来确定是否有细菌生长。当培养管内有分枝杆菌生长时，氧气被消耗，荧光显示剂在二极管的激发下发出荧光，每60min测定培养管内荧光强度变化，当荧光强度呈现加速度变化时系统报告该标本为阳性。仪器报告阳性结果后需及时涂片并使用齐—内染色镜检确认。

BACTEC MGIT 960检测系统能保证临床在短的时间内（培养周期约9d，鉴定、药敏试验平均时间约4d）获得可靠的诊断依据，使患者能及时接受正确的治疗方案，及时控制感染，避免形成耐药结核菌株。并可进行异烟肼、利福平、乙胺丁醇、链霉素、吡嗪酰胺等结核一线药物的耐药性检测。本方法的不足之处是需要特殊的仪器设备和相关进口试剂，价格昂贵，难以在发展中国家普及使用。

（3）显微镜直接观察药敏试验（microscopic-observation drug-susceptibility assay，MODS）：将液体培养药敏试验与倒置显微镜观察技术结合的一种耐药性检测技术。利用结核分枝杆菌在液体培养基中生长会形成特征性的索状结构，通过在液体培养基中加入抗结核药物，并以不含药物管作为对照，采用倒置显微镜观察含药管和不含药管中的结核分枝杆菌索状结构的有无来进行耐药性判定。显微镜下观察耐药检测法优势是总体试验成本低、快速。一般来说间接法检测临床分离株只需不到7d的时间，直接法检测临床痰标本15~29d便可获得初步结果。但该方法早期结果观察时会出现人为因素的影响，同时需频繁地进行显微镜下标本生长情况观察，耗时耗力。少数结核分枝杆菌并不会形成索状结构，而部分非结核分枝杆菌（nontuberculosis mycobacteria，NTM）如牛分枝杆菌、堪萨斯分枝杆菌、海分枝杆菌等也会形成索状结果，因此这种情况下会造成结果的假阳性和假阴性。另外，本方法直接显微镜观察活菌，多个步骤需打开封口袋，因此存在生物安全隐患，建议在具有生物安全防护三级实验室标准或符合生物安全规定的结核实验室内进行。

（4）硝酸盐还原酶试验（nitrate reductase assay，NRA）是一种简单的结核分枝杆菌检测方法。结核分枝杆菌能合成硝酸盐还原酶，但大多数致病分枝杆菌中是缺乏硝酸盐还原酶。硝酸盐还原酶能将培养基中加入的硝酸盐还原为亚硝酸盐，再加入特异性的检测试剂进行显色。颜色的变化可通过肉眼识别或分光光度计检测。在培养基中加入一定浓度的抗生素则可进行耐药检测，敏感株丢失还原硝酸盐的能力而不能使培养基变色，而耐药株则可使培养基变为粉红色。硝酸盐还原酶试验同样价格低廉，方便易操作，不需要特殊的仪器。在生物安全性方面，由于所用的是固体培养基，减少了操作过程中气溶胶的产生。由于这种方法使用硝酸盐还原反应作为结核分枝杆菌生长的指示物，可在较早观察到阴阳结果，试验周期缩短，一般来说临床分离株的检测只需7~14天。WHO推荐硝酸盐还原酶试验作为痰涂片阳性标本的直接检测试验或作为传统固态培养阳性标本的间接检测试验。需注意的是，硝酸盐还原酶试验不能用于硝酸还原酶阴性结核分枝杆菌样本的检测，存在着假阳性的可能。

（5）噬菌体生物扩增法（phage amplified biologically assay，PhaB）是一种新型的结核诊断方法。1997年，Wilson等建立了以PhaB法来快速检测结核分枝杆菌和药物敏感度的技术平台。其基本原理：活的结核分枝杆菌可保护菌体内的噬菌体免受噬菌体杀灭剂的影响。先将结核分枝杆菌与噬菌体共同孵育浸染，使噬菌体将DNA注入细菌体内，然后用杀灭剂处理菌体外的噬菌体，而在菌体内的则不受影响，并利用菌体内的代谢酶系组装子代噬菌体，最终裂解结核分枝杆菌并释放噬菌体，开始新的增殖周期，子代噬菌体可感染随后加入的指示细胞（敏感细胞）并将其裂解，最终在琼脂平板上形成噬菌斑。若样本中含有活的结核分枝杆菌，则噬菌体可在其体内完成增殖周期而形成清晰的噬菌斑；若样本中不含有结核分枝杆菌，则不能形成噬菌斑。因此，根据平板上噬菌斑的有无及其数量的多少，即可判断待测样本中是否含有活的结核分枝杆菌或其他少数几种NTM。从PhaB法的原理上看，如果在浸染前加入抗结核类药物，即可进行耐药结核的筛选；若结核分枝杆菌敏感，则会被药物杀灭而PhaB试验为阴性；若为耐药型结核分枝杆菌，其不受抗结核药物的影响，PhaB试验为阳性。因此，可用PhaB试验作为耐药结核分枝杆菌的筛选试验。

PhaB法较之涂片法，具有更高的检出灵敏度。PhaB法可用于结核分枝杆菌的早期诊断和耐药性筛查，具有高灵敏度、高特异度、快速、操作简便、无须特殊仪器设备、可鉴定死菌与活菌等优点，具有较高的临床实用价值，适用于作为结核病的初筛试验或传统方法的补充试验。

（7）其他结核分枝杆菌耐药的方法。

1）氧化还原比色法（colorimetric redox indicator methods，CRI）：在液体培养基中加入含有氧化还原指示剂，如阿尔玛蓝（Alamar blue）、刃天青、噻唑蓝等。结核分枝杆菌若在液体培养基中生长繁殖，便会引起颜色的变化，从而反映细菌活性和耐药性的方法。WHO资料显示该法检测结核分枝杆菌利福平、异烟肼耐药性具有较高的灵敏度和特异性，2010年WHO正式推荐使用该方法进行结核耐药性检测。

2）Etest法：是一种检测细菌或真菌对抗菌药物敏感性的方法，根据琼脂扩散法原理设计，将具有浓度梯度试纸条贴于已接种细菌的培养基表面，根据抑菌环位置所指试纸上刻度确定最低抑菌浓度。该法优点是可定量检测，耗时短，但试剂昂贵，难以推广。同时操作过程中存在较大的生物安全隐患，

3）膜条培养法：结核分枝杆菌还可以在膜条上进行耐药性检测，其检测原理：使用惰性纳米多孔陶瓷材料作为载体，在上面放置适宜的含药/不含药培养基，接种

的结核分枝杆菌至这种膜条，培养 3d 后对膜条上的克隆进行高温灭菌处理，然后染色荧光显微镜下观察。目前这种方法已被用于结核分枝杆菌利福平、异烟肼耐药性检测。

4）培养基很薄，可以直接在显微镜下（10 × 目镜）观察菌落形态，薄层琼脂培养法已被用来进行结核分枝杆菌利福平、异烟肼耐药性检测。该法试验周期比固态培养法短，但是不及液态培养基法快，但是由于这种方法价格便宜，操作简单，所以可供结核感染形势严峻的发展中国家选择使用。这种方法同样存在生物安全风险。

5）液体微孔板法：在 96 孔板上进行微量液体药敏试验。本法简便快速，但液体培养基体积小对结果影响较大，生物安全隐患较大，污染不易被发觉。

2. 结核分枝杆菌耐药的基因型检测方法

分子生物学技术具有敏感性高、特异性好、速度快的优点，可以补充传统药物敏感检测方法的不足，包括实时荧光定量 PCR、Xpert MTB/RIF 检测系统、RNA 恒温扩增实时检测（simultaneous ampli–fication and testing, SAT）、环介导等温扩增技术、线性探针技术、基因芯片技术和熔解曲线技术。

越来越多的基于耐药相关基因突变检测的分子学方法在不断建立中，这些方法的主要特点是试验周转时间短，免去了烦琐的培养步骤，目前已有多种用于结核分枝杆菌耐药检测的分子检测试剂盒，如瑞士罗氏的 COBAS TaqMan MTB PCR 检测试剂盒、德国凯杰的 artus M. tuberculosis PCR 试剂盒、美国 Gen-Probe 公司的 amplified mycobacterium tuberculosis direct（AMTD）检测试剂盒等等，已有多篇文献详细介绍了这些商业化试剂盒和多种 in-house 分子检测方法，这些方法原理包括杂交法（如线性探针法）、实时荧光定量 PCR（常使用分子信标）以及测序法等。

三、结核耐多药基因类型

MDR–TB 是指耐异烟肼和利福平 2 种或 2 种以上抗结核药物的结核分枝杆菌引起的结核病。结核分枝杆菌耐药的基因型检测方法均是以检测这些耐药基因相关突变来鉴别耐药株的，Jagielskin 等报告结核分枝杆菌与获得耐药性有关的主要基因如表 12.1.1 所示。

表 12.1.1 结核分枝杆菌与获得性耐药相关的主要基因

药物	基因	产物
第一线药		
异烟肼	katG	过氧化氢酶 – 过氧化物酶 – 过氧亚硝基酶 T
	inhA	烟酰胺腺嘌呤二核苷酸 – 依赖性烯酰酰基载体蛋白还原酶
	ndh	烟酰胺腺嘌呤二核苷酸脱氢酶
	ahpC	烷基过氧化氢还原酶 C

续表

药物	基因	产物
利福平	*rpoB*	DNA 导向 RNA 聚合酶 β
吡嗪酰胺	*pncA*	吡嗪酰胺酶 / 烟酰胺酶
乙胺丁醇	*embCAB*	膜吲哚乙酰肌醇阿拉伯糖基转移酶
链霉素	*rpsL*	30S 核糖体蛋白 S12
	rrs	16S rRNA
	gidB	葡萄糖抑制有丝分裂蛋白 B
第二线药 阿米卡星 – 卡那霉素	*rrs*	16S rRNA
	eis	增强细胞内生存蛋白
乙硫异烟胺	*ethA*	单氧酶
	inhA	NADH– 依赖性烯酰酰基载体蛋白还原酶
	ethR	TetR 家族转录抑制因子
	ndh	NADH 脱氢酶
氟喹诺酮	*gyrAB*	DNA 旋转酶
对氨基水杨酸	*thyA*	胸苷酸合成酶
	folC	聚谷氨酸合成酶 C

注： NADH 烟酰胺腺嘌呤二核苷酸（还原性）。

1. 利福平

利福平是一种利福霉素衍生物，1972 年开始用于抗结核治疗。它是最有效的抗结核抗生素之一，与异烟肼一起构成了结核病多药治疗方案的基础。该药不仅对生长期的结核分枝杆菌有效，对处于休眠状态的结核分枝杆菌也有拮抗作用。利福平的作用模式是通过结合结核分枝杆菌 RNA 聚合酶的 β 亚单位，从而阻碍信使 RNA 的延伸。多数耐该药的结核分枝杆菌携带编码 RNA 聚合酶 β 亚单位的 *rpoB* 基因突变，致使 RNA 聚合酶亚基构象发生变化，降低了对药物的亲和力，致使出现对利福平耐药的情况。最常见的利福平耐药突变是 516、526 以及 531 位氨基酸的突变。值得注意的是，单纯对利福平的耐药情况非常罕见，几乎所有利福平耐药菌株也对其他药物特别是异烟肼具有抗性，因此可将利福平耐药视为耐多药菌株的标志性特征。

2. 异烟肼耐药基因

结核分枝杆菌耐异烟肼主要与 3 种基因突变有关，① *katG* 基因：是过氧化氢酶 - 过氧化物酶的编码基因，含有 2223 个核苷酸，其所表达的是一种热稳定酶，引起异烟肼耐药性的主要原因是 *katG* 基因的点突变、部分缺失或碱基对的插入；② *inhA* 基因：是一种与分枝菌酸生物合成有关的烯酰基还原酶的编码基因。③ *ahpc* 基因：即烷基过氧化氢酶 C 编码基因，*ahpc* 基因突变可导致 ahpc 表达增强。*katG* 基因突变而造成的过氧化氢酶——过氧化物酶活性的损失，为菌体提供额外的氧化保护，一般将 *ahpc* 基因突变作为 *katG* 基因损伤的标志。氧压调节因子（*oxyR*）和 *katA* 等基因与异烟肼的耐药性也有一定关系，但具体机制尚不详。

3. 乙胺丁醇（ethambutol，EMB）耐药基因

EMB 可选择性地抑制分枝杆菌细胞壁的重要结构成分——阿拉伯半乳聚糖和阿拉伯甘露聚糖脂的生物合成。emb 操纵子由 *embA*、*embB* 和 *embC* 三个基因组成，其中 *embB* 基因突变是耐药产生的主要原因，*embB* 基因突变导致糖基转移酶结构改变，影响了 EMB 和糖基转移酶的相互作用而产生耐药。

4. 链霉素（streptomycin）耐药基因

链霉素是抗结核治疗中常用氨基糖苷类抗生素，链霉素与结核病 16S rRNA 结合，干扰翻译的准确性，从而抑制蛋白质的合成。链霉素耐药性的产生主要与编码 S12 蛋白的 *rpsl* 基因和（或）由编码 16S rRNA 的 *rrs* 基因突变有关，RpsL 43 位和 88 位密码子及 rrs 905 位和 513 位核苷酸是最常见的突变位点。但还存在其他未知的耐药机制。

5. 吡嗪酰胺（pyrazinamide）耐药基因

吡嗪酰胺是烟酰胺类似物，需通过吡嗪酰胺酶转化为吡嗪酸才能发挥抗结核作用。近几年临床分离株对其耐药趋势日渐上升，并且呈现与异烟肼和利福平同时耐药的现象。目前认为 *pncA* 基因突变，是结核杆菌产生吡嗪酰胺耐药性的一个重要机制。

6. 氟喹诺酮类（fluoroquinolones，FQ）耐药基因

氟喹诺酮类的作用靶位是细菌的 DNA 旋转酶，阻抑 DNA 的复制，最终导致菌体死亡。DNA 旋转酶由 *gyrA* 和 *gyrB* 两种基因编码的 2 个 A 亚单位和 2 个 B 亚单位组成。*gyrA* 基因是 DNA 旋转酶 A 亚基的编码基因，该基因突变导致 FQ 无法与 DNA 旋转酶 A 亚基结合，使结核分枝杆菌 对 FQ 产生耐药。*gyrA* 基因突变与药物浓度和结构有关，*gyrB* 基因突变可能改变胞内药物的蓄积而呈现低度耐药。

7. 卡那霉素、氨基羟丁基卡那霉素 A、卷曲霉素和紫霉素

结核分枝杆菌耐卡那霉素（KM）、氨基羟丁基卡那霉素 A（AK）、卷曲霉素（CAP）和紫霉素（VIO）主要与 *rrs* 基因突变有关，其中 A1401G 置换是最常见的突变。

8. 贝达喹啉和氯法齐明

Rv0678 和 *pepQ*（*rv2535*）基因突变均会导致结核分枝杆菌对贝达喹啉和氯法齐明低水平的耐受，使两者产生交叉耐药性。此外，rv1979c 突变也会导致结核分枝杆菌耐受氯法齐明。

9. 双环硝基咪唑恶唑（PA-824）和德拉马尼

结核分枝杆菌耐受 PA-824 和德拉马尼（双环硝基咪唑恶唑）主要是由于 F420 依赖的生物激活途径中的下列 5 个基因突变所致：硝基还原酶基因 *ddn*、葡萄糖 -6- 磷

酸脱氢酶基因 *fgd1*、2- 磷酸 -L- 乳酸转移酶基因 *fbiA*、*fbiB* 和 7，8- 二脱甲基 -8- 羟基 -5'脱氮核黄素 -5'- 磷酸盐合成酶基因 *fbiC*。

10. 大环内酯类药物

结核分枝杆菌耐大环内酯类药物可能与其存在单甲基化转移酶 *ermMT*（*rv1988*）和膜外排泵编码基因（*Tap rv1258*）有关，使其对该类药物呈天然抗性。

11. 环丝氨酸（cycloserine，Cs）

结核分枝杆菌 耐环丝氨酸可能与谷氨酸脱羧酶编码基因 *gadA*、D- 丙氨酸消旋酶编码基因 *alrA*（*rv3423c*）、D- 丙氨酸连接酶编码基因 *ddlA*（*rv2981c*）和 L- 丙氨酸脱氢酶编码基因 *ald*（*rv2780*）突变有关。

四、耐多药基因的检测技术

随着分子生物学技术的高速发展及结核分枝杆菌耐药机制的不断发现，基于基因检测的多种分子生物学快速诊断方法应运而生，如实时荧光定量 PCR、基因芯片线性探针技术、GeneXper tMTB/RIF 检测系统、高分辨率熔解曲线技术、DNA 测序等。

1. 实时荧光定量 PCR

实时荧光定量 PCR 在结核菌的阳性检出率和灵敏度方面具有明显优势。且操作简单，耗时短。

2. 芯片法

基因芯片是指将大量不同的生物信息分子（如寡核苷酸、DNA 或 cDNA 探针等）有序地固定在固相支持物（通常为玻璃）上而形成微阵列。当荧光标记的靶分子与芯片上的探针分子相结合后，用激光共聚焦荧光扫描或电荷耦联摄像机对荧光信号的强度进行检测，从而对杂交结果进行量化分析，用于结核诊断、耐药检测的基因芯片检测方法。芯片法也已实现商业化，如博奥公司的晶芯分枝杆菌菌种鉴定试剂，能同时检测结核分枝杆菌在内的 17 种人致病分枝杆菌，该公司还另有芯片检测利福平耐药和异烟肼耐药相关基因，从而实现对结核分枝杆菌进行利福平、异烟肼的耐药性检测。用于二线抗结核药物耐药检测的生物芯片研制也在不断发展中，但是方法的可靠性并没有充分验证，因此还需要对其进行进一步的临床标本检测评价。

3. 线型探针杂交法

线性探针技术在欧美等发达国家已广泛应用于临床或科研中，其原理为：生物素标记的引物特异性扩增耐药相关基因片段，生物素产物与同薄膜检测条上的特异性寡核苷酸探针杂交，再加标记有碱性磷酸酶的链霉亲和素，与杂交产物上标记的生物素结合，最后进行显色，野生型条带的缺失或突变型条带的出现均能反映耐药性。

2008 年，WHO 推荐使用该项技术作为痰涂片阳性结核患者的耐药性分子检测方法。目前，国际上广泛应用的快速检测 MDR-TB 的商业化试剂盒主要有两种。①比利时 Innogenetics 公司的 INNO-LiPA Rif 试剂盒，用于结核分枝杆菌复合群对利福平耐药的检测；②德国 Hain Lifesciences 公司的 Genotype MTBD Rplus 和 Genotype MTBDRsl 试剂盒，前者用于利福平 *rpoB* 基因和异烟肼 *katG*、*inhA* 基因的耐药检测；后者用于快速检测乙胺丁醇、氟喹诺酮类药物和二线注射类药物的耐药性。Maurya 等使用 Genotype MTBDRplus 法检测了 125 例结核样本，结核分枝杆菌阳性率为 96%，检测利福平、异烟肼和多重耐药结核的敏感度分别为 95.8%、96.3% 和 97.7%。该方法最大的优点是它能直接对痰涂片阳性标本进行检测，不需培养，试验周转时间短，只需约 5h，但是该方法需要对实验人员进行专业的培训，还需要专用的工作间和特殊的实验设备。

4. 测序法

（1）焦磷酸测序法（pyrosequencing）　焦磷酸测序技术产品能对大量样品实现大通量、低成本、适时、快速、直观的单核苷酸多态性研究。焦磷酸测序适用于对已知短序列的实时 DNA 测序，操作简单，检测快速，重复性、精确性高，被誉为多种分子检测手段的"金标准"。Lin 等用一代测序法测定 *ropB*、*inhA*、*katG*、*ahpC*、*gryA*、*rrs* 基因突变情况，结果显示一代测序的基因型耐药结果与表型耐药的一致性分别为异烟肼（94.3%）、利福平（98.7%）、FQ（97.6%）、阿米卡星（99.2%）、卷曲霉素（99.2%）、卡那霉素（96.4%）。杨彩虹等研究发现，DNA 测序分析技术对结核分枝杆菌链霉素耐药检测的敏感度为 87.5%，特异性为 96.67%，突变位点为 *Rpsl* 基因发生于第 43 位密码子（AAG → AGG）或 *rrs* 基因第 513 位碱基（A → G）。一代测序优点众多，但存在成本高、检测效率低的缺点，因此限制了其发展但目前该技术还处于实验室研究阶段，尚无标准化的试剂盒，而且需要专门的仪器设备，阻碍了该技术的推广应用。

（2）二代测序（next-generation sequencing, NGS）　NGS 具有高通量，可发现未知突变等优点。Zhang 等对 161 株中国分离株进行基因组比较，发现了 *Rv0026* 等 72 个新基因、*Rv0010c-Rv0011c* 等 28 个基因间隔区，以及 11 个非同一 *SNP* 和 10 个 *IGR SNP* 可能与耐药有关。研究还发现，*Rv3792* 基因的同义 SNP 突变可增加下游基因 *embC* 的表达，从而引起对乙胺丁醇的耐药性增高。Sharma 等通过 NGS 对 5 例肺外结核的结核分枝杆菌进行全基因组分析，发现了 1434 个单核苷酸突变，143 个插入型突变，105 个缺失型突变，还确定了在结核分枝杆菌基因组中有 9 个假定的原噬菌体 DNA 整合和 14 个预测的 *CRISPR*。

5. 基质辅助激光解吸电离飞行时间质谱

基质辅助激光解吸电离飞行时间质谱（MALDI-TOF MS）技术在微生物菌种鉴定中具有高灵敏度、高通量和检测快速等特点，在结核多药耐药检测也有应用。

6. GeneXpert MTB/RIF 检测

GeneXpert MTB/RIF 检测是一种全自动核酸扩增技术，以半巢式荧光定量 PCR 技术为基础，以结核分枝杆菌对利福平耐药的相关基因 *ropB* 为靶基因，使用六重定量 PCR 对痰液中的结核分枝杆菌进行检测。该方法操作简单，2 h 内即可读取检测结果。2010 年 12 月，WHO 认可和推荐了 GeneXpert MTB/RIF 检测技术在结核病防治规划中的应用，并于 2011 年 3 月发布了"快速实施 Xpert MTB/RIF 诊断试验——从技术和实施层面如何开展"指导性文件。由于大部分利福平耐药菌株同时对异烟肼耐药，故利福平耐药情况在一定程度上可以作为 MDR－TB 的监测指标。由于其简单易行而被世界各地所应用。另外，该技术对同时感染肺结核与 HIV 病毒时的结核菌的检测以及痰涂片阴性的结核感染检测也显示了其高效性。MTB/RIF 检测基本实现了自动化，它可以在一个测试管中进行自动提取 DNA，扩增并检测而不需要中途手动处理，这个方法耗时少于 2h 并极少产生扩增污染。检测过程不会产生有毒的悬浮微粒，不需要特殊的三级实验室。缺点是当实验条件的变化，如实验仪器及处理温度、时间等有变化会造成实验结果不稳定。同时该方法采用需使用专用的仪器，检测成本比较高。

7. 高分辨率熔解曲线法

高分辨率熔解曲线（high-resolution melting，HRM）技术的优势在于高通量、成本低、污染小、结果重现性好。目前，该技术已用于大多数一线抗结核药物，尤其是高频突变位点的检测。2013 年，国家食品药品监督管理总局（CFDA）批准荧光 PCR 熔解曲线法的结核分枝杆菌耐药突变检测试剂盒用于结核分枝杆菌对利福平和异烟肼耐药的定性测定。杨辉等采用 HRM 法对结核分枝杆菌利福平和异烟肼的耐药性进行检测，显示均有较高的特异性和灵敏度，可以满足临床需求。HRM 技术目前主要针对的都是一线药物，具有一定的局限性，若要广泛使用和发展，则需要继续探索结核耐药相关基因和相关位点。

8. 其他结核分枝杆菌耐药的检测方法

（1）纳米金探针：目前，纳米金探针也被用于结核和耐药结核的核酸检测，该法操作简单，灵敏度和特异度高，有很好的应用前景。

（2）限制性片段长度多态性（restriction fragment length polymorphism，RFLP）：其原理为检测 DNA 在限制性内切酶酶切后形成的特定 DNA 片段的大小。因此凡是可以引起酶切位点变异的突变如点突变（插入、缺失、替换等）等均可导致 RFLP 的产生，已有多个研究将 RFLP 用于对 *ropB*、*katG* 和 *rslP* 等基因突变的检测。

（3）变性梯度凝胶电泳（denaturing gradient gel electrophoresis，DGGE）：原理为双链 DNA 在变性剂（如尿素或甲酰胺）浓度或温度梯度增高的凝胶中电泳，随变性剂浓度或温度升高，由于杂交体中碱基的错配会造成相应区段的不稳定，这些 DNA 区域解链，降低其电泳泳动性，导致迁移率下降，因此可用来区分野生型和突变型。已有研究将该技术用于临床结核分枝杆菌菌株的利福平耐药检测。

（4）分支 DNA 测定技术（bDNA）：根据固相杂交的原理，将靶 DNA 与固相固定的特异探针杂交，再加入另一特异探针与靶 DNA 杂交，此探针可结合一树枝状 bDNA，分支 DNA 的分支可结合多个酶标志物，从而将结核耐药基因的检测信号放大，大大提高了灵敏度。

第二节　结核分枝杆菌的菌种鉴定

一、概述

分枝杆菌是一类抗酸染色阳性、革兰染色阳性、胞内寄生的杆状细菌。分枝杆菌属的250多种菌种包括高致病性的结核分枝杆菌复合群、麻风分枝杆菌和NTM。NTM是除结核分枝杆菌复合群(结核分枝杆菌、牛分枝杆菌、非洲分枝杆菌、田鼠分枝杆菌、山羊分枝杆菌和海豹分枝杆菌)和麻风分枝杆菌(还有鼠麻风分枝杆菌)以外其余所有分枝杆菌的总称,占分枝杆菌属的95.40%(166/174)。NTM是一种环境分枝杆菌,分布十分广泛,土壤和水源是它们最主要的栖息地,在150多种已知的NTM中,有50种NTM对人体有致病性。

尽管同一种分枝杆菌的不同菌株也存在药物敏感性不一致的情况,但是一般来说每一种分枝杆菌还是有相对固定种类的敏感药物。分枝杆菌感染人体可以引发一系列感染性疾病,包括结核病、麻风病和NTM病。麻风病的症状和体征比较典型,容易与其他疾病相鉴别。分枝杆菌感染引起的肺结核病和NTM肺病二者的临床特点极其相似,临床上极易将NTM肺病误诊为肺结核病。因此,在诊断和治疗时明确是结核分枝复合群感染还是NTM感染,以及是何种NTM感染非常重要,以便能对不同分枝杆菌感染进行对症治疗。

二、分枝杆菌菌种鉴定实验室检查

在分枝杆菌及其所致疾病的基础研究、预防和治疗中,菌种鉴定具有十分重要的意义。分枝杆菌菌种鉴定的方法较多,如细菌学法、免疫学法等,近年来,随着分子生物学诊断技术的不断进步,分枝杆菌菌种鉴定方法得到了很快的发展。通过分子生物学实验技术为手段,对分枝杆菌进行鉴定和分型,如16S rDNA和(或)16S~23S rDNA转录间区序列测定方法、高效液相色谱法分析分枝菌酸的方法。IS61110-RFLP、Soligotyping、MIRU-VNTR方法在基因水平对其进行分型。分子生物学实验技术与传统研究方法不同,除了快速、可靠之外,同时也降低了操作人员感染分枝杆菌的危险性,因为分枝杆菌的大分子物质对人体感染的危险性比细菌本身小了很多。加之相对简便的操作程序和生物安全防护使结核病分子生物学检测与细菌学检测相比更加安全。

传统的分枝杆菌菌种鉴定依赖一系列繁杂的生化实验,需要花费数周的时间,特别是慢生长分枝杆菌花费的时间更长。其次部分生化实验的结果有时候模糊不清,容易混淆。另外,一些表型相似、但基因型不同的分枝杆菌菌种出现,给传统的生化实验鉴定菌种带来巨大的困难。不同分枝杆菌 *16S rRNA* 基因、16S~23S rRNA内转录间隔序区等保守基因序列长度不同、碱基排列顺序存在差异。根据这些特性分子检测技术可作为分枝杆菌菌种鉴定的有效手段。

传统的分枝杆菌菌种鉴定方法有对硝基苯甲酸生长实验、噻吩 -2- 羧酸肼生长实验、硝酸还原实验、5% 氯化钠（NaCl）培养基实验、谷氨酸钠葡萄糖琼脂培养基生长实验、麦康凯琼脂培养基生长实验、尿素酶实验、芳香硫酸酯酶实验等。

（一）对硝基苯甲酸生长实验

对硝基苯甲酸生长实验是我国最常用分枝杆菌菌种鉴定实验，但仅能区分结核分枝杆菌和 NTM，不能鉴定 NTM 菌种。绝大多数的 NTM 菌种在含有 500 mg/L 对硝基苯甲酸的罗氏培养基上能够生长，而结核分枝杆菌却不能生长，该实验液体或固体培养基均可进行。最常用的液体培养技术为 Bactec960 方法，固体培养基以罗氏培养基为主，如培养出分枝杆菌菌株后，在进行抗结核药物的药敏试验时，将菌种接种于含对硝基苯甲酸和噻吩 -2- 羧酸酰肼鉴别培养基上，并辅以硝酸还原试验、烟酸试验和耐 68℃热触酶试验，初步鉴定为结核分枝杆菌、牛分枝杆菌或 NTM。然后，再观察细菌的最适宜生长温度、生长速度和光反应等，通过观察一系列生化反应来进行菌种鉴定。该方法简单，并易于推广因而一直沿用至今，但是耗时较长，操作烦琐，污染大，缺乏可重复性，不能及时、准确地为临床提供参考，临床难以常规开展。

（二）免疫学方法鉴定菌种

免疫法只能将分枝杆菌区分为结核分枝杆菌和 NTM，但不能鉴定 NTM 菌种。待测样本预处理后接种到液体培养基或固体培养基上，37℃分离增菌培养。生长过程中，分枝杆菌会分泌多达 240 多种的蛋白质。而其中的 MTB64 是分枝杆菌分泌蛋白中分泌时间早、分泌量最多的特异性蛋白质，NTM 则不能分泌该蛋白。检测 MTB64 的有无可以被应用于鉴定结核分枝杆菌和 NTM。目前已有多种相关商业检测试剂上市，大多采用免疫层析法检测液体培养基中是否存在 MPT64，具有操作简单、用时短等优点。当结核分枝杆菌编码 *MPT64* 的基因发生突变时，会出现假阴性结果，这种情况的发生率＜3%；有些 M.bovis BCG 株（如巴斯德株、哥本哈根株等）缺乏分泌相应抗原的能力，检测呈阴性结果；检测敏感度与 MPT64 的分泌量有关；个别 NTM 菌种，如海分枝杆菌和浅黄分枝杆菌可产生微量 MPT64，检测呈弱阳性结果；当结核分枝杆菌与 NTM 共同生长时，将报告阳性结果，因此无法反映 NTM 的存在。

（三）PCR 技术

目前已经有多款用于结核病诊断的 PCR 试剂盒上市，用各种分枝杆菌特异性引物对标本中的菌株 DNA 进行一系列 PCR 扩增或多重 PCR 扩增，根据扩增产生的特异性片段进行鉴定；或先用分枝杆菌属特异的外部引物扩增，然后再用菌种特异的内部引物进行套式扩增鉴定。该方法具有灵敏度高和快速等优点，目前可鉴定鸟 - 胞内复合分枝杆菌（mycobacterium avium-intracellulare complex，MAC）、副结核分枝杆菌、结核分枝杆菌 和麻风分枝杆菌等多种分枝杆菌。

（四）核酸探针法

德国 HAIN Lifescience 公司的 HAIN test 为代表的 DNA 探针技术和以美国 Hologic Gen-Probe 开发的 Accuprobe 系统为代表的 RNA 探针技术，同时还包括基因芯片技术。HAIN test 应用生物素标记的特异性探针，探针序列为各种标准菌株 23SrRNA 的特异序列，标记的探针通过与亲和素标记的 PCR 产物杂交显色后，不同 NTM 菌种会在试纸条上出现特定的条带，最后通过条带显色的差异区分不同的菌种类别。该试剂包括常见 NTM HAIN 基因分型试剂盒（CM）和非典型 NTM HAIN 基因分型试剂盒（AS）两种，CM 试纸能鉴定临床最常见的 15 种 NTM，如鸟分枝杆菌、脓肿分枝杆菌、偶然分枝杆菌等；AS 试纸能鉴定临床致病较少见的 NTM，如耻垢分枝杆菌、草分枝杆菌、胃分枝杆菌等。整个鉴定过程只需 2~4 h，能及时地为临床提供准确的鉴定结果。但该法成本稍高，且临床上对比较少见的 NTM 如地分枝杆菌、金色分枝杆菌、不产色分枝杆菌等无法鉴定。

美国 Hologic Gen-Probe 开发的 Accuprobe 系统，主要用于对分枝杆菌分离培养物（固体或液体培养物）中结核分枝杆菌复合群和胞内分枝杆菌、鸟分枝杆菌、戈登分枝杆菌、堪萨斯分枝杆菌等 NTM 培养物的鉴定。该方法的原理为以吖啶酯标记的菌种特异性 DNA 探针与分枝杆菌的 16S rRNA 进行杂交，在培养阳性的标本中 2 h 即可获得结果，同时具有操作简单、结果准确性高等优点。目前商业化探针可以对临床分离菌株进行结核分枝杆菌复合群与 NTM 的快速鉴别，同时能够鉴定 3 种常见的 NTM 菌种。该法快速、准确，且由于 RNA 只存在于活的细菌内，阳性结果提示标本中存在活的分枝杆菌。

（五）限制性片段长度多态性聚合酶链反应（PCR-RFLP）技术

PCR-RFLP 通过 PCR 扩增靶基因序列，产物经限制性内切酶消化，电泳后获得酶切指纹图谱而鉴定菌种。常用的分子标识有 gyrB、16S~23S rRNA ITS、hsp65、rpoB 等。用 PCR-RFLP 方法分析 *hsp65* 基因和 *rpoB* 基因，经限制性内切酶产生大小不一的片段，在高分辨率琼脂糖凝胶上呈现不同的指纹图谱，能够将分枝杆菌鉴定到种的水平。

此技术用于 NTM 的鉴定有效、快速、方便，成本也较低；对于比较相近的菌株如龟分枝杆菌复合群、堪萨斯分枝杆菌复合群、偶然分枝杆菌以及戈登分枝杆菌复合群等，此种方法也能容易区分。尽管如此，此种方法仍存在一定的缺陷：①缺少标准统一的操作方法，不同的实验室操作时会因为方法学的差异而导致结果上的差异；②缺乏标准的酶切产物条带数据库，标志物的差异或者主观人为的判读易导致结果的不同，不同的文献报道酶切产物条带有 5~15 bp 的差异。

(六) DNA 测序技术

DNA 测序技术主要原理是通过比较同源基因/序列的差异来进行菌种鉴定，是目前分枝杆菌菌种鉴定技术中分辨率最高、结果最为可靠的技术。目前最常用的分枝杆菌菌种鉴定的序列为 *16S rRNA* 编码基因，可作为其他鉴定技术的参考标准。

传统的 DNA 测序鉴定分枝杆菌菌种方法是利用单个的 DNA，包括经典的 *16S rDNA*、*hsp65*、*rpoB*、*ITS1* 基因和其他序列 (*recA*、*sodA*、*smpB*、*ssrA* 和 *tuf*)。其中 *16S rDNA*、*hsp65*、*rpoB* 和 *ITS1* 是运用最广泛的 DNA 同源序列，分枝杆菌新菌种命名的研究一般都包含这 4 个 DNA 序列。这 4 个 DNA 鉴定分枝杆菌菌种方法存在一些缺陷，不同分枝杆菌菌种存在相同序列、数据库也可能不完整等。

为了弥补单个 DNA 测序鉴定分枝杆菌菌种方法的不足，有研究者开始采取多种方法改进现有的技术方案，包括联合 2 个以上 DNA 序列同时测序鉴定分枝杆菌菌种，例如，*16SrDNA* 和 *ITS1* 的组合、*16SrDNA* 和 rpoB 的组合，以及 *16S rDNA*、*hsp65*、*rpoB* 和 *ITS1* 的组合以及全基因组测序鉴定分枝杆菌菌种。联合 2 个分子标识进行菌种鉴定虽然改善了单个分子标识分辨力不足的缺陷，但是还是有一部分菌种不能区分开。4 个 DNA 测序方法仅仅用于分类学研究，还未用于菌种鉴定研究。全基因组测序是最精准的方法，但是这种方法复杂、昂贵，难以用于临床诊断。

总的说来，DNA 测序法鉴定分枝杆菌菌种是目前分辨率最高的一项技术，其不仅能够鉴定临床常见的分枝杆菌，而且有助于检测到一些临床少见的 NTM 菌种，甚至可能命名新的 NTM 菌种。对少见 NTM 疾病的病例报道有助于提高对相关疾病的认识，而对少见分枝杆菌的生化特性、分枝菌酸特征及 DNA 序列特点的研究则为未来疾病的诊断和鉴别诊断提供了基础，其相关的抗生素药物敏感性研究是精准治疗他们的基础。而命名新的分枝杆菌菌种能够完善分枝杆菌属的分类学特征，并由此提高 NTM 疾病的诊断和治疗水平。

(七) 基因芯片技术

基因芯片技术也称为 DNA 芯片、DNA 微阵列、寡核苷酸阵列技术

许多分枝杆菌的 *16SrRNA* 和 *rpoB* 基因的核苷酸序列是高度保守的，具有种属特异性，因此可以鉴定分枝杆菌菌种。采用基因芯片微量点样技术，将检测分枝杆菌基因的特异探针固定在芯片上，检测探针和对照探针各重复 5 个点，形成 12 行 ×10 列的微阵列，每张芯片上有 4 个相同的微阵列，每个微阵列可检测 1 份样本。根据探针在芯片上的特定位置排布，可以分析相应被测细菌的相关信息，从而判别被测细菌的种类。博奥公司利用分枝杆菌 *16S rRNA* 基因编码序列为靶基因，用基因芯片技术可有效地鉴别出 17 种分枝杆菌。分枝杆菌基因芯片鉴定技术提高了菌种鉴定的敏感性、准确性，适用于临床多标本检测的需要，省时，成本相对降低，有较为广泛的临床应

用价值。目前也有相应商品化试剂盒。

(八) 色谱法

色谱法分析特定菌体成分（如脂肪酸、分枝菌酸等）特性，进行分枝杆菌菌种鉴定，是目前常用的实验室诊断技术之一。分枝杆菌细胞壁中富含的分枝菌酸（mycolic acid, MA）是一类复杂的高相对分子质量物质。其基本化学结构式为 $R_2CH(OH)CHR_1COOH$，R_1 代表直链烯烃，R_2 代表更为复杂的化学结构，如 —C=O、$CH_3OCH=$ 和—COOH 等。它是细胞壁的主要组成部分，约占细胞壁干重的 60%，其丰度不受培养条件可逆的影响。这种始终如一的 MA 复合物是一种稳定的菌种表型特征。通过分析比较分枝杆菌中 MA 之间的差异，对其进行菌种鉴定。

近年来，HPLC 分析 MA 鉴定 MA 菌种取得了很大进展，得到专家们的广泛认同。1996 年美国疾病预防控制中心推荐 HPLC 作为分枝杆菌菌种鉴定的方法。HPLC 分析 MA 的操作流程如下：

（1）制备检测样本：MA 检测样本制备程序包括取菌、皂化、提纯、衍化和去除杂质，最终产生可用于 HPLC 检测的 MA 样本。

（2）洗脱 HPLC：分离分枝菌酸采用梯度洗脱的方式，用两种流动相按一定比例的梯度模式洗脱，分离出衍化后的分枝菌酯。由于不同 MA 的分枝菌酸具有不同化学功能基团，极性和烃链长度，因此可以用不同的方式洗脱出来。

（3）MA 检测 HPLC：检测 MA 最常用检测器和衍化剂是紫外线检测器和紫外线吸收的长链脂肪酸衍化试剂，运用荧光检测器和标记混合物可改善检测的灵敏度。

（4）色谱分析：采用了自动化化学计量模式识别软件方法，分析待测样品色谱图和各种分枝杆菌的标准液相图谱之间的相似性，做出分枝杆菌菌种鉴定。目前也有相应的商业化软件，包含独立的分枝杆菌 MA 的 HPLC 模式数据库，并设计有单峰鉴定表格和分枝杆菌复合群识别模式。目前，HPLC 分析 MA 能用菌种数据库有限，不同实验室采用的流动相和洗脱程序也存在差异，不同实验室之间 HPLC 图的不具比较性。

HPLC 具有准确、可靠、结果稳定等优点，适于细菌分类研究，但对标本纯度的要求高，操作也非常复杂，同时 HPLC 分析 MA 方法所需的仪器十分昂贵，同时很多商业公司并没有开展 HPLC 测定 MA 相应的服务。

(九) PCR– 单链构象多态性 (single strand conformation polymorphism, SSCP)

PCR-SSCP 技术的原理是 PCR 扩增后的 DNA 片段经变性成单链 DNA，单链 DNA 在非变性聚丙烯酰胺凝胶中电泳时形成不同的立体构象，其构象直接影响泳动速率，相同长度的 DNA 单链其核苷酸顺序仅有单个碱基的差别，就可以产生立体构象的不同，造成泳动速率的不同，产生不同的电泳带，从而分离出构象有差异的分子。根据 SSCP 电泳图谱与分枝杆菌标准株的电泳结果，进行相似性比较。该方法可及时鉴别结核分枝杆菌与 NTM，对于临床复治、难治性结核病的诊断及药物选择有重要作用。不足之处在于电泳条件要求比较严格，当某些位置的点突变对单链 DNA 分子立体构象的改变不起作用或作用很小时，可能会使聚丙烯酰胺凝胶电泳无法分辨，造成漏检。

（十）PCR- 反向点杂交技术

PCR- 反向点杂交技术是近几年来建立的一种快速鉴定分枝杆菌菌种的新方法，该技术的原理是将 22 个分枝杆菌菌种特定的寡聚核苷酸序列 5' 端用氨基标记后固定在载体上，设计特异的 PCR 引物 5' 端用生物素标记扩增 16S ~ 23S rRNA 内转录间隔序区，扩增产物按照碱基配对的原则与载体上特定探针反向杂交，通过生物素 - 链霉亲和素 - 过氧化物酶生物反应放大系统，经四甲基联苯胺显色判读结果。该方法不需要复杂的仪器设备，无须分离菌株，直接检测从临床标本中提取的分枝杆菌 DNA，检测在 1d 内完成，可以鉴定临床常见的 22 种分枝杆菌，从而鉴定该分枝杆菌的种类。该技术最大特点就是，可以对标本培养物或直接对患者痰标本或支气管肺泡灌洗液中的分枝杆菌进行菌种鉴定，鉴定检测时间短，涵盖了对人致病的结核分枝杆菌群和 22 种 NTM，是一种简便、准确、快速鉴定分枝杆菌菌种的方法。该技术有望成为临床实验室鉴定分枝杆菌菌种的常规方法。局限性在于对 16S ~ 23S rRNA 内转录间隔序列种间核苷酸序列相同或相似的菌种无法鉴别，如结核分枝杆菌复合群各亚种以及高度同源性的海 / 溃疡分枝杆菌、偶发 / 猪分枝杆菌和龟分枝杆菌龟亚种和龟分枝杆菌脓肿亚种。

三、临床的相关性

由于 NTM 属于条件致病菌，自然界中广泛存在，分离出的 NTM 不一定能够提示 NTM 病，必须结合临床进行综合分析。另外要注意分离出 NTM 的样本的部位，从无菌部位留取的样本分离出的 NTM 通常可判断与疾病相关，但从非无菌部位留取的样本（如痰和支气管灌洗液）中分离的 NTM 则需判断是否为要污染或定植。血培养时分离出分枝杆菌可作出相应的疾病诊断，但痰或支气管灌洗液中分离出的分枝杆菌需要考虑标本污染或呼吸道定植的可能。其次还要注意 NTM 致病有地域的差异，开展 NTM 不同地区临床相关性研究是非常有必要的。

四、分枝杆菌检测的标本收集、处理和运输

标本收集正确收集和处理痰标本并及时将其送往检测实验室对于确保结果的准确性和可靠性非常必要。一段时间的治疗会降低培养阳性的概率。因此，必须在治疗开始前留取痰标本，且最好是晨痰。收集合格的痰标本需要事先对患者进行清楚的说

明，留取合格痰标本。当患者咳嗽时可形成带有结核分枝杆菌的气溶胶。因此，患者可在室外或远离人群的地方咳痰。收集痰标本不应在实验室房间或厕所等密闭的空间进行。

标本处理处理痰标本必须使用专门的容器盛痰标本，避免运输时发生挤压，容器还必须具备防水、宽口的螺旋盖，以避免泄漏和污染痰标本运输前，痰标本应放置于阴凉处，最好是放置于4℃的冰箱内。

运输结核患者痰标本和/或/培养物标本时应特别注意生物安全风险。结核分枝杆菌的培养物富含传染性物质，里面含有大量的活菌，可致人体生病，要遵守有关运输传染性物质的规定，安全、迅速地完成运输。分枝杆菌培养物应放入固体培养基内运输，要放入螺旋盖试管内水密保存。培养皿内的培养物及液体培养基内的培养物不得运输。如果预计运输时间很短时，细菌的运输可无须培养基和液体。

参考文献

[1] 陈晓晶.老年肺结核患者在抗结核药物治疗期间并发不良反应的护理研究[J].中国医药指南，2019，17(9):258-259.

[2] 李万志.难治性肺结核应用"三位一体"治疗方法的临床观察[J].中国冶金工业医学杂，2014，1(3):335-336.

[3] 薛声波，吴桂辉，何畏，等.艾滋病并发肺结核患者行抗结核药物治疗的效果观察[J].结核病与肺部健康杂志，2017，6(1):32-35.

[4] 刘一典，肖和平.WHO《耐药结核病治疗指南(2016年更新版)》的特点与思考[J].中国防痨杂志，2016，38(12):1016-1020.

[5] 吴学兵，陆彬，桂晓虹，等.液体MGIT培养法在结核分枝杆菌检测中的应用评估国[J].检验医学，2013，18(3): 211-214.

[6] WILSON SM, Al-SUWAIDI Z, MCNERNEY R, et al.Evaluation of a new rapid bacteriophage-based method for the drug susceptibility testing of Mycobacterium tuberculosis[J]. Nat Med, 1997, 3(4): 465-468

[7] 温占波，李劲松.分枝杆菌噬菌体在结核病诊断、耐药筛选中的应用研究[J].微生物学免疫学进展，2008，36(2): 60-65.

[8]DHEDA K, LIMBERIS J D, PIETERSEN E, et al.Outcomes, infectiousness, andtransmission dynamics of patients with extensively drug-resistant tuberculosis and homedischarged patients with programmatically incurable tuberculosis: aprospective cohort study[J].Lancet Respir Med, 2017, 5(4):269-281.

[9]JAGIELSKIN T, MINIAS A, VAN I J, et al.Methodological and clinical aspects of the molecular epidemiology of mycobacterium tuberculosis and other mycobacteria[J]. Clin Microbiol Rev, 2016, 29(2):239-290.

[10]MAURYA A K, SINGH A K, KANT S, et al. Use of GenoType MTBDRplus assay to assess drug resistance and mutation patterns of multidrug - resistant tuberculosis isolates in northern India[J]. Indian J Med Microbiol, 2013, 31(3): 230-236.

[11]LIN S Y, RODWELL T C, VICTOR T C, et al.Pyrosequencing for rapid detection of extensively drug - Resistant Mycobacterium tuberculosis in clinical isolates and clinical specimens[J]. J Clin Microbiol, 2014, 52(2): 475-482.

[12]SAFI H, LINGARAJU S, AMIN A, et al. Evolution of high-level ethambutol-resistant tuberculosis through interacting mutations in decaprenylphosphoryl-β-D-arabinose biosynthetic and utilization pathway genes.[J]. Nature Genetics, 2013, 45(10):1190-U330.

[13]SHARMA K, VERMA R, ADVANI J, et al. Whole genome sequencing of mycobacterium tuberculosis isolates from extrapulmonary sites [J]. OMICS, 2017, 21(7): 413-425

[14]杨辉, 汪文斐, 张国良, 等.高分辨率熔解曲线分析技术检测结核分枝杆菌的耐药性 [J]. 中国热带医学, 2014, 14(12): 1435-1439.

[15] YU M C, CHEN H Y, WU M H, et al. Evaluation of the rapid MGIT TBc identification test for culture confirmation of Mycobacterium tuberculosis complex strain detection [J]. J Clin Microbiol, 2011, 49(3) :802-807.

[16] 段鸿飞.NTM 与疾病的相关性 [J]. 中国医刊, 2016, 51(3) :3-5.

[17] PARK S, SUH G Y, CHUNG M P, et al. Clinical significance of Mycobacterium fortuitum isolated from respiratory specimens [J]. Respir Med, 2008, 102(3) :437-442

[18] 段鸿飞, 王庆枫, 王敬, 等.呼吸道快速生长分枝杆菌的检出率及与肺部疾病的相关性 [J]. 中华结核和呼吸杂志, 2016, 39(2) :113-116.

[19] PIERSIMONI C, SCARPARO C. Extrapulmonary infections associated with nontuberculous mycobacteria in immunocompetent persons[J]. Emerg Infect Dis, 2009, 15(9) :1351-1358

第十三章　心血管疾病药物个体化诊疗的分子诊断

第一节　概述

心血管疾病主要包括高血压病、动脉粥样硬化、冠心病、脑卒中等，是严重威胁人类健康和导致死亡的重要疾病。目前临床上常规使用的抗凝药、降脂药、降压药等普遍存在个体差异。据世界卫生组织（WHO）统计，全球死亡患者中，1/3 是死于不合理用药，而非死于自然疾病本身。在我国，每年的住院患者约有 5000 万，其中至少 250 万住院患者与药物不良反应有关，有约 20 万人因此而死亡。在美国，每年约有 10 万人死于药物不良反应，直接和间接经济损失达 120 亿美元。药物不良反应已成为除了癌症、脑出血和心脏病外的第四大死因，由此可见，安全用药已成为世界性的公共医疗卫生问题。

合理用药的核心是个体化用药（personalized medicine）。个体化用药，就是药物治疗"因人而异""量体裁衣"，在充分考虑每个患者的遗传因素（即药物代谢基因类型）、性别、年龄、体重、生理病理特征以及正在服用的其他药物等综合情况的基础上制订安全、合理、有效、经济的药物治疗方案。其目的是提高药物的疗效，降低药物的毒副作用，减少医疗费用。让患者花最短的时间、最少的钱，达到最好的治疗效果。

目前最主要的方法是测定药物的体液浓度，以药代动力学原理计算药代动力学参数，设计个体化给药方案，这对于血药浓度与药效相一致的药物是可行的，但对于血药浓度与药效不一致的药物，如何达到个体化给药，目前并没有比较可靠的方法。药物效应的差异与基因变异的关系，并不是提出药物基因组学的概念以后才认识到的。一些临床经常出现的现象，引起了临床医学工作者的重视。如两个患者的诊断相同，一般状况相同，同一药物治疗，血药浓度相同，但疗效却相差甚远，用传统的药代动力学、药效学等原理无法解释，这时应考虑到与药物作用相关的靶点（如受体等）是否发生了变异，是什么水平的变异。药物作用位点的变异可能发生在基因水平，也可能发生在转录、翻译等水平，基因水平的变异相对比较容易鉴定，研究也表明基因的变异与药物效应的差异相关度更高，研究基因突变与药效关系的药物基因组学正是适应了这样一个要求，因此药物基因组学在临床合理用药中的应用前景是好的。

推进个体化差异化用药理念，促进临床安全、有效、经济地用药，主要是通过临床诊断和药物基因组学为依据进行个体化用药的。

截至 2017 年 12 月底，美国 FDA 已批准了约 220 种药物在药品说明书上标注药物基因组学信息，提醒临床可通过基因分型提升个体化治疗的效果和安全性。

第二节　抗凝药物

心血管系统药物种类繁多，而抗凝药物占据重要的地位，对于预防血栓性疾病意义重大。很多抗凝药物安全治疗范围狭窄，不当用药后果严重。剂量过大容易引起出血，如牙龈出血、流鼻血、皮肤紫斑、月经增多，甚至眼睛出血、尿血等。剂量过小达不到抗凝作用，容易引起血栓，如肢体麻木、语言障碍、不明原因头疼及呼吸困难等。不同患者凝血状态差异较大，因此，抗凝药的使用要进行个体化治疗。

华法林和氯吡格雷作为典型代表药物，适当的药物剂量才能有效地预防心血管事件的发生，而药物的基因多态性却导致了不同的患者服用药物剂量的差异性。本节着重讨论华法林和氯吡格雷药物代谢动力学和药效动力学中影响药物效果的关键基因，通过基因检测明确患者服药剂量。

一、华法林的个体化检测

华法林是一种双香豆素衍生物，通过抑制维生素 K 及其 2，3- 环氧化物 (维生素 K 环氧化物) 的相互转化而发挥抗凝作用。长期以来，华法林一直是临床抗凝治疗的基础性用药，包括静脉血栓栓塞性疾病的一级和二级预防、心房颤动血栓栓塞的预防、瓣膜病、人工瓣膜置换术和心腔内血栓形成等。然而，华法林在中国的使用率非常低，在房颤患者中不超过 10%。导致华法林在临床中治疗率较低的原因包括治疗窗窄、剂量变异性大、与其他药物及食物相互作用、需要实验室监测等。FDA 提出：香豆素类药物可引起致死性出血，所有患者都应定期检测 INR。由于患者个体化差异导致对华法林药效反应不同，采用统一初始剂量根据 INR 值调整的方法往往不能快速达到 INR 治疗范围，而且不能有效避免出血及栓塞等不良反应的发生。

近年来基因组学的快速发展，除了性别、年龄、体重、身高、与药物相互作用等因素干扰华法林作用外，遗传因素成为华法林个体化治疗中最重要的因素，目前已经发现与华法林相关的基因有 15 种，包括 *CYP2C9*、*VKORC1*、*CYP4F2*、*CALU*、*NR1I3*、*EPHX1*、*GGCX*、*STX4*、*PRSS53* 和 *NQO1* 等，其中 *CYP2C9* 和 *VKORC1* 的相关研究较多、证据较充分。这两个基因的多态性造成了个体对华法林敏感性的差异，影响了华法林的安全有效使用。*CYP2C9* 和 *VKORC1* 的遗传变异大约能解释人群中一半的华法林剂量差异。

FDA 于 2007 年 8 月修改华法林用药标签，提示 *CYP2C9* 和 *VKORC1* 基因型检测有助于调整华法林给药剂量。以 *CYP2C9* 和 *VKORC1* 基因为导向的药物基因组学剂量预测模型的研究和建立成为近年来人们普遍关注的焦点。研究显示，基于 *CYP2C9* 和 *VKORC1* 以及一些非遗传因素构建的药物基因组学模型，可解释 *40%~60%* 华法林剂量差异，大大优化了华法林抗凝治疗方案。

通过对需要服用华法林药物的患者进行基因检测，明确患者基因类型，通过固定公式计算，即可得知患者需要服用的华法林剂量，短时间内即可达到临床规定的 INR 值范围，减少患者反复监测 INR 带来的负担，规避不良反应，提高药物疗效。

(一) *CYP2C9* 基因突变检测

CYP2C9 基因位于人染色体 10q24.2，全长约 55 kb，有 9 个外显子和 8 个内含子，编码含 490 个氨基酸残基的蛋白质。是 CYP450 的第二亚家族中的一个重要成员，占肝微粒体 CYP450 蛋白质总量的 20%。*CYP2C9* 参与人体内多种药物的代谢，临床使用的药物大约 16% 通过其代谢，除了抗凝药华法林外，还有包括抗糖尿病药、抗惊厥药、抗高血压药、利尿药、抗抑郁药、抗菌药、抗肿瘤药以及非类固醇类抗炎药等。

临床应用的华法林是 R- 异构体和 S- 异构体的外消旋混合物，S- 异构体由 *CYP2C9* 代谢成 S-7- 羟基华法林及 S-6- 羟基华法林，而 R- 异构体由 *CYP1A2* 和 *CYP3A4* 代谢成 R-8- 羟基华法林。S- 异构体抗凝作用是 R- 异构体的 3~5 倍，这也是"华法林剂量差异"的重要原因。

迄今已发现 *CYP2C9* 存在 *CYP2C9*2~CYP2C9*35* 多种等位基因，以 *CYP2C9*1*，*CYP2C9*2* 和 *CYP2C9*3* 最为常见，其他突变型除 *CYP2C9*13* 外，其他均只在单一民族中发现，相关研究较少，目前研究最多的是 *CYP2C9*2* 和 *CYP2C9*3*。*CYP2C9*2*（*rs1799853*）突变是 3 号外显子上第 430 位核苷酸 C 突变为 T，造成多肽链第 144 位氨基酸 Arg（R）被 Cys（C）所代替（Arg144Cys），其纯合体是野生型活性的 16%~20%。*CYP2C9*3*（*rs1057910*）是 7 号外显子的 1075 位核苷酸 A 突变为 C，导致多肽链第 359 位氨基酸 Ile（I）被 Leu（L）所代替（Ile 359Leu），其纯合体是野生型活性的 4%~6%。不同的人种中 *CYP2C9*2* 和 *CYP2C9*3* 基因突变频率存在明显的差异。如在中国人群中 *CYP2C9*2* 几乎不存在，在白种人中突变频率较高，约有 20.8%。

(二) *VKORC1* 基因突变检测

VKORC1 基因生理功能 *VKORC1* 基因位于 16p11.2，基因全长 11 kb，含 3 个外显子和 2 个内含子，编码含有 163 个氨基酸的蛋白质。华法林通过特异性抑制 *VKORC1*，阻断凝血因子的活化而发挥抗凝作用。

VKORC1 基因多态性中对华法林剂量有影响的主要是启动子区 *-1639G/A*（*rs9923231*）位点。与携带 *VKORC1-1639A* 等位基因患者比较，携带 *VKORC1-1639G* 等位基因患者 *VKORC1* mRNA 及蛋白表达水平增加，引起 *VKORC1* 活性增高，凝

血因子合成增加，导致华法林的维持剂量显著提高。中国汉族人群中携带 *VKORC1-1639A* 等位基因频率可高达 90% 以上，这也是导致中国人华法林剂量低于欧美国家人群的主要原因。汉族人群 *VKORC1-1639AA*、*GA*、*GG* 基因型频率分别为 80%、18% 和 2%，而西方高加索人群分别为 14%、47% 和 39%。

(三) 检测标本类型

EDTA 抗凝的全血 (禁用肝素抗凝)。

(四) 检测方法

Sanger 测序、荧光定量 PCR、高分辨熔解曲线法 (high-resolution melting, HRM)、限制性片段长度多态性分析 (PCR-RFLP)、基因芯片、核酸质谱等。

(五) 临床意义

携带 *CYP2C9*2* 和 *CYP2C9*3* 等位基因患者对 S- 异构体代谢活性下降，会导致华法林在体内的清除减慢，其华法林维持剂量较野生型患者降低。携带 *CYP2C9*2* 和 *CYP2C9*3* 等位基因的患者使用华法林更容易出现出血事件，因此需要华法林的剂量较小。*VKORC1-1639AA* 基因型携带者对华法林敏感，属于高代谢型，服用小剂量华法林即可达到并维持 INR 目标范围 (见表 13.2.1)。

表 13.2.1 CYP2C9 和 *VKORC1* 基因多态性对华法林疗效或者不良反应的影响

基因	SNP 位点	基因型	白种人分布频率 (%)	中国人群分布频率 (%)	影响环节	证据级别	临床相关性
CYP2C9	*rs1799853*	CC	79.2	100			常规剂量
		CT	20.8	0	剂量	1A	降低剂量
		TT	0	0			降低剂量
	rs1057910	AA	88.5	89.4			常规剂量
		AC	11.5	10.6	剂量 / 不良反应	1A	降低剂量
		CC	0	0			降低剂量
VKORC1	*rs9923231*	GG	39.8	0			高剂量
		AG	40.7	9.8	剂量	1A	高剂量
		AA	19.5	90.2			低剂量

(六) 指导临床用药的剂量

美国 FDA 根据 *CYP2C9* 和 *VKORC1* 的基因多态性结果给出了患者初次服用华法林的指导剂量 (见表 13.2.2)。

表 13.2.2　*CYP2C9* 和 *VKORC1* 基因多态性结果对服用华法林的指导剂量调整（mg/d）

VKORC1 基因多态性	*CYP2C9* 等位基因					
	*1/*1	**1/*2*	**1/*3*	**2/*2*	**2/*3*	**3/*3*
GG	5~7	5~7	3~4	3~4	3~4	0.5~2
AG	5~7	3~4	3~4	3~4	0.5~2	0.5~2
AA	3~4	3~4	0.5~2	0.5~2	0.5~2	0.5~2

此外，Warfarin Dosing（http://www.warfarindosing.org/）网站提供的华法林日剂量计算公式，可以根据患者检测基因多态性、年龄、性别、种族、体重、身高、吸烟史、肝脏疾病、伴随药物剂量、他汀类药物等各个因素进行综合分析，得到患者华法林最佳服用剂量（见图 13.2.1）。

Required Patient Information

Age: ☐　　Sex: -Select- ▾　　Ethnicity: -Select- ▾

Race: -Select- ▾

Weight: ☐ lbs **or** ☐ kgs

Height: (☐ feet and ☐ inches) **or** (☐ cms)

Smokes: -Select- ▾　　Liver Disease: -Select- ▾

Indication: -Select- ▾

Baseline INR: ☐　　Target INR: ☐　　☐ Randomize & Blind

Amiodarone/Cordarone® Dose: ☐ mg/day

Statin/HMG CoA Reductase Inhibitor:
-Select- ▾

Any azole (eg. Fluconazole): -Select- ▾

Sulfamethoxazole/Septra/Bactrim/Cotrim/Sulfatrim: -Select- ▾

Genetic Information

VKORC1-1639/3673: Not available/pending ▾

CYP4F2 V433M: Not available/pending ▾

GGCX rs11676382: Not available/pending ▾

CYP2C9*2: Not available/pending ▾

CYP2C9*3: Not available/pending ▾

CYP2C9*5: Not available/pending ▾

CYP2C9*6: Not available/pending ▾

☐ Accept Terms of Use

> ESTIMATE WARFARIN DOSE

图 13.2.1　华法林计算表格

分子检测与精准医疗临床应用

为寻求更方便的计算起始剂量的方法，国际华法林药物基因学协会（IWPC）根据患者年龄、身高、体重、*CYP2C9* 和 *VKORC1* 基因多态性、人种、使用 CYP2C9 酶诱导剂情况和服用胺碘酮情况（加强华法林的抗凝作用）等因素，建立综合数学模型预测起始剂量（见图 13.2.2）。

IWPC Warfarin Dose Calculator
detailed instructions and examples can be found at the Instructions tab

Variable	Units or Allowed Values	Enter Value	Error Messages/Warnings	Validation Result
Age	Years		Enter a numerical value for age in years, such as 65	Error
Height	Centimeters (cm)		Enter a numerical value for Height in cm	Error
Weight	Kilograms (kg)		Enter a numerical value for Weight in kg	Error
VKORC1 genotype	A/A A/G G/G U ((for Unknown)		Enter a genotype for VKORC1 -1639 A>G SNP, using one of the allowed values shown in column B, or enter the single letter 'U' for unknown genotype	Error
CYP2C9 genotype	*1/*1 *1/*2 *1/*3 *2/*2 *2/*3 *3/*3 U (for Unknown)		Enter a genotype for CYP2C9, using one of the allowed values shown in column B, or enter the single letter 'U' for unknown genotype, Note that alleles other than *1, *2, and *3 are not allowed in the IWPC algorithm	Error
Race	A (for Asian) B (for Black or African American) C (for Caucasian or White) U (for Unknown or Mixed Race)		Enter patient's race, using singe letter values A, B, C, or U, as shown in column B	Error
Taking Enzyme Inducer	Y (for Yes) N (for No or not known)		Enter either Y (patient taking CYP2C9 inducer) or N (patient not taking CYP2C9 inducer). The inducers considered in development of the IWPC algorithm were rifampin, phenytoin, and carbamazepine	Error
Taking Amiodarone	Y (for Yes) N (for No or not known)		Enter either Y (patient taking amiodarone) or N (patient not taking amiodarone).	Error
Computed Weekly Starting Dose (mg/week):		ERROR	There are 8 errors in the data you have entered. A dose cannot be calculated until the errors are fixed.	8 Error count 0 Warning count

图 13.2.2　国际华法林药物基因学协会（IWPC）建立综合数学模型预测起始剂量

(七) 局限性

尽管目前已证实 *CYP2C9* 和 *VKORC1* 基因多态性与华法林需求剂量的个体差异有关，但是华法林剂量变异的 40% 仍不清楚。如 CYP450 同工酶涉及的基因 *CYP2C19*、*CYP2C8*、*CYP2C18*、*CYP1A2* 和 *CYP3A4* 也有可能影响华法林剂量。另外血浆蛋白变异引起血浆蛋白结构改变也同样影响华法林药物代谢动力学，从而影响个体药物剂量的调整。

(八) 案例分析

患者，女性，91岁，因"反复心悸3月，加重伴头昏1周"入院，入院诊断：①心律失常心房扑动；②冠状动脉粥样硬化性心脏病、稳定型心绞痛；③慢性阻塞性肺病、稳定期肺源性心脏病；④类风湿性关节炎?

入院时查血常规：白细胞总数 4.13 × 10⁹/L，血红蛋白 119.0 g/L，血小板 117 × 10⁹/L，中性粒细胞百分比 49.9 %。1 周后（2016 年 10 月 10 日）血凝检验报告：凝血酶原时间 35.4 s ↑。其余结果显示：国际标准化比值 3.16 ↑，活化部分凝血活酶时间 43.3 s ↑，D- 二聚体 1.80 mg/L FEU ↑。查血常规：白细胞总数 4.59 × 10⁹/L，血红蛋白 100.0 g/L，血小板 107 × 10⁹/L，中性粒细胞百分比 59.1 %。

给予华法林钠片 1.25 mg/d。查 *CYP2C9* 和 *VKORC1* 基因多态性结果：*CYP2C9* 基因型为 *1/*1 野生型，*VKORC1* 基因型为－1639G > A，为突变纯合型。再次查血常规：白细胞总数 3.34 × 10⁹/L ↓，血红蛋白 100.0 g/L ↓，血小板 90 × 10⁹/L ↓。血凝：国际标准化比值 1.40 ↑。目前正在服用培哚普利、美托洛尔、呋塞米、米诺环素、曲美他嗪、阿法骨化醇药物。

结果分析及用药建议：

（1）患者 CYP2C9 基因型为 *1/*1 野生型，提示华法林代谢酶 CYP2C9 活性正常；*VKORC1* 基因型为－1639G > A，为突变纯合型，提示华法林作用靶点 VKORC1 蛋白表达水平下降，对华法林敏感，应减少剂量。

（2）根据患者种族（亚洲人群）、身高（135 cm）、体重（35 kg）、年龄（91 岁）和基因型，排除合并用药因素，使用 IWPC 华法林剂量计算公式计算，该患者使用华法林起始剂量建议为每周 9mg。但是因为患者为超高龄，在前期临床研究中纳入这种年龄阶段的人群数量较少，因此公式计算可能与实际情况存在偏差。

（3）该患者目前使用的化学药物包括培哚普利、美托洛尔、呋塞米、米诺环素、曲美他嗪、阿法骨化醇，目前未发现其与华法林存在相互作用，对华法林使用的剂量影响较小，但如果需要使用胺碘酮，则华法林剂量应减少。华法林的作用受到多种药物、食物影响，建议临床使用药物应尽量简单，尤其是具有"活血化瘀"作用的中成药，因为其与华法林的相互作用不明确，将使华法林剂量调整困难，并增加出血风险，尤其是患者出院以后，因为停用部分药物，可能导致本来已经稳定的 INR 值出现波动。

（4）该患者的 Hb 下降较快，虽目前未出现肉眼可见出血，但应警惕隐性出血的可能，建议复查大小便隐血试验。

（5）该患者为超高龄、低体重人群，INR 需密切监测，目前口服 1/4 片华法林。因分剂量可能不准确，后期如果需要剂量调整，也可采取高低剂量隔日交替的方式。

二、氯吡格雷的个体化检测

氯吡格雷属于抗血小板药，能选择性地抑制二磷酸腺苷（adenosine diphosphate，ADP）与血小板结合，随后抑制激活 ADP 与糖蛋白 GP Ⅱ b / Ⅲ a 复合物，从而抑制血小板的聚集，也可抑制非 ADP 引起的血小板聚集。为无活性前体药物，约 15% 通过 CYP450 酶经两步氧化代谢为活性产物，不可逆地与血小板表面 ADP 受体 P2Y12 结合，阻断 ADP 介导的血小板聚集，进而阻止病理性血栓形成。

氯吡格雷和阿司匹林双抗治疗可有效预防急性冠状动脉综合征患者或经皮冠状动脉介入治疗术后缺血事件的发生，但仍有 5%～15% 患者在 1 年内发生死亡、心肌梗死或脑卒中等不良心血管事件。产生个体差异的原因除了患者依从性，冠心病危险因素，如肥胖、糖尿病等外，遗传变异也是重要的内在因素，特别是直接参与氯吡格雷活化、代谢或转运的基因变异。

目前已经发现与氯吡格雷相关的基因有 27 种，包括 CYP2C19、CES1、CYP2B6、P2RY12、ABCB1、CYP2C9、CYP3A4、CES1P1、ITGB3、PON1 和 CYP1A2 等，其中 CYP2C19 是氯吡格雷活化的关键基因。2010 年以及 2015 年美国 FDA 已经要求对氯吡格雷说明加注"黑框警告"，警示患者：建议使用前检测 CYP2C19 基因多态性，CYP2C19 基因检测结果应作为医生调整治疗策略的参考，对于 CYP2C19 慢代谢型患者，建议考虑调整治疗方案或治疗策略。

(一) CYP2C19 基因突变检测

CYP2C19 基因位于染色体 10q24，包括 9 个外显子和 5 个内含子，编码含有 490 个氨基酸的蛋白质。CYP2C19 基因编码的蛋白质是 CYP450 家族成员之一，属于 CYP2C 亚族，尽管其在亚族中含量较少，但是许多药物都是它的底物，如氯吡格雷、美芬妥英、地西泮、奥美拉唑等。

CYP2C19 基因多态性在不同人种分布差异较大，CYP2C19 的 *1、*2、*3 和 *17 在不同的人群中所占的比例比较稳定并且较高，其中对氯吡格雷影响较大的是 *2、*3 突变位点 (弱代谢型) 和 *17 突变位点 (强代谢型)。根据基因型不同可将人群分为超快代谢 (*1/*17、*17/*17)、正常代谢 (*1/*1)、中等代谢 (1/*2、*1/*3，*2/*17)、慢代谢 (*2/*2、*2/*3、*3/*3)。CYP2C19*2、*3 和 *17 在我国人群中的分布频率分别为 24%～25%、2%～3% 和 1.2%～3%。CYP2C19*2 等位基因分布频率在黄种人、白人和黑种人中分别为 29%、12% 和 15%。PCI 后再次发病危险因素与 CYP2C19*2、*3 位点突变有关。CYP2C19*2 和 *3 是亚洲人群中 CYP2C19 的 2 个主要的有意义的基因突变。携带等位基因 CYP2C19*2 的个体血浆中活性产物的浓度比正常基因个体降低 32.4%。

CYP2C19*2（rs4244285）等位基因变异的外显子 5 第 681 位处的碱基发生变异（G/A）形成了一个异常剪接点，使得转录时在外显子 5 的始端丢失了 40 个碱基对（643～682 bp），从而在翻译时丢失了 215～227 位氨基酸，使 215 位氨基酸开头的阅读框架发生移动，因此在 215 位氨基酸下游第 20 个氨基酸处提前产生 1 个终止密码，使蛋白合成过早被终止，结果使这一截短的含 234 个氨基酸的蛋白质丧失了催化活性。CYP2C19*3（rs4986893）等位基因是在外显子 4 第 636 位发生 G/A 突变，产生了提前的终止密码，蛋白合成终止，使 CYP2C19 酶活性丧失。CYP2C19*17 (-806C > T, *rs12248560*）是一种超快速代谢的基因表现型，其突变能特异性结合核蛋白，明显增加 *CYP2C19* 基因的转录水平，使血小板聚集显著降低，出血事件明显增加。

（二）检测标本类型

EDTA 抗凝的全血（禁用肝素抗凝）。

（三）检测方法

Sanger 测序、荧光定量 PCR、高分辨熔解曲线法（high-resolution melting, HRM）、限制性片段长度多态性分析（PCR-RFLP）、基因芯片、核酸质谱等。

（四）临床意义

CYP2C19 不同位点的等位基因对氯吡格雷的代谢的作用强度不同，*1* 为正常功能等位基因，*2*、*3* 为功能缺失或是降低等位基因，*17* 为功能增强等位基因。2009年，《新英格兰医学杂志》等发表了有关氯吡格雷活化关键酶基因 *CYP2C19*2* 功能性等位基因缺失影响心血管不良事件发生率的研究结果，确证 *CYP2C19*2* 可增加心脑血管事件发生率。

（五）指导临床用药的剂量

国家卫生计生委个体化医学检测技术专家委员会在2015年发布了《药物代谢酶和药物作用靶点基因检测技术指南（试行）》。在该指南中引用美国 FDA 和美国心脏病学协会意见，肯定 *CYP2C19* 基因检测在氯吡格雷个体化用药中作用。该文件指出：*CYP2C19* 慢代谢患者应用常规剂的氯吡格雷后体内活性代谢物生产少，对血小板的抑制作用下降。美国 FDA 和美国心脏病学会建议，对于 CYP2C19 慢代谢基因型患者需考虑改变治疗方案。此外，有文献提出，携带一个以上 *CYP2C19*2* 等位基因的患者与不良临床预后有相关性，更容易出现氯吡格雷抵抗。携带 1 个或 2 个 *CYP2C19* 风险等位基因的患者，其心血管死亡、心肌梗死、脑卒中均显著增加，支架栓塞概率显著增加。对于携带一个 *CYP2C19*2* 风险等位基因的患者，需要服用 3 倍剂量的氯吡格雷，才能达到非携带患者服用正常剂量氯吡格雷相同的疗效。根据 *CYP2C19* 基因型检测结果，对慢代谢患者换药，服用 10 mg 普拉格雷进行个体化治疗，疗效比标准治疗组（不考虑基因型的影响，对所有患者进行标准化用药，都服用 75 mg 氯吡格雷进行治疗）好。具体用药指导如图 13.2.3 所示。

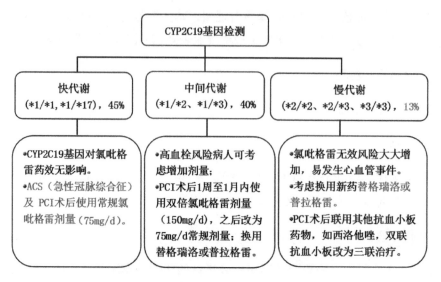

图 13.2.3 不同 CYP2C19 基因型的用药建议

(六) 局限性

导致血小板高反应性的除了基因多态性之外，还与患者的临床因素密切相关，基因型并不等同于血小板反应性，也不完全等同于缺血事件。此外，一些干扰依赖细胞色素酶代谢途径的药物，像钙离子拮抗剂、他汀和香豆素衍生物等也干扰氯吡格雷的效果。有文献报道，基因型在氯吡格雷的抗血小板治疗反应个体差异中所起的作用为 2%～12%。因此，以基因为导向的个体化给药，还必须充分考虑患者的临床因素。

(七) 案例分析

患者，男性，68 岁，间断心悸 5 年，加重 5 天。入院诊断为冠心病、急性心肌梗死、心律失常、高血压；入院后行冠脉支架术。术后常规给予抗血小板聚集（阿司匹林肠溶片 100 mg，口服，1 次 / 天；硫酸氢氯吡格雷片 75 mg 口服，1 次 / 天）。术后第 7 天突发压榨样胸痛，再发急性心肌梗死；行第 2 次冠脉造影 + 支架植入。查 *CYP2C19* 基因型，患者为 *CYP2C19*2/*2* 型，为突变纯合子，为慢代谢。

结果分析及用药建议：患者为 *CYP2C19*2/*2* 型为突变纯合子，为慢代谢。提示 *CYP2C19* 代谢酶活性受抑制，氯吡格雷代谢受影响，患者应用常规剂的氯吡格雷后体内活性代谢物生产少，对血小板的抑制作用下降，可阻碍抗血小板聚集作用的发挥。因患者为 PCI 术后，建议双联抗血小板治疗改为三联治疗（阿司匹林 + 氯吡格雷 + 西洛他唑），其中西洛他唑 50 mg，口服，2 次 / 天。患者好转，查血小板聚集率为 52.10，正常。

第三节 调节血脂药物个体化治疗的分子诊断

一、概述

《中国成人血脂异常防治指南（2016年修订版）》的最新数据显示，中国成人血脂异常总体患病率高达40.4%。长期的高血脂会加速全身动脉粥样硬化（血管堵塞），进而引发冠心病、心肌梗死、脑卒中等严重危及生命的心脑血管健康问题。高血脂还可能导致脂肪肝、肝硬化、胆结石、胰腺炎、眼底出血等问题，因此降低血脂水平刻不容缓。

临床调脂达标，常见的降脂药有他汀类、叶酸类以及抗氧化剂类等，首选的是他汀类调脂药物，其可降低低密度脂蛋白（low density lipoprotein，LDL）水平，而且还能降低三酰甘油，并具有良好的耐受性和安全性。因此他汀类药物是血脂异常患者最常用的药物。欧洲心脏病年会提出的《血脂异常管理指南（2019版）》也肯定了他汀类药物在降低LDL-C水平的作用。

他汀类药物是内源性胆固醇合成限速酶3-羟基-3-甲基戊二酰辅酶A（HMG-CoA）还原酶抑制药。目前洛伐他汀、辛伐他汀、普伐他汀、阿托伐他汀及罗伐他汀等他汀类药物是最为经典和有效的降脂药物。对大多数人而言，它们既安全，且耐受性良好；然而，他汀与肌肉毒性相关，其严重程度可从无肌酸激酶升高的轻度肌痛，到罕见并危及生命的自身免疫性坏死性肌炎的发生。研究显示，他汀类药物相关性肌病（stain-assocted musde disease,SAMS）的发生率高达7%~29%。服用同等剂量的他汀类药物，中国患者不良反应发生率是欧洲患者的10倍，且程度更重。尽管轻度SAMS为自限性，但常常导致他汀药物的依从性差和停药，进而导致心血管事件和病死率的增高。随着药物基因组学的研究，遗传因素对他汀不良反应的影响越来越多地进入到临床医生的视线。

前期针对辛伐他汀肌病患者进行的全基因组关联性研究明确了SAMS的遗传因素源自溶质载体阴离子转运蛋白家族1B1（*SLCO1B1*）基因的单核苷酸多态性*SLCO1B1* 5（rs4149056*），该位点的C等位基因杂合子（CT）和纯合子（CC）携带者发生SAMS的风险分别是TT携带者的4.5倍和17倍。由于*SLCO1B1*5*变异型导致所编码的肝脏有机阴离子转运多肽转运蛋白（OATP1B1）的活性降低，阻碍了辛伐他汀从血浆向肝脏的转运，故辛伐他汀的血浆浓度升高，肌病风险增加。由于*SLCO1B1* 5*等位基因携带者服用辛伐他汀的SAMS风险最大，而服用普伐他汀或瑞舒伐他汀的SAMS风险最小；因此，*SLCO1B1*5*基因检测为个体化定制他汀治疗提供了机会。

在2014年，发布了《他汀类药物安全性专家共识》(以下简称《共识》)，重点强调了他汀用药安全性的问题并提示安全性的相关因素。其中基因多态性的影响作为一个重要的影响因素，写入了《共识》。《共识》中提到 *SLCO1B1* 基因因单核苷酸多态性引发功能缺陷，可导致他汀药效和毒副作用存在个体差异，已明确为重要遗传影响因素。胡大一在《我国指南与共识制订与解读中值得关注的问题》指出：所有他汀类药物的不良反应都与剂量相关，是一种"类"效应。研究发现，他汀的疗效及预后与载脂蛋白 E（apolipoprotein E, ApoE）密切相关。ApoE 主要在肝脏和脑组织中合成，参与脂蛋白的转化和代谢、脂肪的激活水解、免疫调节等。ApoE 是低密度脂蛋白受体的配体，也是肝细胞 CM 残粒受体的配体。*e2* 等位基因携带者使用他汀类药物的降脂效果比其他等位基因携带者更为明显。2017 年中国人群的研究表明，*ApoE* 基因型 *e3/e3* 的患者经阿托伐他汀治疗后血脂水平下降程度高于 *e3/e4* 型患者。

此外，ApoE 也与阿尔茨海默病（Alzheimer disease, AD）有关，主要致病机制为 AD 主要病理改变为神经原纤维缠结（neurofibrillary tangle, NFT）和老年斑（senile plaque, SP）的形成。SP 的主要成分是聚集的 β 淀粉样蛋白。在 NFT 和 SP 中，均发现了 ApoE 的存在，携带有 *ApoE* 4 等位基因的个体，其 NFT 的数目显著增加，且 NFT 的数目与 AD 患者的痴呆程度成正相关。目前人们普遍认为 *ApoE* 4 是 AD 的易患因素。*ApoE* 是脑中将 β 淀粉样蛋白运输到血流中的载体以协助清除 Aβ，*ApoE4* 等位基因在向血流运送 β 淀粉样蛋白时效率较低，从而可能导致 β 淀粉样蛋白随时间而堆积 *ApoE4* 基因型显著增加 AD 风险，降低发病年龄。

二、基因多态性检测

(一)多态性检测

SLCO1B1 基因定位于 12p12，其编码的蛋白为 OATP1B1，突变型 *SLCO1B1* 基因会引起编码的 *OATP1B1* 转运蛋白活力减弱，表现为肝脏摄取药物能力降低，引起他汀类药物血药浓度上升，增加横纹肌溶解症或肌病的发生风险。阿托伐他汀需经 OATP1B1 主动摄取进入肝细胞，从而发挥降低血脂的作用。目前发现 *SLCO1B1* 基因存在 25 个 SNP 位点，其中 388A > G（*rs2306283*），521T > C（*rs4149056*）是两种常见的单核苷酸多态性。两种多态性可以形成 4 种单倍体 *SLCO1B1*1a*（388A&521T）、*SLCO1B1*1b*（388G&521T）、*SLCO1B1*5*（388A&521C）和 *SLCO1B1*15*（388G&521C）。*SCLO1B1 c.521CC* 明显增加除氟伐他汀以外的其他他汀血药浓度。

(二)*APOE* 基因多态性检测

APOE 基因位于第 19 号染色体，编码 299 个氨基酸残基，*ApoE* 基因检测的位点为 526C>T、388T>C，其可形成 3 种单倍型 *ApoE2*、*ApoE3*、*ApoE4*，共构成 *E2/2*、*E2/3*、*E2/4*、*E3/3*、*E4/3*、*E4/4* 六种基因型，故具有显著的遗传多态性。其中国人群中等位基因发生频率如表 13.3.1 所示。基因型为 *APOE3/E3* 的高脂血症患者在服用

氟伐他汀治疗后 TC、LDL-C 分别降低 20.4% 和 28.7%，而 *ApoE* 3/*ApoE* 4 及 *ApoE* 4/*ApoE* 4 患者 TC、LDL-C 分别降低 15.4% 和 22.7%。

表 13.3.1　中国人群中 *ApoE* 等位基因发生频率

SNP	单倍型		
	ApoE2	*ApoE3*	*ApoE4*
388T>C（*rs7412*）	388T	388T	388C
526C>T（*rs429358*）	526T	526C	526C
中国人群概率	7.4%	84.4%	8.2%

（三）检测标本类型

EDTA 抗凝的全血（禁用肝素抗凝）。

（四）检测方法 Sanger

测序、荧光定量 PCR、HRM、PCR-RFLP、基因芯片、核酸质谱等。

（五）临床意义

根据 *ApoE* 和 *SLCO1B1* 基因型分析他汀类药效和不良反应（见表 13.3.2）。

表 13.3.2　根据 *ApoE* 和 *SLCO1B1* 基因型分析他汀类药效和不良反应

基因	基因型	临床意义
SLCO1B1	*1a/*1a*、*1a/*1b*、*1b/*1b*	正常肌病风险，他汀耐受剂量较高
	*1a/*5*、*1a/*15*、*1b/*15*	中度肌病风险，他汀耐受剂量中等
	*5/*5*、*5/*15*、*15/*15*	高度肌病风险，他汀耐受剂量较低
APOE	E2/E2、E2/E3	保护类基因型，注意黄斑变性、Ⅲ类高脂血症，他汀疗效较好
	E2/E4、E3/E3	大众类基因型，无明显倾向性；他汀疗效正常
	E3/E4、E4/E4	风险类基因型（冠心病、心肌梗死、脑梗死、AD 等），宜低脂低盐低糖，忌烟酒鱼肉，用药谨遵遗嘱，他汀疗效较差

（六）指导临床用药的剂量

根据 *SLCO1B1* 基因型推荐（针对欧美人群）的最大他汀使用剂量（见表 13.3.3）。

表 13.3.3　根据 *SLCO1B1* 基因型推荐（针对欧美人群）的最大他汀使用剂量 mg/d

名称	*SLCO1B1 c.521TT*	*SLCO1B1 c.521TC*	*SLCO1B1 c.521TCC*	正常剂量范围
辛伐他汀	80	40	20	5 ~ 80
匹伐他汀	4	2	1	1 ~ 4
阿托伐他汀	80	40	20	10 ~ 80
普伐他汀	80	40	40	10 ~ 80
瑞舒伐他汀	40	20	20	5 ~ 40
氟伐他汀	80	80	80	20 ~ 80

参考《临床意义参考手册（人）》，ApoE 基因型可用于指导高脂血症患者个体化治疗和健康管理（见表 13.3.4）。

表 13.3.4　ApoE 基因型指导高脂血症患者个体化治疗和健康管理

载脂蛋白	E4		E3		E2	
基因型	E4/E4	E4/E3	E4/E2	E3/E3	E3/E2	E2/E2
LDL–C	最高	非常高	偏高	正常	偏低	最低
TG			高	正常	高	高
HDL	低			高		
ApoE 浓度	最低			中等		最高
黄斑变性			有风险		有风险	风险大
视网膜色素变性	风险大 8 倍					风险大 4 倍
鱼油	风险加大		效果好		效果最好	
低脂饮食	降脂效果最好		降脂效果较好		风险有升有降	
正常饮食	风险增加		风险降低		影响不大	
适量饮酒	风险大增		风险降低		风险明显降低	
阿托伐他汀	无效		有效		有效	
普伐他汀	无效		有效		有效	
洛伐他汀	无效		有效		有效	
普罗布考	有效		有效		有效	
辛伐他汀	有效		有效		无效	
老年痴呆(AD)	风险极高早期诊断指标				保护因子	
脑梗死	风险高				保护因子	
冠心病	风险高				风险低	

(七)局限性

目前已经发现的与他汀相关基因有多种,如阿托伐他汀与 *COQ2*、*LDLR*、*CYP3A4*、*CYP3A5*、*ABCB1*、*POR*、*ABCG8*、*MTTP* 和 TNF 等有关;普伐他汀与 *HMGCR*、*ADAMTS1*、*IL1B*、*NPC1L1*、*MTTP*、*MTHFR*、*ABCB1*、*ABCA2* 和 *LDLR* 等有关。目前普遍选择都是相关研究较多、证据较充分以及在中国人群中的分布频率高的基因位点。

(八)药物相互作用

阿托伐他汀与 CYP3A4 抑制剂(贝特类、大环内酯类抗生素、烟酸、环孢素、克拉霉素、HIV 蛋白酶抑制剂、伊曲康唑等)联用,可导致本药的血药浓度增加,使发生肌病的风险增加,因此联用时应权衡利弊,并监测肌肉疼痛、压痛、肌肉无力的体征和症状,尤其是开始治疗的数月及任何一种联用药物剂量上调期间,此外应考虑定期监测肌酸磷酸激酶。普伐他汀与胆酸结合树脂(如考来烯胺、考来替泊)联用可增强普伐他汀降低总胆固醇和 LDL-C 的作用,建议普伐他汀应于使用考来烯胺 1h 前或 4h 后给予,或于使用考来替泊 1h 前给予。

第四节 高血压个体化治疗的分子诊断

一、概述

高血压病(原发性高血压)作为一种慢性非传染性疾病,也是我国患病率较高、致残率较高及疾病负担较重的慢性疾病。2016 年国家卫生计生委发布的数据显示:我国 18 岁及以上成人高血压病患病率为 25.2%。尽管近些年我国人群的高血压知晓率、治疗率、控制率已有改善,但仍处于较低水平。据《中国心血管健康与疾病报告 2018》数据显示,我国心血管病死亡人数占居民疾病整体死亡构成的 40% 以上,已位居首位,高于肿瘤及其他疾病。

研究表明,高血压还是其他心血管疾病的重要危险因素,79.8% 脑卒中与高血压有关,尤其是脑出血,控制血压在正常水平可有效减少 40% ~ 50% 的脑卒中的发生。此外,高血压还可以导致心力衰竭、肾衰竭、冠心病、糖尿病、缺血性脑卒中等,所以,高血压并不可怕,可怕的是其并发症,每一个并发症都会直接威胁人的生命。

据《中国居民营养与慢性病状况报告(2016 年)》数据显示,全国高血压知晓率为 51.6%,治疗率为 45.8%,控制率仅为 16.8%。针对服药治疗人群,高血压控制率低除了患者服药依从性差、饮食及生活方式未改善等因素外,未进行个体化用药也是重要影响因素。

随着人类基因组计划的完成，各种遗传疾病相关基因陆续定位，单核苷酸图谱的构建，使人们对疾病可以进行准确的基因诊断。对高血压病等遗传相关性心血管疾病也可以根据不同个体的不同遗传特征，合理地进行诊断、预防和对症下药，以个体化治疗取得最好的诊疗效果。2017年，国家卫生计生委合理用药专家委员会及中国医师协会高血压专业委员会发布《高血压合理用药指南（第2版）》，明确指出：不同个体对于药物反应差异巨大，高血压用药时应该考虑药物基因组学因素。

治疗高血压的常用药物主要有以下5类：利尿剂、血管紧张素转化酶抑制剂（angiotensin converting enzyme inhibitor, ACEI）、血管紧张素受体拮抗剂（angiotensin receptor blockers, ARB）、β受体阻滞剂和钙离子拮抗剂。2015年，国家卫生和计划生育委员会发布《药物代谢酶和药物作用靶点基因检测技术指南（试行）》，建议对高血压用药相关基因 CYP2D6、CYP2C9、ADRB1、ACE 进行检测，并对采样、检测、报告及质控进行了相应规范。下面就常用抗高血压药物的基因组学研究进展作具体阐述。

（一）β受体阻滞剂

β受体阻滞剂如普萘洛尔、美托洛尔和比索洛尔等能减少去甲肾上腺素的释放，进而阻断交感神经活性，达到降低血压的目的。是临床上治疗高血压病最常用的一线药物。临床常用的大部分β受体阻滞药主要依赖 CYP2D6 进行代谢，而 CYP2D6 可分为弱代谢型（poor metabolism, PM）、中间代谢型（intermediate metabolism, IM）、强代谢型（extensive metabolism, EM）和超快代谢型（ultraextensive metabolism, UEM）4种表型。

目前已发现了 CYP2D6 基因的70种遗传变异。不同突变型对酶活性和药物代谢的影响不一。中国人群中 CYP2D6 常见的导致酶活性降低的等位基因包括 CYP2D6*3、CYP2D6*4、CYP2D6*5、CYP2D6*10，这些等位基因的发生频率分别为1%、1%、6%和53%。其中 CYP2D6*10 为该酶第34位脯氨酸被丝氨酸所替代所致，导致酶活性降低，为IM表型。研究表明 CYP2D6*10 等位基因导致对β受体阻滞剂类药物代谢能力变弱而起作用。

弱代谢者 S-美托洛尔清除时间显著延长，有较低的口服清除率和较高的浓度时间曲线下面积。虽然目前大多数研究显示 CYP2D6 基因多态明显影响美托洛尔的药动学参数，但与其药效和不良作用没有相关性。

老年人肝功能变差，血浆蛋白含量低，对于此类药物更为敏感，易诱发如头痛、眩晕、嗜睡、心动过缓、低血压、心脏传导阻滞等，可致心动过缓、心脏停搏，还可引发哮喘，加重心力衰竭等不良反应，危险性增高，故在药物的应用中更应做到个体化。

在药效学上，β受体阻滞药的靶细胞为β受体。β受体阻滞药通过阻滞β₁受体，可以降低交感神经系统对心脏的持续刺激，恢复心脏 β₁ 受体的功能和数量，从而保护心脏，防止心脏发生纤维化。目前已知 β₁ 受体编码基因 *ADRB1* 存在两种突变，一种位于受体蛋白 N 端 49 位，由甘氨酸取代丝氨酸（Ser49Gly），另一种位于 C 端 389 位，由甘氨酸取代精氨酸（Arg389Gly，*rs1801253*）。无论是对 β₁ 受体 49 位还是 389 位进行的研究都表明：突变型纯合子（Gly49 及 Gly389）对 β 受体阻滞药反应都不及野生型。进一步研究还发现 β₁ 受体 389 位野生纯合子对美托洛尔的降压疗效比携带突变基因的杂合子降压效果大 3 倍。Arg389 纯合子基因型心力衰竭患者应用卡维地洛和美托洛尔治疗后左室射血分数改善情况更佳。建议临床医师在应用 β 受体阻滞剂前先检测 *ADRB1* 基因多态性，再根据基因型调整用药剂量，以提高疗效。

（二）血管紧张素转换酶抑制剂

血管紧张素转换酶（angiotensin converting enzyme, ACE）是肾素—血管紧张素系统的关键酶，也是 ACE 抑制剂（ACEI）的作用靶点。*ACE* 基因位于 17q23，其内含子 16 存在 288 bp 的 Alu 插入 / 缺失多态性导致 3 种基因型，*II*（插入纯合子）、*I/D*（插入缺失杂合子）和 *DD*（缺失纯合子），白种人、黑种人和亚洲人群中 *D* 等位基因频率分别为 56%、60% 和 39.0%。

ACEI/D 多态性可影响血浆 ACE 的水平，*DD* 基因型个体血浆 ACE 的活性升高，依那普利治疗后 ACE 活性下降更明显；初治的高血压患者中，*DD* 型患者福辛普利的降压疗效增强；在高血压合并左心室肥大和舒张期充盈障碍的患者中，*DD* 基因型患者服用依那普利和赖诺普利后心功能改善程度优于 *ID* 和 *II* 基因型患者；*II* 基因型患者应用赖诺普利或卡托普利时肾功能下降更明显。

人类肾脏组织中 ACE mRNA 的表达与 ACE2 mRNA 的表达相关，高血压患者肾脏组织中 ACE 与 ACE2 比值明显高于正常人。有研究显示，*ACE2* 基因的 *rs2106809T* 等位基因独立于其他危险因素，增加女性高血压危险，同时携带 ACE *DD* 基因型可增加这种风险。女性患者中排除年龄、治疗前血压、血糖以及 ACE I/D 多态性后，ACE2 *rs2106809 TT+CC* 基因型与 *CC* 基因型之间的卡托普利治疗后收缩压降压反应没有差异，但舒张压反应差异明显，*TT+TC* 型舒张压下降程度减少 3.3 mmHg，而在男性患者中目前未发现 ACE2 *rs2106809* 多态性对于卡托普利药物治疗效果的明显影响。因此，在高血压的药物治疗中，同时要注意 *ACE2* 基因多态性对心血管系统效应的性别差异。

有研究表明 *ACEI/D* 基因多态性是冠心病和心血管疾病的危险因素，不是心肌梗死的危险因素，但吸烟会增加年轻人发生心血管事件的风险。国内研究学者发现 ACE *DD* 基因型频率增高与冠心病有关，患冠心病的危险性较 *II* 基因型增加 2.06 倍。另外，研究结果提示 ACE 基因位点 *G2350A* 与心肌梗死有关。国内外研究认为 ACE *D* 等位基因是肥厚型心肌病的危险因素。2010 年也有文献提出，ACE *I/D* 多态性是急性期 ST 段抬高性心肌梗死发生左心衰竭 LVF 的危险因素，虽然中度左心衰竭患者体内 ACE 活性比轻度左心衰竭患者低，但重度左心衰竭患者体内 ACE 活性并没有升高。

（三）钙离子拮抗剂

钙离子拮抗剂类药物如硝苯地平、尼索地平等与代谢有关的主要基因有编码 L 型通道 α1 亚基 CANA1、CYP2D6、CYP3A3、CYP3A4、CYP3A5 等基因。一些研究发现，L 型钙离子通道 α1C 亚基基因 CACNA1C rs527974G > A 和 L 型钙离子通道 α1D 亚基基因 CACNA1D（rs3774426 C > T, rs312481G > A）的多态性能显著提高二氢吡啶类钙离子拮抗剂的抗高血压疗效。AGTR1 基因在 A1166C 表现出来的多态性、ACE 基因 I/D 和 AGT 基因在 M235T 表现出的多态性均与钙离子拮抗剂相关联。钙离子拮抗剂的降压效果受染色体 1p36 上心房钠尿肽前体 NPPA 基因影响，用钙离子拮抗剂治疗有效，纯合体 TT 型患者血压下降 0.1~1.0 kPa。文献中提到 NPPA T2238T 基因型对钙离子拮抗剂更敏感。

钙离子拮抗剂类药物主要受 CYP3A5 基因多态性影响较大，CYP3A5 基因第 3 内含子内 22893 位存在 6986A > G 的突变（rs776746, CYP3A5*3），该 SNP 可导致 CYP3A5 mRNA 异常剪接，引起终止密码子过早剪切 CYP3A5 蛋白，从而使其失去酶的活性，因此 CYP3A5*3 纯合子个体肝脏和肠道 CYP3A5 蛋白表达和活性显著下降，代谢功能降低，结果导致体内血药浓度增加，药物的毒性也相应增加，故应适当减少药物的用量。CYP3A5*1 等位基因发生频率存在显著种族差异，白种人群中为 10% ~ 15%，中国人群中为 28%，而黑种人群则高达 60% ~ 80%。携带 CYP3A5*3/*3 基因型者，氨氯地平血药浓度低于 CYP3A5*1/*3 和 CYP3A5*1/*1 的基因型携带者。

（四）利尿剂

心房钠尿肽（atrial natriuretic peptide, ANP）前体 A（NPPA）基因已作为研究疾病遗传易感性的"候选基因"受到人们的关注。NPPA 基因定位于染色体 1p36，编码 ANP 的前体。ANP 作为一种利尿剂控制细胞外液量和电解质的平衡。研究表明 ANP（以及 NPPA 基因）与多种心脑血管疾病相关，如高血压病、冠心病、左心房肥厚、脑卒中及心力衰竭等。NPPA G664A（rs5063）是位于基因 1 号外显子上的单核苷酸突变，使 ANP 前体蛋白第 7 位氨基酸由缬氨酸变为甲硫氨酸，导致了 ANP 活性降低。研究结果表明 NPPA G664A 突变与高血压病患者肾功能改变无相关性。另外 NPPA 基因的 rs632793 和 rs198358 与高血压病不相关。国外同类研究报道了另一个 NPPA 突变位点 T2238C（rs5065）与高血压病及左心室肥厚相关，但在中国人群中没有发现此突变。这种多态性是由于 NPPA 终止密码子中第 3 外显子中的 T2238-> C 基因，这导致 NPPA 的延伸（28 个氨基酸的肽被延伸最多 30 个氨基酸，再加上 2 个额外的精氨酸），

并产生一个 *Arg152-> Ter* 替代。有证据表 *NPPA T2238C* 基因多态性和年轻人肥胖有关。因此，人类 *NPPA* 基因可能是导致冠心病风险的有力候选基因。*NPPA 2238 C* 基因型对利尿剂更敏感。

与利尿剂个体效应相关的第 2 个基因为 *ACE*，基因多态性在利尿剂的降压效果中有明显的性别差异，利尿剂类药物可使女性 *I* 等位基因携带者血压明显下降，而男性 *D* 等位基因携带者血压下降明显。*ACE2* 基因的 *rs2106809delt* 等位基因和 *TT* 基因型在女性高血压患者中高于正常女性，而男性中却没有发现这种差异。在服用同剂量的氢氯噻嗪情况下，ACE *I/I* 基因型患者平均动脉压下降 10 mmHg，而 *ACE D/D* 基因型患者仅下降 3.8 mmHg，同时具有 *I/I* 基因型的女性以及 *D/D* 基因型的男性血压下降幅度较大。

G 蛋白基因是另一个影响利尿剂降压效果的基因。人类 *G* 蛋白亚基与鸟苷酸相结合，在信号传导中起重要作用。在心血管系统中，其 α 亚基与 β₁ 和 β₂ 受体耦联可激活腺苷酸环化酶引起 cAMP 增加，*Gs* 蛋白 α 亚基因（guanine nucleotide binding protein, alpha stimulating, GNAS）的 T393C 多态性与高血压病相关，并与吸烟和饮酒相互影响，参与高血压病的发病机制。在 *G* 蛋白基因中，位于第 10 个外显子 *825C / T* 的突变是引起 β₃ 亚单位多态性的根本。现有研究数据显示，该突变与利尿剂降压具有明显的相关性，在使用利尿剂后，*TT* 型的高血压患者的平均收缩压与舒张压比 *CC* 型的高血压患者下降更明显，携带 *825Tallcle* 基因的高血压患者应用氢氧噻嗪治疗降压反应明显，携带 *Gly460Trp* 的高血压患者，应用氢氧噻嗪进行治疗发生心肌梗死和脑卒中的危险低于其他降压药物。而对于携带 *T* 基因的高血压患者使用 β 受体阻滞剂，情况则刚好相反，它的降压效果普遍较差。

编码 WNK 酶的基因有 *WNK1* 和 *WNK4* 两种，它们是一种丝氨酸 / 苏氨酸蛋白激酶，与肾功能及离子转运关系密切，和盐皮质激素受体（NR3C2）、11- β - 羟类固醇脱氢酶等可能是醛固酮受体拮抗剂的药物靶点。这些利尿剂药物作用靶点基因的罕见突变可以造成单基因高血压，增加高血压发病的易感性。

戈登综合征正是这两种基因变异造成的，进而造成患者高血钾、高血压和代谢性酸中毒，从而可直接影响到利尿剂的降压效果。氢氯噻嗪能影响戈登综合征的进程，降低血压。具有 *WNK4* 的 *565E* 突变基因的患者，应用氢氯噻嗪降压效果更明显。

（五）血管紧张素 II 受体拮抗剂（ARB）

血管紧张素 II 受体阻滞药沙坦类是 20 世纪 90 年代出现的新的抗高血压药物，主要通过对血管紧张素 II 受体阻滞而发挥降压作用。与其他抗高血压药物相比，有安全且疗效肯定的优势。氯沙坦属于 ARB，是一种常用的抗高血压药。沙坦类药物在体内的代谢主要依靠 CYP2C9，CYP2C9 编码的蛋白，属于药物代谢酶 CYP450 家族成员，负责将氯沙坦催化为活性产物 EXP-3174，从而进一步发挥降压作用。它的多态

性为 *CYP2C9*3*，该突变使酶活性明显下降，毒性增加，疗效降低。携带 *CYP2C9*3* 等位基因的个体服用氯沙坦后，EXP-3174 的生成减少，氯沙坦的代谢率降低。口服单剂量氯沙坦 1～6h 后，*CYP2C9*1/*3* 基因型个体中氯沙坦的降压作用下降，需适当增加用药剂量以增强降压疗效。

另外，CYPllB2 的多态性被证实与 ARB 类药的降压效果相关，与此过程相关的 CYPllB2 具功能意义的突变为 *−344C/T*。CYPllB2 是体内醛固酮生物合成的限速酶，突变使得酶活性增加，通过增加醛固酮的合成使血浆中醛固酮含量增加，肾脏对钠的重吸收增多，循环系统内容量的增加，血压维持在较高的水平。同时，突变引起机体对血管紧张素 II 受体阻滞药敏感性增加，表现为收缩压下降较无突变型明显。

血管紧张素原基因 (*AGT-5312C/T*) 的多态性也与 ARB 类药物效应相关，研究发现，*CC* 基因型患者用药后舒张压下降明显大于 *CT/TT* 基因型；ARB 类药物氯沙坦和肾素抑制剂阿利吉仑降压疗效均与 *AGT -5312C/T* 多态性呈显著相关，并且氯沙坦的相关性更为明显，其中 *TT* 基因型比 *CT*、*CC* 基因型更敏感。因此，-5312C/T 多态性有助于确认高血压患者药物敏感性，是独立预测高血压患者对 ARB 类药物如缬沙坦降压反应的遗传标记，为个体化治疗提供最佳治疗方案的选择依据。

血管紧张素 II 1 型受体基因 (*AGTR1*) *A1166C* 的多态性不能独立预测氯沙坦的降压效应，但与坎地沙坦的疗效有关，携带 *A* 等位基因的个体比携带 *C* 等位基因的个体有更明显的疗效，在高血压患者进行个体化治疗中可用于参考。文献指出 *AGTR1 1166AA* 等位基因可以导致受体数量增加，而对药物更敏感。*AGT* 基因的 *M235T* 多态性对高血压合并心肌肥厚的患者舒张压、收缩压、脉搏、平均动脉压、心率的下降没有影响，并对氯沙坦降压效果没有明显影响。在中国人中 *AGT* 基因的 *T174M* 多态性影响厄贝沙坦的疗效，其 *MM* 基因型携带者在用药后比其他基因型收缩压下降明显。

(六) 检测标本类型

EDTA 抗凝的全血 (禁用肝素抗凝)。

(七) 检测方法

Sanger 测序、荧光定量 PCR、HRM、PCR-RFLP、基因芯片、核酸质谱等。

(八) 临床意义

根据《高血压合理用药指南 (第 2 版)》和 Pharm GKB 数据库 (药物遗传学和药物基因组学知识库)，列出与常见高血压类药有关的位点信息，表 13.4.1 为各类药物相关基因位点与表型关系。

表 13.4.1　各类高血压药物相关基因位点与表型关系

检测位点	基因型	表型	预期疗效	药物种类	相关药物
CYP2C9	*1/*1	代谢功能正常	正常水平		
	*1/*3	代谢功能略低	略高 （氯沙坦略低）		
	*3/*3	代谢功能较低	较高 （氯沙坦较低）	血管紧张素Ⅱ受体阻断药	氯沙坦 依贝沙坦 坎地沙坦 缬沙坦
AGTR1 （1166A>C）	A1166A	敏感性正常	正常水平		厄贝沙坦
	A1166C	敏感性略高	略高		
	C1166C	敏感性较高	较高		
ADRB1 （1165G>C）	1165G/G	敏感性正常	正常水平		
	1165G/C	敏感性略高	略高		
	1165C/C	敏感性较高	较高	β₁肾上腺素受体阻滞剂	美托洛尔 卡维地洛 阿普洛尔
CYP2D6	*1/*1	代谢功能正常	正常水平		比索洛尔
	*1/*10	代谢功能略低	略高		拉贝洛尔
	*10/*10	代谢功能较低	较高		
ACE	I/I	酶活性正常	正常水平	血管紧张素转换酶抑制剂	贝那普利 福辛普利
	I/D	酶活性略高	略高		依那普利 培哚普利
	D/D	酶活性较高	较高		雷米普利
NPPA （2238T>C）	TT	敏感性正常	正常水平	利尿剂	氯噻嗪

检测位点	基因型	表型	预期疗效	药物种类	相关药物
	TC	敏感性略高	略高		氢氯噻嗪
					苄氟噻嗪
	CC	敏感性较高	较高		氯噻酮
CYP3A5	*1/*1	代谢功能正常	正常水平	钙离子拮抗剂	硝苯地平
					非洛地平
	*1/*3	代谢功能略低	略高		拉西地平
					氨氯地平
	*3/*3	代谢功能较低	较高		
					西尼地平

(九) 局限性

由于不同个体的遗传差异、人种、年龄、性别及饮食和生活环境等各种因素的相互作用，使不同个体和群体对于高血压的易感性和降压药物的反应在性别、种族和年龄方面也呈现出不同的效应。众所周知，高血压需要长期的治疗和控制，规范安全的用药是其中最关键的影响因素。

目前精准医疗方面的研究成果多数都是基于欧美人群数据。国际上虽然有 Pharm GKB、DrugBank 等药物基因组相关数据库可供参考，但数据库多为西方人群样本，而基因多态性存在高度的人群异质性，我们不能直接照搬欧美人群的基因数据库信息来指导中国高血压患者的个体化用药。因此，我们亟须开展针对中国人群的精准用药研究应用，实现高血压的个体化治疗，建立基于中国人群的药物基因组学数据库。

第五节　抗心绞痛药物的个体化治疗

一、概述

心绞痛是冠状动脉粥样硬化性心脏病（冠心病）的一个重要临床症状。若心绞痛持续发作，得不到及时缓解则可能发展为急性心肌梗死，严重危及患者的生命，所以应采取有效措施及时缓解心绞痛或预防心绞痛的发生。目前，临床常用的防治心绞痛的药物主要有硝酸酯类药物、β 受体阻滞药、钙离子拮抗药和抗血小板药物等。

硝酸酯类药物常见的硝酸甘油是不少人随身携带的"救命药"，是治疗心绞痛的急用药物。硝酸酯类药物通过直接松弛血管平滑肌，使周围血管舒张，外周阻力减少，回心血量减少，心肌负荷减轻，从而缓解心绞痛；此外，还能扩张冠状血管，增加心肌供氧量。硝酸甘油是一种前体药物，需经过体内一系列过程转化为具有生物活性的一氧化碳而发挥作用。研究发现，抗心绞痛药物的临床疗效和不良反应存在个体差异，这个"救命药"有可能在某些患者身上发挥不了作用。以往国内外医学界一致认为硝酸甘油对部分患者疗效不佳是因其"耐药性"所致，但研究结果证实并非如此。近年来的研究表明基因突变是影响硝酸甘油药物疗效的决定性因素。

药效的发挥主要与人体内一种名为 ALDH2 的基因有关。硝酸甘油能够进入血管平滑肌细胞，在膜上或膜附近经过线粒体 ALDH2 的代谢，形成一氧化碳，一氧化碳通过鸟苷酸环化酶促使钙离子进入肌浆网和细胞外，造成血管平滑肌扩张，从而缓解心脏缺血症状。

二、基因多态性检测

（一）ALDH2 基因多态性检测

ALDH2 又称线粒体乙醛脱氢酶。ALDH2 基因位于第 12 号染色体的 12q24.2 位置，全长 43,438 bp，共有 15 个外显子，mRNA 全长 2 445nt，编码由 517 个氨基酸残基组成的蛋白质。ALDH 是一个随机组合的四聚体，根据其在细胞中的分布部位不同，可分为 ALDH1(细胞液)、ALDH2(线粒体) 和 ALDH3(细胞质微粒体)3 种同工酶。其中 ALDH2 的米氏常数（Km）约为 ALDH1 的 1/10，对乙醛具有高度亲和力，是主要负责催化乙醛转化的同工酶。只要其中的一个亚基缺少或者发生结构改变就足以导致其酶活性的丧失或活性下降。ALDH2 同时具有乙醛脱氢酶和酯酶活性，参与乙醇、硝酸甘油等药物的代谢。研究发现，ALDH2 基因第 12 外显子存在碱基 A 被 G 替换的单核苷酸突变（Glu504 Lys），这一突变使正常的等位基因 ALDH2*1/*1（GG）变为 ALDH2*1/*2（GA）或 ALDH2*2/*2（AA），与结构改变有关，使得 ALDH2 酶活性显著降低或失活，杂合子个体酶活性仅为野生型个体的 10%，突变纯合子个体酶活性缺失，Glu504 蛋白对硝酸甘油的催化活性大约是 Lys 蛋白的 10 倍。同时，携带 ALDH2*2 等位基因的个体乙醇代谢能力下降，乙醛脱氢酶活性降低，易引起体内乙醛蓄积，因此少量饮酒即出现脸红、心跳加速等不适。亚洲人群中 ALDH2*2 等位基因的携带率为 30% ~50%。携带 ALDH2*2 等位基因的心绞痛患者应尽可能改用其他急救药物，避免硝酸甘油含服无效。ALDH2*2/*2 纯合子，由于完全不能代谢乙醇，尽量不要饮酒。ALDH2*1/*2 杂合子，由于还是具有弱的 ALDH2 活性，最易形成习惯性的重度饮酒者，尽量不要饮酒。

对应的临床研究发现，舌下含服硝酸甘油的 ALDH2*2（Glu504 Lys）基因携带者对硝酸甘油反应较 ALDH2*1/*1 个体显著降低。张鹤在进行 ALDH2 基因多态性与硝酸甘油疗效相关性研究时，发现 ALDH2*1 患者硝酸甘油有效率显著高于 ALDH2*2

患者，其机制可能与 ALDH2 酶活性有关。而赵吉的研究发现，*ALDH2*2* 变异与稳定型心绞痛患者急性发作时单独舌下含服硝酸甘油有效率无关。上述研究结果不一致，可能与各研究纳入病例数较少有关。另外，硝酸甘油体内的生物转化过程及机制尚未完全阐明，除了 ALDH2，可能还存在其他酶类，而环境因素也起着重要作用。

值得一提的是，近几年研究显示 ALDH2 能够改善心力衰竭的预后、保护心肌缺血再灌注损伤，基因突变后造成酶活性下降，增加冠心病和心肌梗死的风险。与基因型 *GG* 相比，基因型 *AA* + *AG* 与心脏缺陷、先天性高血压、肺心病患儿硝酸甘油浓度升高有关。

（二）ALDH2 与其他疾病的关系

食管鳞癌的全基因组关联研究（genome-wide association study，GWAS）表明 *ALDH2*1/*2* 基因型是食管鳞癌的风险基因，尤其是吸烟者和酗酒者。

ADH1B 基因 *rs17033* 和 *rs4147536* 位点与亚洲人群的胃癌发生相关；对于 *rs17033* 位点来说，等位基因 G 是胃癌发生、发展的风险基因，*GG* 与 *GA* 基因型携带者胃癌发病风险比 *AA* 基因型携带者高 3 倍；对于 *rs4147536* 位点来说，*TT* 基因型携带者胃癌发病风险降低。YANG 等的研究结果显示，携带 *ALDH2* 基因 *rs671* 位点 *A* 等位基因个体的胃癌发生风险明显高于纯合子 *GG* 基因型个体，该结果与日本公共卫生中心的前瞻性研究结果一致。吸烟、饮酒、不良饮食习惯等环境因素会促进易感基因携带者胃癌的发生。CROUS-BOU 等的研究结果显示，*ADH1B* 基因 *rs1229984* 位点与结直肠癌的发生直接相关，其主要通过调节饮酒量间接影响结直肠癌的发病风险；纯合突变型（His/His）的酶活性比野生型（Arg/Arg）高近 40 倍，因此野生型（Arg/Arg）个体饮酒后乙醇代谢产生乙醛的速度慢，不易发生脸红反应，易导致饮酒过量，增加患结直肠癌的风险。

研究表明 *ADH1B*1/*1*（*rs1229984*）和 *ALDH2*1/*2*、*ALDH2*2/*2*（*rs671*）基因型与 AD 发病风险呈正相关，*ADH1B*1/*1* 基因型个体的酶活性较低，饮酒后乙醛蓄积速度慢，易导致过度饮酒，会增加 AD 的发病风险；*ALDH2*1/*2* 和 *ALDH2*2/*2* 基因型个体的酶活性也较低，对乙醛代谢慢，饮酒后易导致乙醛蓄积，由此导致的氧化应激可损伤神经元，从而促进 AD 的发生。因此，这几种基因型的老年人应避免过度饮酒。ZHAO 等通过 PCR-RFLP 分析发现，中国人群中 *ALDH2* 基因 *GA* 和 *AA* 基因型（*Glu487Lys*）携带者的 PD 发病风险明显高于 *GG* 基因型携带者。ALDH 对多巴胺的代谢产物 -3，4- 对羟基苯乙醛有重要的解毒作用。由于基因多态性导致 ALDH 表达下调，酶活性降低，造成醛类代谢产物蓄积，增加了帕金森病的易感性。

GWAS 发现 *ADH1B*（*rs1229984*）*AA*、*GA* 基因型和 *ALDH2*（*rs671*）*GG* 基因型个体血清尿酸水平较高，会增加痛风的发病风险。原因可能是由于 *ADH1B*（*rs1229984*）*AA* 和 *GA* 基因型携带者的酶活性较低，对乙醇的代谢速度慢，不易引起乙醛蓄积，不易产生脸红反应等不适,易发生过度饮酒。因此,*ADH1B* 和 *ALDH2* 基因多态性分析有助于对痛风的发病风险进行评估。

(三)检测标本类型

EDTA 抗凝的全血(禁用肝素抗凝)。

(四)检测方法

Sanger 测序、荧光定量 PCR、HRM、PCR-RFLP、基因芯片、核酸质谱等。

(五)临床意义

ALDH2 指导硝酸甘油用药,如表 13.5.1 所示。不同 *ALDH2* 基因型对乙醇代谢能力如表 13.5.2 所示。

表 13.5.1　ALDH2 指导硝酸甘油用药

ALDH2 基因型	硝酸酯酶活性(%)	用药指导
*1/*1	100	酶活性正常,正常代谢,使用硝酸甘油有效
*1/*2	8~15	活性是野生型的 8%~15%,酶活性降低,影响硝酸甘油正常代谢,导致药效发挥受阻
*2/*2	6~7	活性是野生型的 6%~7%,酶活性缺失,影响硝酸甘油正常代谢,导致药效发挥受阻,可以考虑慎用或不用硝酸甘油,改用其他药物

表 13.5.2　不同 ALDH2 基因型对酒精代谢能力

ALDH2 基因型	乙醛脱氢酶活性(%)	中国人频率(%)	酒精代谢能力
*1/*1	100	61	好
*1/*2	13~14	32	差
*2/*2	2	7	很差

第六节　抗高同型半胱氨酸血症的个体化治疗

一、概述

高血压伴有高同型半胱氨酸(Hcy)的原发性高血压就是 H 型高血压。研究表明:中国有 2 亿高血压患者,其中 1.5 亿是 H 型高血压,H 型高血压患者占 75%,H 型高血压是中国脑卒中高发的主要危险因素,H 型高血压患者心脑血管事件是正常人的 28 倍。Hcy 缺乏将导致能量代谢障碍及激素生成障碍等代谢性疾病的发生。在正常机体内，Hcy 的生成和代谢处于动态平衡状态。研究显示，血浆 Hcy 水平升高可导致血压升高和动脉粥样硬化。

亚甲基四氢叶酸还原酶（methylenetetrahydrofolate reductase, MTHFR）是同型半胱氨酸代谢的关键酶之一，其 677 位点有 3 种基因分型：野生型 *CC*、杂合突变型 *CT* 和纯合突变型 *TT*。有研究表明，MTHFR C677T 突变可使酶活性明显下降，使得甲基供体的生成不足，体内 Hcy 代谢异常，从而导致 Hcy 浓度的升高。*CT* 型的活性是 *CC* 型的 65%，*TT* 型的活性仅为 CC 型的 30%。

二、基因多态性检测

（一）*MTHFR* 基因多态性检测

MTHFR 主要位于染色体 1p36.3，主要由 11 个外显子和 10 个内含子组成，编码区序列长 2.2 kb，有 20 多种基因突变位点，其中以 *C677T* 和 *A1298C* 位点最为常见，在不同国家、不同地区和不同个体中，*C677T* 和 *A1298C* 位点的基因型分布具有显著的差异。*C677T* 基因型主要是 *C/T* 发生突变从而引起酶活性和功能的改变，*A1298C* 基因型则是 *A/C* 发生突变后可能会影响酶的功能，进而影响药物在体内的吸收和代谢。

MTHFR 作为 Hcy 代谢过程中的关键酶，可以通过催化 N5, N10- 亚甲基四氢叶酸还原成 N5- 甲基四氢叶酸，然后促使 Hcy 再甲基化形成蛋氨酸，以维持 Hcy 的正常血浆水平，预防冠心病的发生和发展，而当 *MTHFR C677T* 基因型中 *C* 等位基因突变成 *T* 等位基因时，会导致丙氨酸被缬氨酸所取代，进而促使酶活性降低，引起血浆中 Hcy 的水平显著提高，最终加剧冠心病的进展。

（二）*MTHFR* 基因与其他疾病的关系

MTHFR 基因多态性与氨甲蝶呤药物的毒副作用存在相关性。甲氨蝶呤是很多肿瘤（急性白血病）和风湿病的一线用药，研究结果表明 677 位 TT 纯合子对甲氨蝶呤治疗的毒性反应比 677C 的基因型严重。此外，MTHFR 的多态性也影响到 5- 氟尿嘧啶（5-FV）对胃肠道肿瘤的化疗效果，677 位 *TT* 型携带者化疗有效率显著高于 *TC* 和 CC 基因型携带者，1298 位 *AA* 基因型携带者化疗有效率也明显优于 *AC* 和 CC 基因型携带者。检测 *MTHFR* 基因 *C677T* 和 *A1298C* 位点多态性可作为化疗疗效和毒副作用的良好预测指标。

MTHFR C677 基因多态性降低 MTHFR 活性，基因缺陷会影响机体对叶酸的利用，引起孕妇人群妊娠高血压疾病以及胎儿神经管缺陷、先天性心脏病、唇腭裂等。被有效利用的叶酸量不足除可导致出生缺陷和不良妊娠结局外，还是婴儿抑郁症和自闭症的高危因素。此外，参与 AD 抑郁症等神经精神类疾病的发生，诱发抑郁症等神

经精神类疾病。

MTHFR 677 位 *TT* 基因型能使男性精子密度下降，引发习惯性流产的风险。

(三) 检测标本类型

EDTA 抗凝的全血（禁用肝素抗凝）。

(四) 检测方法

Sanger 测序、荧光定量 PCR、HRM、PCR-RFLP、基因芯片、核酸质谱等。

(五) 临床意义

检测人基因组 *MTHFR* 基因 *C677T* 位点，主要有 5 个方面的应用：① C677T 位点突变 *C677T* 基因多态性同时显著影响体内同型半胱氨酸的水平，与 Hcy 发生密切相关，指导心脑血管疾病的预后和药物治疗；②可指导孕妇个体化地补充叶酸，CT 与 TT 型孕妇需要在怀孕前和怀孕初期增加叶酸剂量；③ *MTHFR* 基因多态性已成为习惯性流产的重要病因之一，叶酸不足导致甲基化供体不足，导致有丝分裂停止。Hcy 导致血液处于易凝状态，在胎盘处形成小血栓，最终导致胎盘早剥，怀孕失败。MTHFR C677T 多态性使亚洲怀孕女性流产风险提高 1.40 ~ 3.19 倍。可以根据 *MTHFR* 基因型有针对性治疗和预防流产；④不孕不育的病因学诊断之一；⑤ *C677T* 基因多态性与部分肿瘤科药物疗效相关，可指导与 *MTHFR* 基因相关肿瘤科药物的个体化用药。

为了预防以及对心脑血管事件进行分型和预后判断，建议下述人群进行 MTHFR 基因型检测：

（1）高血压病患者（预防脑卒中、冠心病风险）。

（2）伴有同型半胱氨酸升高的高血压患者。

（3）伴有高血脂、高血糖等危险因素的高血压患者。

（4）已发生脑卒中的患者（针对性治疗，降低心脑血管复发率）；有卒中家族史的人群。

（5）孕妇优生优育，指导叶酸摄入，预防胎儿神经管缺陷。

参考文献

[1] 袁慧 . 心血管药物个体化用药指导的基因检测及临床意义 [J]. 中华检验医学杂志 , 2015,38(7):442-444.

[2]DUCONGE J, RAMOS AS, CLAUDIOl-CAMPOS K, et al.A novel admixture-based pharmacogenetic approach to refine warfarin dosing in caribbean hispanics[J]. PLoS One,2016, 11(1);e0145480.

[3]KAZUI M, NISHIYA Y, ISHIZUKA T, et al. Identification of the human cytochrome P450 enzymes involved in the two oxidative steps in the bioactivation of clopidogrel to its pharmacologically active metabolite[J]. Drug Metab Dispos,2010 (38) :92-99.

[4]Pedersen R S, Nielsen F, Stage T B, etal. CYP2C19*17 increases clopidogrelmediated platelet inhibition but does not alter the pharmacokinetics of the active metabolite of clopidogrel[J]. Clin Exp Pharmacol Physiol ,2014, 41(11):870-878.

[5]MEGA J L, CLOSE S L, WIVIOTT S D, et al. Cytochrome p-450 polymorphisms and response to clopidogrel[J]. N Engl J Med,2009,360(4):354-362.

[6]TRENK D, HOCHHOLZER W, FROMM M F, et al.Cytochrome P4502C19681G>A polymorphism and high on-clopidogrel platelet reactivity associated with adverse 1-year clinical outcome of elective percutaneous coronary intervention with drug-eluting or baremetal stents[J]. J Am Coll Cardiol,2008, 51(20):1925-1934.

[7]MEGA J L, SIMON T, COLLET J P, el at. Reduced-function CYP2C19 genotype and risk of adverse clinical outcomes among patients treated with clopidogrel predominantly for PCI: a meta-analysis[J]. JAMA,2010,304(16):1821-1830.

[8]MEGA J L, HOCHHOLZER W, FRELINGER A L, etal. Dosing clopidogrel based on CYP2C19 genotype and the effect on platelet reactivity in patients with stable cardiovascular disease[J]. JAMA,2011, 306(20):2221-2228.

[9]ROBERTS J D, WELLS G A, MAY M R, etal. Point-of-care genetic testing for personalisation of antiplatelet treatment（RAPID GENE）: a prospective, randomised, proof-of-concept trial[J].Lancet,2012,379(9827):1705-1711.

[10] SHULDINER A R, O' CONNELL J R, BLIDEN K P, et al.Association of cytochrome P4502C19 genotype with the antiplatelet effect and clinical efficacy of clopidogrel therapy[J]. JAMA,2009, 302(8):849-857.

[11]RASMUSSEN J N, CHONG A, ALTER D A. Relationship between adherence to evidencebased pharmacotherapy and long-term mortality after acute myocardial infarction[J]. JAMA ,2007, 297(2):177-186.

[12]GROUP S C, LINK E, PARISH S, et al. SLCO1B1 variants and statin-induced myopathy--a genomewide study[J]. N Engl J Med,2008, 359(8):789-799.

[13]ABDELMAKSOUD A A, GIRERD P H, GARCIA E M, et al. Association between statin use, the vaginal microbiome, and Gardnerella vaginalis vaginolysin-mediated cytotoxicity[J]. PLoS One,2017, 12(8):e0183765.

[14] CIUCULETE D M, BANDSTEIN M, BENEDICT C, et al.A genetic risk score is significantly associated with statin therapy response in the elderly population[J]. Clin

Genet,2017, 91(3):379-385.

[15] 张宇, 魏丹丹, 元荣荣, 等. ApoE 基因多态性对阿托伐他汀治疗高脂血症疗效的影响 [J]. 中华医学杂志, 2017, 97(4):291-294.

[16]LIU C C, KANEKIYO T, XU H, et al. Apolipoprotein E and Alzheimer disease: Risk, mechanisms and therapy[J]. Nature Reviews Neurology, 2013, 9(2):106-118.

[17]NIEMI M, PASANEN M K, NEUVONEN P J. Organic anion transporting polypeptide 1B1: A genetically polymorphic transporter of major importance for hepatic drug uptake[J]. Pharmacol Rev,2011, 63(1):157-181.

[18]NIEMI M. Transporter pharmacogenetics and statin toxicity[J]. Clin Pharmacol Ther ,2010, 87(1):130-133.

[19]GU J Y, LI L W. ALDH2 Glu504Lys polymorphism and susceptibility to coronary artery disease and myocardial infarction in East Asians: a meta-analysis[J]. Arch Med Res,2014,45(1):76-83.

[20]RAMU P, UMANMAHESWARAN G, SHEWADE D G, et al. Gly460Trp polymorphism of the ADD1 gene and essential hypertension in an Indian population: A meta-analysis on hypertension risk[J]. Indian J Hum Genet,2010, 16(1):8-15.

[21]LILIEDAHL U, KAHAN T, MALMQVIST K, et al.Single nucleotide polymorphisms predict the change in left ventricular mass in response to antihypertensive treatment[J]. J Hypertens,2004, 22(12):2321-2328.

[22] JIN S K, CHUNG H J, CHUNG M W, et al. Influence of CYP2D6*10 on the pharmacokinetics of metoprolol in healthy Korean volunteers[J]. J Clin Pharm The,2008, 33(5):567-573.

[23] 苏琼华, 郭海鸥. 基于药物基因组学的高血压个体化用药分析 [J]. 中华高血压杂志,2013, 2(11):1019-1022.

[24]SCHELLEMAN H, STRICKER B H, BOER D A, et al. Drug-gene interactions between genetic polymorphisms and antihypertensive therapy[J]. Drugs,2004, 64(16):1801-186.

[25]DEMAINE A, HIBBERD M, MILLWARD A. Insertion/deletion polymorphism in the angiotensin-I-converting enzyme gene[J].Diabetologia,1995, 38(12):1495-1496.

[26]THORN C F, KLEIN T E, ALTMAN R B. PharmGKB summary: very important pharmacogene information for angiotensin-converting enzyme. Pharmacogenet Genomics , 2010, 20(2):143-146.

[27] GOPI C M, SRINATH J, RAO R S, et al.Association between the M268T polymorphism in the angiotensinogen gene and essential hypertension in a South Indianpopulation[J]. Biochem Genet,2011, 49(7-8):474-482.

[28] FERNANDEZ-SOLA J, NICOLAS J M, ORIOLA J, et al. Angiotensin-converting enzyme gene polymorphism is associated with vulnerability to alcoholic cardiomyopathy. Ann Intern Med,2002,(137):321-6.

[29] 云美玲, 钟江华, 郑茵, 等. 海南地区汉族、黎族冠心病人群 ACE 基因多态性的对比分析 [C]. 广州 :2010.

[30]MIN P, JIANG M H, WEI M F,et al.Association of angiotensin-converting enzyme gene 2350G>A polymorphism with myocardial infarction in a Chinese population[J]. Clin Appl Thromb Hemost,2009, 15(4):435-442.

[31]FUNADA A, KONNO T, FUJINO N, et al. Impact of renin-angiotensin system polymorphisms on development of systolic dysfunction in hypertrophic cardiomyopathy. Evidence from a study of genotyped patients[J]. Circ J,2010, 74(12):2674-2680.

[32] 孔月琼, 云美玲, 王柱贤 .ACE 基因多态性与汉族扩张型心肌病的相关性 [J]. 中国热带医学 , 2012, 12(5):623-624.

[33] PARENICA J, GOLDBERGOVA M P, KALA P, et al. ACE gene insertion/deletion polymorphism has a mild influence on the acute development of left ventricular dysfunction in patients with ST elevation myocardial infarction treated with primary PCI[J]. BMC Cardiovasc Disord,2010(10):60.

[34]LYNCH A I, BOERWINKLE E, DAVIS B R, et al.Pharmacogenetic association of the NPPA T2238C genetic variant with cardiovascular disease outcomes in patients with hypertension[J]. JAMA,2008, 299(3):296-307.

[35]ACKERMANN U. Structure and function of atrial natriuretic peptides[J]. Clin Chem ,1986, 32(2):241-247.

[36]RUBATTU S, BIGATTI G, EVANGELISTA A, et al.Association of atrial natriuretic peptide and type a natriuretic peptide receptor gene polymorphisms with left ventricular mass in human essential hypertension[J]. J Am Coll Cardiol,2006, 48(3):499-505.

[37]HU R M, LEVIN E R, PEDRAM A, et al.Atrial natriuretic peptide inhibits the production and secretion of endothelin from cultured endothelial cells. Mediation through the C receptor[J]. J Biol Chem,1992, 267(24):17384-17389.

[38] YASAR U, TYBRING G, HIDESTRAND M, et al. Role of CYP2C9 polymorphism in losartan oxidation[J]. Drug Metab Dispos ,2001,29(7):1051-1056.

[39]YASAR U, FORSLUND-BERGENGREN C, TYBRING G, et al. Pharmacokinetics of losartan and its metabolite E-3174 in relation to the CYP2C9 genotype[J]. Clin Pharmacol Ther,2002, 71(1):89-98.

[40]NDREPEPA G, MEHILLI J, Tiroch K, et al. Myocardial perfusion grade,

myocardialsalvage indices and long-term mortality in patients with acute myocardial infarction and full restoration of epicardial blood flow after primary percutaneous coronary intervention[J]. Rev Esp Cardiol,2010, 63(2):770-778.

[41]CEOLOTTO G, PAPPARELLA I, BORTOLYZZI A, et al.Interplay between miR-155, AT1R A1166C polymorphism, and AT1R expression in young untreated hypertensives[J]. Am J Hypertens,2011, 24(2):241-246.

[42]LI Y, ZHANG D, JIN W, et al. Mitochondrial aldehyde dehydrogenase-2 （ALDH2）Glu504Lys polymorphism contributes to the variation in efficacy of sublingual nitroglycerin[J]. J Clin Invest,2006,116(2):506-511.

[43] 张鹤 . 中国汉族冠心病患者乙醛脱氢酶 2 基因多态性与硝酸甘油疗效的相关性研究 [D]. 济南：山东大学 , 2008.

[44] 赵吉，孙爱军，邹云增，等 . ALDH2 基因多态性与稳定型心绞痛患者硝酸甘油有效性关联的实验研究 [J]. 中国分子心脏病学杂志 ,2010, 10(12):92-97.

[45]CHANG Y C, CHIU Y F, LEE I T, et al. Common ALDH2 genetic variants predict development of hypertension in the SAPPHIRe prospective cohort: gene-environmental interaction with alcohol consumption[J]. BMC Cardiovasc Disord,2012 (12):58.

[46]GOMES K M, CAMPOS J C, BECHARA L R, Aldehyde dehydrogenase 2 activation in heart failure restores mitochondrial function and improves ventricular function and remodelling[J]. Cardiovasc Res,2014, 103(4):498-508.

[47]NAGANO T, USHIJIMA K, TAGA N, et al. Influence of the aldehyde dehydrogenase 2 polymorphism on the vasodilatory effect of nitroglycerin in infants with congenital heart disease and pulmonary arterial hypertension[J]. Eur J Clin Pharma col,2019,75(10):1361-1367.

[48]MATEJCJC M, GUNTER M J, FERRARI P.Alcohol metabolism and oesophageal cancer: A systematic review of the evidence[J]. Carcinogenesis,2017, 38(9):859-872.

[49]YANG S, LEE J, CHOI I J, et al. Effects of alcohol consumption, ALDH2 rs671 polymorphism, and Helicobacter pylori infection on the gastric cancer risk in a Korean population[J]. Oncotarget 2017, 8(4):6630-6641.

[50]HIDAKA A, SASAZUKI S, MATSUO K, et al.Genetic polymorphisms of ADH1B, ADH1C and ALDH2, alcohol consumption, and the risk of gastric cancer: the Japan Public Health Center-based prospective study[J]. Carcinogenesis 2015, 36(2):223-231.

[51] 袁青，薛亚东，王群英，等 . 乙醛脱氢酶 2 基因多态性及生活习惯与胃癌易感性的相关性分析 [J]. 检验医学 , 2016, 31(7):584-587.

[52]CROUS-BOU M, RENNERT G, CUADRAS D,et al.Polymorphisms in alcohol

metabolism genes ADH1B and ALDH2, alcohol consumption and colorectal cancer[J]. PLoS One,2013,8(11):e80158.

[53]YAN Z , WANG C . Glu504Lys Single Nucleotide Polymorphism of Aldehyde Dehydrogenase 2 Gene and the Risk of Human Diseases[J]. Biomed Research International, 2015（38）:174050.

[54]GOLDSTEIN D S, SULLIVAN P, COONEY A, et al. Rotenone decreases intracellular aldehyde dehydrogenase activity: implications for the pathogenesis of Parkinson's disease[J]. J Neurochem 2015, 133(1):14-25.

[55] LI M N, WANG H J, ZHANG N R, MTHFR C677T gene polymorphism and the severity of coronary lesions in acute coronary syndrome[J]. Medicine（Baltimore）,2017, 96(49):e9044.

[56] Goldstein D S, Sullivan P, Cooney A, etal. Rotenone decreases intracellular aldehyde dehydrogenase activity: implications for the pathogenesis of Parkinson's disease[J]. J Neurochem 2015, 133(1):14-25.

[57] Li M N, Wang H J, Zhang N R, MTHFR C677T gene polymorphism and the severity of coronary lesions in acute coronary syndrome[J]. Medicine（Baltimore）,2017, 96(49):e9044.

第十四章 肿瘤个体化诊疗的临床分子诊断

第一节 概述

一、精准医疗

精准医疗是一种将个人基因、环境与生活习惯差异等因素考虑在内的疾病预防与处置的新兴方法。它是以个体化医学为基础、随着分子生物学和高通量基因测序技术的飞速发展以及生物信息与大数据科学的交叉应用而发展起来的新兴医疗模式。其本质是通过基因组、蛋白质组等组学技术和医学前沿技术，以分子生物学为本质出发点，通过大数据挖掘分析技术提取有效的价值，对大样本人群与特定疾病类型进行生物标志物的分析与鉴定、验证与应用，从而精确寻找到疾病的原因和治疗的靶点，并对一种疾病不同状态和过程进行精确分类，最终实现对于疾病和特定患者进行个性化精准治疗的目的，以提高疾病诊治与预防的效益。这种医疗模式利用现代医疗科技手段，用最小的资源投入，制订出科学的符合个体的最佳诊疗方案，使个体、社会和资源达到最优化。相比传统的经验医学和循证医学，精准医疗更加重视疾病的个体特征和治疗方案的精准适宜，致力于为患者提供最有效、最安全和最经济的医疗服务。目前，精准医疗已被国家列入"十三五"健康保障发展问题的重大专项。

随着生物研究技术的迅速发展，人们对疾病认识更加全面，同时也促进了精准医疗的高速发展。精准医疗服务主要包括精准预防、精准诊断、精准治疗、精准药物与精准护理这几大部分。精准预防指利用生物学、行为学、社会经济学、流行病学等数据来制订和实施适合特定个体或群体的策略，不仅涉及对个体特征的行为干预，而且可以通过改变医疗服务提供系统，优化基于社交网络的传播过程，以及制订有针对性的政策等作用于"确切的"群体或整个社区；精准诊断侧重指分子诊断，借助基因测序平台、电子病历等系统收集患者的分子和临床信息，利用生物信息学分析工具（如序列比对分析、结构比对与预测、高通量测序数据分析）对信息进行编辑、处理、整合及应用，进而形成临床诊断报告，帮助医生精确地预测疾病情况；精准治疗主要指基于诊断结果，合理选择患者的分子生物信息，对其进行精确的个体化治疗；精准药物是指依据疾病类型和基因特征研发靶向特异性药物，并参考个体差异指导用药；精准护理是通过收集与患者健康状况相关的数据信息以及记录分析患者个人主观性陈述的需求或偏好，实现以患者需求为中心的护理服务。因此，精准医疗在不同阶段提供服务的实质内容和预期获益有所差异（见图 14.1.1）。

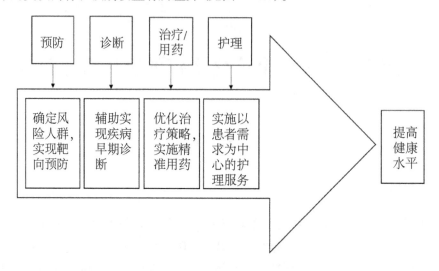

图 14.1.1　精准医疗服务在不同阶段的预期获益

二、个体化医学

个体化医学的概念主要是指中医"同病不同方"，而现代个体化医学并不止于此。现代个体化医学与精准医学概念相似，精准医学更重视形成高水平医疗技术，个体化医学则是在精准医学发展的基础上，实现根据每位患者的个体差异来调整疾病的预防和治疗方法，是一种根据患者的不同进行医疗方法定制的医疗模式。精准医学作为基础研究内容，是研究个体化医疗不可缺少的一部分。

肿瘤的发展过程存在异质性，这使得对于同一种肿瘤而言，疾病的发病机制和演进过程存在差异。同一肿瘤，发生于不同人体，由于受遗传背景和诸多复杂环境因素的影响，尽管最终均呈现出恶性的病理学表型及相应的临床表型，但其致病相关的分子机制（基因型）并非完全相同，进而疾病进程也必然不同。临床实践中，这一肿瘤的异质性特征，已逐步得到了广泛证实，而且针对其不同分子分型的临床处理，也已几乎使每位患者受益。肿瘤的发生与发展及对不同治疗手段的预后在不同个体患者之间具有很大的差异，肿瘤的"个体化治疗"策略已被医学界广泛接受。然而，要实现真正意义上的个体化治疗，必然要对异质性进行全面了解，这也是精准医疗的精髓。其中，基因测序（如全基因组测序、全外显子测序、靶向测序等）和突变检测等手段在靶向药物选择及预后判断中有着重要意义。通过基因检测可以掌握疾病形成的内因，以便于通过调控外因来主动管理疾病的预防和治疗。分子靶向治疗手段就是基于个体化基因测序为基础的肿瘤药物治疗模式，通过明确肿瘤驱动基因再实施靶向治疗可以起到事半功倍的效果。因此，肿瘤个体化医疗依赖于精准医疗的发展，借助于现代科技手段加深对肿瘤的认识，从分子层面阐明疾病的发生机制，从而对不同的个体实施精准的靶向治疗。

第二节　液体活检与肿瘤早期的精准诊断

一、液体活检

(一)液体活检的定义

液体活检（liquid biopsy）是一种检测人体液中具有肿瘤特异性或基因特征的信息，进而对体内的肿瘤相关状态进行监测的方法，这种体液样本常常为血液、尿液、唾液、腹水、脑脊液等。虽然组织活检被认为是癌症诊断中的"金标准"，但其在组织选取等多方面具有局限性，操作过程中会有增加肿瘤转移的风险，相比于传统的组织活检，液体活检检测方法快速、简洁，具有微创、可重复等特点。液体活检所检测的物质范围较广，包括循环肿瘤细胞（circulating tumor cell，CTC）、循环肿瘤 DNA（ctDNA）、循环肿瘤 RNA（ctRNA）、细胞外囊泡（extracellular vesicles，EVs）、微小 RNA（miRNA）、肿瘤相关蛋白等。通过评估以上标志物，能够早期诊断癌症、进行基因组 / 免疫谱分析、评估微小残留疾病等，为临床提供合适的个体化治疗方法，监测治疗的有效性，并可在不同时间点重复进行以实现疾病的动态评估，作为一种新兴的技术在临床诊疗中具有多种优势。

(二)液体活检相关标志物及检测技术

1. 循环肿瘤 DNA 及其检测技术

ctDNA 是外周血液循环中游离于细胞外的肿瘤来源 DNA，在一定程度上能够反映肿瘤的遗传学特征。ctDNA 检测可以克服肿瘤空间和时间异质性，是目前技术手段较为成熟且临床应用最为广泛的液体活检形式。目前常用的 ctDNA 检测指标是点突变、甲基化以及拷贝数变异（copy number variation，CNV）。针对 ctDNA 变异的检测技术主要包括突变扩增阻滞系统（amplification refractory mutation system，ARMS）、数字 PCR 以及二代测序技术。

2. CTC 及其检测技术

CTC 是指从肿瘤组织释放到外周血中的肿瘤细胞，与肿瘤的复发转移密切相关。与 ctDNA 相比，CTC 丰度更低，通常 1ml 肿瘤患者血液中含有成百上千个基因组当量 DNA 片段，而 CTC 数量少于 10 个。分离富集和分析鉴定是 CTC 应用的两大关键技术障碍。目前 CTC 富集技术主要包括滤膜法、密度梯度离心法和免疫捕获法。滤膜法和梯度密度离心法是依据 CTC 的物理特征进行分离，操作简便但容易损失直径小的 CTC 以及成团 CTC 簇。免疫捕获法包括阳性和阴性富集。阳性富集可以获得高纯度 CTC，但无法分离不表达靶标抗原的 CTC。阴性富集能够获得的 CTC 种类更全面，但纯度低、假阳性高。基于微流控芯片技术将阳性和阴性富集结合开发 CTC 富集新方法是未来发展趋势。CTC 的优势是拥有完整的细胞信息，除 CTC 计数外，还可以检测 DNA、RNA、信号分子、表观遗传学、基因组学、转录组学和蛋白质组学信息，还可以培养原代细胞，测试药物敏感性。CellSearch 系统曾是全球唯一经 FDA 批准可用于临床的 CTC 产品，但因漏检率高（仅能获得上皮来源 CTC 的计数）且无法实现活细胞捕获用于后续基因检测和用药指导而被叫停。全面分析肿瘤 CTC 仍需技术的不断进步。

3. 外泌体及其检测技术

外泌体是细胞主动分泌到胞外的，直径为 30 ~ 100 nm 的囊泡。外泌体在促进肿瘤免疫逃逸和构建转移微环境等方面发挥着重要作用。外泌体中含有脂质、蛋白质和核酸等多种物质，可作为新型肿瘤标志物。外泌体提取方法主要包括离心法、免疫磁珠法等。以离心为基础的分离方法虽然操作简单，但是得到的外泌体纯度往往不高，而且离心容易导致外泌体的形态和结构发生改变。免疫磁珠法使用的试剂会影响外泌体的活性。目前尚无一种分离手段能同时保证外泌体的含量、纯度和生物学活性，新技术仍需不断建立和优化。

（三）液体活检的意义

液体活检能够提高诊断疾病及预测患者预后和治疗反应的能力，在肿瘤精准医学中扮演着以下重要角色：

1. 肿瘤早期辅助诊断

液体活检在肿瘤临床诊断、预后和治疗领域的应用日益广泛，患者外周血中 CTC、ctDNA 和外泌体等标志物变化早于传统影像学检查，目前已应用于早期恶性肿瘤辅助诊断具有重要临床应用价值，并且 CTC 与肿瘤的临床分期关系密切。

2. 指导临床用药

液体活检还可通过检测肿瘤相应改变的基因信息，选择合适的靶向药物用于后续治疗，指导临床用药，如通过检测表皮生长因子受体（epidermal growth factor receptor，EGFR）T790M 用于指导 EGFR 酪氨酸激酶抑制剂治疗非小细胞肺癌；另外，对分离出的 CTC 进行体外培养，有利于药物敏感机制研究，开发相应的靶向药物。

3. 实时监测疗效

相比传统的影像学与肿瘤标志物，液体活检在反映疗效方面具有更好的特异性与灵敏度，可准确反映机体治疗后个体肿瘤负荷变化，及时提示临床采取有效的治疗策略。

4. 肿瘤进展与不良预后早期预警

液体活检除了用于更早预警转移性恶性肿瘤患者的疾病进展和不良预后，还与肿瘤患者的生存期密切相关，对患者预后具有重要预测价值。

5. 耐药机制探索

液体活检可通过高灵敏度方法追踪肿瘤获得性耐药基因的变化，有助于揭示耐药新机制，发现新的治疗靶点；并可用基因图谱揭示耐药的具体机制，从而逆转耐药。

（四）液体活检的不足

当前液体活检领域主要存在三方面不足：

1. 检测技术尚不成熟

液体活检依赖于从肿瘤组织中释放或脱落的细胞、外泌体、核酸、蛋白等物质，从组织外的体液中进行检测，低丰度的本质是其先天不足。而低丰度带来的灵敏度低是液体活检临床应用的最大瓶颈，在临床上往往出现假阴性案例。虽然通过富集、扩增等手段，微滴式数字 PCR、测序提高了检测的灵敏度，但随之带来信息不完整、基因错配和假阳性等现象。因而，对采样、运输、提取、上机、数据分析等各个流程的标准化操作及关键节点的质量管控，加大开发液体活检新技术的力度，是液体活检临床工作的重中之重。

2. 缺乏行业标准和市场监管

各检测单位并未执行统一的液体活检标准，即便对同一疾病的检测，也由于基因位点的设计、测序深度、生物信息分析代码等项目的选择不同造成结果差异。同时，由于液体活检是新生技术，市场和行业监管相对较松，检测质量参差不齐。因而，标准化的试剂盒、规范化的数据分析流程、专业的遗传咨询解读，以及全流程整体解决方案是液体活检在临床广泛应用的必要保障。

3. 市场容量与检测成本分离

液体活检的市场容量足以降低目前居高不下的检测成本，但由于公众的认知程度低，医生往往无法与患者对检测意义、检测报告形式、检测与治疗方案相关性等方面达成共识，加之液体活检并未纳入标准临床指南及保险机构的承保范围，使得液体活检的普及率低、检测成本仍维持在较高水平。因而，政府部门对医保、医疗单位、检测单位、试剂生产厂商、医生、患者进行多方宣传协调，才能真正去除阻碍、推动液体活检的临床应用。

二、常见肿瘤早期诊断的标志物

由于肿瘤类型具有多样性，并且不同肿瘤的发病率也存在着显著性差异，因此本小结选取发病率较高、恶性程度高、危害较大且受到广泛关注的肺癌、乳腺癌、结直肠癌和肝细胞癌，对其早期诊断的标志物进行简单介绍。

（一）肺癌

肺癌（lung cancer）是发病率最高的呼吸系统恶性肿瘤，也是病死率最高的恶性肿瘤。多数肺癌患者在诊断时已发生转移，目前的治疗手段不足以降低肺癌死亡率，因此肺癌的早期诊断具有重要意义。目前，常规应用的临床肺癌标志物包括癌胚抗原（CEA）、细胞角蛋白19片段（cytokeratin 19 fragment 21-1，CYFRA21-1）、鳞状细胞癌抗原（squamous cell carcinoma antigen，SCCAg）、神经元特异性烯醇化酶（neuron specific enolase，NSE）、胃泌素释放肽前体（gastrin-releasing peptide，ProGRP），其中，ProGRP对小细胞肺癌的早期诊断效能最高，NSE与小细胞肺癌病程的进展相关。SCCAg及CYFRA21-1对肺鳞癌早期诊断效能最高且与肺鳞癌病程的进展相关，其中CYFRA21-1虽然敏感性最高，但是特异性不佳。由于肺癌的病理分型较多，不是每一种类型都能通过这些标志物被早期诊断，例如这5种标志物的检测对肺腺癌均不具早期诊断价值。此外，麦涛等发现抗核抗体联合（NSE+SCC+CYFRA21-1）的组合在肺癌的早期诊断方面具有较好的诊断效能，值得推广应用。其研究结果表明，在肺癌患者中存在较高的抗核抗体阳性率，这提示自身抗体在肺癌病程进展中可能存在重要作用，虽然具体机制还需进一步研究。除此之外，糖类抗原12-5（CA12-5）和CA242等肿瘤标志物的水平明显高于良性肺疾病患者，可以辅助早期肺癌的诊断。

（二）乳腺癌

乳腺癌是女性常见的恶性肿瘤，中国每年新发病例约为30.4万，近年来发病率也逐年上升。乳腺癌多发生于乳腺导管上皮中，目前乳腺癌诊断的"金标准"为组织病理学，辅助诊断检查包括有影像学检查、乳腺X线钼靶摄像及血清学检查乳腺相关肿瘤标志物。病理活检及影像学检查在区分正常乳腺组织及乳腺恶性肿瘤中均有较高的准确率及特异性，但在方法学上存在限制性，包括病理标本取材创伤、放射性污染及高昂的检测费用等。常见的乳腺癌肿瘤标志物有多种，其中包括CA12-5、CA15-3、CA19-9、CEA、甲胎蛋白（alpha fetoprotein,AFP）、组织多肽特异抗原（tissue polypeptide specific Antigen，TPS）等。乳腺癌肿瘤标志物主要存在于血清和乳头溢液中。在大多数情况下，肿瘤标志物浓度异常与不良预后相关，初次就诊时术前肿瘤标志物水平升高可能提示着不良预后。乳头溢液含有从导管和小叶上皮分泌的浓缩蛋白。一项研究对153例乳头溢液样本研究后得出：CA153和CEA对乳腺癌的诊断具有较高的研究价值，可用于在高危人群中早期检测乳腺癌，但乳头溢液中的CA19-9、CA724和AFP这些肿瘤标志物的测量值没有很大的临床价值。从良性和恶性乳腺疾病患者获得的乳头溢液样本以及健康产妇乳汁样本中选择3种与乳腺癌相关的肿瘤标志物（即CEA、CA153和CA12-5），与健康哺乳对照组相比，乳腺癌患者CEA、CA153和CA12-5的平均水平分别升高了38.7、3.9和7.0倍；与健康哺乳对照组相比，良性病变组的肿瘤标志物表达水平明显升高。研究还发现乳头溢液中的标志物水平高于血清中的标志物水平，并显示出更高的诊断特异性，原因可能是它们是局部产生并直接释放到乳腺导管中。而把多种肿瘤标志物和各项影像学检查进行单一和联合检测，继而分析诊断乳腺癌的价值，发现联合检测可以提高灵敏度和诊断准确度，降低漏诊率。

（三）结直肠癌

结肠癌是常见的消化道恶性肿瘤，手术和化疗是其主要治疗方式，但患者预后仍较差。目前，临床筛查结直肠癌的主要手段有粪便隐血试验和结直肠镜检查。粪便隐血试验是早期结直肠癌筛查的简便方法，人群筛查参与率高，但其检出癌前病变和结直肠癌的敏感性较低，需要多次重复测试，且干扰因素多，难以满足临床诊断的要求。病理检查是确诊结直肠癌的"金标准"，具有良好的诊断性能，结直肠镜检查有助于检测和治疗结直肠癌前病变，检查前需要充分清洁肠道，但检查的不适感导致患者依从性下降，并且操作时出现出血和穿孔等并发症的风险较高，难以作为早期筛查方法大规模开展。结直肠癌常见的标志物包括了 CEA、CA50、CA19-9 以及 CA724，并且结直肠癌早期患者（Duke 分期 I 期 + II 期）的 CEA、CA50、CA19-9 和 CA724 含量低于晚期患者（Duke 分期 III 期 + IV 期），将这些肿瘤标志物与粪便隐血试验联合检测，可显著提高检出率，具有良好的灵敏度及特异性，有利于早期诊断、早期治疗结直肠癌，具有临床应用价值。

（四）肝细胞癌

慢性乙型或丙型肝炎病毒感染、酗酒、免疫相关肝炎、肥胖等诸多因素均可导致肝癌发生。肝细胞癌（hepatocellular carcinoma，HCC）是原发性肝癌 3 种病理类型（HCC、肝内胆管细胞癌、肝细胞癌 – 胆管细胞癌混合型）中最常见的一种，占总数的 85% ~ 90%，其发病率居我国常见恶性肿瘤第 4 位，病死率居第 3 位，严重影响患者生命健康。AFP 是 HCC 的经典标志物，可用于 HCC 的诊断、疗效监测、术后评估和预后情况判断等，其特异性和灵敏度分别为 76% ~ 94%、39% ~ 65%。但由于 HCC 高危人群（慢性肝炎和肝硬化人群）、生殖系统及部分胃肠道肿瘤患者 AFP 也有阳性可能，故 AFP 阳性患者须排除上述疾病。AFP 异质体、CA19-9、CEA 也会作为 HCC 早期诊断的标志物，这些标志物的联合检测对 HCC 的早期检测也具有一定的意义。除此之外，炎症因子（如 C 反应蛋白、肿瘤坏死因子 - α 等）、免疫细胞及相关因子（如 CD4+ T 细胞、程序性细胞死亡蛋白 -1 等）和某些酶类（如异常凝血酶原、α-L-岩藻糖苷酶等）对 HCC 的早期诊断也有一定的意义。除此之外，骨桥蛋白作为一种分泌型磷酸化糖蛋白，其在 HCC 的早期诊断中具有潜力，并且其水平与血清 AFP 浓度无关，且在 HCC 发生前的 1 ~ 2 年已经出现升高。能否有一个或者几个表格的总结,可以提示肿瘤标志物在不同癌症中的特异性灵敏度。

三、液体活检在肿瘤早期诊断中的运用

肿瘤是一种基因病,肿瘤的发生和发展是一个多步骤、多阶段基因变异的过程。随着基因组变异的积累,细胞生长逐渐失控,原发灶肿瘤细胞无限扩增后个别细胞脱落进入基质,同时释放多种水解酶,侵袭基底膜,进入脉管系统,此时侵袭进入循环系统的大部分癌细胞死亡(失巢凋亡)而转移能力高的细胞在循环系统中相互聚集形成小的癌栓,以抵抗易损因素,然后肿瘤细胞 – 血小板簇黏附锚定在内皮细胞表面,诱导脉管基底膜降解,逸出循环系统,最后在细胞外基质中移行,待条件适宜,重新进入细胞周期,开始恶性增殖,形成转移灶。这个过程一般需要较长时间,如果能在肿瘤原发灶转移前,即肿瘤癌前病变期,筛查出肿瘤,然后进行适宜的临床干预与治疗,将肿瘤彻底遏制在原发灶期,以实现从本质上防治肿瘤。大部分肿瘤患者确诊时已为晚期,错过了最佳治疗时间。因此,早期确诊肿瘤并给予及时治疗能提高患者的生存率。液体活检生物标志物如 CTC、ctDNA、miRNA、外泌体等可用于肿瘤的早期诊断,在评估肿瘤严重程度方面有重要作用。

(一)胃肠胰神经内分泌肿瘤

循环肿瘤 DNA 可用于胃肠胰神经内分泌肿瘤(gastroenteropancreatic neuroendocrine neoplasms, GEP-NENs)的诊断,主要集中于识别 ctDNA 中的突变基因或转录谱,以提高诊断的准确性。Boons 等在 1 例依据世界卫生组织(WHO)2010 标准被定义为 G_3 级患者的血液和组织中均检测到了 DAXX 的缺失,依据 WHO 2017 重新修订的标准,该患者经病理证实被定义为分化良好的神经内分泌肿瘤(neuroendocrine tumor, NET),这说明基于液体活检检测同样可以对 NET 和分化良好的 G_3 NET 患者进行更好的划分。2016 年欧洲神经内分泌肿瘤学会大会上有报道提出,利用全外显子组测序可以在胰腺神经内分泌肿瘤(pancreatic neuroendocrineneoplasm, pNENs)患者的血液中检测到 ctDNA 的突变,且与组织学检测到的突变一致。目前针对 pNENs 分子研究中发现的突变基因除了 DAXX 外还包括 MEN1 和 ATRX。针对小肠神经内分泌肿瘤(small intestinal neuroendocrine neoplasm, siNENs)的研究中发现 8% 的患者发生 CDKN1B 突变。尽管目前有关 ctDNA 在 GEP-NENs 诊断方面的研究取得了一定的成果,但大多数研究仍处于初级阶段,缺乏大数据验证及理论支持,仍需高质量研究以增加其可信度。

(二)头颈鳞癌

目前已发现一些头颈鳞癌(head and neck squamous cell carcinoma, HNSCC)的唾液和血浆 ctDNA 的生物标志物,如 TP53、PIK3CA、FBXW7、CDKN2A 等。Mazurek 等发现 ctDNA 浓度、淋巴结状态($N_{0~1}$ VS $N_{2~3}$)、分期(Ⅰ ~ Ⅲ VS Ⅳ)和年龄(<63 和 >63)

之间存在显著相关性。循环肿瘤 DNA 检测可发现患者携带的肿瘤相关单核苷酸变异、拷贝数改变及结构变异等遗传学改变。Mydlarz 等评估了来自 100 名 HNSCC 患者和 50 名健康体检者血清 DNA 甲基化的水平。在 10% HNSCC 患者的血清中鉴定出内皮素受体 B 基因高甲基化。血清内皮素受体 B 基因高甲基化是高度特异性但不敏感的 HNSCC 血清生物标志物。Schröck 等通过对 141 名 HNSCC 患者血浆中的 SHOX2 和 SEPTIN9 DNA 甲基化情况进行量化监控，发现来自血浆的 ctDNA 中 SHOX2 和 SEPTIN9 DNA 甲基化水平是临床上有价值的生物标志物，灵敏度为 52%、特异性为 95%。

（三）子宫内膜癌

循环游离 DNA 水平的变化与子宫内膜癌的发生、发展有关。循环游离 DNA 在子宫内膜癌中作为预测预后和选择个体化治疗方案的标志物具有一定的价值。Dobrzycka 等发现血浆中 TP53 突变经常发生在早期浆液性癌中，可实现早期监测，降低肿瘤细胞浸润和腹腔、淋巴结及远处转移风险。

（四）肝细胞癌

在肝细胞癌患者中，AFP 仅在 70% 的肝癌患者中有所表达，影像学也仅能鉴定直径 > 1cm 的病灶，对于微小病灶和不典型增生尚无有效办法。外周血中 CTC 阳性率可实时反映微小病灶肿瘤的发生、发展情况。Xu 等利用免疫磁珠法检测 85 例 HCC 患者外周血 CTC 数目，阳性率 81%，平均每 5 ml 中 CTC 为 19～24 个，且其阳性率与肿瘤大小，分期有密切关系；Ogle 等利用流式细胞仪分析 69 例肝癌患者 CTC，阳性率高达 65%（45／69）；另外，我国中山大学科研人员分析了 377 份肝癌样本和 754 个健康人血清样本 ctDNA 甲基化位点，筛选排名前十的甲基化位点作为诊断标志物，液体活检在初测和复测中的整体诊断特异性可达 93%，灵敏度也达到 84.8%；复旦大学中山医院科研团队也在肝癌患者血浆中筛选到 7 个 miRNA 组成的早期肝癌诊断分子标志物。对于直径 < 2cm 肝癌诊断准确率接近 90%，效果优于传统的 AFP。

（五）卵巢癌

ZHANG 等采用免疫磁珠法对 109 例卵巢癌患者测定 CTC，并对其中 51 例患者同时检测 CTC 及 CA12-5，发现 90.00% 的初诊患者检测出 CTC，且 CTC 的数量与分期相关（P= 0.034），ⅠA～ⅠB 期患者 CTC 的阳性率为 92.16%，远高于同一患者 CA12-5 的阳性率（64.47%），提示 CTC 检测较 CA12-5 可早期诊断卵巢癌。PEARL 等利用功能性富集法收集术前疑似卵巢上皮癌的 129 例患者的 CTC，将其中 58 例良性、Ⅰ、Ⅱ期疾病患者进行对比，发现 CTC 检测在Ⅰ、Ⅱ期灵敏度为 40.85%，特异性为 95.10%，阳性预测值为 77.80%，然而 CA12-5 特异性仅为 76.20%，再次提示 CTC 可作为卵巢癌早期诊断指标之一。SUH 等前瞻性收集术前未明确附件包块性质的 87 例患者血清肿瘤标志物 CA12-5、ROMA 值、CT 或 MRI 及 CTC，发现在早期癌症中 CTC 检测较其他检测方式敏感性更高，提示 CTC 对术前附件包块的良恶性鉴别具有重要意义。RIED 等以 ISET 法收集癌症患者及有高危因素的但无症状患者的 CTC，发现所有癌症患者和半数筛查无症状患者均检测到 CTC，在 CTC 呈阳性的 10 个月内，20% 的筛查患者中发现了早期癌症病变，提示利用 CTC 进行筛查可升高附件恶性肿瘤早期发现率。

（六）胰腺癌

循环肿瘤 DNA 在胰腺癌晚期诊断中是一种很有前景的生物标志物，CTC 和 CA19-9 分析能更好地预测晚期胰腺癌患者的预后生存。但 ctDNA 分析并不能很好地用于检测早期胰腺癌，主要是由于早期（Ⅰ、Ⅱ期）胰腺癌 ctDNA 丰度较低，患者血浆中检测到的 ctDNA 不超过 30%，而 CA19-9 对比 ctDNA 在早期胰腺癌检测中更优。因此未来改进液体活检技术将有助于 ctDNA 在早期胰腺癌的诊断应用。胰腺癌的 CTC 液体活检与胰腺癌的诊断具有显著性的临床相关性。CTC 在早期胰腺癌患者中具有高度敏感性，在Ⅰ、Ⅱ期胰腺癌患者中其灵敏度高达 70%。

第三节　结直肠癌个体化检测与靶向治疗

一、结直肠癌的诊断和复发标志物

（一）结直肠癌的分子诊断

RAS 基因为 EGFR 下游基因，属于原癌基因，对细胞增殖、分化和生长具有重要作用，包括 *H-ras*、*K-ras* 和 *N-ras* 三种基因。*K-ras* 基因是癌基因，在结直肠癌中主要发生第 2 号外显子的 12 和 13 密码子突变，导致 p21-ras 蛋白的生长信号发生异常变化，过度的生长信号刺激细胞生长和增殖从而导致结直肠癌发生。国外学者报道 *K-ras* 基因突变率为 30%～40%，突变见于第 2 号外显子的第 12、13 密码子（85%～95%），第 3 号外显子 59/6、117 和 146 密码子（5%～15%）。国内学者报道 *K-ras* 基因总突变率为 38.82%，*K-ras* 基因第 12 密码子突变率为 29.7%，第 13 密码子突变率为 12.87%；*N-ras* 基因突变率为 3.96%，第 12 密码子突变率为 0.99%，第 13 密码子突变率为 0.99%。*K-ras* 基因突变与结直肠癌患者年龄、肿瘤位置、浸润深度、组织学类型及分期无相关性，但女性或由淋巴结转移结直肠癌患者 *K-ras* 基因突变多见，结肠癌发生 *K-ras* 基因突变多于直肠癌。结直肠癌肝转移 *K-ras* 基因突变率为 42.5%，同时性肝转移 *K-ras* 基因突变率为 38%，异时性肝转移 *K-ras* 基因突变率为 47%，无复发转移结直肠癌 *K-ras* 基因突变率为 35%，*K-ras G13D* 突变是结直肠癌异时性肝

转移的独立危险因素。

　　BRAF 是 RAS-RAF-MEK-ERK 信号通路中 RAS 蛋白的下游信号因子，是部分结直肠癌重要的原癌基因。国外研究资料表明结直肠癌肿瘤组织中 *BRAF* 基因突变率为8.97%，均为 V600E 点突变，而国内研究数据表明结直肠癌肿瘤组织中 *BRAF* 基因总突变率为4.14%，其中 V600E 占3.93%、V600G 占0.01%、D594N 占0.01%。淋巴结转移的结直肠癌 *BRAF* 基因突变检出率比无淋巴结转移结直肠癌高 5～10 倍。

　　错配修复（mismatch repair，MMR）基因能够校正基因复制时出错的碱基，保持DNA 复制的准确性，避免基因发生突变，MMR 基因功能缺陷导致微卫星体长度发生变化，发生微卫星不稳定（microsatellite instabe，MSI），参与结直肠癌的发生。

　　SEPT9 基因甲基化与结直肠癌的发病机制密切相关，近年来多项研究通过检测外周血 SEPT9 甲基化水平，用于结直肠癌筛查和早期诊断，灵敏度为30%～75%，特异性接近90%。5- 羟甲基胞嘧啶，作为一种 cfDNA 标志物，对于结直肠癌亦有较高的诊断价值，并优于传统生物标志物。但以上研究多为小样本病例对照和队列研究，具有一定的局限性。一项多中心回顾性临床研究表明，联合检测粪便 *SDC2* 和 *SFRP2* 基因甲基化检出结直肠癌和进展期腺瘤的灵敏度分别为97.7% 和57.9%。Nakayama 等和 Lecomte 等检测到，肿瘤抑制基因 *p16* 的启动子高甲基化在结直肠癌患者血液中的阳性率分别为68% 和69%。而 Grady 等检测到 hMLH1 启动子异常甲基化在结直肠癌患者血清中的阳性率仅为47%。Glockner 等发现，TFPI2 的异常甲基化在结直肠癌腺瘤的检出率为97%，在 Ⅰ～Ⅳ期结直肠癌患者肿瘤组织中更高达99%；而其在 Ⅰ～Ⅲ期结直肠癌患者的粪便标本中灵敏度为76%～89%，特异性为79%～93%。其他学者在结直肠癌患者粪便中检测到的 NDRG4 启动子及转录因子 *GATA4* 等基因的异常甲基化虽然灵敏度仅为51%～53%，但特异性可达93%～100%。即便如此，这些研究仍需扩大样本以进一步验证。鉴于检测单个基因的局限性，许多学者采用联合检测多基因甲基化的策略以提高灵敏度和特异性。Lind 等联合检测血清中 CNIP1、FBN1、INA、SNCA、MAL 和 SPG20，发现 ≥ 2 个以上上述基因的启动子出现高甲基化，其灵敏度在腺瘤和结直肠癌中分别为93% 和94%，特异性可达98%。Alhquist 等则联合检测了粪便中骨形成蛋白3、*NDRG4*、波形蛋白、*TFP*I2、突变型 *K-ras*、β - 肌动蛋白等基因的甲基化，其对结直肠癌的灵敏度可达87%。相信随着研究的进展，将来一定会出现更多的优化组合标志物，可进一步提高结直肠癌早期检测的灵敏度和特异性。

　　结肠癌相关转录本 1（colon cancer associated transcript 1，CCAT1）位于 *MYC* 癌基因的上游，一个被称为超级增强子的区域。He 等发现结直肠癌患者血浆中 CCAT1 水平明显高于健康对照组，其过表达与结直肠癌的增殖、侵袭性、临床分期、淋巴结转移及存活时间相关。HOX 转录反义 RNA（HOX transcript ailtisense RNA，HOTAIR）是第一个被发现具有反转录调控功能的长链非编码 RNA（long non-coding RNA， lncRNA)。已被证明降低 HOTAIR 的表达可以抑制人结直肠癌干细胞的生长。其不仅在结直肠癌患者的原发性肿瘤中高度表达，在外周血中也存在。赵等检测发现 HOTAIR 和 CCAT1 在结直肠癌患者血浆中表达上调，而 lncRNA-p21 的表达水平明显降低。术后 14 天 CCAT1 和 HOTAIR 的血浆表达水平较术前明显降低，lncRNA-p21 的表达水平则显著增加。提示这 3 种 lncRNA 的表达量高度相关，联合可提高对结直肠癌的诊断效能。

CHEN 等首次报道在结直肠癌患者血清中存在异常表达的 miRNA，并通过比较结直肠癌患者及对照组血浆中的 miRNA，发现 14 个 miRNA 仅在结直肠癌患者中表达。NG 等发现在结直肠癌患者血浆中 miRNA-92a 水平显著升高，诊断结直肠癌的灵敏度为 89%，特异性为 70%，miRNA-92a 还可区分结直肠癌和其他胃肠道炎症性疾病。HUANG 等在研究中发现血清 miRNA-29a、miRNA-92a 对进展期结肠腺瘤的诊断灵敏度和特异性分别为 62.2%、84.7% 和 64.9%、81.4%，对结直肠癌的诊断灵敏度和特异性分别为 69.0%、89.1% 和 84.0%、71.2%。KANAAN 等测定了血浆 miRNA-21 对识别结直肠癌的特异性和灵敏度，均可达到 90%。检测这些 miRNA 在血液中的异常表达，有望成为诊断结直肠癌的一种非侵入性的筛检方法。

粪便中异常的 miRNA 可能来源于患者消化系统的肿瘤细胞，并以分子或外泌体的形式存在于患者的消化管中。这些粪便异常 miRNA 被认为是结直肠癌存在的可靠依据。因此，有研究者认为粪便中的 miRNA 可能成为诊断结直肠癌的新的肿瘤标志物。在结直肠癌患者粪便中 miRNA-224、miRNA-29a、miRNA-4478、miRNA-1295b-3p、miRNA-135、miRNA-143、miRNA-145、miRNA-21、miRNA-106a、miRNA-92a 等的表达水平与正常人群相比存在明显的差异。WU 等研究发现粪便中 miRNA-21 独立诊断结直肠癌的灵敏度为 55.7%，特异性为 73.3%。国内也有报道，粪便中的 miRNA-21 参与了肿瘤的发生、发展，Ⅲ、Ⅳ期患者 miRNA-21 的表达水平高于Ⅰ、Ⅱ期患者，低分化患者高于中高分化患者，肿瘤转移患者高于非转移患者。LI 等的研究表明，在结直肠癌患者的粪便中，miRNA-143 和 miRNA-145 的表达较在健康人明显降低。MAZEH 等的研究显示，通过检测粪便中 miRNA-16 诊断结直肠癌的灵敏度达到 91%，特异性为 72%。在国内，薛亚晶等对 50 例结直肠癌患者和 50 名健康对照者的粪便 miRNA-141、miRNA-92a-3p 水平进行检测，结果显示结直肠癌组的粪便 miRNA-141 和 miRNA-92a-3p 水平明显高于健康对照组，其灵敏度和特异性分别为 74%、92% 和 52%、92%。

(二) 结直肠癌的复发检测

微小残留病指癌症在治疗后持续存在，但影像学检查暂时无法检测，是癌症进展和复发的隐匿阶段。既往多采用血清肿瘤标志物进行监测，但灵敏度和特异性均不高。近年研究结果提示，通过外周血 CTC 或 ctDNA 检测微小残留病是监测肿瘤复发的有效手段，较传统的影像学检查可提前数月发现疾病复发。一项前瞻性单中心研究分析了183例非转移性结直肠癌患者的血液，发现44例（24%）患者术前血液中CTC ≥ 1个30毫升l，且与不良预后相关。另有小样本研究提示治疗后CTC计数的增加与转移和复发相关，且可早于临床证据数月出现，准确性明显高于CEA等。一项前瞻性研究纳入了230例行根治性手术的Ⅱ期结肠癌患者，术后ctDNA阳性患者有79%(11/14)出现复发，阴性者仅9.8%(16/164)复发（$HR = 18$，$95\%CI$: $7.9 \sim 40.0$，$P < 0.001$），且完成辅助化疗后ctDNA阳性者的无复发生存（relapse free survive，RFS）时间明显缩短。Ⅲ期结直肠癌的研究同样提示，术后ctDNA阳性患者的RFS时间短于阴性患者，化疗后ctDNA阳性患者的复发风险显著高于阴性患者（$HR = 6.8$，$P < 0.001$）。除定性检测ctDNA外，通过检测ctDNA中特定基因突变、异常甲基化或结构变异等，也可监测结直肠癌的复发。Ryan等通过对ctDNA中 *K-ras2* 基因突变检测，发现27%(16/60)的结直肠癌患者术后 *K-ras2* 突变阳性，其中63%(10/16)复发，而K-ras2阴性患者中仅2%（1/44）复发（$OR = 71.7$，$95\%CI$: $7.7 \sim 663.9$，$P < 0.001$）。Diehl等通过连续检测18例结直肠癌患者术后血浆ctDNA中 *APC*、*TP*53和 *KRAS* 等基因突变情况来判断肿瘤复发，其灵敏度和特异度分别为56%和99%。Reinert等开发的基于ctDNA的个体化检测方法，对11例结直肠癌患者采用体细胞结构变异（somatic structure variation，SSV）作为监测指标，结果提示ctDNA较传统影像学可提前10个月检测到术后复发，其灵敏度和特异性均高达100%。最近来自法国的IDEA-FRANCE临床研究分析了Ⅲ期结直肠癌辅助化疗前的ctDNA对不同治疗策略和结局的影响，发现ctDNA阳性患者辅助化疗6个月与ctDNA阴性患者辅助化疗3个月效果相似，而ctDNA阳性患者如仅接受3个月辅助化疗，预后最差。这一结果提示ctDNA作为重要的预后指标，可作为制订个体化辅助治疗决策的重要参考依据。

一项荟萃分析研究了可切除结直肠癌肝转移中 *K-ras* 基因与预后的关系，共纳入了14项研究1809例患者，*K-ras* 基因突变显著增加术后复发风险。在包全等的研究中，在纳入组的结直肠癌肝转移患者中，*RAS* 基因突变为141例，其中68例早期复发。

二、结直肠癌的靶向治疗

个体化用药的前提是通过精准的检测手段，提供完整且实时的基因和分子层面信息。根据现有研究结果，晚期结直肠癌患者的ctDNA检测对于结直肠癌常见热点突变如RAS、RAF、HER2和MSI状态等，与肿瘤组织具有高度一致性，根据液体活检结果制订的临床决策，其治疗结果与组织活检高度一致。这些都表明液体活检技术可作为组织活检的替代方法，成为结直肠癌个体化用药指导的有力手段。

K-ras 基因突变使结肠癌患者对放疗的敏感性下降，而通过抑制结肠癌细胞K-ras基因突变表达可提高放疗的敏感性。在Ⅲ期结肠癌患者中，*K-ras* 基因为野生型患者

可以从 5-FV）联合左旋咪唑化疗中获益，而 *K-ras* 基因突变者则不能获益，*K-ras* 基因第 12、13 密码子为非天冬氨酸突变患者，较天冬氨酸突变患者可以从 5-FV 为基础的化疗中获得更长生存时间。*K-ras* 基因突变后通过影响细胞的生物学行为刺激促进恶性肿瘤细胞的生长扩散，且不受上游 EGFR 的信号调控影响，对抗 EGFR 治疗效果差，*K-ras* 基因突变型结直肠癌患者不能从抗 EGFR 治疗中获益，*K-ras* 基因突变是抗 EGFR 单抗疗效不佳的独立危险因素，以及靶向治疗的疗效预测指标。

  BRAF 基因突变的结直肠癌患者对 EGFR 单抗治疗抵抗，*BRAF* 基因突变是判断针对 EGFR 分子靶向药物西妥昔单抗或帕尼单抗疗效的独立预测因素，也是结直肠癌预后不良因素。*K-ras* 突变结直肠癌患者不能从西妥昔单抗治疗中获益，PIK3CA 第 20 外显子、*N-ras*、*BRAF* 突变与西妥昔单抗治疗反应率低相关，对 K-ras 野生型的患者，增加 PIK3CA 第 20 外显子、N-ras、BRAF 检测，可将抗 EGFR 治疗获益人群比例从 36.3％提高至 41.2％。3.2％～4.5％的 K-ras 野生型转移性结直肠癌患者发生 PIK3CA 第 20 外显子突变，是抗 EGFR 靶向治疗的潜在不良预后标志。Le 等研究发现突变结直肠癌中 K-ras 和 BRAF 突变是互相排斥的，而且与左半结肠癌相比，右半结肠癌 *BRAF* 基因突变率高，右半结肠癌免疫环境活跃，表现为 MSI-H 比例高，程序性死亡受体 1（programmed cell death protein-1，PD-1）和 PD-1 的表达比例高。与微卫星稳定型（microsatellite stable，MSS）结直肠癌患者相比，MSI 型患者抗 PD-1 治疗效果更好，MSI 型患者反应率为 40％，20 周无进展生存期（progression-free survival，PFS）为 78％；MSS 型患者反应率为 0，20 周 PFS 为 11％；MSI 其他型患者反应率为 71％，20 周 PFS 为 67％。MSI 状态与Ⅲ期结直肠癌区域淋巴结转移显著相关，>7 个区域淋巴结转移的患者更多呈 MSI-H 状态，而与结直肠癌患者肿瘤部位、分化程度、浸润深度、C-MET 表达和 CEA 水平无关。15% 结肠癌发生 MSI-H，尤其右半结肠癌多见，可引起结直肠癌对 5-FV 化疗不敏感，但预后好于 MSS。在以 5-FV 为基础的化疗方案对 pMMR 和Ⅲ期 dMMR 结直肠癌患者有效，可提高其无病生存期（disease-free survival，DFS），但对于 dMMR Ⅱ期结直肠癌患者则无此疗效，甚至对 MSI 结直肠癌患者有危害，显著降低其 DFS 和 OS。

  在转移性结直肠癌的三线治疗中，瑞戈非尼是首个被证明用于经标准治疗后仍出现疾病进展的结直肠癌患者有效的小分子多激酶抑制剂。CORRECT 研究是一项国际性、多中心、随机、安慰剂对照试验，来自 16 个国家 114 个研究中心参与这项试验，共 760 例经标准治疗后仍出现疾病进展的结直肠癌患者入组试验。按照 2∶1 将患者随机分配并给予瑞戈非尼（505 例）与安慰剂（255 例）治疗，结果显示瑞戈非尼组患者的中位 OS 达 6.4 个月，明显长于安慰剂组，而且几乎所有亚组中均表现出同等的 OS 获益，包括野生型和突变型 K-ras 亚组，这表明瑞戈非尼的有效性与 K-ras 状态无关，安全性良好。CORRECT 试验首次证实瑞戈非尼在结直肠癌中能取得 OS 获益。包括中国在内的亚洲地区开展的 CONCUR 研究将 204 例患者随机分配并给予瑞戈非尼（136 例）或安慰剂（68 例）治疗，结果显示对于化疗失败的结直肠癌患者，接受瑞戈非尼组的总生存率优于安慰剂组，且瑞格非尼组中位 OS 达 8.8 个月，明显长于安慰剂组。

在呋喹替尼临床 II 期研究中，71 例经标准治疗后疾病进展的患者被随机分配到呋喹替尼联合最佳支持治疗组（47 例）或安慰剂联合最佳支持治疗组（24 例）。结果显示，相对于安慰剂联合最佳支持治疗组，呋喹替尼联合最佳支持治疗组的 PFS 明显改善吗。FRESCO 研究是在中国开展的多中心随机双盲安慰剂对照 III 期临床研究，416 例至少 2 次化疗后未接受 VEGFR 抑制剂治疗后发生转移的结直肠癌患者，按此前是否使用过抗 VEGF 治疗和患者 *K-ras* 基因状态进行分层，按 2∶1 比例随机分为呋喹替尼联合最佳支持治疗组（278 例）或安慰剂联合最佳支持治疗组（138 例）。该研究达到预设的全部终点，呋喹替尼组中位 OS（9.3 个月）较安慰剂组（6.6 个月）明显延长 2.7 个月，中位 PFS 明显延长 1.9 个月，客观缓解率和疾病控制率也明显高于安慰剂组。以上研究均表明，呋喹替尼在转移性结直肠癌三线治疗中可达到 OS 获益。至今，呋喹替尼仅在中国开展了 III 期临床研究，其在转移性结直肠癌的治疗效果是否存在个体差异仍需进一步研究证实。

第四节　非小细胞肺癌个体化检测与靶向治疗

一、非小细胞肺癌诊断和复发标志物

非小细胞肺癌发病率及病死率较高，严重影响着全球人民的健康。但是由于其早期诊断手段和治疗方法有限，生存率低，导致肺癌长期居于癌症死亡病因的首位。目前，在临床上诊断 NSCLC 患者的方法有肿瘤标志物检查、影像学检查、组织病理学检查等，在众多的诊断及监测手段中，血清肿瘤标志物应用最广泛。其中肿瘤标志物以其无创性、可重复性强等特点，在科学研究及临床应用上具有独特的优势。本节对目前 NSCLC 诊断和复发相关的肿瘤标志物研究现状及临床应用作简单介绍。

（一）CEA

CEA 是广泛存在于多种器官及多种良恶性疾病中的抗原性物质，特异性较低，在多种恶性肿瘤中均有不同程度的升高，在一些良性疾病，如肝炎、肺炎等，也可引起血清 CEA 浓度的升高，但一般不超过 20 ng/ml。以 5 ng/ml 为临界值，肺癌患者 CEA 的阳性率为 32%。血清 CEA 阳性率与肺癌组织学分型有关，肺腺癌的阳性率约为 44%。血清 CEA 浓度与肿瘤的临床分期有关，随着疾病的进展，血清 CEA 的浓度显著增高。早期肺癌血清 CEA 阳性率与中位值显著低于晚期肺癌。

血清 CEA 可用于监测以及预测肺癌的局部复发及远处转移。如患者血清 CEA

基础浓度高于 5 ng/ml，其出现肿瘤局部复发的概率明显升高，并且较 CEA 浓度正常者其无病生存期显著缩短。在多因素分析中发现，CEA 高于 40 ng/ml 与肺癌脑转移独立相关，较高者 2 年内出现脑转移的危险性大。Icar 等通过研究发现 CEA 浓度检测有助于观察疗效或者确定是否复发转移。术后 CEA 浓度无显著降低者肿瘤复发或转移的可能性大。CEA 的检测对肿瘤术后复发的灵敏度可达 80% 以上，但特异性不强，不能用于肺癌的筛选，而可用于监测肿瘤患者病情变化及判断疗效。用 CEA 作为随访指标，可对 50%～60% 术后复发或化疗后再度恶化的病例做出有效预报，而这种预报要比影像学诊断手段早 4 周左右的时间。当发现浓度在正常值 3 倍以上时，将提示可能发生全身转移。

血清 CEA 浓度影响 NSCLC 的预后，CEA 浓度高，总生存期缩短。CEA 基础浓度正常的 NSCLC 患者 5 年生存率为 71.5%～79.9%，升高的 NSCLC 患者五年生存率为 33.2%～48.4%。在一项包括近 2000 例原发性 NSCLC 的研究中，Okada 等发现，在多因素分析中，术前 CEA 基础浓度与生存期独立相关。因此血清 CEA 浓度可用来独立判定治疗效果及分析预后。

(二) 细胞角蛋白 19 片段

细胞角蛋白是上皮细胞的特征性标志，主要分布在肠上皮、肺泡上皮等。当上皮被覆的部位发生癌变时，细胞角蛋白 19 片段（cytokeratin 19 fragments21-1，CYFRA21-1）被释放入血，在血清中可以检测到。CYFRA21-1 是细胞角蛋白 19 的可溶性片段，在所有人群中都存在。以 3.3 ng/ml 为临界值，在肺部良性疾病患者血清中，约 5% 检测到 CYFRA21-1 升高。

在肺部恶性肿瘤中，CYFRA21-1 在 NSCLC 的诊断、疗效评价及病情监测中应用最为广泛，价值最大。Wieskopf 等测定了共 232 例肺癌患者和肺良性病变患者血清 CYFRA21-1 浓度，其对于诊断 NSCLC 的灵敏度接近 60%，特异性高达 94%。尤其对鳞癌诊断的敏感性和特异性最高，分别接近 70% 和 95%，Kupla 等的研究结果与该研究相近。

CYFRA21-1 在监测肺癌患者的病情和评价疗效方面具有独特的应用价值，其浓度变化在监测患者病情变化中的有效率接近 60.0%，术后 1 周即可降至正常水平，是术后降低最早的肿瘤标志物之一。对于 NSCLC 患者，如 CYFRA21-1 基础浓度高于正常，其浓度的连续监测对于预测病情发展的灵敏度为 60%，特异性可达 100%，其中 20% 早于影像学检查。此外，CYFRA2-1 还可用于评价 NSCLC 患者治疗效果和随访术后病情以及监测有无局部复发及远处转移。

(三) 神经元特异性烯醇化酶

神经内分泌来源的恶性肿瘤，如小细胞肺癌（small cell lung cancer，SCLC）、神经母细胞瘤等，血清中会出现神经元特异性烯醇化酶（neuron specific enolase，NSE）浓度的升高。在肺癌中，NSE 是 SCLC 的首选肿瘤标志物，在 NSCLC 中也可出现升高，阳性率为 22%~32%，但大多数不超过 20.5 ng/ml。在一项包括 400 余例原发性肺癌患者的研究中，Satch 等检测了血清中 NSE 的浓度，结果发现 95% 的 NSCLC 患者血清浓度低于 20.5 ng/ml，而在 SCLC 患者中平均浓度为 70 ng/ml，差异有统计学意义。

尽管 NSE 在 SCLC 中的预后价值被广泛接受，但是在 NSCLC 中的作用仍是有争议的。在一项 481 例 NSCLC 的研究中发现，术前的血清 NSE 水平可以用来预测 NSCLC 的预后。NSE 水平与 NSCLC 的生存相关。Pujol 等在 621 例包括全部病期的 NSCLC 的研究中，NSE 是影响生存的预后因素。在另一项小样本量研究中也得出同样的结果。然而在另一项包括 67 例可手术的早期 NSCLC 患者的研究中，发现术前的 NSE 浓度与生存无关。

（四）CA12-5

健康人 CA12-5 浓度很低，95% 低于 35 U/ml。肺癌患者血清 CA12-5 浓度可出现升高，总阳性率约 50%。肺腺癌患者血清 CA12-5 的浓度较鳞癌患者显著升高。CA12-5 浓度与疾病的分期相关，晚期患者出现胸膜转移时，会引起血清 CA12-5 浓度的显著升高。此外，血清 CA12-5 浓度还与远处器官受累有关，但不同器官受累之间无明显的相关性。此外 CA12-5 基础水平高于 5 U/ml 的肺癌患者，肺癌根治术手术后 12 个月内出现病情进展的概率较高。血清 CA12-5 浓度有助于肺癌的诊断，恶性肿瘤患者其浓度会出现不同水平增高，在腺癌患者中更加明显。在 NSCLC，CA12-5 阳性率高。而且有助于预测肿瘤对化疗药物反应，评定肿瘤复发或转移。血清 CA12-5 浓度与肺癌患者生存期有关系，肺癌晚期 CA12-5 浓度显著升高，生存期也会出现明显缩短，预后较血清浓度正常者差。

（五）鳞状细胞癌抗原

约低于 30% 的肺癌患者鳞状细胞癌抗原（squamous cell carcinoma antigen，SCC）为阳性，其中鳞癌的阳性率显著高于肺腺癌及其他类型肺癌患者，约为 32%。但 SCC 诊断特异性最好的是肺鳞癌，85% 的鳞癌患者 SCC 血清浓度高于 2 ng/ml。SCC 有助于鳞状上皮细胞癌的诊断，肿瘤的临床进展期 SCC 浓度升高。肺鳞癌阳性率较高，其浓度与肿瘤的进展程度有关。它在肿瘤筛查中灵敏度不高，但联合 CA12-5、CYFRA21-1 和 CEA 检测时，可显著提高 NSCLC 患者诊断的灵敏度及特异性。肿瘤分期越晚，SCC 浓度越高，这提示肿瘤负荷越大分泌的 SCC 越多。早期肺癌患者 SCC 的阳性率为 14%~53%，而在有远处转移的肺癌患者 SCC 的阳性率为 55%~100%。

在肺癌诊断应用中，SCC 的灵敏度低，其不适合用于肺癌高危人群的筛查和诊断。但可用于监测疾病进展、复发转移等。SCC 的半衰期短，在切除肺癌后，2 天后检测 SCC 浓度时可发现，其血清浓度已降至正常水平。如果病灶未完全切除，血清 SCC 浓度可能仅出现轻度的降低。如果病情进展，出现复发或者远处转移时，SCC 浓度会出现再次升高。

（六）CA15-3

血清 CA15-3 阳性率与肺癌不同组织学类型有关。研究发现肺腺癌组血清 CA15-3 阳性率及量高于鳞癌和 SCLC 组，在统计学分析中可发现显著差异。CA15-3 单独检测对监测肿瘤复发转移的作用非常的有限，如与其他肿瘤标志物联合检测，可显著提高其应用价值。

（七）胃泌素释放肽前体

约有 26.1% 的恶性肿瘤患者血清胃泌素释放肽前体（pro-gastrin- releasing peptide，ProGRP）浓度会出现升高，在肺部恶性肿瘤和神经内分泌肿瘤中价值最大。在其余恶性肿瘤中，血清 ProGRP 高的患者仅占 4.9%，ProGRP 是小细胞肺癌患者的肿瘤标志物，具有高度特异性，在 SCLC 和 NSCLC 的鉴别诊断中价值较大。在 NSCLC 的疗效评定及预后监测中作用不大。

（八）TPS

TPS 是一种较新的肿瘤分裂增殖活性的指标，在上皮来源的恶性肿瘤以及转移瘤中表达较高。在恶性肿瘤进展期和复发转移等肿瘤负荷较大的时期，TPS 浓度出现显著升高，在血液中可以检测到，它提示着肿瘤快速增殖的生物学行为。有报道称，TPS 比 CEA 更灵敏。联合 CEA、CYFRA21-1 检测时，灵敏度可达 100%，特异性为 84.2%，准确性更高（90.3%）。

（九）含半胱天冬酶募集结构域的膜相关鸟苷酸激酶蛋白 3（caspase recruitment domain and membrane associated guanylate kinase–like domain protein 3，CARMA3）

是一种新型的支架蛋白，通过激活 NF-kB 来促进肿瘤生长，也促进神经、心脏和免疫系统疾病的进展。最新的研究发现，在 NSCLC 癌组织 CARMA3 呈现出高表达，且高表达与肿瘤分期、EGFR 表达和 EGFR 突变有关。

肿瘤标志物一直是肿瘤治疗中的热点，但是至今无单一有效的肿瘤标志物能满足诊断、治疗及监测病情进展等多方面的需要。多种肿瘤标志物联合检测能显著提高 NSCLC 的诊断、治疗及监测病情进展的灵敏度及特异性，在临床应用方面具有重要的意义。

二、NSCLC 个体化检测与靶向治疗

肺癌是发病率和病死率较高的恶性实体肿瘤，其中 NSCLC 占 80% ~ 90%。NSCLC 比 SCLC 生长分裂缓慢，扩散晚。早期临床症状不明显，因此大多数患者在首诊时已处于晚期，错失手术时机。同时，NSCLC 患者对以铂类为基础的化疗效果欠佳，治疗缺乏特异性，且放疗毒副作用较大。随着精准医疗和分子诊断技术的发展，靶向治疗使 NSCLC 的治疗朝着更加精准的方向发展。近年来，多项研究致力于评估液体活检应用的可能性，血浆 *ctDNA* 基因突变检测可用于识别靶向药物靶点，评估治疗反应，监测耐药性，检测肿瘤残留病灶等。目前，NSCLC 常见的驱动基因包括 *EGFR*、*ALK*、*ROS1*、*KRAS*、*ERBB2*、*RET*、*PIK3CA*、*BRAF* 等。这些驱动基因是细胞分化、增殖、凋亡、迁移等过程中关键的基因，这些基因突变会持续激活相关信号通路，导致肿瘤的发生和发展。随着这些基因被不断发现，针对特定分子靶点的药物研究进展迅速，检测这些相关基因是否发生突变或者融合，确定肿瘤患者的药物敏感性，可为临床医生选择个体化靶向药物治疗提供参考。

(一) *EGFR* 基因突变检测与靶向治疗

*EGFR/HER*1 基因与 *HER*2、*HER*3 和 *HER*4 基因构成原癌基因家族，其表达的蛋白产物均位于细胞膜上，可共同构成一个复杂的网络信号，在肿瘤的发生发展过程中发挥重要作用。若发生基因突变，细胞膜表面的 EGFR 的胞外区与配体结合后，传导信号至胞内区，使得 PI3K/AKT 和 PLC/PKC 等下游细胞信号通路被高度激活，进而细胞发生恶性转化。EGFR 最常见的突变为外显子 19 缺失以及外显子 21L858R 位点的突变。同时研究也发现了少见敏感突变，如外显子 18 突变，外显子 19 插入突变，外显子 20 插入突变等。研究表明 NSCLC 中 EGFR 的突变与人种有高度相关性，在东亚人群中 *EGFR* 基因的突变率为 30% ~ 50%，其中不吸烟亚裔女性肺腺癌患者 EGFR 突变率高达 70% ~ 80%。而在北美等西方人群中，突变率仅为 10% ~ 20%。2017 年美国临床肿瘤协会（ASCO）发布了临床实践指南更新，为 EGFR 突变的患者靶向治疗提供了临床用药指南，推荐使用阿法替尼、厄洛替尼或吉非替尼为一线药物。

(二) *ALK* 基因突变检测与靶向治疗

间变性淋巴瘤激酶（anaplastic lymphoma kinase，ALK）属于胰岛素受体家族的一种酪氨酸激酶，于 2007 年首次在 NSCLC 患者中被发现其可与人类棘皮动物微管相关样蛋白 4（echinoderm microtu bule associated protein like 4，EML4）结合，共同排列成一个具有致癌活性的 *EML4 ALK* 融合基因。*EML4* 基因从染色体上断裂，形成长短不一的外显子片段，而该片段可与 *ALK* 基因第 19、20 外显子之间融合，从而形成变异体。融合后 EML4 的启动子可激活融合基因的转录和表达程序，表达的融合蛋白可

导致细胞恶变。同时融合基因也可通过激活各种通路引起下游细胞激活异常，从而刺激细胞的异常转化。如调节细胞生存的 JAK/STAT 通路和 PI3K/AKT 通路和参与细胞增殖的 RAS/ERK 通路等。研究表明，*ALK* 融合基因在不吸烟的年轻肺癌患者中高发，尤其是合并 EGFR 突变阴性的病例，*ALK* 融合基因的阳性率高达 30%～40%。因此，ALK 抑制剂可作为存在 *ALK* 基因突变 NSCLC 患者的一个靶向治疗位点。目前，用于临床治疗的 ALK 抑制剂有克唑替尼、色瑞替尼和艾乐替尼。

（三）*ROS1* 融合突变与靶向治疗

原癌基因 1 酪氨酸激酶（ROS proto-oncogene 1-receptor tyrosine kinase，ROS1）是一个位于 6 号染色体 q22 区的原癌基因，同 ALK 一样，是一种酪氨酸激酶，也同属于胰岛素受体家族，二者在氨基酸序列上高度相似。*ROS1* 基因的重排常见于外显子32～36 区，重排后 ROS1 细胞外区丢失，而胞内区的酪氨酸激会持续处于活化状态，从而促进肿瘤细胞的生长分化，加速肿瘤形成。在 NSCLC 中，ROS1 的阳性率仅为1%～2%，并且常见于不吸烟的年轻患者中。针对 ROS1 阳性 NSCLC 的检测，以及检测的适宜人群及治疗等方面，为肺癌的临床诊疗工作提供了指导作用。由于 ROS1突变与 ALK 之间的相似性，研究人员很容易想到使用 ALK 的抑制剂如克唑替尼去尝试治疗 ROS1 的突变。美国 FDA 于 2016 年 3 月 11 日批准将克唑替尼用于治疗 ROS1突变的转移性 NSCLC 患者。也是第一个 FDA 批准的 ROS1 阳性的靶向药物。2017年 NCCN 指南推荐将 *ROS1* 基因检测用于初治的晚期 NSCLC 患者克唑替尼的一线治疗首选。另研究显示，色瑞替尼治疗多种化疗的 ROS1 重排 NSCLC 患者疗效显著。

（四）*C-MET* 基因扩增与靶向治疗

间质表皮转化因子（C-mesenchymal-epithelial transition factor，*C-MET*）基因是位于 7 号染色体上的一种原癌基因，其编码的蛋白产物为肝细胞生长因子受体（hepatocyte growth factor/scatter factor，HGF/SF），是 C-MET 酪氨酸激酶受体。C-MET蛋白本质是一种异二聚体，由 α 亚基和 β 亚基通过二硫键连接形成。其胞外区与配体 HGF 结合后，可引起自身激酶活化，并通过引起底物蛋白的磷酸化来激活细胞内 RAS/RAF/MEK/ERK 和 PI3K/AKT/mTOR 等一系列信号转导通路，促进肿瘤细胞的增殖，侵袭和转移。在 NSCLC 中 C-MET 的扩增可引起 EGFR-TKIs 的耐药。而若NSCLC 中发现 *C-MET* 基因高表达，在肺腺癌中 41%～72% 的患者存在 C-Met 的表达，且其中 25%～67% 为过表达，C-MET 的表达丰度与不良的预后相关。

（五）*KRAS* 基因突变与靶向治疗

KRAS 基因是位于 12 号染色体上的 RAS 家族的一种原癌基因，编码的 G 蛋白家族，参与对细胞增殖、分化、凋亡等的调控。当 *KRAS* 基因发生突变时，因无法正常

传递细胞内信号，而引起细胞癌变。在 NSCLC 中，*KRAS* 基因突变率在西方人群中最常见，高达 30%，而在亚洲人群中仅为 5% 左右。*KRAS* 基因在 EGFR 信号通路中起着至关重要的作用，位于通路下游的 KRAS 像一个"开关"，一旦 *KRAS* 基因突变，则多种分裂，增殖因子被持续激活，针对 EGFR 多种靶向药物往往无效。*KRAS* 基因突变的肺腺癌组织中，EGFR 的表达显著升高，而且两者呈正相关。目前已知用于 *KRAS* 突变患者的靶向药物是法尼基转移酶（FTase）抑制剂及 RAS/RAF 通路下游效应分子 MEK 抑制剂。

（六）其他靶向治疗

1. VEGF 与肿瘤抗血管生成靶向治疗

VEGF 是一种高度保守的同源二聚体糖蛋白，其相对分子质量为 34 000 ~ 45 000。人 *VEGF* 基因位于染色体 6q21.3，全长 28kb，具有 7 个内含子和 8 个外显子；VEGF 家族包括六大成员，即 VEGF-A、VEGF-B、VEGF-C、VEGF-D、VEGF-E 和胎盘生长因子。VEGF 可通过与其特异性受体结合，介导一系列调控机制和生物反馈，促进血管内皮细胞活化、增殖，增加血管通透性，重塑细胞外基质，从而介导病理性血管生成。VEGF 与恶性肿瘤发生、生长、侵袭和转移的正相关性已得到证实。近年来，随着对 VEGF 研究的不断深入，其在 NSCLC 临床诊疗中的作用日益受到关注。由于受多种因素的影响，NSCLC 的早期诊断率较低，大多数患者临床确诊时已为中晚期，往往预后不良。因此，提高 NSCLC 的早期诊断率是改善肺癌患者临床预后的先决条件。孙杰等研究显示，肺良性瘤样病变组织、癌旁组织及肺癌组织中 VEGF 阳性表达率分别为 18.1%、46.3% 和 74.8%，组间比较差异有统计学意义，提示 VEGF 可能是 NSCLC 的潜在诊断标志物。Ma 等通过分析 NSCLC 组织中 VEGF 表达与其临床病理学特征相关性发现，VEGF 阳性表达率与 NSCLC 分化程度、肿瘤 TNM 分期、淋巴结转移率及生存率等呈正相关，提示 VEGF 与 NSCLC 发生、发展密切相关，且监测 VEGF 表达有助于评估 NSCLC 的恶性程度及预后。血管生长因子及血流供给是肿瘤生长的必要前提，因此，对于任何一种肿瘤的治疗，血管生长均可作为一个有效的治疗靶点。目前，抗肿瘤血管靶向治疗主要以 VEGF 信号通路为靶点，包括减少 VEGF 的产生和释放，中和 VEGF 的作用，阻断 VEGF 与其受体的相互作用等。

2. PD-L1/PD-1 免疫靶向治疗

免疫靶向治疗是通过增强固有免疫功能提高患者免疫力，从而抑制并杀伤肿瘤细胞。程序性死亡受体配体 -1（programmed death ligand 1，PD-L1）/ PD-1 是重要的免疫调节分子。PD-L1/PD-1 属于免疫抑制性因子，该通路激活时，TP53 丢失，T 细胞免疫效应降低，抑制微环境形成，逃避机体免疫监视，促使肿瘤生长。当阻断 PD-L1 与 PD-1 结合后，可恢复免疫细胞对肿瘤细胞的杀伤活性。在 2016 年美国临床肿瘤学会年会上，免疫靶向治疗被评为癌症研究的新进展。目前针对免疫检验点药物主要有

3 种：派姆单抗、纳武单抗和伊匹单抗，2015 年将派姆单抗批准成为用于治疗 PD-L1 阳性 NSCLC 的二线药物，纳武单抗用于转移鳞状肺癌的疗中。派姆单抗 T 细胞阻断 PD-1 受体的免疫抑制信号，抗肿瘤活性强。在 NSCLC 患者的治疗中具有良好疗效及耐受性。2017 年 5 月 FDA 批准了派姆单抗联合化疗用于一线治疗非鳞状 NSCLC 患者。在用 PD-1 之前，必须要做基因检测，PD-L1 表达率越高，接受 PD-1 抗体治疗，有效率较高。根据 NSCLC 的临床试验结果，肿瘤组织以及肿瘤周围组织的 PD-L1 表达率 > 1%，使用 PD-1 抗体的疗效就会明显增加，如果 PD-L1 的表达率超过 50%，预示 PD-1 抗体的疗效会很显著。

三、小结与展望

靶向治疗具有安全、有效和使用方便等特点，备受 NSCLC 患者青睐，同时靶向治疗药物的耐药性及不良反应问题给临床治疗带来了新的挑战。随着对基因检测技术、基础医学和肿瘤免疫机制研究的不断深入，新的靶向药物在不断地被研发出来。免疫治疗药物、细胞毒性化疗药物及放疗的单药治疗或联合应用等将成为 NSCLC 研究的热点。不同治疗方法各具优缺点，多靶点联合治疗灵活应用于临床成为未来 NSCLC 治疗的发展方向。综合考虑患者病情、各项指标变化以及机体的耐受性，采用个体化的治疗方案，达到疗效最大化，不良反应最小化，从而提高临床治疗效果，延长患者生存时间，改善其生活质量。

第五节　乳腺癌个体化检测与靶向治疗

一、乳腺癌诊断和复发标志物

乳腺癌（breast carcinoma）是女性最常见的恶性肿瘤之一，近年来其发病率逐年上升，严重危害女性健康。乳腺癌由于早期症状隐匿，就诊时多处于中晚期，丧失了最佳治疗机会。早期诊断、早期治疗可使患者获得较好的疗效。因此，加强早期诊断对其预后和降低病死率具有重要意义。传统的乳腺癌诊断主要依赖于影像学和细针穿刺细胞学，但影像学对于一些乳腺良、恶性肿块鉴别较为困难，细针穿刺细胞学作为有创检查不适合筛查及预后随访。为更准确早期诊断、更全面地了解其术后复发转移的可能性，医学界一直努力寻找简便易行的预测指标。近年来，随着肿瘤免疫分子生物学的深入研究，实验室检测技术的不断进步，越来越多的乳腺癌相关标志物被人们所认知，肿瘤相关标志物被发现并应用于临床，对肿瘤的诊断和治疗是一个巨大的推动。肿瘤标志物是肿瘤细胞在癌变过程中癌基因表达而生成的抗原和其他生物活性物质，这些标志物主要有结构蛋白、酶、细胞表面的糖类抗原、基因和受体等，这些物质可在肿瘤患者的体液中检出，它们在血清中的存在或量的变化与乳腺癌发生、发展密切相关。

（一）CA15-3

CA15-3 是一种变异的乳腺细胞表面糖蛋白，当细胞发生癌变时，细胞膜上唾液酶和蛋白酶活性增强，细胞骨架被破坏，导致细胞表面抗原凋落释放入血，致使外周血液中 CA15-3 含量升高，因此，CA15-3 是临床上普遍使用的诊断乳腺癌的经典标志物，但一些乳腺癌患者 CA15-3 出现低浓度或阴性，早期漏检率较高，敏感性不尽如人意，需与其他标志物联合检测提高自身价值。另据报道，80% 乳腺癌转移患者血清 CA15-3 水平呈高表达，并且其浓度与乳腺癌的病情变化密切相关，当 CA15-3 > 100 U/ml 时，可认为有转移性病变；CA15-3 动态检测也有助于 Ⅱ 期和 Ⅲ 期乳腺癌患者治疗后复发的早期发现。目前临床上把 CA15-3 作为监控病情与预后随访的首选指标，用于乳腺癌治疗效果监测和判断术后有无转移。

（二）CEA

CEA 是一种多糖蛋白，为胚胎发育中产生的抗原之一，存在于多种肿瘤中，它是一种广谱血清肿瘤标志。乳腺组织中也可以产生并分泌 CEA。血清中 CEA 水平可反映乳腺癌的进展程度。Ⅰ、Ⅱ 期乳腺癌阳性率为 13%~24%，而 Ⅲ、Ⅳ 期乳腺癌阳性率则为 40%~73%，有转移尤其是骨转移的乳腺癌患者，CEA 明显升高；当 CEA 异常升高时，患者五年生存率随之下降。乳头溢液 CEA 的测定可用于早期诊断乳腺癌。一般认为乳腺癌患者术后血清中 CEA 的持续性升高，预示着肿瘤复发或转移的可能。但是由于血清 CEA 测定的灵敏度和特异性不高，仅约 10% 的乳腺癌患者血清 CEA 超过阈值，因此决定了它单独对辅助诊断乳腺癌、判断预后复发和转移帮助不大。CEA 常常需要与 CA15-3 及其他肿瘤标志物一起观察，共同为乳腺癌患者提供更加可靠的信息。CEA 与 CA15-3 联合应用，可使灵敏度提高到 80%。

（三）CA12-5

CA12- 最早由卵巢癌细胞免疫小鼠获得，是一种单克隆抗体 CA12-5 所识别的糖蛋白，以往 CA12-5 常作为卵巢癌的标志物而广泛使用，目前发现它是一种广谱肿瘤标志物，在乳腺癌患者血清中也有高表达。研究还发现，CA12-5 在对无症状绝经后女性的乳腺癌筛查有一定的预测价值。有研究结果显示，乳腺癌患者 CA12-5 水平与患者年龄、肿瘤发生部位无显著相关性，其血清表达水平与肿瘤临床分期、复发转移密切相关，动态检测 CA12-5 水平变化能监控病情变化及复发转移。CA12-5 诊断乳腺癌的特异性为 92%，一些良性疾病如子宫内膜异位症、腺肌病、附件炎、胸膜炎等存在一过性增高现象，说明与良性疾病存在一定交叉，因此对 CA12-5 增高患者需要动态复查，乳腺癌患者血清水平持续增高，而良性病变仅一过性增高或仅维持在低水平。CA12-5诊断乳腺癌的灵敏度为51.02%，因此需与其他肿瘤标志物联合检测才能提高乳腺癌的诊断能力。

（四）骨桥蛋白

骨桥蛋白（osteopontin，OPN）是一种磷酸化糖蛋白，也称转化相关性磷酸蛋白，它是以游离状态和结合状态存在于机体的组织和体液中，能与CD44及多种整合素受体结合而促进肿瘤细胞的趋化、黏附和转移。近年来，OPN在早期细胞免疫应答、肿瘤发生及转移的作用中备受关注，在肿瘤的复发、转移中起重要的作用，因为它有显著促进肿瘤恶化的倾向，在肿瘤转移患者血清中水平显著升高。Fedark等检测了结肠癌、乳腺癌、前列腺癌及肺癌患者外周血OPN的浓度，认为OPN可用于肿瘤的诊断和筛选，因此它是广谱肿瘤标志物，在乳腺癌患者血清中也有高表达。有研究结果显示，血液OPN浓度与乳腺癌的发生、发展关系密切，乳腺癌组血液OPN浓度显著高于良性对照组和健康对照组，并随着肿瘤的复发转移不断增高，治疗后随着瘤体消失或肿瘤负荷降低，血清OPN表达水平显著下降，因此可以作为乳腺癌诊断和监控疗效的指标，但灵敏度较低

（五）TPS

TPS是细胞角蛋白18片段上的M3抗原决定簇，在上皮细胞的恶性肿瘤或转移瘤中呈现高表达的状态，可充分显示肿瘤的生物学特征，尤其处于肿瘤增生活跃期的患者，其血清中可检测出高浓度的TPS。作为近几年来较受关注的血清肿瘤标志物，TPS更侧重于反映细胞在体内的恶性增殖潜能以及肿瘤细胞活跃期的增殖活动状态，与体现肿瘤负荷的传统血清标志物相比，具有一定的特殊性。乳腺癌患者血清中TPS水平较良性组及正常对照组增高，差异有统计学意义，同时TPS诊断乳腺癌的灵敏度、特异度都比较高，对乳腺癌均有一定的诊断价值。TPS水平与化疗疗效呈显著相关性，有研究TPS的检测结果显示：乳腺癌患者经2个周期化疗后血清TPS明显降低，证实了TPS可作为化疗期间的监测指标，可为乳腺癌化疗方案的调整提供一定的科学依据。

（六）VEGF

VEGF是已知效果最强的促进血管生成的因子，而肿瘤的生长和转移依赖于周围血管形成为其提供营养和能量。既往研究表明，VEGF在恶性肿瘤患者血清中水平较高，而在健康人群中表达水平极低，因此其对于恶性肿瘤具有较高的特异性。TPS、VEGF对乳腺癌均有一定的诊断价值，二者联合检测可大大提高其对乳腺癌的诊断灵敏度，对诊断乳腺癌具有重要价值。研究结果显示，乳腺癌患者经2个周期化疗后，有效组血清VEGF水平明显降低，VEGF水平变化与化疗疗效明显相关，提示VEGF

可作为预测乳腺癌化疗效果的可靠指标。

综上所述，血清肿瘤标志物检测作为体外诊断实验，具有无创、操作简便、易行、可定量动态检测等优点，已是恶性肿瘤诊断和监控治疗的常用方法。但单一肿瘤标志物检测存在灵敏度不高，准确性不强，且作为体外诊断实验易受到一些体内外因素影响，难免发生假阳性、假阴性。因此，多肿瘤标志物联合检测诊断乳腺癌可以做到相互补充，相互印证，减少误漏诊，敏感性、准确性与各单项及两两组合检测比较显著提高，有利于临床早期诊断、早期干预，同时动态监测血清水平变化有利于监控病情进展、肿瘤复发转移，从而指导治疗、判断预后。因此，血清肿瘤标志物联合动态检测对于乳腺癌诊断及预后预测具有重要意义，对乳腺癌术后随访亦有一定临床意义。

二、乳腺癌个体化检测与靶向治疗

乳腺癌是一种常见的恶性肿瘤，严重危害女性群体的健康，主要发生于绝经前后的女性。中国乳腺癌发病率居女性恶性肿瘤首位，占全身性恶性肿瘤的 7%~10%，且发病率逐年上升，呈现年轻化的趋势。采用准确有效的检测方法，对乳腺癌的原癌基因和抑癌基因进行检测，可以实现对乳腺癌的早期诊断，靶向治疗作为三大传统治疗手段之外的一种全新的治疗方法，其特异性强，疗效显著，毒副反应小，基本上不损伤正常组织，可更为有效地为临床治疗方案的选择提供进一步参考。伴随着药理学和分子生物学研究的深入，靶向药物的研究和应用也取得了突破性进展，新治疗靶点药物的研发也已成为人们关注的热点。

（一）EGFR 靶向治疗

EGFR 家族含有 4 个受体 HER1/EGFR、HER2、HER3 和 HER4。EGFR 信号通路对于细胞增殖，血管形成，转移扩散，抑制细胞凋亡有重要作用。Hsu 等发现 EGFR 信号通路激活可诱导细胞外 PKM2 蛋白的表达，从而促使肿瘤细胞增殖扩散。研究发现 EGFR 在 Luminal 型乳腺癌中被转录因子 TFAP2C 所调控，同时也是凡德他尼（vandetanib）的作用靶点。研究发现，40%~50% 乳腺癌患者 EGFR 蛋白阳性表达，而在三阴性乳腺癌（triple negative breast cancer, TNBC）中阳性率为 80%。在 204 例 TNBC 患者的研究中发现 EGFR 表达与肿瘤大小，淋巴结转移数目及无进展生存期相关，可作为评价预后的独立预测因子。Nogi 等发现 TNBC 患者 EGFR 阳性表达率为 24%，并与化疗反应差和预后不良有关，相反 Luminal 类型的乳腺癌患者 EGFR 表达与化疗反应和良好预后相关。治疗上，EGFR 也是 TKI 抑制剂西妥昔单抗的作用靶点。

1. 抗 HER1/EGFR 治疗

约 15% 乳腺癌中存在 HER1/EGFR 过表达，使 EGFR 成为治疗的靶点。西妥昔单抗是人化鼠源嵌入型单克隆 IgG1 抗体，与 EGFR 有高度亲和性，通过阻断配体结合位点来诱导 EGFR 内陷和降解，以降低 EGFR 在细胞膜上的表达。一项 Ⅱ 期临床试验表明，西妥昔单抗联合铂比铂单独使用时疗效增强，同时也延长了乳腺癌患者的无病生存和总生存时间。此外，吉非替尼、厄洛替尼均属小分子酪氨酸激酶抑制剂，通过与 EGFR 相互作用，使得 EGFR 功能丧失，从而对乳腺肿瘤细胞的生长、增殖、侵袭、转移等起到阻断作用，发挥抗肿瘤功效。

2. 抗 HER2 治疗

HER2 过表达见于 20% ~ 30% 的乳腺癌，是患者重要的预后因素。临床上 HER2 过表达的乳腺癌患者更具侵袭性，肿瘤进展迅速，无病生存和总生存时间缩短。曲妥珠单抗是第一个用来治疗 HER2 阳性的转移性乳腺癌患者的人源化单克隆抗体，主要通过增加化疗药物的细胞毒性作用等途径抑制信号传导，抑制肿瘤生长。曲妥珠单抗能联合细胞毒药物的化疗，能够明显改善 HER2 过表达的乳腺癌患者预后，目前已成为标准化治疗方案与辅助化联合使用。妥珠单抗联合曲妥珠单抗、多西紫杉醇或紫杉醇运用于 HER2 阳性的复发或转移性乳腺癌患者。曲妥珠单抗—美坦新是一种新型抗HER2 药物，针对初始治疗失败 HER2 阳性的乳腺癌患者，是一种新的标准治疗药物。拉帕替尼是一种口服小分子酪氨酸激酶抑制剂，对 HER2 过表达的乳腺癌患者单独使用有效，对曲妥珠单抗治疗失败的患者也显示了一定的疗效。

3. 抗 HER3 治疗

和 HER1/2 一样，HER3 也可能成为治疗的靶点。目前正在研究的抗 HER3 的单克隆抗体，如某种人源化的单克隆抗体（MM-121），能竞争性阻断 HER 与其配体的结合，同时也能有效抑制 HER2/HER3 二聚体的形成。前期研究发现 HER3 和其蛋白配体也介导了激素治疗中的耐药问题，现正在开展一项随机双盲的 Ⅱ 期临床试验，研究在激素受体阳性、HER2 阴性的乳腺癌中，依西美坦与 MM-121 联合使用对比单用依西美坦，前期研究结果提示联合使用时可获益。

（二）多聚二磷酸腺苷核糖聚合酶靶向治疗

多聚二磷酸腺苷核糖聚合酶 [poly（ADP-ribose）polymerase，PARP] 参与介导真核生物的细胞信号转导过程，是催化聚 ADP 核糖化的细胞核酶。到目前为止已发现PARPs 的 18 个酶，其中 PARP1 的激活在乳腺癌的发生发展过程中起相当重要的作用，主要在基因组的稳定性、细胞分裂、增殖、分化和细胞死亡过程中产生致瘤作用。研究发现 PARP1 参与的碱基切除修复途径在 DNA 修复中起重要作用，它通过与损伤的DNA 链的暴露端结合并产生修复所需的酶从而修复损伤的 DNA 单链（SSB），若抑制PARP1 可阻断碱基切除修复通路引起 SSBs 积累。研究发现 BRCA 在 DNA 修复过程中起重要作用，PARP 与 BRCA 类似，但不同的是它能识别 SSBs 并被切除修复通路所修复，抑制 PARP1 可阻断 BRCA1 缺失细胞碱基切除修复通路引起细胞凋亡。多个细胞水平的研究提示 BRCA 突变或功能异常增加了 PARP 抑制剂的活性，BRCA 突变和 PARP 抑制剂共同作用可杀死肿瘤细胞，因此 PARP 是乳腺癌许多化疗药物作用的靶点。研究表明，在雌、孕激素受体和 HER2 均阴性的乳腺癌即三阴性乳腺癌中，*BRCA* 基因有较高的突变率。Iniparib 是一种小分子 PARP 抑制剂，一项 II 期临床试验评估它联合卡铂和吉西他滨与单用化疗在三阴性乳腺癌患者中疗效，结果提示，联合用药组临床获益率明显提高。而另一种口服 PARP 抑制剂奥拉帕尼的 II 期临床试验，发现在 BRCA 基因突变的患者对该药反应率达到 38%。

（三）哺乳动物雷帕霉素靶蛋白靶向治疗

雷帕霉素靶蛋白（mammalian target of rapamycin，mTOR）是磷酸肌醇激酶 3 相关激酶家族，属于 PI3K/AKT 通路下游重要的蛋白激酶。哺乳动物雷帕霉素靶蛋白通路（PI3K/ATt/mTOR）抑制剂 PI3K/ATt 通路在细胞增殖、生长、生存和血管生成等多种细胞功能中都起着重要作用。该通道不受 ER、IGF-1、HER3 等控制激活，与乳腺癌的发生和增长相关。在乳腺癌细胞中，ATt 可抑制细胞凋亡，使肿瘤细胞产生对曲妥珠单抗和他莫昔芬的抗药性，因此，以 ATt/PI3K 为靶点的 mTOR 抑制剂可提高乳腺癌治疗的效果。曲妥珠单抗—美登醇（trastuzumab-derivative of maytansine，T-DM1）将 HER2 定向抗体与药物相结合，即曲妥珠单抗与作用于微管的细胞毒药物美登醇结合，得到新结合物 T-DM1。T-DM1 不依赖于 HER2 下游信号通路，具较高的有效率，可以克服由于信号通路异常所致的曲妥珠单抗耐药。T-DM1 的理念就是精准化疗，直接传递化疗药物到靶细胞。T-DM1 或将以低毒，高效成为一种新的标准治疗药物。

（四）表皮生长因子受体靶向治疗

表皮生长因子受体靶向治疗（vascular endothelial growth factor, VEGF）具有 6 个蛋白家族，包括 VEGF-A、VEGF-B、VEGF-C、VEGF-D、VEGF-E（表皮生长因子受体病毒性因子）和胎盘生长因子，它可介导血管的生成，促进细胞增殖并维持内皮细胞结构和功能上的完整性，也能调节血管通透性并促进从骨髓向内皮干细胞迁移，对肿瘤生长蔓延起重要的作用。VEGF 蛋白的表达受多个因素的调控，如低氧、一氧化氮、癌基因、抑癌基因和 HER2。VEGF 与 TKs 有相互作用，如 VEGFR-1、VEGFR-2 和 VEGFR-3。VEGF 与 VEGFR-2 共同激活 TKs 引发多条信号传导通路的激活，从而影响细胞生存、增殖、迁移、黏附和血管通透性。VEGF 是乳腺癌的预后指标之一。研究发现 VEGF 可影响乳腺癌微血管数量或密度，且乳腺癌平均血管密度与肿瘤侵袭性和较差预后相关，因此肿瘤内的微血管密度可能为影响患者生存的重要因素。研究发现 VEGF-C 和 VEGFR-1 的表达对于高危早期经辅助化疗的乳腺癌患者具有很强的预测预后价值，主要依赖于 HER2 状态。另有研究发现，乳腺癌患者血清和肿瘤组织中 VEGF 的表达与肿瘤分期、肿瘤大小、淋巴结阳性、激素受体阴性和较差预后有关。临床治疗上，VEGF 是贝伐单抗的靶点，贝伐单抗是一种针对 VEGF 人源化单克隆抗体，阻断 VEGF 介导的血管形成，从而达到抑制肿瘤生长的作用。一项 Ⅲ 期临床试验表明，化疗联合贝伐单抗治疗显著延长转移复发时间，使乳腺癌患者生存获益。

随着分子生物学的发展，个体化精准治疗已成为乳腺癌治疗研究的热点，为乳腺癌的治疗带来了革命性的进展。乳腺癌个体化治疗依据患者自身的基因结构及表达特点而量体裁衣制订的有的放矢的用药方案，在乳腺癌治疗中表现出了显著的疗效。基因检测和个性化治疗方案对正确选择乳腺癌治疗方案意义重大，分子诊断技术和靶向治疗乳腺癌的临床获益显而易见，但靶向药物效率低、价格昂贵及耐药性的问题也亟待解决。化疗联合分子靶向治疗的治疗方案已大幅提升肿瘤的治疗效果。但化疗药物与靶向药物联合以及靶向药物间联合应用的机制、安全性、有效性仍需更多的临床试验去证实。总之，乳腺癌靶向治疗道路充满挑战，但随着肿瘤学研究的不断深入，新靶点的发现及多靶向药物的研究，靶向治疗必将引领乳腺癌治疗步入个性化、精准化时代，为更多的乳腺癌患者带来福音

参考文献

[1] 何贤英，赵杰，高景宏，等．大数据背景下精准医疗研究热点分析 [J]．中国卫生事业管理，2020, 37（6）：401-404,462.

[2] WANG W, XU X, TIAN B, et al. The diagnostic value of serum tumor markers CEA, CA 19-9, CA 125, CA 15-3, and TPS in metastatic breast cancer[J]. Clin Chim Acta,2017（470）：51-55.

[3] 王晨，李壮壮，林晓婷，等．精准医疗背景下宫颈癌早期筛查及预防的研究进展 [J]．中国医师杂志，2020, 22（6）：941-944.

[4] 杨玉洁，毛阿燕，乔琛，等．精准医疗的概念内涵及其服务应用 [J]．中国医院管理，2020（1）：5-8.

[5] 房晨，张秀梅，刘思宏．基于文献分析的精准乳腺癌个体化医疗进展研究 [J]．中国肿瘤外科杂志，2020, 12（4）：334-337.

[6] 曾瑄，梁智勇．分子病理在肿瘤个体化医疗发展中的地位和作用 [J]．中华病理学杂志，2016（1）：3-5.

[7] 刘伟．瘢痕疙瘩个体化治疗——精准医疗的思考 [J]．中国美容整形外科杂志，2017, 28（6）：321-323,331.

[8] 潘世扬．新一代测序技术在肺癌个体化医疗中的应用 [J]．中华检验医学杂志，2019, 42（2）：77-83.

[9] 马舒婷，金玲，谢风．AI 化的肿瘤液体活检研究进展 [J]．中国实验诊断学，2019, 23（11）：2031-2034.

[10] ZHANG Y, MI X, TAN X, et al. Recent progress on liquid biopsy analysis using surface-enhanced raman spectroscopy[J]. Theranostics, 2019, 9（2）：491-525.

[11] 李海霞, 涂建成, 任丽, 等.液体活检在临床肿瘤诊疗中的应用及挑战 [J]. 国际检验医学杂志, 2019, 40(20): 2433-2438.

[12] 刘洋, 尹纯, 贾永峰, 等.肿瘤液体活检的临床应用与挑战 [J].临床检验杂志, 2019, 37(8): 561-563,573.

[13] 王建, 邵荣金, 龚伟达.循环肿瘤细胞研究进展 [J].中国肿瘤外科杂志, 2019, 11(2): 141-145.

[14] 冉冰冰, 梁楠, 孙辉.基于质谱的高通量蛋白质组学技术探索肿瘤蛋白标志物的研究进展 [J].中国肿瘤临床, 2020, 47(8): 411-417.

[15] 沈菁, 李亚东, 郑庆祝, 等.血清五种肿瘤标志物检测对肺癌早期诊断的价值 [J].福建医科大学学报, 2019, 53(2): 111-115.

[16] 麦涛, 刘琳, 王加强, 等.抗核抗体联合肿瘤标志物在肺癌早期诊断中的应用价值 [J].川北医学院学报, 2019, 34(4): 373-376.

[17] 张春华.多项肿瘤标志物水平检测对肺癌患者临床诊断的辅助价值 [J].医学临床研究, 2020, 37(5): 765-767.

[18] 曹萱, 张徐, 蒋鹏程.环状 RNA 在恶性肿瘤中的研究进展 [J].癌症进展, 2020, 18(13): 1297-1300,1400.

[19] 姚颖, 陆奎英, 张敏, 等.miRNA-10b 与乳腺癌相关肿瘤标志物在早期乳腺癌中诊断效能比较 [J].国际检验医学杂志, 2020, 41(3): 310-313,317.

[20] 王浩宇, 王伏生, 朱思渊.肿瘤标志物和影像学检查诊断早期乳腺癌的研究进展 [J].癌症进展, 2020, 18(6): 553-556,592.

[21] 徐正, 颜宏利.粪便基因甲基化检测在结直肠癌早期诊断中的研究进展 [J].医学综述, 2020, 26(11): 2177-2181,2187.

[22] 李泽泳, 叶海燕, 陈丹霞, 等.粪便隐血试验联合肿瘤标志物检测在结直肠癌中的临床应用价值 [J].中国医学装备, 2020, 17(7): 101-104.

[23] 王京艳, 刘妍, 周霖, 等.肝细胞癌诊断、疗效及预后相关标志物的研究进展 [J].传染病信息, 2020, 33(3): 268-272.

[24] 王婷, 吴文晓, 马全涛, 等.肝癌早期诊断标志物的研究进展 [J].中国药事, 2020, 34(3): 349-356.

[25] 陈晓霞, 陈伟, 林灿祥, 等.液体活检技术及其在肿瘤早筛中的应用进展 [J].消化肿瘤杂志 (电子版), 2019, 11(1): 1-6.

[26] 刁志宏, 黄海霞.液体活检在肿瘤中的应用 [J].医学综述, 2018, 24 (18): 3603-3607,3612.

[27] 杨佳妮, 方琳, 张艳桥.液体活检在胃肠胰神经内分泌肿瘤中的应用现状 [J].中国肿瘤临床, 2020, 47(11): 576-580.

[28] 张依楠, 李梦玮, 李鑫, 等.液体活检在头颈鳞癌中的研究和应用 [J].转化医

学杂志, 2019, 8(4): 193-198.

[29] 丁予露, 刘洋, 周红林. 液体活检在妇科恶性肿瘤中的研究和应用 [J]. 临床与实验病理学杂志, 2020, 36(5): 560-562.

[30] 李宗芳, 田红卫. 液体活检技术在肝癌中的临床应用及展望 [J]. 西部医学, 2019, 31(7): 985-989,993.

[31] 杨璨, 王辉. 循环肿瘤细胞检测用于卵巢癌诊治的临床价值 [J]. 中国药业, 2020, 29(8): 155-156.

[32] 田宏, 金锷, 郭晓钟, 等. 液体活检在胰腺癌中的研究进展 [J]. 中华胰腺病杂志, 2020, 20(1): 72-75.

[33] 盛霞, 秦建民. 分子病理学在结直肠癌诊断与个体化治疗和预后判断中的应用 [J]. 中国现代医药杂志, 2020, 22(7): 93-96.

[34] 李晓芬, 袁瑛. 基因检测指导下的晚期结直肠癌的个体化治疗 [J]. 肿瘤防治研究, 2015, 42(9): 924-928.

[35] 汪楠, 刘静, 张俊. 液体活检在结直肠癌中的研究进展 [J]. 肿瘤综合治疗电子杂志, 2020, 6(2): 7-11.

[36] 许俊锋, 盛剑秋. 结直肠癌筛查及其进展 [J]. 胃肠病学, 2020, 25(1): 1-6.

[37] 张观坡, 柏愚, 李兆申. 结直肠癌早期诊断的分子生物学研究进展 [J]. 国际消化病杂志, 2015(4): 247-250.

[38] 徐微, 刘雅雯, 龚爱华, 等. 循环长链非编码 RNA 在结直肠癌中的研究进展 [J]. 中国医药导报, 2019, 16(23): 26-29,37.

[39] 杨静, 朱林敏, 陈兴国. 结直肠癌诊断指标的研究进展 [J]. 检验医学, 2018, 33(6): 572-577.

[40] 包全, 王崑, 王宏伟, 等. 临床危险评分低危结直肠癌肝转移患者术后早期复发影响因素和生存分析 [J]. 中华肝胆外科杂志, 2020, 26(7): 514-517.

[41] 潘杰, 李雪丽, 朱方超. 小分子靶向药物治疗结直肠癌的研究进展 [J]. 浙江医学, 2019, 41(23): 2477-2481,2500.

[42] SUN J, CHEN X, WANG Y. Comparison of the diagnostic value of CEA combined with OPN or DKK1 in non-small cell lung cancer[J]. Oncol Lett, 2020, 20(3): 3046-3052.

[43] ZHUO M, CHEN H, ZHANG T, et al. The potential predictive value of circulating immune cell ratio and tumor marker in atezolizumab treated advanced non-small cell lung cancer patients[J]. Cancer Biomark, 2018, 22(3): 467-476.

[44] CHEN W, ZHENG R, BAADE P D, et al. Cancer Statistics in China, 2015[J]. CA Cancer J Clin, 2016, 66(2): 115-132.

[45] ZHOU C, YAO L D. Strategies to improve outcomes of patients with EGRF-

mutant non-small cell lung cancer: review of the literature[J]. J Thorac Oncol, 2016, 11（2）：174-186.

[46] LIU X, ZHONG D.Research progress of targeted therapy for BRAF mutation in advanced non-small cell lung cancer[J]. Zhongguo Fei Ai Za Zhi, 2018, 21（8）：635-640.

[47] TARTARONE A, ROSSI E, LEROSE R, et al. Possible applications of circulating tumor cells in patients with non small cell lung cancer[J]. Lung Cancer, 2017（107）：59-64.

[48] ROSS K, PAILLER E, FAUGEROUX V, et al. The potential diagnostic power of circulating tumor cell analysis for non-small-cell lung cancer[J]. Expert Rev Mol Diagn, 2015, 15（12）：1605-1629.

[49] LIM S M, KIM H R, LEE J-S, et al. Open-label, multicenter, phase II study of ceritinib in patients with non-small-cell lung cancer harboring ROS1 rearrangement[J]. J Clin Oncol, 2017, 35（23）：2613-2618.

[50] AOKI M N, AMARANTE M K, DE OLIVEIRA C E C, et al. Biomarkers in Non-Small Cell Lung Cancer: Perspectives of Individualized Targeted Therapy[J]. Anticancer Agents Med Chem, 2018, 18（15）：2070-2077.

[51] VILLARUZ L C, SOCINSKI M A. The role of anti-angiogenesis in non-small-cell lung cancer: an update[J]. Curr Oncol Rep, 2015, 17（6）：26.

[52] ASSOUN S, THEOU-ANTON N, NGUENANG M, et al. Association of TP53 mutations with response and longer survival under immune checkpoint inhibitors in advanced non-small-cell lung cancer[J]. Lung Cancer, 2019(132):65-71.

[53] FARKASOVA A, TANCOS V, KVIATKOVSKA Z, et al. Clinicopathological analysis of programmed death-ligand 1 testing in tumor cells of 325 patients with non-small cell lung cancer: Its predictive and potential prognostic value[J]. Cesk Patol, 54（3）：137-142.

[54]DU RUSQUEC P, DE CALBIAC O, ROBERT M, et al. Clinical utility of pembrolizumab in the management of advanced solid tumors: an evidence-based review on the emerging new data[J]. Cancer Manag Res, 2019(11): 4297-4312.

[55] RIZVI N A, MAZIERES J, PLANCHARD D, et al. Activity and safety of nivolumab, an anti-PD-1 immune checkpoint inhibitor, for patients with advanced, refractory squamous non-small-cell lung cancer（CheckMate 063）：a phase 2, single-arm trial[J]. Lancet Oncol, 2015, 16（3）：257-265.

[56] LIAN M, ZHANG C, ZHANG D, et al. The association of five preoperative serum tumor markers and pathological features in patients with breast cancer[J]. J Clin Lab Anal, 2019, 33（5）：e22875.

[57] ALSALLOOM A A M. An update of biochemical markers of hepatocellular carcinoma[J]. Int JHealth Sci, 2016, 10（1）：121-136.

[58] WALASZEK K, LOWER E E, ZIOLKOWSKI P, et al. Breast cancer risk in premalignant lesions: osteopontin splice variants indicate prognosis[J]. Br J Cancer, 2018, 119(10) : 1259-1266.

[59] KOLB A D, SHUPP A B, MUKHOPADHYAY D, et al. Osteoblasts are "educated" by crosstalk with metastatic breast cancer cells in the bone tumor microenvironment[J]. Breast Cancer Res, 2019, 21(1) : 31.

[60]KOVACHEVA M, ZEPP M, SCHRAAD M, et al. Conditional knockdown of osteopontin inhibits breast cancer skeletal metastasis[J]. Int J Mol Sci, 2019, 20(19) :4918.

[61] WANG L, SHI H, LIU Y, et al. Cystathioninegammalyase promotes the metastasis of breast cancer via the VEGF signaling pathway[J]. Int J Oncol, 2019, 55(2) : 473-487.

[62] LU Y, QIN T, LI J, et al. MicroRNA-140-5p inhibits invasion and angiogenesis through targeting VEGF-A in breast cancer[J]. Cancer Gene Ther, 2017, 24(9) : 386-392.

[63] GIANNI L, EIERMANN W, SEMIGLAZOV V. Neoadjuvant and adjuvant trastuzumab in patients with HER2-positive locally advanced breast cancer (NOAH): follow-up of a randomised controlled superiority trial with a parallel HER2-negative cohort (vol 15, pg 640, 2014) [J]. Lancet Oncology, 2018, 19(12) : E667-E667.

[64] HUSZNO J, BADORA A, NOWARA E. The influence of steroid receptor status on the cardiotoxicity risk in HER2-positive breast cancer patients receiving trastuzumab[J]. Arch Medi Sci, 2015, 11(2) : 371-377.

[65] MENDES D, ALVES C, AFONSO N, et al. The benefit of HER2-targeted therapies on overall survival of patients with metastatic HER2-positive breast cancer - a systematic review[J]. Breast Cancer Res 2015(17):140.

[66] GU G, DUSTIN D, FUQUA S A. Targeted therapy for breast cancer and molecular mechanisms of resistance to treatment[J]. Curr Opin Pharmacol, 2016, 31: 97-103.

[67] THE L. Breast cancer targeted therapy: successes and challenges[J]. Lancet, 2017, 389(10087) : 2350.

[68] LYONS T G, ROBSON M E. Resurrection of PARP Inhibitors in Breast Cancer[J]. J Natl Compr Canc Netw, 2018, 16(9) : 1150-1156.

[69] SAHIN O, WANG Q, BRADY S W, et al. Biomarker-guided sequential targeted therapies to overcome therapy resistance in rapidly evolving highly aggressive mammary tumors[J]. Cell Res, 2014, 24(5) : 542-559.

[70] SHARMA V R, GUPTA G K, SHARMA A K, et al. PI3K/Akt/mTOR intracellular pathway and breast cancer: factors, mechanism and regulation[J]. Curr pharm des, 2017, 23 (11) : 1633-1638.

[71] LIU J, LI H Q, ZHOU F X, et al. Targeting the mTOR pathway in breast cancer[J]. Tumour Biol, 2017, 39(6) : 1010428317710825.

[72] TOSS A, PIACENTINI F, CORTESI L, et al. Genomic alterations at the basis of treatment resistance in metastatic breast cancer: clinical applications[J]. Oncotarget, 2018, 9 (60) : 31606-31619.

[73] COSTA R L B, HAN H S, GRADISHAR W J. Targeting the PI3K/AKT/mTOR pathway in triple-negative breast cancer: a review[J]. Breast Cancer Res Treat, 2018, 169(3): 397-406.

[74] HAN L, LI L, WANG N, et al. Relationship of Epidermal Growth Factor Receptor Expression with Clinical Symptoms and Metastasis of Invasive Breast Cancer[J]. J Interferon Cytokine Res, 2018, 38(12) : 578-582.

[75] MATSUDA N, LIM B, WANG X, et al. Early clinical development of epidermal growth factor receptor targeted therapy in breast cancer[J]. Expert Opin Investig Drugs, 2017, 26(4) : 463-479.

第十五章　白血病个体化诊疗的分子诊断

第一节　急性髓系白血病的个体化检测

一、概述

白血病是由于各种原因导致造血干细胞及造血祖细胞不能正常分化为成熟细胞，被阻滞在分化过程中的某个阶段，导致骨髓和外周血中聚集大量原始幼稚或者未完全成熟的髓系细胞或者淋巴细胞，是一种高度异质性的造血系统恶性肿瘤。因为白血病细胞充斥骨髓，可抑制其他系别的细胞正常造血，导致出现贫血、出血、感染等症状，并可浸润其他髓外器官或者组织而出现相应的浸润症状及体征，如肝脾及淋巴结肿大等。

临床上根据肿瘤细胞的分化成熟程度，白血病被分为急性白血病和慢性白血病。白血病细胞分化停滞在较早阶段，多为原始阶段及早期幼稚阶段，且发展迅速。根据受累的细胞系列可将急性白血病分为急性髓系白血病（acute myelogenous leukemia, AML）和急性淋巴细胞白血病（acute lymphocytic leukemia, ALL）。慢性白血病细胞分化停滞在较晚阶段，多为较成熟幼稚阶段及成熟阶段，发展缓慢，自然病程长，可达数年。慢性白血病根据受累细胞可分为慢性髓系白血病（chronic myelogenous leukemia, CML）和慢性淋巴细胞白血病（chronic lymphocytic leukemia, CLL）。

AML 是原始多能造血干细胞发生体细胞突变的结果，导致造血干祖细胞增殖异常调控和分化停滞，突变的（即白血病性的）多能干祖细胞的子代细胞增殖到 100 亿~1000 亿个甚至更多的时候，正常造血功能被抑制。其特征有：①主要在骨髓中异常的（白血病性）原始细胞的累积；②正常血细胞的生成障碍。因此，骨髓中白血病细胞的浸润几乎无一例外地同时伴有贫血和血小板减少。中性粒细胞绝对计数可能降低或正常，这取决于白细胞总数。

二、临床表现

AML 在临床上主要表现为贫血、出血、感染。患者常常面色苍白、疲劳乏力、心悸、正常血细胞减少，且在劳累时会发生呼吸困难。但是，这些虚弱和劳累后疲劳感的程度往往与贫血严重程度并不一致。可出现一些局部出血性的体征。例如，皮肤发绀和淤斑；鼻、牙齿和眼睛出血；结膜出血及皮肤破损性出血等。在极少数情况下，患者在发病早期可能发生泌尿道、胃肠道、肺支气管等出血。这些出血性表现提示患者血小板减少，也是疾病的常见早期表现之一。

非白血病髓系（粒细胞）肉瘤经常伴发于 AML，当髓系肉瘤为 AML 的首发表现时，血液和骨髓中该病的表现可在数周或数月后出现。

三、诊断

AML 诊断采用 MICM（形态学、免疫学、细胞遗传学和分子学）诊断模式，最低标准应进行细胞形态学、免疫表型检查，以保证诊断的可靠性。诊断分型采用 WHO（2016）造血和淋巴组织肿瘤分类标准。诊断 AML 的外周血或骨髓原始细胞比例下限为 20%。当患者被证实有克隆性重现性细胞遗传学异常 t（8；21）（q22；q22）、inv（16）（p13；q22）或 t（16；16）（p13；q22）以及 t（15；17）（q22；q12）时，即使原始细胞 <20%，也应诊断为 AML。此外，在原始细胞计数 > 2% 时无论此类细胞增加多少均可认为 AML 复发。

（一）细胞形态学

1976 年，法、美、英三国协作组（FAB）基于白血病细胞的形态和细胞化学染色提出了急性白血病的 FAB 分型，是形态学分类的主要标准，一直沿用至今。FAB 分型将 AML 分为 8 型，$M_0 \sim M_7$。

（1）AML 微分化型，（AML-M_0），原始细胞 > 30%，形态类似原始淋巴，无嗜天青颗粒和 Auer 小体，但免疫标志检测表达至少 1 个以上的髓系标志（CD33、CD13、CD15、D11b 和 MPO），而不表达淋巴抗原。

（2）急性原粒细胞白血病 (AML-M_1)，未分化原粒细胞（Ⅰ型 + Ⅱ型）≥ 90% 的非红系细胞，早有粒细胞极少，中幼粒细胞没有或少见。Ⅰ型是指Ⅰ型原始细胞内常无颗粒，核仁明显，胞质浓缩不佳，核浆比（N/C）高，Ⅱ型是指Ⅱ型原始细胞内含有少许颗粒，核浆比（N/C）偏低，且胞核在中间，其他同Ⅰ型。

（3）急性原粒白血病部分分化型（AML-M_2），原粒细胞（Ⅰ型 + Ⅱ型）占非红系细胞的 30% ~ 89%，早幼粒细胞以下各阶段至中性分叶核粒细胞 >10%，单核细胞 < 20%。

（4）急性早幼粒细胞白血病（AML-M_3），骨髓中以异常早幼粒细胞增生为主，胞浆中含有大量粗大颗粒，常有 Auer 小体；M_{3v} 为 M_3 的变异型，浆中颗粒较小或模糊。

（5）急性粒—单核细胞白血病（AML-M_4），骨髓中以粒系及单核细胞增生为主，当伴有粗大而圆的嗜酸颗粒及嗜碱颗粒时为 M_{4eo}。

（6）急性单核细胞白血病（AML-M_5），主要包括以下两种类型：① M_{5a}：骨髓中Ⅰ型 + Ⅱ型原单细胞 ≥ 80%，② M_{5b}：骨髓中Ⅰ型 + Ⅱ型原单细胞 < 80%，其余细胞为幼稚及成熟单核细胞。

（7）纯红白血病（AML-M$_6$），异常的原始红细胞在骨髓中大量增加。2016 版 WHO 分型去掉非红系的计算方法，将 2008 版中的急性红白血病归入骨髓异常增生综合征。

（8）急性巨核细胞白血病（AML-M$_7$），通常表现为全血细胞减少，小的原始细胞具有苍白的无颗粒性胞浆小泡。

（二）免疫学分型

形态学作为 AML 诊断的基础，是一个必不可少的诊断工具，通过形态学观察判断是不是原始细胞，根据原始细胞数量的多少初步诊断 AML。但是髓系原始细胞形态已发生改变，有的类似淋巴细胞那样小，有时也出现比单核细胞大的原始细胞；细胞核几乎占据整个胞质，核上常见核仁；胞质通常非常小，大多无颗粒。原始细胞常表达一些白细胞分化抗原决定簇，如 CD13、CD33、CD34。其他标记还包括形态靶标，如单核细胞（CD4、CD14、CD11b）、巨核细胞（CD41a、CD61），以及红细胞（CD36、CD71）。偶尔原始细胞伴随表达淋巴细胞系 CD，如 TdT、HLA-DR、CD7、CD19。偶尔会出现特殊情况：原始细胞可以共同表达髓系与淋系 CD，通过形态学观察难以判断原始细胞的来源。因此，单纯依靠形态学诊断已不能满足临床对 AML 的精准诊断，必须从免疫学、细胞遗传学或者分子生物学等领域对 AML 患者进行精准诊断。免疫分型最基本的临床应用就是区分 AML 和 ALL，其准确性可达 98%。因白血病主要累及骨髓及外周血，故免疫学分型主要是应用流式细胞术进行免疫分型。流式细胞术作为一种高科技、高灵敏度分析细胞的技术在血液学、肿瘤、免疫学、干细胞和细胞治疗领域被广泛应用。特别是在对血液病和淋巴系统肿瘤的诊断、分期和疗效评估领域的应用。在应用中使得形态学不典型、诊断分型困难的疾病变得更加容易和精准，同时发现了一些形态学不能诊断的疾病。从 WHO 血液和淋巴组织肿瘤的分类标准的不断更新中发现，免疫表型也越来越明确和精准。AML 的免疫表型分析主要参考 2016 版 WHO 分类，部分介绍如下：

（1）AML 伴 t(8;21)(q22;q22.1);RUNX1-RUNX1T1，此类常伴有分化阶段粒细胞，在 AML-M2 中占 10%，主要见于年轻人。免疫表型为：原始细胞中部分细胞强表达 CD34、MPO、CD13 和 HLA-DR，但是 CD33 弱表达，当白血病细胞伴有 CD19 和（或）CD56 弱表达，CD33 弱表达时，多提示存在 t（8;21），此型常预后较好。

（2）AML 伴 inv（16）(p13；1q22)或 t（16；16）(p13.1；1q22)；CBFβ-MYH11，此类常伴有粒系及单核系分化，存在嗜酸性粒细胞为特征，即 50% 发生在 AML-M$_{4eo}$。免疫表型相对比较复杂，原始细胞高表达 CD34、HLA-DR。向粒系（CD15、CD65、MPO）和单核系（CD14、CD64、CD4、CD36、CD11c）分化。该型提示预后较好。

（3）APL 伴 t（15；17）(q22；q12)；PML-RARα，即 AML-M$_3$。此类 AML 免疫分

型以 CD34、CD11b、CD11c、CD18 和 HLA-DR 低表达或阴性，CD9 为阳性，细胞 SSC 增大为主要标志特征。表达 CD56 常提示预后较差。

（4）AML 伴 t（9；11）(p21.3；q23.3)；KMT2A-MLLT3，也称为 AML 伴 11q23 异常，此类常伴有单核细胞分化，表达单核系分化标志。免疫表型分型为高表达 CD65、CD33、CD4 和 HLA-DR，而 CD13、CD34 和 CD14 低表达。白血病中 5%～10% 的 11q23 与治疗相关，预后差。

（5）AML 伴 t（6；9)(p23；q34.1)；DEK-NUP214，此型常伴有嗜碱性粒细胞和多系病态造血，见于儿童和成人。免疫表型无特异，大约一半左右病例表达 TdT。

（6）AML 伴 inv（3)(q21.3；q26.2) 或 t（3；3)(q21.3；q26.2)；GATA2，MECOM，占 AML 的 1%～2%，此类病例表型分析资料不多。

（7）AML（原始巨核细胞性）伴 t（1；22)(q13.3；p13.1)；RBM15-MKL1，此类常有巨核系成熟的标志，在 AML 中＜1.0%，常见于无唐氏综合征的婴儿。免疫分型：原始巨核细胞表达一个或者多个血小板糖蛋白，CD41 和／或 CD61，一般不表达更成熟的血小板标志。CD34、CD45 和 HLA-DR 常阴性，CD36 特征性的阳性。

（8）AML 伴 NPM1 突变，NPM1 突变常累及 *NPM1* 基因的 12 外显子。是最常见的重现型异常的 AML。免疫表型分析，除表达 CD33、CD13 和 MPO 等髓系标志之外，还经常表达 CD14 和 CD11b 的单核细胞标志物。最具特点的是 CD34 阴性。此型对化疗诱导更敏感，有更好的无病生存期和总生存期，提示预后良好

（9）AML 伴 CEBPA 双等位基因突变，常符合 AML 未分化型或部分分化型，免疫表型分析，原始细胞表达髓系标志物 CD33、CD13、CD56、CD11b 和 CD15，而 CD14 和 CD64 经常为阴性。50% 以上病例表达 CD7，但是其他淋巴系标志物表达为阴性。该型预后相对良好，但若同时伴有 FLT3-ITD 突变，则会影响 AML 患者对化疗药物的缓解效果，预后仍不佳。

（10）AML 伴非特殊型（NOS）。流式细胞术主要用于细胞系别的确定，必须注意的是，不能根据某一个标志来进行系别判断，单个荧光标志的阴性或阳性没有任何价值，必须检测多个抗体，然后综合分析确定类别。

（11）急性系列不明型白血病包括多种亚型，肿瘤细胞常常表达抗体较少无法判断系别，或者较多，表达多个系列的抗原标志，表现为表达较差系列抗原，如髓系 CD33、CD13 与 B 系或者 T 系标志同时阳性。此时需要做全系别标志，然后抗原标志表达情况，根据积分系统来判断。目前常用的积分系统有 Catovsky 计分法、EGLA 计分法以及 WHO 的积分标准。各个积分系统略有差异，但总的原则是胞质和胞膜的 CD3、胞质 CD79a、胞质 MPO 为特异性最高的标志，所以以流式进行急性白血病的免疫分型时建议均要进行这几个抗体的检测。

（三）细胞遗传学和分子遗传学

大部分白血病患者发生体细胞突变源自正常染色体易位，导致了原癌基因关键部位发生融合后编码一个异常融合蛋白，从而导致异常的细胞通路激活，进而发生恶化。在大约 55% 的病例中，存在明显的染色体数量异常（非整倍体）或结构异常（假二倍体），或两者兼而有之。AML 是一种异质性疾病，其疾病诊断是单个突变或多个突变进行相互组合，因此，细胞遗传学和分子标志可从不同程度上定义 AML 患者的严重性和指导治疗决策。大样本病例分析发现，基因突变标志诊断中，预后最差的是 TP53 突变，3 年生存率为 0；预后非常好的标志是 PML-RARa 或 CEBPA 双突变，其 3 年总体生存率约为 83 %；MLL-PTD 或 RUNX1，或者 ASXL1 突变的生存率约为 22%。染色体标志诊断中，患者发生 t(8; 21)、inv(16)、t(16; 16) 改变时，其预后表现较好，那些带有复杂核型、11q23、t(6; 9)、5 号或 7 号染色体异常或 inv3、t(3; 3) 则与预后较差有关。其他细胞遗传学异常和正常核型的患者预后处于中等水平。

在 AML 精准诊断方面，随着测序技术在临床中的不断应用，以二代测序技术为代表的生物学标志物研究，AML 患者中大约 45% 的患者为正常核型，但测序可发现一些基因突变。例如，*NPM*1、*DNMT*1、*DNMT3A*、*FLT*3、*KIT*、*CEBPA*、*WT*1、*IDH*1、*IDH*2 和 *TET*2 等基因突变可能与 AML 诊断和预后有极大的相关性，可以作为的分子精准诊断和靶向治疗的有效靶点。*DNMT3A*、*RNA* 剪接染色质修饰基因突变（*SF3B*1、*U2AF*1、*SRSF*2、*ZRSR*2、*EZH*2、*BCOR*、*STAG*2），这几种基因突变在 t(15; 17)(q22; q12) 时，提示预后不良。

目前国内主要是根据初诊时白血病患者的细胞遗传学和分子遗传学指标改变进行危险度分级，并对 AML 患者预后危险度进行精准判定（见表 15.1.1）。

表 15.1.1　急性髓系白血病患者的预后危险度分级

预后等级	细胞遗传学	分子遗传学
预后良好	inv (16)(p13q22) 或 t (16;16)(p13;q22)	NPM1 突变但不伴有 FLT3–ITD 突变
	t (8;21)(q22;q22)	CEBPA 双突变
预后中等	正常核型	inv(16)(p13q22) 或 t(16;16)(p13;q22) 伴有 C–Kit 突变
	t (9;11)(p22; q23)	t (8;21)(q22;q22) 伴有 C–Kit 突变
	其他异常	
预后不良	单体核型	TP53 突变
	复杂核型 (≥ 3 种)，不伴有 t (8; 21)(q22;q22)、inv (16)(p13q22) 或 t (16;16)(p13;q22) 或 t (15;17)(q22;q12)	RUNX1(AML1) 突变

预后等级	细胞遗传学	分子遗传学
预后不良	−5	FLT3−ITD 突变
	−7	ASXL1 突变
	5q−	
	−17 或 abn（17p）	
	11q23 染色体易位，除外 t（9;11）	
	inv（3）(q21q26.2) 或 t（3;3）(q21;q26.2)	
	t（6;9）(p23;q34)	
	t（9;22）(q34.1;q11.2)	

四、治疗

AML 的常规治疗包括一个初始方案，称为诱导阶段。化疗能够使得成人患者完全缓解（complete remission，CR）率达到 60% 以上。所谓缓解的定义是，经显微镜和流式细胞术检测骨髓中白血病细胞被消除，骨髓造血重建，从而白细胞、血红蛋白和血小板在血液中的浓度恢复正常或接近正常。目前对 AML 标准诱导治疗方案中主要涉及包括蒽环类、蒽醌类药物和阿糖胞苷药物。但急性早幼粒细胞白血病（M₃）的治疗不同，M₃ 应用全反式维 A 酸和三氧化二砷，有时应用蒽环类抗生素。对于应用细胞毒性药物后不能进入缓解期或第一次缓解后又复发的 AML 患者，异基因干细胞移植可能是唯一的可诱导持续缓解的手段。故大剂量化疗和自体造血干细胞输注或异基因造血干细胞移植可用于治疗已复发或化疗后有高度复发危险的患者。

近些年，分子技术的发展使得基因检测和靶向药物的研发也飞速发展，AML 的诊断和精准靶向治疗取得了突破性进展，以 DNA 二代测序技术（NGS）为代表，可更为精准地检测 AML 的基因突变，因此，人类对 AML 的发病机制有了更为深入的了解，通过 NGS 分型来精确指导 AML 的分层和个体化治疗，为 FLT3、IDH1 和 IDH2 抑制剂和 CD33 靶向药物等明确了治疗靶点。目前 *FLT3*、*IDH*1/2、*BRAF* 及 *JAK-STAT* 信号通路相关的突变基因已有靶向药物上市，在临床试验和临床应用中取得了良好效果，提高了 AML 患者的治疗缓解率。

免疫治疗作为肿瘤治疗的新型前沿方向在 AML 临床治疗中取得了重要进展。譬如 CAR-T 细胞治疗 AML 的研究，以及 CD123 双功能抗体单药或将成为改变 AML 治疗复发难治现状的有效措施。

五、治疗后监测

AML 发病时，肿瘤细胞的负荷大约为 1 万亿个细胞，治疗后就算是完全缓解的患者，残余肿瘤细胞负荷仍约有 10 亿个，因此针对微小残留病灶（minimal residual disease，MRD）的检测就非常重要。MRD 能够有效帮助临床更好地定义 AML 患者的完全缓解情况和评估临床风险，有利于临床根据危险程度分型更为精准地制订出更完善和高效的治疗策略，从而降低死亡风险。随着检测技术的迅速发展，现在主要通过流式细胞术、实时荧光定量 PCR 对残余白血病细胞进行检测，这些检测技术可在低于 10 亿个细胞的水平上对残余白血病细胞群进行检测。这个数量级水平检测是形态学和染色体观察所达不到的。采用 8～10 色多参数流式细胞仪，主要通过对异常抗原的表达以及和正常发育模式的对比来识别白血病细胞，对复发的识别具有较高的阳性预测价值，该技术适用于大多数白血病病例，具有敏感性高、特异性好、适用范围广的优势。实时荧光定量 PCR 主要针对融合基因的检测，主要针对 16 号染色体倒位检测、t（8；21）检测、t（15；17）检测和 NPM1 和 FLT3 突变检测，仅对 50% 的病例具有检测价值。

用以检测 MRD 的技术在灵敏度和可用性上提高，将更为有效地通过在缓解期间发现亚微观病灶改善预后，如目前二代测序逐渐应用于临床检测 MRD，将具有更高的灵敏度。此外，蛋白质组学、miRNA 谱分析在 MRD 的检测中也将起到一定作用。有研究报道，在 AML 患者完全缓解期间基于靶向测序的分子微小残留病变检测与 AML 患者的复发以及死亡风险增高相关，基因检测 MRD 可以作为 AML 预后检测的一个独立指标。临床上需要通过不同患者的特征以及治疗方案，选择最为有效的MRD 检测方法以及检测关键基因。

第二节　急性淋巴细胞白血病的个体化检测

一、概述

急性淋巴细胞白血病（ALL）是一种起源于 B 或 T 淋巴细胞祖细胞在某个发育阶段发生体细胞突变的恶性肿瘤，以骨髓、外周血和其他髓外器官中不成熟淋巴细胞的增殖为特征。骨髓内克隆性白血病细胞的增殖和聚积会导致正常造血功能受到抑制，从而发生贫血、出血和中性粒细胞数量的减少。该病任何年龄均可发病，最常见于儿童，占儿童急性白血病的 75%～80%。ALL 患者诊断的中位年龄为 15 岁，55.4% 的患者诊断年龄小于 20 岁，28% 的病例诊断年龄为 45 岁或以上，只有大约 12.3% 的患者诊断年龄为 65 岁或以上；在成人中，约占所有白血病的 20%。

二、临床表现

ALL 患者所有症状的临床表现都是非特异性的，包括疲劳、嗜睡、全身症状（如发热、盗汗、体重减轻）、呼吸困难、头晕、感染、容易擦伤或出血。儿童的主要症状可能仅表现为四肢或关节疼痛。在体格检查中，约20%的患者可发现淋巴结病、肝大和（或）脾大。胃肠道受累引起的腹部肿块，或脑神经受累引起的下颌麻木，提示为成熟的 B 细胞 ALL。

三、诊断与分型

（一）WHO 2016 版前体淋巴细胞肿瘤分类

1. 原始 B 淋巴细胞白血病 / 淋巴瘤（见表 15.2.1）

表 15.2.1　WHO 2016 版原始 B 淋巴细胞白血病、淋巴瘤分型

1. 原始 B 淋巴细胞白血病 / 淋巴瘤（NOS，非特指型）
2. 伴重现性遗传学异常的原始 B 淋巴细胞白血病 / 淋巴瘤
·原始 B 淋巴细胞白血病 / 淋巴瘤伴 t (9;22)(q34.1;q11.2) /BCR–ABL1
·原始 B 淋巴细胞白血病 / 淋巴瘤伴 t (v;11q23.3) /KMT2A 重排
·原始 B 淋巴细胞白血病 / 淋巴瘤伴 t (12;21)(p13.2;q22.1) /ETV6–RUNX1
·原始 B 淋巴细胞白血病 / 淋巴瘤伴超二倍体
·原始 B 淋巴细胞白血病 / 淋巴瘤伴亚二倍体
·原始 B 淋巴细胞白血病 / 淋巴瘤伴 t (5;14)(q31.1;q32.3) /IL3–IGH
·原始 B 淋巴细胞白血病 / 淋巴瘤伴 t (1;19)(q23;p13.3) /TCF3–PBX1
3. 建议分类
BCR–ABL1 样原始 B 淋巴细胞白血病 / 淋巴瘤
伴 iAMP21 的原始 B 淋巴细胞白血病 / 淋巴瘤

2. 原始 T 淋巴细胞白血病 / 淋巴瘤

根据抗原表达可以划分为不同的阶段：早期前 T、前 T、皮质 T、髓质 T。建议分类：早期前体 T 淋巴细胞白血病（early T- cell precursor lymphoblastic leukemia, ETP）。

在儿童中，B-ALL 约占 88%；在成人患者中 B-ALL 亚型约占 75%（包括成熟 B 细胞，占成人总数的 5%），而其余 25% 为 T-ALL。

（二）诊断分型

FAB 分型将 ALL 分为 L1、L2、L3 三型，但这种分型方法渐渐不能满足临床的个体化治疗，故目前诊断 ALL 应采用 MICM（形态学、免疫学、细胞遗传学和分子学）诊断模式，区分不同的生物学亚型，制订不同的治疗方案，从而获得最佳的治疗效果。诊断分型采用 WHO 2016 标准。最低标准应进行细胞形态学、免疫表型检查，以保证诊断的可靠性；骨髓中原始 / 幼稚淋巴细胞比例 ≥ 20% 才可以诊断为 ALL。

1. 细胞形态学

ALL 患者常见贫血、中性粒细胞减少和血小板减少。白细胞计数的范围很广，

从 $0.1 \times 10^9 / L$ 到 $1500 \times 10^9 / L$ 不等；约 90% 的患者诊断时外周血有原始细胞。原淋巴细胞相对较小，胞质呈浅蓝色；胞核为圆形，有浅的凹陷；染色质细小或略粗糙，致密呈块状；核仁不明显。有些患者的原始淋巴细胞较大，核仁明显，胞浆量中等，可以混有一些小原淋巴细胞。部分 ALL 患者原淋巴细胞的胞质中可见到颗粒；这些颗粒呈双嗜性，很容易和髓系的颗粒区分，经电镜证实为线粒体。Burkitt 型 ALL 的原始 B 细胞胞质呈强嗜碱性，核仁明显，胞质中有空泡。细胞化学可以区分 ALL 和 AML，但目前诊断更多应用免疫分型。

2. 免疫学分型

免疫分型应采用多参数流式细胞术，疾病分型参照 WHO 2016 版分类标准。初筛时典型的抗体组合至少包含一个敏感性较高的抗体（B 细胞系的 CD19，T 细胞系的 CD7，及髓系细胞别的 CD13 或 CD33）和特异性高的抗体（B 细胞系的 CD79a 和 CD22，T 细胞系的胞质 CD3，及髓系的胞质髓过氧化物酶）。进而根据 B/T 细胞成熟阶段的不同，细胞表面标志物的不同，将 B-ALL（见表 15.2.2）和 T-ALL（见表 15.2.3）按抗原表达划分为不同阶段。

表 15.2.2　B-ALL 免疫学分型

亚型	CD19	cCD79a	cCD22	TdT	CD10	IgM	膜轻链
Pro-B	+	+	+	+	-	-	-
Common-B	+	+	+	+	+	-	-
Pre-B	+	+	+	+/-	+	+	-
成熟-B	+	+	+	-	+	+	+

表 15.2.3　T-ALL 免疫学分型

亚型	cCD3	CD7	CD2	CD1a	CD34	CD4	CD5	CD3
Pro-T	+	+	-	-	+/-	-	-	-
Pre-T	+	+	+	-	+/-	-	-	-
皮质 T	+	+	+	+	-	双阳	双阳	-
髓质 T	+	+	+	-	-	单阳	单阳	+

3. 细胞遗传学与分子生物学

（1）概述。

成人和儿童 ALL 常见的染色体和分子生物学异常如表 15.2.4 所示（参照 NCCN 2020 急性淋巴细胞白血病指南版本 1），提示不同的预后信息，可提示不同危险分层并指导治疗。某些亚型的发生频率在成人和儿童之间都是不同的，这部分解释了不同患者群体之间的临床结果的差异。

表 15.2.4 ALL 常见染色体及分子生物学异常

遗传细胞	基因	成年人频率（%）	未成年人频率（%）
Hyperdiploidy(>50chromosomes)	--	7	25
Hypodiploidy (<44 chromosomes)	--	2	1
t（9;22）(q34;q11) :Philadelphia chromosome（Ph）	*BCR-ABL1*	25	2 ~ 4
t（12;21)(p13;q22）	*ETV6-RUNX1（TEL-AML1）*	2	22
t（v;11q23）[eg, t（4;11）and others], t（11;19）	*KMT2A rearranged*	10	8
t（1;19)(q23;p13）	*TCF3-PBX1（E2A-PBX1）*	3	6
t（5;14)(q31;q32）	*IL3-IGH*	<1	<1
t（8;14），t（2;8），t（8;22）	*c-MYC*	4	2
t（1;14)(p32;q11）	*TAL-1*[a]	12	7
t（10;14)(q24;q11）	*HOX11（TLX1）*[a]	8	1
t（5;14)(q35;q32）	*HOX11L2*[a]	1	3
t（11;14)(q11）[eg,（p13;q11），(p15;q11）]	*TCRα and TCRδ*	20 ~ 25	10 ~ 20
BCR-ABL1–like/Ph–like	various	10 ~ 30	15
B–ALL with iAMP21	*RUNX1*	--	2
ETP	various	2	2
Ikaros	*IKZF1*	25 ~ 35	12 ~ 17

注： "a" 表示只在 T-ALL 中观察到的异常改变；所有其他的只发生或主要发生在 B-ALL。

（2）预后分层。

1）在儿童 ALL 患者中，最常见的染色体异常是超二倍体（> 50 条染色体；25% 的病例）在 B-ALL 中均可见，而在成人 ALL 患者中这一比例为 7%。由染色体易位 t（12;21）引起的 ETV6-RUNX1 亚型（也在 B-ALL 中）也是儿童 ALL 中最常见的亚型（22%），而成人为 2%。超二倍体和 ETV6-RUNX1 亚型都与所有的良好结果相关。Ph 阳性的 ALL 与不良预后相关，在儿童中相对少见（3%），而这种染色体异常在成人中是最常见的亚型（25%）。Ph 阳性的频率均随年龄增长而增加（10%，15 ~ 39 岁；25%，40 ~ 49 岁；20% ~ 40%，> 50 岁）。此外，Ph 阳性的年龄较小的儿童（1 ~ 9 岁）的预后均优于该亚型的青少年。

2）成人 ALL 预后分组参考 Gökbuget 等发表的危险度分组标准（见表 15.2.5）。

表 15.2.5　成人 ALL 预后危险度分组

指标	预后好	预后差	
		B-ALL	T-ALL
诊断时			
WBC(×10⁹/L)	<30	>30	>100（?）
免疫表型	胸腺 T	早期前 B（CD10-） 前体 B（CD10-）	早期前 T（CD1a-，sCD3-） 成熟 T（CD1a-，sCD3+）
遗传学或基因表达谱	TEL-AML1（?） HOX11 过表达（?） NOTCH1（?） 9p 缺失（?） 超二倍体（?）	t（9;22）/BCR-ABL t（4;11）/ALL1-AF4 t（1;19）/E2A-PBX（?） 复杂异常（?） 低亚二倍体/近四倍体（?）	HOX11L2 过表达（?）CALM-AF4 过表达（?） 复杂异常（?） 低亚二倍体/近四倍体（?）
治疗反应			
泼尼松反应	好（?）	差（?）	
达 CR 的时间	早期	较晚（>3~4 周）	
CR 后 MRD	阴性/<1×10⁻⁴	阳性/>1×10⁻⁴	
年龄	<25 岁，<35 岁	>35 岁，>55 岁，>70 岁	
其他因素	依从性、耐受性及多药耐药、药物代谢基因的多态性等		

$$WBC(\times10^9/L)$$

注：　CR：完全缓解。MRD：微小残留病。"?"：可能有意义，但尚未达成共识。

细胞遗传学分组参考 NCCN 2016 建议：预后良好遗传学异常包括超二倍体（51~65 条染色体）、t（12；21）(p13；q22) 和（或）ETV6-RUNX1；预后不良遗传学异常包括亚二倍体（<44 条染色体）、t（v；11q23）[t（4；11）和其他 MLL 重排]、t（9；22）(q34；q11.2)、复杂染色体异常。

建议开展相关的遗传学检查，提供诊断分型、预后判断所需的标志，如 IKZF1 缺失、CDKN2A/B 缺失、CRLF2 重排、JAK2 重排、NOTCH1 突变等（有条件者可进行 *ABL*1、*ABL*2 基因分离探针的分析）。

4. 特殊类型 ALL 的特点

（1）BCR-ABL1 样 ALL。

1）和 BCR-ABL1 阳性 ALL 患者具有相似的基因表达谱。

2）共同特征是涉及其他酪氨酸激酶的易位、*CRLF2* 易位。还包括 EPO 受体（EPOR）截短重排、激活等少见情况。*CRLF2* 易位患者常与 *JAK* 基因突变有关。

3）涉及酪氨酸激酶突变的易位可以累及 *ABL*1（伙伴基因并非 *BCR*）、*ABL*2、*PDGFRB*、*NTRK*3、*TYK*2、*CSF*1*R*、*JAK*2 等，形成 30 余种伴侣基因。

4）*IKZF1* 和 *CDKN2A/B* 缺失发生率较高；*IKZF1* 基因突变与不良预后和更高的复发概率有关。

（2）伴 21 号染色体内部扩增的 B-ALL。

1）第 21 号染色体部分扩增（采用 RUNX1 探针，FISH 方法可发现 5 个或 5 个以上的基因拷贝，或中期分裂细胞的一条染色体上有 ≥ 3 拷贝）。

2）占儿童 ALL 的 2%，成人少见。

3）低白细胞计数。

4）预后差，建议强化疗。

（3）ETP-ALL。

1）CD7 阳性，CD1a 和 CD8 阴性。CD2、胞质 CD3 阳性，CD4 可以阳性。

2）CD5 一般阴性，或阳性率 <75%。

3）髓系 / 干细胞抗原 CD34、CD117、HLA-DR、CD13、CD33、CD11b 或 CD65 一个或多个阳性。

4）常伴有髓系相关基因突变：*FLT3*、NRAS/*KRAS*、D*NMT3A*、*IDH*1 和 *IDH*2 等。

5）T-ALL 常见的突变，如 *NOTCH1*、*CDKN*1/2 不常见。

四、治疗后监测

（一）MRD 监测的时机

ALL 整个治疗期间应强调规范的 MRD 监测，并根据 MRD 监测结果进行危险度和治疗调整。

1. 早期监测

诱导治疗期间（第 14 天）和 / 或结束时（第 28 天左右）。

2. 缓解后定期监测

应保证治疗第 16、22 周左右的 MRD 监测。

早期的 MRD 检测主要用于预后的判断。缓解后 MRD 水平高的患者具有较高的复发危险，应进行较强的缓解后治疗，以改善长期疗效。

（二）MRD 的监测方法

研究发现，在诱导治疗后根据形态学评估达到完全缓解的儿童中，25% ~ 50% 的儿童仍可通过灵敏的检测方法检测到 MRD（MRD 阴性阈值为 $<1 \times 10^{-4}$ 骨髓 MNCs），因此十分有必要采用灵敏的方法对 MRD 进行规范监测。

最常用的 MRD 检测方法包括多参数流式细胞术检测白血病细胞相关免疫表型，PCR 检测检测融合基因（如 *BCR-ABL1*），以及二代测序（NGS）检测克隆免疫球蛋白和（或）T 细胞受体基因重排。

目前多参数流式细胞术检测白血病细胞的敏感性阈值小于 10^{-4}（<0.01%），PCR/NGS 方法检测白血病细胞的敏感性阈值小于 10^{-6}（<0.0001%）。在白血病细胞高于 10^{-4}（>0.01%）时，这些方法定量 MRD 的一致性率通常很高，但 NGS 能够检测出更低水平 MRD。

多参数流式检测 MRD 的关键是检测白血病相关的免疫表型（LAIP）。检测 B 系 -ALL MRD 的关键点在于鉴别正常 B 系前体细胞与异常的幼稚白血病细胞。采用 CD34、CD10、CD20、CD19、CD38、CD58、CD123 等抗体组合可有效检出 LAIP。T 系 -ALL 的 LAIP 主要是异位性抗原表达，在骨髓或外周血中检测出 TdT 阳性 T 淋巴细胞且比例高于正常值，可认为 MRD 阳性，但不是所有 T-ALL 均表达 TdT。许多 T-ALL 还表达其他 T 系抗原，如 CD1a、CD3、CD4 或 CD8。可以使用表达的 T 细胞抗原（CD2、cCD3、CD5、CD7）/TdT、1a、34 等组合来检测 MRD。

此外，Ph^+-ALL 疾病反复时应注意进行 ABL 激酶突变的分析，并根据 ABL 激酶突变的结果调整用药。

第三节　慢性髓系白血病的个体化检测

一、概述

慢性髓系白血病（CML）是骨髓造血干细胞克隆性增殖的恶性肿瘤，以贫血、外周血中粒细胞极度增多并出现未成熟阶段的粒细胞，伴有嗜碱性粒细胞增多，血小板增多和肝脾肿大为主要的临床特征，占成人白血病的 15%，全球年发病率为 1.6/10 万 ~2/10 万。中国发病人群较西方更为年轻化，国内几个地区的流行病学调查显示 CML 中位发病年龄为 45~50 岁，而西方国家 CML 的中位发病年龄为 67 岁。CML 为我国慢性白血病的主要病种，约占慢性白血病的 70%，而在西方国家则仅约占慢性白血病的 30%。

70% 的 CML 患者在就诊时的临床症状是非特异性的，如疲劳、乏力、体重减轻、厌食、腹部不适、多汗等。因白细胞在脾内大量浸润、堆积导致脾明显肿大，近 90% 的患者在诊断时出现脾大，体格检查可发现面色苍白和脾大。胸骨压痛，尤其是下部压痛是本病仅次于脾大的重要体征，尤其在白细胞明显升高者更为突出。但部分患者也可无任何症状，常在定期健康体检或因其他疾病就诊中发现脾肿大和（或）外周血白细胞增高而偶然发现此病。

二、诊断

诊断及分期参考《中国慢性髓系白血病诊断与治疗指南（2016 年版）》。

（一）诊断标准

典型的临床表现，合并 Ph 染色体和 / 或 *BCR-ABL* 融合基因阳性即可确定诊断。

（二）分期

1. 慢性期

（1）外周血或骨髓中原始细胞＜ 10%。

（2）没有达到诊断加速期或急变期的标准。

2. 加速期

（1）外周血或骨髓中原始细胞占 10% ~ 19%。

（2）外周血中嗜碱性粒细胞≥ 20%。

（3）对治疗无反应或非治疗引起的持续血小板减少（＜ 100×10^9/L）或增高（＞ $1\,000 \times 10^9$/L）。

（4）治疗过程中出现 Ph 染色体基础上的克隆演变。

（5）进行性脾脏增大或 WBC 增高。

3. 急变期

（1）外周血或骨髓中原始细胞 ≥ 20%。

（2）骨髓活检原始细胞集聚。

（3）髓外原始细胞浸润。

（三）Ph 染色体

在具有典型形态学表现的 CML 患者中，超过 95% 的患者的造血细胞中存在 9 号和 22 号染色体的易位，导致一对 22 号染色体中的一个长臂明显缩短（即 22，22q-），该染色体的异常最初于 1960 年由 Nowell 和 Hungelxord 发现并报道，由于首先在美国费城发现，故命名为费城染色体（ph 染色体）。由于 22 号染色体长臂区段易位至 9 号染色体长臂上，致使基因 *BCR* 和 *ABL1* 融合，即 *BCR-ABL1* 融合基因，该融合基因可编码一种突变的酪氨酸激酶癌蛋白，这是 CML 发病的关键。Ph 染色体除与 CML 相关外，还可见于部分 ALL 及少数 AML。

三、MICM 表现

（一）细胞形态学

白细胞计数增高，大部分高于 25×10^9/L，几乎一半患者可高达 100×10^9/L 及以上。大多数患者血红蛋白降低。红细胞形态仅有轻微改变，偶见畸形红细胞。常可见少量有核红细胞，网织红细胞正常或轻度升高。血涂片可见较多中度不成熟的白血病髓细胞，主要为中幼粒细胞及晚幼粒细胞。嗜碱性粒细胞绝对数增加、血小板正常，但少数病例可增高，甚至高达 $1000 \times 10^9/L$ 以上。白细胞、血小板极度升高者代表肿瘤负荷大，预后差。骨髓象：典型的慢性髓系白血病骨髓象显示骨髓粒细胞极度增生，有核细胞明显多于成熟的红细胞，粒红比在（10~30）：1，而不是正常的（2~4）：1；以中度成熟的粒细胞，即中幼粒及晚幼粒细胞为主。巨核细胞数量正常或增高。嗜酸性粒细胞和嗜碱性粒细胞可增高。

(二) 免疫学分型

CML 慢性期的患者主要表现为原始细胞（CD34+/CD117+）比例不高，但表型异常，如 CD38 减弱，CD34、CD117 强度改变。髓细胞比例明显增加，CD10+ 细胞比例降低，可出现粒系 CD13/CD16 和 CD13/CD11b 图形异常。部分患者髓系细胞还可表达 CD56，同时可见嗜酸性粒细胞和嗜碱性粒细胞。嗜碱性粒细胞数量绝对增加几乎出现在所有患者中，利用抗 CD203c 可非常精确地评估嗜碱性粒细胞比例。CML 加速期患者主要表现为原始幼稚细胞（CD34+/CD117+）比例增加，但 < 20%。多数患者检测骨髓标本，当骨髓标本中嗜碱性粒细胞比例增加时，要检测外周血标本。但需注意，由于免疫分型的标本采集过程中可能存在不同程度的样本稀释，因此流式免疫分型的幼稚细胞比例仅作为参考依据，应以形态学检测为准；此外当原始幼稚细胞比例 < 20% 时，要注意结合临床除外 CML 加速期。CML 急变期的免疫表型同急性白血病，大约 70% 病例的原始细胞起源于髓系，20%~30% 病例的原始细胞起源于淋巴系，还需结合临床病史做出诊断。经流式细胞免疫分型分析结合临床表现高度怀疑为 CML 的患者均需要通过染色体及基因检测才能确诊。

(三) 细胞遗传学

染色体 G 带技术发现，约 90% CML 病例有核细胞含有 Ph 染色体（22q-）。荧光原位杂交则发现均存在 t（9；22）(q34；q11)（BCR-ABL1），并且出现在所有血细胞谱系，包括幼红细胞、粒细胞、单核细胞、巨核细胞以及 T 和 B 祖细胞，但大多数成熟 T 和 B 淋巴细胞不存在该异常。约 20% 的患者还伴有 Y 染色体缺失 [t(Ph)，-Y]；额外的 C 组染色体异常，通常是 8 号 [t(Ph)，+ 8]；22q- 但没有 9q+[t(Ph)，22q-]；t(Ph) 附加另一稳定易位或另一次要克隆。利用多色 FISH 方法来检测 CML 患者 *BCR-ABLI* 融合基因是一种快速、敏感的方法，分裂间期 FISH 比核型分析分析更快、更敏感。但如果 CML 细胞含量非常低，分裂间期 FISH 可能检测不到 *BCR-ABLI*，因此在检测微小残留病灶时其应用有限。

(四) 分子生物学

CML 的病例出现 22 号染色体 *BCR* 基因重排，即 BCR-*ABL* 融合基因，编码

BCR-ABL 融合蛋白。利用分子学方法，如 RT-PCR，可定量检测 *BCR-ABL* 融合基因，在大部分 CML 患者中可观察到经典的 210 kD 蛋白，少部分 CML 患者的断裂点位于 *BCR* 基因的第一内含子（m-bcr），形成一个 190 kD 蛋白，此型与 BCR-ABL1 阳性的 ALL 患者类似，单核细胞增多，白细胞计数少于平均。另外还有极少数形成 230 kD 蛋白。

四、治疗监测

慢性期 CML 患者首选治疗为使用酪氨酸激酶抑制剂（TKI），CML 患者接受 TKI 治疗过程中疾病评价包括血液学、细胞遗传学以及分子生物学分析，及时评价治疗反应以及检测早期复发对于优化 CML 治疗具有重要而积极的意义。《中国慢性髓系白血病诊疗监测规范（2014 年版）》制订了 CML 治疗中血液学、细胞遗传、分子学监测的时机和意义，是中国血液科医师日常工作的重要参考。

（一）治疗反应

CML 慢性期治疗反应的定义：

1. 血液学反应

$PLT < 450 \times 10^9/L$，$WBC < 10 \times 10^9/L$；外周血中无髓系不成熟细胞，嗜碱性粒细胞＜5%；无疾病的症状、体征，可触及的脾大已消失。

2. 细胞遗传学反应

（1）完全细胞遗传学反应（CCyR） Ph^+ 细胞 0%。

（2）部分细胞遗传学反应（PCyR） Ph^+ 细胞 1%～35%。

（3）次要细胞遗传学反应（mCyR） Ph^+ 细胞 36%～65%。

（4）微小细胞遗传学反应（miniCyR） Ph^+ 细胞 66%～95%。

（5）无细胞遗传学反应 Ph^+ 细胞＞95%。

达到细胞遗传学反应是治疗的一个重要目标，与伊马替尼治疗患者的无进展生存率相关，（达 CCyR 者为 97%，未达 MCyR 者为 81%）。

3. 分子学反应

（1）主要分子学反应（MMR） BCR-ABL IS ≤ 0.1%（ABL 转录本 > 10 000）。

（2）分子学反应 4（MR4） BCR-ABL IS ≤ 0.01%（ABL 转录本 > 10 000）。

（3）分子学反应 4.5（MR4.5） BCR-ABL IS ≤ 0.0032%（ABL 转录本 > 32 000）。

（4）分子学反应 5（MR5） BCR-ABL IS ≤ 0.001%（ABL 转录本 > 100 000）。

（5）分子学无法检测 在可扩增 ABL 转录本水平下无法检测到 BCR-ABL 转录本。

尽快获得完全细胞遗传学反应（CCyR）以及更深的分子学反应是 CML 治疗近期目标。分子反应由通过 PCR 检测的 BCR-ABLI 的 mRNA 降低决定，当患者达 CCyR 时，这是评估反应深度的唯一方法。伊马替尼治疗后达 MMR 与持续长期 CCyR 和更低的疾病进展率有关。仅 5% 达 MMR 的伊马替尼治疗患者未达 cCyR，而未达 MMR 者则为 70%。

(二) 治疗反应监测

推荐的 TKI 治疗过程中血液学以及遗传学评估方式和频率如表 15.3.1 所示。

表 15.3.1　慢性髓系白血病治疗反应的监测

治疗反应	监测频率	监测方法
血液学反应	每 1~2 周进行 1 次，直至确认达到 CHR，随后每 3 个月进行 1 次，除非有特殊要求	全血细胞计数 (CBC) 和外周血分类
细胞遗传学反应	· 初诊、TKI 治疗 3、6、12 个月进行 1 次，获得 CCyR 后每 12~18 个月进行 1 次 · 未达到最佳疗效的患者应当增加监测频率	· 骨髓细胞遗传学分析 · 荧光原位杂交 (FISH)
分子学反应 (外周血)	· 每 3 个月进行 1 次，直至获得稳定 MMR 后可每 3~6 个月进行 1 次 · 未达到最佳疗效的患者应当增加监测频率 · 转录本水平明显升高并丧失 MMR 时应尽早复查	定量聚合酶链反应检测 BCR-ABLIS
激酶突变分析	· 进展期患者 TKI 治疗前 · 未达最佳反应或病情进展时	聚合酶链反应扩增 BCR-ABL 转录本后测序

注：　CHR——完全血液学反应。CCyR——完全细胞遗传学反应。MMR——主要分子学反应。TKI——酪氨酸激酶抑制剂。

(三) CML 的加速期、急变期及微小残留病监测

所有 CML 慢性期患者都可能演变成一个疾病性质更具侵袭性、临床症候更为复杂、病情更加危险的阶段。CML 慢性期主要治疗目标之一就是防止疾病向加速期或急变期转化。

由慢性期转变为加速期过程的显著分子和遗传学改变是 BCR-ABLI 表达的增加。而在 mRNA BCR-ABLI 转录上调的基础上，出现其他细胞遗传学异常，这种情况出现在 50%~65% 持续 Ph 染色体阳性的患者中。在原始细胞有淋巴细胞表型的 CML 急淋变中，约有 50% 的患者出现 $p16/ARF$ 突变，约 20% 的患者发生 RB 基因突变。在原始细胞有粒细胞表型 CML 急粒变中，约有 25% 的患者含有 $P53$ 突变的细胞。目前通过基因表达谱分析已经鉴定到的可能在 CML 加速期和急变期中发挥作用的基因约有 50 个，包括 $WNT-\beta-catenin$ 和 $JunB$ 信号通路。

一项研究显示，73 例急变的患者中有 46 例 (63%) 有继发细胞遗传学异常。大多数大型研究表明，在加速期前或在加速期中，很多患者细胞中出现以下 7 种改变：8 号染色体三体 (占 33%)、额外的 22q - (占 30%)、17 号等臂染色体 (占 20%)、19 号染色体三体 (占 12%)、Y 染色体缺失 (占男性患者的 8%)、21 号染色体三体 (占 7%)

以及 7 号染色体单体（占 5 %）。

除监测 CML 向加速期或急变期转化，还可采用定量 RT-PCR 检测监测患者的残余病灶或骨髓移植后复发，以及随访那些经酪氨酸激酶抑制剂治疗后常规细胞遗传学和 Ph 染色体阴性的患者。利用 RT-PCR 进行微小残留病灶检测，在大约每 100 万个细胞中只要有 1 个来自 CML 克隆的细胞都能够被监测到。由于 FISH 检测过程中固定、样品制备、杂交条件可能造成不同程度的假阳性，但能对大量细胞进行快速分析（100 ~ 500），因此 FISH 可作为 RT-PCR 相互补充的检测手段，但一般不适用于对微小残留灶的监测。此外，采用竞争性 PCR 还可检测骨髓移植后患者出现临床复发前 BCR-ABL1 的 RNA 转录的再现或水平增加。

第四节　慢性淋巴细胞白血病的个体化检测

一、概述

慢性淋巴细胞白血病（chronic lymphocytic leukemia, CLL）是一种具有特定免疫表型特征的成熟 B 淋巴细胞克隆增殖性肿瘤，以淋巴细胞持续增殖，在外周血、骨髓、脾脏和淋巴结聚集为特征。病因尚未完全明确。CLL 发病率与人种有关，为西方国家最常见的白血病之一，亚洲国家以及西方国家中的亚裔人群比欧美人群的发病率低。直系家属中有患该病的人危险性比一般人群高 3 倍，男性比女性易患，说明该病具有一定的遗传易感性。CLL 主要发生在中老年人群，发病率随年龄增长而增加，60 ~ 80 岁达高峰，发病中位年龄为 72 岁，儿童极为罕见。CLL 病程虽发展缓慢，但难以治愈，中位生存期约为 10 年，个体差异很大，预后呈高度异质性，部分患者可向幼淋巴细胞白血病、弥漫大 B 细胞淋巴瘤、霍奇金淋巴瘤、急淋等其他恶性淋巴增殖性疾病转化。

CLL 患者早期常无症状，就诊时常因偶然发现无痛性淋巴结肿大或不明原因的淋巴细胞升高。患者可有轻度乏力、易疲劳等非特异性表现，一旦进入进展期，除全身淋巴结和脾大外可表现为反复感染、出血和贫血症状、发热和体重减轻等。由于易感人群的年龄较大，常由于慢性肺部疾病、脑血管病变、心血管疾病等慢性疾病而导致病情恶化。

二、MICM 分型诊断及预后分层

2001 年，WHO 分型取消了 T 细胞 -CLL，将其归为 T- 幼稚淋巴细胞白血病（prolymphocytic leukemia, PLL），故 CLL 均为 B 淋巴细胞来源。CLL 的诊断根据 IWCLL（International Workshop on Chronic Lymphocytic Leukemia）制定的标准，需符合外周血中 B 淋巴细胞数量至少为 5000/μl，且经流式细胞学证实为单克隆性增生。

2018 年，中国抗癌协会血液肿瘤专业委员会、中华医学会血液学分会和中国慢性淋巴细胞白血病工作组也组织相关专家修订的中国慢性淋巴细胞白血病/小淋巴细胞淋巴瘤的诊断与治疗指南（2018 年版）。

CLL 的诊断标准：达到以下 3 项标准可以诊断：①外周血单克隆 B 淋巴细胞计数 $\geqslant 5 \times 10^9$/L。②外周血涂片特征性的表现为小的、形态成熟的淋巴细胞显著增多，其细胞胞质少、核致密、核仁不明显、染色质部分聚集，并易见涂抹细胞；外周血淋巴细胞中不典型淋巴细胞及幼稚淋巴细胞＜ 55%。③流式细胞术先死单克隆 B 淋巴细胞，并具有典型的免疫表型：CD19$^+$、CD5$^+$、CD23$^+$、CD200$^+$、CD10$^-$、FMC7$^-$、CD43$^+$；表面免疫球蛋白（sIg）、CD20 及 CD79b 弱表达（dim）。流式细胞术确认 B 细胞的克隆性，即 B 细胞表面限制性表达 κ 或 λ 轻链（κ：λ ＞ 3：1 或＜ 0.3：1）或＞ 25% 的 B 细胞表面免疫球蛋白（sIg）不表达。2016 版 WHO 在有关造血与淋巴组织肿瘤分类中提出外周血单克隆 B 淋巴细胞计数＜ 5×10^9/L，如无髓外病变，即使出现血细胞少或疾病相关症状，也不能诊断 CLL。但 2018 年更新的国际 CLL 工作组标准仍将此种情况诊断为 CLL。国内绝大多数专家也认为这种情况在排除其他原因导致的血细胞减少后，其临床意义及治疗同 CLL，因此应诊断为 CLL。若患者仅有淋巴结累及而骨髓没有浸润，则被归为小淋巴细胞淋巴瘤（small lymphocytic lymphoma, SLL）。SLL 与 CLL 是同一种疾病的不同表现，Lugano Ⅰ期 SLL 可局部放疗，其他分期的 SLL 治疗指征和治疗选择同 CLL，故以下均称 CLL。

（一）细胞形态学

白细胞持续增多 $\geqslant 10 \times 10^9$/L，淋巴细胞比例 $\geqslant 50\%$，单克隆淋巴细胞绝对值 $\geqslant 5 \times 10^9$/L。肿瘤细胞骨髓浸润、治疗后骨髓抑制、免疫破坏或营养元素缺乏等情况下可出现贫血或血小板减少。骨髓象：骨髓增生活跃，肿瘤细胞占 40% 以上，形态同外周性，类似成熟小淋巴细胞，或者稍大，胞质少、嗜碱性，可出现大的伴有明显核仁的幼淋巴细胞，但比例一般不能超过 55%。多数患者血涂片可见破损细胞（又称涂抹细胞或"蓝细胞"）。淋巴结活检：淋巴结病理可见典型的小淋巴细胞弥漫性浸润，细胞形态与血液中的淋巴细胞一致。骨髓穿刺和活检对于 CLL 的诊断和治疗不是必需的。

（二）免疫学分型

利用多参数流式细胞术 FCM 可以检测细胞表面分化抗原、膜表面免疫球蛋白和 κ、λ 轻链，对诊断 CLL 以及排除反应性淋巴细胞增多、其他 B 或 T 淋巴细胞增殖性疾病具有重要价值。CLL 的免疫表型特点为单克隆的成熟小 B 淋巴细胞，表达 CD19、CD23，sIg 弱阳性（IgM 或 IgM 和 IgD），FMC7、CD22 或者 CD79b 阴性或者弱阳性，具有单克隆性，即限制性表达轻链 κ 或者 λ 链中的一种，最具特征性的是 CLL 细胞同时表达 T 细胞相关抗原 CD5。同时，CD43、CD79a 阳性，CD19、CD20、

CD11c 均表达强度较弱，不表达早期标志物如 CD34、TdT。但仍有少部分 CLL 患者的免疫表型不典型，表现为轻链表达强阳性，CD5 或 CD23 阴性或者弱表达，此时可采用二线标志，如 CLL 一般 CD200 阳性，CD81 弱阳性或者阴性，其他 B-CLPD 则相反。非典型表现的患者，尤其是那些不表达或低表达 CD23 的，应采用 FISH 的方法检测有无 t（11；14）易位以除外套细胞淋巴瘤。目前用于 CLL 的诊断和鉴别诊断主要参考 Moreau 等提出的免疫表型积分系统（见表 15.4.1）。

表 15.4.1　CLL 免疫表型积分系统

指标	积分	
	1	0
sIg	弱阳性	强阳性
CD5	阳性	阴性
CD23	阳性	阴性
FMC7	阴性	阳性
CD22 或 CD79b	弱阳性	强阳性

该评分系统根据表 15.4.1 所列的抗原表达的强、弱和阳性、阴性进行积分。典型 CLL 积分为 4~5 分，其他 B-CLPD 为 0~2 分。积分 ≤ 3 分的患者需要结合淋巴结、脾脏、骨髓组织细胞学及遗传学、分子生物学检查、病理结果等进行鉴别诊断（特别是套细胞淋巴瘤）。由于免疫组织化学染色对于轻链的限制性和 IgM 表达强度无法检测，因而此积分系统仅仅适用于流式细胞术。

同时还可通过多参数 FCM 检测 zata 链相关蛋白 -70（ZAP-70）、CD38、p53、CD49d、CD52 表达等与预后相关指标。

（1）ZAP-70 属细胞内的酪氨酸激酶家族的一员，通常与 T 细胞的发育和 T 细胞受体（T-cell receptor，TCR）信号有关，在正常的成熟 B 淋巴细胞未发现有 ZAP-70 的表达。CLL 患者 CD5+CD19+B 细胞胞内 ZAP-70 的表达与 IGHV 突变状态及患者的临床预后密切相关，可通过 BCR 介导的内在和外部信号途径获得生存优势。B 细胞 ZAP-70 表达 > 20% 作为阳性判断界值，预后较差。但 FCM 对 ZAP-70 进行评估受抗体、荧光素、打孔破膜等因素影响，检测者明确区分阴阳性具有较大难度，这是面临的一些问题。因此，NCCN 指南不建议使用 ZAP-70。

（2）CD38 是一种跨膜糖蛋白，若 CLL 患者 CD5+CD19+B 细胞表面 CD38 表达超过 30%，认为与 PFS 密切相关。然而，报告显示，CD38 的活性和表达与淋巴细胞的增殖和疾病的进展密切相关，就如 Ki 与细胞增殖的关系，故低水平表达可能也会对预后产生影响。

（3）p53 基因位于 17 号染色体短臂，是一种重要的肿瘤抑制基因，利用特异性单克隆抗体可以检测 CLL 患者肿瘤细胞的 p53 蛋白的表达，此类患者预后最差，对依赖于 p53 通路的药物如嘌呤类似物、烷化剂反应差。

（4）CD49d 是整合异二聚体表面的亚单位，通过微环境的生长信号促进 CLL 细胞的存活。CLL 患者 CD5$^+$CD19$^+$B 细胞表达 CD49d 超过 30% 的患者具有侵袭性特征，预后差。

（5）CD52 是一种锚定糖蛋白，广泛分布于几乎所有正常和肿瘤性 B 和 T 淋巴细胞。重组人源化抗 CD52 单克隆抗体 Campath1 H（阿仑单抗），通过抗体依赖的细胞毒作用及补体固定作用导致细胞溶解，从而发挥定向杀伤表达 CD52 的细胞的作用，被用于多种白血病，特别是难治复发 CLL 的靶向治疗。

（三）细胞遗传学

对染色体异常的检测，包括染色体核型分析和 FISH 检测。FISH 探针至少包含 del（13q）、+12、del（11q）（ATM 基因缺失）、del（17p）（TP53 基因缺失）等为预后意义比较明确的生物学标志。其他较常见的异常还包括 del 6q21 和 del 17p13.1。这些异常对疾病预后产生的影响各不相同。

del 13ql4（D13S319）是 CLL 患者中最常见的细胞遗传学异常，会导致肿瘤抑制基因 ARLTSI 的丢失，具有潜在致病性，约见于 50% 的患者。其次是 12 染色体三体，15%～20% 的患者可以检测出该异常，常见于疾病进展、复发或发生 Richter 转化的患者中。

del 11q22.3 可见于 10%～15% 的患者，该类患者可能出现 ATM 基因的缺失，可激活 p53，在细胞毒刺激下细胞发生凋亡或细胞修复。如果患者存在 del 11q22.3 异常，往往伴有巨块的淋巴结肿大，并且对传统的核苷类似物为主的化疗不敏感，提示预后差，需要添加环磷酰胺等烷化剂来克服不良预后的。

del 17P13.1 发生在不到 10% 的 CLL 患者，涉及 TP53 基因的缺失，该基因编码 p53 蛋白，是细胞应对细胞毒刺激时发生凋亡和修复的关键蛋白。伴有 TP53 基因的缺失的患者预后差，疾病进展迅速，对化疗反应差，生存期明显缩短，往往预示着化疗耐药，且具有更高的 Richter 转化的风险。当 CLL 诊断存在一定疑问，还应进行 t（11；14）易位的 FISH 检测除外套细胞淋巴瘤。

常规的染色体核型分析有助于识别染色体的整体结构和数目异常，尤其是涉及 IGH 定位的 14 号、3 号和 6 号等染色体异常，这些异常通常不能通过 FISH 发现。在患者发生进展或者转变，应重新进行染色体核型分析及 FISH 检测。

（四）分子生物学

CLL 患者常有免疫球蛋白（immunoglobulin, Ig）重链基因和轻链基因重排。使用 PCR 检测体细胞免疫球蛋白重链基因可变区（immunoglobulin heavy chain gene variable region, IGHV）突变状态及片段是一个重要的预后指标。与生殖系细胞序列比较，核苷酸序列的差异性≤2%，判断为未突变型，故可将 CLL 分为突变型和未突变型。未突变型 CLL 与无治疗生存期短、临床恶化、总体生存期短有关，预后较差。但伴有 VH3~21 片段突变的患者例外，存在这类突变的患者疾病更具侵袭性，预后均较差。IGHV 突变状态不会变化，故可可作为预后的可靠指标。

指南推荐使用二代基因测序检测 *TP53*、*NOTCH1*（含非编码区）、*SF3B1*、*BIRC3*、*MYD88*、*XP01*、*KLHL6*、*ERK1* 等基因突变。*TP53* 基因或其他基因的亚克隆突变的预后价值有待进一步探讨，可能具有预后意义，根据 *TP53* 缺失和/或突变、年龄及身体状态进行分层治疗。因此可通过二代测序检测基因突变，以帮助判断预后和指导治疗。具有染色体复杂核型异常、del（17p）和/或 *TP53* 基因突变的患者预后最差，del（11q）是另一个预后不良标志。总之，这些遗传学及分子生物学异常可应用 CLL 国际预后指数（CLL-IPI）（见表 15.4.2、表 15.4.3）进行综合预后评估。

表 15.4.2　CLL 的预后因素

项目	预后良好	预后差
乳酸脱氢酶	低或正常	高
淋巴细胞倍增时间	>12 个月	≤12 个月
胸苷激酶活性	低或正常	高
β_2 微球蛋白	低或正常	高
可溶性 CD23	低或正常	高
CD38	<30%	>30%
FISH	正常	del（11q）
	+12	del（17p）
	del（13q）（孤立的）	
IGHV 基因突变状态	突变（<98%）	未突变（≥98%）
CD49d	<30%	>30%

注：FISH—荧光原位杂交。IGHV—免疫球蛋白重链可变区。

表 15.4.3　CLL 国际预后指数（CLL-IPI）

项目	不良预后因素	积分
TP53 异常	缺失或突变	4
IGHV 基因突变状态	无突变	2
β_2 微球蛋白	>3.5 mg/L	2
临床分期	Rai Ⅰ~Ⅳ期或 Binet B~C 期	1
年龄	>65 岁	1

注：GHV——免疫球蛋白重链可变区

CLL-IPI 分别将积分 0~1，2~3，4~6，7~10 分为低危、中危、高危、极高危。

三、微量残留病检测

过去，苯丁酸氮芥是 CLL 治疗最主要的烷化剂。近年来，本病治疗有显著的进步，如耐受良好的靶向治疗和激酶抑制剂的应用，大大提高了 CLL 的治疗效果。根据美国国家癌症研究院的标准，目前 70% 的患者治疗后能够获得 CR。但即使达到 CR，患者体内仍有相当数量的残留恶性细胞，MRD 的存在则成为最初获得临床 CR 的患者最终出现复发的主要原因。因此，有必要在治疗过程中或治疗后评估患者的 MRD 状态。

目前用于 CLL MRD 检测的敏感方法主要有以下两种：采用 FCM 技术和以检测 IGHV 为基础的 PCR。这两种技术方法具有极好的灵敏性，能够达到 10^{-4} 甚至更高。且外周血样本即可检测，但骨髓标本的敏感性更高，尤其是目前使用的单克隆抗体对循环血中的肿瘤细胞清除得更彻底，但对骨髓液或淋巴结内肿瘤细胞尚不能有效地清除。研究表明，MRD 阴性的患者拥有更长的无治疗间歇期和 OS。

目前流式检测 MRD 方法没有统一方案，一般选用 CD5、CD19、CD20、CD79b 和 κ、λ 等一系列设门方法，能够有效区分 CLL 细胞和正常 B 细胞，加入 CD38 抗体可区分 CLL 细胞和骨髓中的 B 系祖细胞，此种方法的灵敏度在 $10^{-4} \sim 10^{-5}$，高于通用 PCR 方法，且适用范围更广。但需要注意的是，如果使用了 CD20 靶向药物利妥昔单抗，则 MRD 方案里不适用 CD20 在内的抗体组合。目前多色流式细胞术的应用使检测的灵敏度大大增加。MRD 阴性标准为多色流式细胞术检测残存白血病细胞＜ 1×10^{-4}。因此，方案应至少获取 500 000 个细胞，在 MRD 为 0.01% 时，能保证具有至少 50 个肿瘤细胞，这样才能保证好的精确性和特异性。

参考文献

[1] 段瑞 .WHO 造血与淋巴组织肿瘤分类（2016）[J]. 诊断病理学志，2017, 24（12）:956-958.

[2] 刘艳荣 . 实用流式细胞术 [M]. 北京：北京大学出版社，2010.

[3] BURRGER J A, KEATING M J, WIERDA W G. et al. Safety and activity of ibrutinib plus rituximab for patients with high-risk chronic lymphocytic leukaemia: a single-arm, phase 2 study[J]. Lancet Oncol, 2014, 15(10): 1090-1099.

[4]HERMNA S T E , GORDON A L , WAGNEX A J , et al.Phosphatidylinositol 3 kinase-delta inhibitor CAL-101 shows promising preclinical activity in chronic lymphocytic leukemia by antagonizing intrinsic and extrinsic cellular survival signal[J]. Blood , 2010, 116(12):2078-2088.

[5]SO L , FRULNAN D A .PI3K sigllalling in B- and T-lymphocytes : New developments and therapeutic andvance[J]. Biochem J , 2012,442(3):465-481.

[6]BUNNEY T D, KATAN M.Phosphoinositide signaling in cancer: Beyond PI3K and PTEN[J]. Nat Rev Cancer, 2010, 10(5): 342-352.

[7]DöHNER H, ESTEY E, GRIMWADE D, et al. Diagnosis and management of AML in adults: 2017 ELN recommendations from an international expert panel[J]. Blood, 2016, 129（4）:424-447.

[8] GALE R E, LAMB K, ALLEN C, et al. Simpson's paradox and the impact of different DNMT3A mutations on outcome in younger adults with acute myeloid leukemi[J]. J Clin Oncol, 2015, 33（18）: 2072-2083.

[9]AHMET H E. Molecular methods used for detection of minimal residual disease following hematopoietic stem cell transplantation in myeloid disorder[J]. Methods Molmed , 2007(134):161-178.

[10]JONGEN-LAVRENCIC M, GROB T, HANEKAMP D, et al.Molecular minimal residual disease in acute myeloid leukemia[J]. N Engl J Med , 2018 , 378(13): 1189-1199.

[11]JABBOUR E J, FADERL S, KANTARJIAN H M. Adult acute lymphoblastic leukemia[J]. Mayo Clin Proc,2005,80(11):1517-1527.

[12]ESPARZA S D, SAKAMOTO K M. Topics in pediatric leukemia-acute lymphoblastic leukemia[J]. Med Gen Med,2005,7(1):23.

[13]FADERL S, O'BRIEN S, PUI C H, et al. Adult acute lymphoblastic leukemia: Concepts and strategies[J]. Cancer,2010,116(5):1165-1176.

[14]PUI C H, RELLING M V, DOWNING J R. Acute lymphoblastic leukemia[J]. N Engl J Med, 2004,350(15):1535-1548.

[15]BASSAN R, GATTA G, TONDINI C, et al. Adult acute lymphoblastic leukaemia[J]. Crit Rev Oncol Hematol , 2004,50 (3):223-261.

[16]ARBER D A, ORAZI A, HASSERJIAN R, et al. The 2016 revision to the World Health Organization classification of myeloid neoplasms and acute leukemia[J]. Blood, 2016, 127（20）:2391-2405.

[17]GöKBUGET N, HOELZER D. Treatment of adult acute lymphoblastic leukemia[J]. Semin Hematol, 2009, 46（1）:64-75.

[18] 中华医学会血液学分会. 中国成人急性淋巴细胞白血病诊断与治疗指南（2016 年版）[J]. 中华血液学杂志，2016,37（10）：837-845.

[19]STOW P, KEY L, CHEN X, et al. Clinical significance of low levels of minimal residual disease at the end of remission induction therapy in childhood acute lymphoblastic leukemia[J]. Blood,2010,115(23):4657-4663

[20]DENYS B, SLUIJS-GELLING A J, HOMBURG C, et al. Improved flow cytometric detection of minimal residual disease in childhood acute lymphoblastic

leukemia[J]. Leukemia, 2013,27(3):635-641.

[21]GAIPA G, CAZZANIGA G, VALSECCHI M G, et al. Time point-dependent concordance of flow cytometry and real-time quantitative polymerase chain reaction for minimal residual disease detection in childhood acute lymphoblastic leukemia[J],Haemato logica, 2012,97(10):1582-1593.

[22]WOOD B, WU D, CROSSLEY B, et al. Measurable residual disease detection by high-throughput sequencing improves risk stratification for pediatric B-ALL[J]. Blood, 2018,131(12):1350-1359.

[23]HEHLMANN R, HOCHHAUS A, BACCARANI M, et al. Chronic myeloid leukaemia[J]. Lancet, 2007, 370（9584）: 342-350.

[24] 中华医学会血液学分会 . 中国慢性髓性白血病诊断与治疗指南（2016 年版）[J]. 中华血液学杂志 , 2016, 37（8）:633-639.

[25]NOWELL P C , HUNGERFORD D A. A minute chromosome in human chronic granulocytic leukemia[J]. J Natl Cancer Inst, 1960(132) : 1497-1501.

[26]HURET J L.Complex translocations , simple variant translocation and Ph-negative cases In chronic myelogenous leukaemia[J]. Hum Genet , 1990, 85(6) : 565-568.

[27] 中华医学会血液学分会 . 中国慢性髓性白血病诊断与治疗指南 (2020 年版)[J]. 中华血液学杂志 , 2020, 41（5）:353-364.

[28]GAIGER A , HHENLL T, HORLH E , et al. Increase of bcr / abl chimeric mRNA expression in tumor cells of paticnts with chronic myeloid Ieukemia precedes disease progression[J]. BIood, 1995, 86(6) : 2371-2378.

[29] CORTES J,O'DWYER M E. Clonal evolution in chronic myelogenous Ieukemia[J].Hematol Oncol Clin North Am, 2004,18(3) : 671-684.

[30]SPENCER A , VULLIAMY T,KAEDA J , et al. Clonal instability preceding lymphold blastic transformation of chronic myeloid leukemia[J].Leukemia, 1997,11(2) : 195-201.

[31] CARTWIGHT R A , GURNEY K A, MOORMAN A V, et al. Sex ratios and the risks of haematological malignancies[J].Br J Haematol, 2002,118(4):1071-1077.

[32] 中华医学会血液学分会 , 中国抗癌协会血液肿瘤专业委员会 . 中国慢性淋巴细胞白血病 / 小淋巴细胞淋巴瘤的诊断与治疗指南（2018 年版）[J]. 中华血液学杂志 , 2018, 39（5）:353-358.

[33] 刘艳荣，常艳，王卉，等 . 慢性淋巴系统白血病免疫表型分析 [J]. 中华检验医学杂志， 2003,26(1):17-20.

[34] MOREAU E J, MATUEES E, A'Hern RP, et al. Improvement of the chronic lymphocytic leukemia scoring system with monoclonal antibody SN8（CD79b）[J].Am J

Clin Pathol,1997,108(4):378-382.

[35] DEAGLIO S, VAISITTI T, ZUCCHETTO A, et al. CD38 as a molecular compass guiding topographical decisions of chronic lymphocytic leukemia cells[J].Semin Cancer Biol,2010,2(6):416-423.

[36]BULIAN P, SHANAFELT T D, FEGAN C, et al. CD49d is the strongest flow cytometry-based predictor of overall survival in chronic lymphocytic leukemia[J].J Clin Oncol, 2014, 32(9):897-904.

[37] MALEK S. Molecular biomarkers in chronic lymphocytic leukemia[J].Adv Exp Med Biol, 2013(792):193-214.

[38] STAROSTIK P, MANSHOURI T, O'Brien S , et al. Deficiency of the ATM protein expression defines an aggressive subgroup of B-cell chronic lymphocytic leukemia[J]. Cancer Res,1998,58(20):4552-4557.

[39]MAYR C, SPEICHER M R, KOFLER D M, et al. Chromosomal translocations are associated with poor prognosis in chronic lymphocytic leukemia[J].Blood, 2006, 107(2):742-751.

[40] JERMIN S, WEISSMANN S, HAFERLACHC, et al. SF3B1 mutations correlated to cytogenetics and mutations in NOTCHI , FBXW7, MYD88 , XPOI andTP53 in 1160 untreated CLL patients[J]. Leukemia, 2014, 28(1):108-117.

[41]QUESADA V, CONDE L, VILLAMOR N, et al. Exome sequencing identifies recurrent mutations of the splicing factor SF3BI gene in chronic lymphocytic leukemia[J]. Nat Genet, 2012, 44(1): 47-52.

[42]RAWSTRON A C, VILLLAMOR N , RITGEN M , et al. International standardized approach for now cytometric residual disease monitoring in chronic lymphocytic leukemia[J].Leukemia, 2007, 21(5):956-964.

[43] RAPONI S, DELLA S I, PROPRIS M S, et al. Minimal residual disease monitoring in chronic lymphocytic leukemia patients. A comparative analysis of flow cytometry and ASO IgH RQ-PCR[J]. Br J Haematol, 2014, 166(3):360-368.

[44]MORETON P, KENNEDY B,Lucas G , et al. Eradication of minimal residual disease in B-cell chronic lymphocytic leukemia after alemtuzumab therapy is associated with prolonged survival[J].J Clin Oncol, 2005(13):23, 2971-2979.